国家卫生健康委员会基层卫生培训"十三五"规划教材

中国医师协会全科医师分会推荐用书

供社区基层卫生人员使用

实用社区护理

主 编 杜雪平 王永利

副主编 丁 兰 孙 伟 岳 鹏

编 委（以姓氏笔画为序）

丁 兰 王 昕 王永利 石 玮 申鹏云
边立立 闫 岩 孙 伟 孙艳格 苏秀玉
杜雪平 李 芸 李淑兰 杨 华 肖 虹
宋亚琴 范杰莹 岳 鹏 周海虹 赵明阳
侯淑肖 重建琴 韩文苓 訾 靖

秘 书 刘丹丹

人民卫生出版社

图书在版编目（CIP）数据

实用社区护理/杜雪平,王永利主编.—北京:人民卫生出版社,2018

基层卫生培训"十三五"规划教材

ISBN 978- 7- 117- 26342- 9

Ⅰ.①实⋯　Ⅱ.①杜⋯②王⋯　Ⅲ.①社区-护理学-技术培训-教材　Ⅳ.①R473.2

中国版本图书馆 CIP 数据核字（2018）第 062429 号

| 人卫智网 | www.ipmph.com | 医学教育、学术、考试、健康,购书智慧智能综合服务平台 |
| 人卫官网 | www.pmph.com | 人卫官方资讯发布平台 |

实用社区护理

主　　编：杜雪平　　王永利

出版发行：人民卫生出版社（中继线 010- 59780011）

地　　址：北京市朝阳区潘家园南里 19 号

邮　　编：100021

E - mail：pmph @ pmph. com

购书热线：010- 59787592　　010- 59787584　　010- 65264830

印　　刷：北京盛通数码印刷有限公司

经　　销：新华书店

开　　本：787×1092　1/16　　印张：22　　插页：1

字　　数：549 千字

版　　次：2018 年 4 月第 1 版　2024 年 2 月第 1 版第 4 次印刷

标准书号：ISBN 978- 7- 117- 26342- 9/R·26343

定　　价：48.00 元

打击盗版举报电话：010- 59787491　　E- mail：WQ @ pmph. com

（凡属印装质量问题请与本社市场营销中心联系退换）

为进一步贯彻执行习近平总书记在 2016 年召开的全国卫生与健康大会上强调的"以基层为重点"的新时期卫生工作方针、在十九大报告中提出的"健康中国战略"和"乡村振兴战略",落实国务院发布的《"健康中国 2030"规划纲要》《中共中央国务院关于深化医药卫生体制改革的意见》《全国医疗卫生服务体系规划纲要(2015—2020 年)》(国办发〔2015〕14 号)中"到 2020 年,每千常住人口基层卫生人员数达到 3.5 人以上"和《"十三五"深化医药卫生体制改革规划》(国发〔2016〕78 号)中"提升基层医疗卫生服务能力"的重要任务,深入贯彻 2018 年 1 月 24 日国务院办公厅《关于改革完善全科医生培养与使用激励机制的意见》(国办发〔2018〕3 号)和"2018 年全国基层卫生工作会议"精神,在国家卫生健康委员会基层卫生司的领导和支持下,人民卫生出版社组织编写并出版了"国家卫生健康委员会基层卫生培训'十三五'规划教材"。

本套教材共 14 本,由国内基层卫生领域一线专家编写而成,在编写过程中,紧紧围绕培养目标,牢牢抓住基层卫生工作重点;注重教材编写的"三基""五性""三特定"原则,注重整套教材的整体优化与互补。

同时,人民卫生出版社专门开发了供基层人员继续教育和自我提升使用的"基层卫生人员能力提升服务平台",也作为本套教材的附加增值服务(http://jcedu.ipmph.com)提供给广大读者,基层卫生人员注册后,通过身份验证即可免费使用相关资源。

本套教材的目标是培养职业素养良好、专业技能扎实、协调沟通能力较强的基层卫生服务人才,以更好地为居民提供优质、广泛的医疗保健服务,真正落实"预防为主"的理念,实现对居民全生命周期的照护。本套教材可供基层医疗卫生机构在岗人员培训、全科医生转岗培训和特岗计划、全科医生师资培训、农村订单定向医学生培养等使用。

国家卫生健康委员会基层卫生培训"十三五"规划教材
教材目录

序号	书名	主编			副主编			
1	社区预防	于晓松	路孝琴		董建琴	杜 娟	江 萍	王 丰
2	社区精神卫生	马 辛			闫 芳	李 健	西英俊	
3	社区常见健康问题处理	祝墡珠	江孙芳	陈陶建	任菁菁	孙艳格	史 玲	
4	社区重症识别与紧急处理	贾建国	郭 媛	王永晨	王 仲	占伊扬	王志香	
5	社区中医适宜技术	王麟鹏	黄 毅	刘明军	丁小燕	於 堃	罗庆东	
6	社区康复适宜技术	吴 毅	谢欲晓		胡海鹰	贾 杰		
7	社区养老服务指导	李小鹰	何 仲		陈 铮 杨 华	许家仁	惠海鹏	韩文苓
8	社区营养与健康	刘英华	孙建琴		李增宁	廖晓阳		
9	社区卫生信息化应用与管理	方力争	王 晨	吴 浩	扈峻峰	郭 实		
10	常见慢性疾病社区临床路径	梁万年	杜雪平	曾学军	杜兆辉	武 琳	王杰萍	
11	实用社区护理	杜雪平	王永利		丁 兰	孙 伟	岳 鹏	
12	基层合理用药与管理	王育琴	迟春花	赵光斌	陈 琦	陈 孝	夏文斌	
13	基层实践基地教学管理	郭爱民	施 榕	李东霞	丁 静	易春涛	严春泽	
14	基层影像检验诊断技术及结果判断	王 铁	何悦明	寿 涓	何 文	赵燕田	汪志良	

前　言

随着国家医药卫生体制改革的不断深入，社区卫生服务工作进入到了一个实质性突破和快速发展的阶段。全国的社区卫生服务工作体系建设日新月异，功能服务持续拓展，运行机制探索创新，人民群众满意度逐步提升，这一良好局面对于促进医药卫生事业长远健康发展、提高人民健康水平、保障和改善民生具有重要意义，也必将助力"健康中国2030"总体目标的实现。

社区护理是社区卫生服务的重要组成部分，提高社区护理的服务质量是国家医药卫生体制改革的重要内容。社区护理人员是社区卫生服务队伍的主力军，用专业性的知识、技能和关怀性的服务，与全科医生及预防保健等专业人员协同共进，为个人、家庭、社区居民提供"预防、医疗、保健、康复、健康教育、计划生育指导"等多位一体的服务，践行"性命相托，健康所系"的诺言，为促进全民的整体健康、减少患病人群的身心痛苦、恢复健康贡献自己的力量。

这是一个快速更新的时代，社区护理人员在付出时间和精力的同时，也需要学习和更新理念、知识和技能，从而使服务质量能够与时俱进，满足人民群众的健康需求。编委会从社区护理人员的实际需求着手，结合社区护理实践，针对近年来社区护理工作发生的实际变化，在人民卫生出版社组织下，编写了这本《实用社区护理》。

本书共有13章，包括社区护理概述、居民健康档案、健康教育、以家庭为中心的健康服务、社区护理中的沟通技巧、重点人群社区保健、慢性非传染性疾病社区管理、基层常见急症的护理、社区安宁疗护护理、社区传染病及突发公共卫生事件管理、社区严重精神障碍病人护理、社区护理技术以及社区护理教学与科研等内容，并以《国家基本公共卫生服务规范（第三版）》相关内容为指导，更新了社区健康服务的新理念、社区疾病管理的新数据、新指南和新共识，以期为社区护理人员提供翔实、可靠、前沿的理论基础和方法依据。本书在编写过程中得到全国部分省市的社区卫生机构以及高校护理学院的大力支持和积极参与，在此表示衷心的感谢。

鉴于社区护理仍处于发展阶段，编者水平有限，书中难免存在不足与疏漏，殷切希望护理同仁和读者批评指正，共同促进社区护理事业的发展。

杜雪平　王永利

2018年3月

目　录

第一章

社区护理概述

第一节　社区护理与学科发展

一、社区护理基本概念

（一）社区护理定义

社区护理的定义为："将护理学与公共卫生学理论相结合，以维护和促进居民健康的一门综合学科。以健康为中心，以社区居民为服务群体，以呵护居民健康为目标"。社区护理是以科学发展观和全科思维方式去研究社区居民的健康问题，不仅是医院护理的延伸，也是独立的护理二级学科，是人类防治疾病和获取健康的正确的态度和不可缺少的资源。

社区护理是高度职业性的护理工作，是有组织地将工作重心放在社区、家庭、学校。社区护理除了关注健康人、病人及弱势人群外，还致力于预防疾病及延缓疾病的进程，减轻不可避免的疾病的影响，对社区居民或有健康问题的失能失智老人提供家庭呵护，对个人、家庭、弱势群体以及整个社区提供健康知识，并提倡有益于健康的生活方式。

各个国家对社区护理的定义表述虽不尽相同，但有共同特点：①社区护理不仅是护理学的一个重要组成部分，也是公共卫生服务具体实践的一个专业领域，它是体现护理学和公共卫生服务有机结合的实用理论和实用技能，通过社区护理工作的不断延伸，社区居民的生活质量和健康水平会不断提高；②社区护理工作的目标是促进健康，预防疾病与残障，提高个体、家庭、社区的整体健康水平；③社区护理的对象是社区的每个人、每个家庭、每个群体；④社区护理的服务是连续的、可及的、方便及更为人性化的。

（二）社区护理工作范围

1. **社区慢性身心疾病患者的管理**　包括慢性非传染性疾病、传染病及精神病患者，为他们提供所需要的护理及健康管理。

2. **社区保健服务**　向社区各类人群提供不同的保健服务，重点是儿童、妇女、老年人等。

3. **社区急、重症患者的转诊服务**　协助全科医生保障急、重症患者安全，顺利转入上级医疗卫生机构，以得到及时、必要的救治。

4. **社区康复服务**　向社区残障者提供康复护理服务，帮助他们改善健康状况、恢复功能、提高生活质量。

5. **社区临终关怀服务**　力所能及地为临终患者及家属提供他们所需要的各类身心服务及家庭医疗护理服务，以帮助患者走完人生的最后一步，同时尽量减少对家庭其他成员的影响。

6. 社区健康教育   是以促进和维护居民健康为目标,向社区各类人群提供有计划、有组织、有评价的健康教育活动,使居民养成健康的生活行为方式,提高健康水平。

（三）社区护理的工作特点

社区护理既来源于护理学又有公共卫生服务的鲜明特征。

1. 以社区居民健康为中心   社区护理主要目标是促进居民健康,以社区居民为主要服务对象。所以,社区护士在社区护理工作中,首先要做社区卫生诊断,收集和分析社区人群的健康状况,发现和解决社区常见的健康问题,而不仅是普通的医疗照顾。

2. 社区护理服务内容广泛   社区护理服务对象是社区全人群。常见的健康问题多样化,社区护士需要从全科整体的角度出发,对社区人群、家庭、个人提供集"医疗卫生、健康教育、家庭照顾、社会支持、卫生管理、个人健康防护、心理健康"于一体的健康管理。

3. 社区护士具有较高的自主性   社区护士提供上门的主动服务较多。通过独立的决断,提供社区护理照顾,因此社区护士比医院护士具备更多的自主权。

4. 社区护士是家庭医生团队成员   社区护士是家庭医生签约团队成员之一,做社区护理工作时要与全科医生、公共卫生人员密切协助。

（四）社区护士的角色

社区护士的角色是多样性的,应符合社区卫生服务的特点。

1. 健康照顾者   社区护士应以照顾者的角色为有需求的社区人群提供医疗照顾。

2. 健康咨询者   社区护士以咨询者的角色向社区人群提供有关健康卫生知识及疾病预防知识服务,成为社区人群的健康顾问。

3. 健康教育者   教育、指导和照顾应贯穿于社区护理中,社区护士应以教导者的角色向社区人群提供各种健康知识教育、健康生活方式指导服务,促使社区人群提高健康知识水平,改变不良生活方式。

4. 健康协调者   社区护士与社区人群为"零距离"接触,熟悉了解社区人群和社区环境,易于调动各种资源。因此,社区护士将协调社区内各类人群的关系,不仅含医疗卫生机构各类人员之间的关系,还包括社区居民,社区内单位的职工、社区的管理者之间的关系,共同为社区人群的健康服务。

5. 组织管理者   社区护士要充分利用社区资源,计划、设计和组织各种健康教育和健康促进活动,营造健康理念和健康生活方式的社区氛围,促进健康社区的建设和发展。

6. 社区护理研究者   社区护士不仅是社区人群的健康维护者,也是社区护理理论的主要研究者,要善于用科学的方法研究问题,发现问题及解决问题,为社区护理学科的发展及社区护理理论的不断延伸提供实践案例及理论依据。

（五）社区护理与医院护理的区别

1. 工作定位不同   社区护理是以基本医疗卫生保健为主体、人群健康为中心、家庭为单位、社区为范畴、人群需求为导向,在开展社区"预防、治疗、保健、健康教育、社区康复、计划生育指导、医养融合适宜技术指导等"多位一体的工作中,提供相关的社区护理服务。医院护理工作以患者为中心,提供医疗护理服务及基础护理服务。

2. 工作对象不同   社区护理面向个人、家庭及社区人群,社区护士要熟悉和了解服务对象的家庭、社会背景、文化程度、生理病理状况,对其健康进行动态评估,提供个性化的健康指导。医院护理多是患病人群,护士负责住院期间的护理工作。

3. 工作地点不同   社区护理地点在基层医疗卫生机构、家庭及社区,社区护士进行社区人群健康教育及家庭访视时,应了解社区人群健康需求,了解家庭成员需求,有针对性地进行判断和评估。医院护理工作地点相对固定,主要在医院,环境较熟悉。

4. 工作范围不同 社区护士工作范围广泛,以社区人群全生命周期健康维护为特点,对社区各类人群,健康人群、高危人群、患病人群进行健康管理。对急危重症患者进行院前急救和紧急转诊、社区康复指导、社区临终关怀护理指导等。医院护理以专科护理为主。

5. 工作责任、工作风险不同 社区护士的家庭护理服务,是要在非医疗机构指定场所从事的医疗护理活动,不可避免受家庭不境条件限制,责任、风险远远高于医疗机构内。社区护士要代表社区卫生机构与病人及其家庭签署家庭护理协议书,以让双方责任分明,共同遵守各自职责。所有的观察、咨询、判断都是社区护士一个人进行,很少能得到其他护理专业人员的帮助、监察,质量控制的机会非常少,除专业护理用品外,其余辅助用品都要利用家庭环境中可以利用的物品、家具替代,社区护士要承担所有责任,因此必须充分认清责任、仔细地观察、细致地判断,熟练掌握护理知识,具备较强的独立工作能力和高度的自主性。而医疗机构内的护士组成的护理小组,责任共担,风险共存,可以互相帮助、取长补短,默契配合、共同应对困难。

6. 工作的社会效益不同 社区护士的家庭访视,可以使病人在住惯的家庭环境中接受护理服务,坐在家里享受高质量的护理专业服务,免于风吹日晒,生活起居便利,感觉安心并能够保持自尊。家庭成员可以随时陪伴在身边,方便照顾病人和兼顾生活,同时向社区护士学习照护病人的方法,有利于感情交流,特别是老年病人的子女,可以免于请假陪同,节省时间,安心工作,增强社区居民的获得感。

（六）社区护理在社区卫生服务中的意义

1. 社区护理是社区卫生服务的重要部分 社区护理融在基本公共卫生服务及基本医疗卫生服务的发展之中,社区护理以临床理论知识和技能为基础,以整体观为指导,结合社区的特点,通过健康管理和连续性照顾,对社区内的个体、家庭和群体进行护理管理,帮助人们实现健康的生活方式,最佳地发挥机体潜能,促进全面健康水平的提高。

2. 社区护理是人口老龄化和医学模式转变的需要 随着我国人口结构变化、健康老龄化观念的提出,带来了许多相应的社区保健需求;而疾病谱的变化、慢性病社区护理的需求量增加,也是在现代的"生物-心理-社会"医学模式下开展工作的重要保证。可见,社区护理是提高社区人群保健意识和能力的有效途径。

3. 社区护理是确保社区卫生服务质量的关键环节 为实现我国社区卫生服务目标,社区卫生服务的多项基本医疗和基本公共卫生工作,需要社区护理人员实施完成。社区护理质量,直接影响到社区卫生服务的质量。

4. 社区护理在社区卫生服务中占有极为重要的作用。家庭医生签约服务工作中,大量内容需要社区护士落实完成。居民的获得感可通过社区护士的工作得到明显提升。

二、社区护理学科发展

（一）社区护理学科理念

社区护理学科来源于护理学,它将护理学、全科医学融于社区卫生服务实践中,充分体现全人群、全生命周期的健康维护。所以社区护理学科发展迫在眉睫,涉及社区护理理论研究、社区护理实践技能的规范、社区护理人才的培养。发展社区护理学科,同时延伸协同发展了护理学、全科医学、预防医学、社会学、心理学、人文学等多学科,也就是实践整合至学的基本观点。

（二）社区护理学科特点

1. 社区护理学科知识和技能范畴具有广泛性和综合性，从知识体系上看，社区护理学应是护理学中独立二级护理学科。社区护理学科知识包括了总论和各论。总论主要涵盖了护理学的基本理论、观点、方法、知识；各论主要包括护理学中常见疾病的诊断、处理，尤其还包括了疾病诊断处理之外的社区护理知识。

2. 社区护理学科总论以护理学总论为基础，但要加入预防医学中有关公共卫生内容及医疗照顾内容。

3. 社区护理各论以护理学各论为基础，在临床护理（如呼吸系统疾病患者护理、感染性疾病患者护理、休克患者的护理等疾病患者护理）的基础上，增加家庭护理、养老服务护理、家庭医生签约服务护理、康复服务护理等。

4. 坚持基本医疗护理服务和公共卫生护理服务并重、中西医并重、防治结合。

5. 坚持医疗护理服务与社区呵护护理服务相结合，以社区重点人群（老年人、妇女、儿童、残疾人、精神残疾人群、慢性病人）为主要服务人群，提供社区护理服务。必要时可以为残疾人、失能和失独老人提供上门护理服务。

（三）社区护理学科属性

1. 公益性　社区护理服务为基本医疗卫生服务与公共卫生服务一体化，属性为公益性质服务。

2. 主动性　以家庭为单位，以主动服务、上门服务为主要方式，服务于社区人群，基本医疗卫生服务和公共卫生服务均等化属性。

3. 全面性　以社区居民为服务对象，包括健康人群、亚健康人群及患病人群，大众化属性。

4. 综合性　除基本医疗卫生服务外，社区护理服务的内容还包括预防、保健、康复、健康教育及计划生育技术指导等多位一体的服务，服务多样化属性。

5. 连续性　社区护理服务内容和对象决定了其服务的连续性。自生命孕育至生命终结，社区护理人员将对社区居民生命全周期提供相应的、符合人的生命循环周期、人的生存特点的健康管理服务属性。

6. 可及性　社区护理服务从服务的内容、时间、价格及地点等方面更加贴近社区居民的需求，更贴近人的本性属性。

第二节　社区卫生服务

一、社区卫生服务概念及意义

1. 社区卫生服务是以人群健康为中心、家庭为单位、社区为范畴、需求为导向，以老年人、妇女、儿童、慢性病人、残疾人、精神病人等为服务重点，以解决社区主要卫生问题、满足基本医疗卫生需求为目的，以预防、医疗、保健，社区康复、健康教育、计划生育适宜技术指导等多位一体的工作为目标，更为方便、经济、综合、连续的基层医疗卫生服务。

2. 发展社区卫生服务是建立基本医疗卫生服务体系的重要步骤。社区卫生服务将基本医疗卫生服务及公共卫生服务整合，更好地普及健康知识、提高群众自我保健意识、方便人民大众的健康管理服务。社区卫生服务机构植根于居民生活区,提供主动服务、为有需求的失能、失智老人提供上门服务,使社区居民尤其是老年人、残疾人、精神病人、妇女、儿童等弱势人群能够就近获得基本医疗卫生和基本公共卫生服务。社区卫生服务机构采取适宜的基本医疗卫生技术,满足群众基本健康需求,减轻个人、家庭和社会的负担。社区卫生服务的良性发展,对于建立基本医疗卫生服务体系将起到至关重要的作用。

3. 发展社区卫生服务是医药卫生体制改革中四大体系的重要交汇点。《中共中央国务院关于深化医药卫生体制改革的意见》中明确提出,建设覆盖城乡居民的公共卫生服务、医疗服务、医疗保障、药品供应保障四大体系。社区卫生服务机构是公共卫生和基本医疗服务体系的双重网底,构建以社区卫生服务中心为主体的社区卫生服务网络,有利于夯实城市公共卫生和医疗服务体系的基础。加强社区卫生服务体系建设和提高社区卫生服务水平,也是缓解"看病难、看病贵"问题的重要手段。社区卫生服务机构也是城市医疗保障体系的重要支撑,充分发挥社区卫生服务在城镇职工、居民基本医疗保险以及医疗救助中的作用,有利于方便参保人群就近就医,同时也可以有效节约医疗保险费用。社区卫生服务机构是城市实行国家基本药物制度的重要载体,社区卫生服务机构将全部配备和使用基本药物,实行零差率销售,保障群众基本用药,这不仅明显减轻居民的医药费用负担,而且必将促进社区卫生服务机构公益性的回归。因此,社区卫生服务是医药卫生体制改革的一个重要交汇点和突破口。

4. 发展社区卫生是解决医疗卫生服务公平性的必由之路。三级综合医院需要在"高、精、尖"的医疗技术项目上开展工作,由于资源有限,难以满足所有人的需要,社区卫生服务可以解决广大居民的基本健康问题。因此,落实预防为主的卫生工作方针,有利于节约医疗卫生资源。发展社区卫生服务,可以合理配置卫生资源,有效地调整社区卫生服务体系的机构、功能、布局,提高工作效率,降低医疗成本,形成以社区卫生服务机构为基础,大中型医院为区域医疗中心,合理引导社区居民到社区卫生服务机构就诊,从而提高医疗卫生服务的公平性,真正形成分级医疗的现代医学模式的合理格局。

二、社区卫生服务功能

根据国务院下发的《关于发展城市社区卫生服务的指导意见》(国发〔2006〕10号)及原卫生部和国家中医药管理局颁布的《城市社区卫生服务机构管理办法(试行)》,社区卫生服务涵盖了基本医疗、社区预防、健康保健、健康教育及健康促进、计划生育适宜技术指导、社区康复等领域,社区卫生服务的功能特点明显区别于综合医院服务,是医疗卫生服务体系中的重要组成部分。

1. 公共卫生服务功能
(1)居民健康档案管理服务。
(2)健康教育服务。
(3)预防接种服务。
(4)0~6岁儿童健康管理服务。
(5)孕产妇健康管理服务。
(6)老年人健康管理服务。
(7)高血压患者健康管理服务。
(8)2型糖尿病患者健康管理服务。

（9）严重精神障碍患者管理服务。

（10）肺结核患者健康管理服务。

（11）中医药健康管理服务。

（12）传染病及突发公共卫生事件报告和处理服务。

（13）卫生计生监督协管服务。

2. 基本医疗卫生服务功能

（1）运用中西医药适宜技术，开展常见病、多发病、慢性病的诊断治疗及管理服务。

（2）急诊、院前急救服务，急危重症转诊服务及出院患者连续随访和管理服务。

（3）出诊、家庭病床和家庭护理及家庭医生签约服务。

（4）临终关怀服务。

（5）与综合医院和专科医院建立医疗联体协作关系，提供会诊及双向转诊服务，社区康复服务，也可以利用互联网技术开展远程会诊服务。

（6）政府卫生行政部门批准的其他适宜医疗卫生服务。

第三节　社区护理工作新模式：参与家庭医生签约服务

　　家庭医学诞生于 20 世纪 60 年代，是整合了现代生物医学、行为科学和社会科学的最新研究成果，用以指导家庭医生从事基层医疗卫生保健服务的知识技能体系。社区卫生服务主要是由家庭医生（又称全科医生）、社区护士及预防保健人员共同承担，是社区居民最直接的健康维护和健康管理者。

一、家庭医生签约服务有关政策

　　《关于推进家庭医生签约服务的指导意见》（下文简称《指导意见》）（国医改办发〔2016〕1 号）指出：转变基层医疗卫生服务模式，实行家庭医生签约服务，强化基层医疗卫生服务网络功能，是深化医药卫生体制改革的重要任务，也是新形势下更好维护人民群众健康的重要途径。

　　《指导意见》中指出：签约服务原则上应当采用团队服务形式。家庭医生团队主要由家庭医生、社区护士、公共卫生医师（含助理公共卫生医师）等组成，二级以上医院应选派医师提供技术支持和业务指导。家庭医生负责团队成员的任务分配和管理、工作流程、制度规范及成员职责分工，并定期开展绩效考核。其他专科医生和卫生技术人员要与家庭医生团队紧密配合。

　　《关于做实做好 2017 年家庭医生签约服务工作的通知》（下文简称《通知》）（国卫基层函〔2017〕164 号）中指出，家庭医生团队为签约居民提供基本医疗，公共卫生和约定的健康管理服务。基本医疗服务应当涵盖常见病和多发病的中西医诊治、合理用药、就医路径指导和转诊预约等。各地要根据服务能力和需求，合理设定包含基本医疗和公共卫生服务在内的基础性服务包，内容应当包括：建立电子健康档案、优先预约就诊、转诊绿色通道、慢性病长处方、健康教育和健康促进、预防接种、重点疾病健康管理以及儿童、老年人、孕产妇重点人群健康管理等服务，满足居民基本健康服务需求。

　　各地要结合本地实际情况，设计不同人群多层次、多类型的个性化签约服务包，包括健康评估、康复指导、家庭病床服务、家庭护理、远程健康监测以及特定人群和特殊疾病健康管理等服务,满足居民多样化的服务需求。《通知》特别强调基层医疗卫生机构要优先遴选业务能力强、有一定群众基础的全科医生、护士等卫生技术人员组成家庭医生团队,形成团队合力。

《国务院办公厅关于改革完善全科医生培养与使用激励机制的意见》(国办发〔2018〕3号)中提出,推进家庭医生签约服务,签约服务费可用于人员薪酬分配,将服务对象健康状况和居民满意度纳入考核指标,加强签约服务质量考核,考核结果与家庭医生团队的签约服务收入挂钩,确保签约服务质量。并将签约居民数量等作为职称评审的重要依据。鼓励有条件的地区探索将签约居民的门诊基金按人头支付给基层医疗卫生机构或家庭医生团队,发挥全科医生和家庭医生团队在医疗保险控费方面的"守门人"作用,推动医疗卫生服务由以治病为中心向以健康为中心转变。

二、家庭医生签约服务概念及内容

(一)概念

家庭医生签约服务应以人为中心,面向社区和家庭,以维护和促进人民大众身心健康为方向,为签约居民提供综合性、连续性的长期健康照顾的签约服务。

(二)服务对象

签约服务可以覆盖社区全人群,其中重点签约人群为老年人、慢性病人、精神障碍者和孕妇、产妇、儿童、残疾人、稳定的肺结核患者等。

(三)签约服务内容

基础性签约服务内容包括基本医疗卫生服务及基本公共卫生服务。

1. 基础性签约服务　基本医疗卫生服务涵盖常见病、多发病的中西医诊治,合理用药、就医路径导引和转诊。基本公共卫生服务涵盖国家公共卫生服务项目。

2. 个性化签约服务包　应以健康管理服务为指导原则,从维护整体健康角度出发,针对社区人群的健康状况和健康需求进行监测、分析和评估,提供健康咨询和指导,个性化的疾病诊断和治疗,对健康危险因素进行干预,制订不同类型的个性化签约服务内容。

(四)家庭医生签约服务流程

1. 建立固定的契约关系

(1)签约服务主体分为责任主体和服务主体。责任主体是家庭医生本人,服务主体是以家庭医生为核心的签约服务团队,社区护士亦是服务团队的核心力量。现阶段家庭医生包括基层医疗卫生机构注册的全科医生,以及乡镇卫生院医生和乡村医生。社区护士主要为基层医疗卫生机构执业注册的护理人员。随着签约服务工作的不断发展和深入,逐步形成以家庭医生和社区护士为核心的家庭医生签约服务团队。

(2)签约服务方式:社区居民或家庭自愿选择一个家庭医生签订服务协议,首先明确签约服务内容、期限、方式,双方履行的责任、权利、义务及其他有关事项。签约周期原则为一年,合作期满可续签或选择其他家庭医生签约。

1)签约服务区域:根据服务人口和服务半径,合理划分签约服务区域,鼓励和引导社区居民就近签约家庭医生。

2)选择家庭医生:家庭医生通过团队服务(尤其是社区护理服务)的良好口碑,可以跨区、跨街道、跨社区签约,形成有序竞争的签约局面,为社区居民提供优质的家庭医生团队服务。

　　3)签约服务具体步骤:签约时家庭医生应根据协议内容,提供签约有关信息,包括签约服务的目的和意义、签约后的权利和义务、签约后获得的服务等。

　　(3)签约服务的目的和意义:对于社区居民,通过签约拥有自己的家庭医生,从就医问诊到健康咨询,从健康评估到健康管理,从单纯医疗到全面健康照顾,拥有一位贴心的健康顾问和值得信赖的医生朋友能获得连续、可及、全程、温馨的医疗卫生服务。

　　(4)签约服务的方式:对签约服务协议上明确的可以提供和应该提供的服务需要逐条逐项向服务对象告知及说明。如有需要,也可以在协议中增加相关条款,但应该能够落实保证服务质量。

　　(5)签约后的权利和义务:签约后是双方的权利和义务,需要双方共同履行和遵守。社区居民要支付签约服务费用、要遵循预约就诊、定点就医、享受长处方待遇、医保支付比例优惠等,都需要双方共同知晓和维护,才能体现出家庭医生签约服务在医改分级诊疗中和健康管理的契约精神。

　　(6)关于解约问题:家庭医生签约服务协议双方签字确认后生效,时间为一年,无特殊情况不得解约。如遇到家庭医生调离或长期休假造成解约,可在征求居民本人意见的基础上,由基层医疗卫生机构安排接替医生,补签协议。如居民不再续约则解约。

　　2. 提供约定服务

　　(1)服务对象的分类:按签约对象的人群分类提供不同的签约服务。签约应以重点人群为目标,如老年人、慢性病患者、0~6 岁儿童、孕产妇、疾病高危人群等。按照不同疾病和不同疾病周期分类管理,充分体现服务价值。

　　(2)签约服务的内容

　　1)基本医疗卫生服务包括常见病的中西医诊治。首先,家庭医生团队以预约就诊的方式,为签约对象提供基本医疗和慢性病管理服务,可以采用电话预约、短信预约、现场预约、网络预约等多种形式,要引导签约对象到基层医疗卫生机构就诊;其次,家庭医生团队对需要进一步专科诊疗者,实施精准转诊。第三,对失能失智签约对象可以提供上门服务及建立家庭病床。

　　2)基本公共卫生服务涵盖国家基本公共卫生服务项目和其他公共卫生服务,一是家庭医生团队要为签约对象建立居民健康档案,并根据居民的健康状况,及时更新健康档案信息;二是家庭医生团队应主动在签约对象中开展疾病高危人群的筛查和有效的干预,参照《国家基本公共卫生服务规范(第三版)》(下文简称《规范》)中的要求执行;三是家庭医生团队为签约对象提供《规范》中相应的服务。

　　3)健康管理服务应针对居民健康需求,制订针对签约对象的个性化的签约服务内容,包括常规诊疗、健康评估、家庭病床、康复指导、家庭护理、"治未病服务"、远程健康宣教及监测。

　　(3)签约服务形式

　　1)签约服务团队的组成:家庭医生团队应由家庭医生、社区护士、公共卫生医生等组成,也可含中医师、康复医师、妇科医师、健康管理师、心理咨询师、社(义)工等,还要有医疗联体内上级医院的支持和业务指导。譬如高血压患者签约家庭医生服务,家庭医生要与其签订家庭医生服务协议,讲明双方责任和义务,强调家庭医生签约服务内容;提倡预约就诊,遵从医嘱;社区护士要对其进行健康宣教及健康生活方式指导,主动为其建立居民健康档案,讲明每年 4 次面对面服务的必要性,应特别强调低盐饮食、戒烟限酒、规律运动、心理平衡、规律服药的必要性等,对于发生高血压并发症者及时转诊。因此社区护士在家庭医生签约服务中起着至关重要的作用。

2)家医团队服务的建设:家庭医生是团队的核心,社区护士是主要助手。在签约服务中强调医护配合的重要性、医护防融合的必要性,强调中西医结合、全科和专科互动、街道和社区的开发和利用。家庭医生团队要做好家庭医生签约服务,不仅要具备团队自身服务能力和社会适应能力,还需要为社区居民开发、整合各类资源,包括专家资源、信息资源、服务资源。家医团队的建设需要家庭医生和社区护士协调合作,帮助社区居民做出选择,从而提高获得感。

3)家庭医生签约服务的品牌,家庭医生签约服务应注重签约服务的质量和服务效果。提升家庭医生签约服务的含金量。可以成立以家庭医生名字命名的家庭医生工作室,树立家庭医生服务品牌,更好地开展家庭医生服务,以促进签约居民的健康管理落到实处。

3. 社区护士在家庭医生签约服务中的作用

(1)社区护士是家庭医生的主要助手,首先在街道和社区范围中应做广泛的宣传,也要和社区街道人员、社会工作者共同开展家庭医生签约服务利民利国之策的宣传和教育。

(2)对同意签约的居民一对一讲解家医服务内容及双方的权利和义务,尤其是慢性病人,如高血压、糖尿病人要每年4次面对面和家庭医生团队人员沟通,建立健康的生活方式,控制血压和血糖。

(3)对每一位签约居民建立健康档案,社区护士负责填写人口学部分、健康评估等,并建立家庭健康档案,家庭医生采用"以问题为导向的记录方式"(SOAP)方式书写健康档案,对签约居民进行主观和客观评估,医生和护士共同制订干预方案,进行个体化健康教育、健康生活方式指导及必要的药物治疗。

(4)建立健康档案并与家庭医生签约的居民,有健康问题时,可以首先联系家庭医生服务团队中的社区护士,如需就诊,可以由社区护士协助预约诊疗时间。社区护士还负责协助家庭医生进行签约慢性病患者的随访工作,如提示复诊及随访时间、督促规律治疗、监测各项生理生化指标、药物咨询、安排体检等。

(5)组织和协助开展辖区内签约老年人体检。首先与辖区居委会沟通每年对老年人进行健康体检的必要性,讲明体检内容,定期开展老年人健康体检服务。根据体检结果与家庭医生共同制订精准的健康服务。

(6)对辖区内签约的失能、失智老人,根据实际状况家庭医生服务团队可以提供上门服务,尤其是社区护士提供上门服务的内容较多,例如:家庭环境安全指导、康复指导、医疗护理、生活方式指导等。

【案例1】

家庭医生团队签约服务

王阿姨,72岁,高血压病史10余年,糖尿病病史6年,目前口服药物治疗,血压、血糖控制良好,病情平稳,定期于基层医疗卫生服务机构就诊。退休教师,目前与老伴同住,有1子1女,均已婚,家庭关系和睦,经济状况良好。心态良好,人际关系良好。饮食清淡,无烟酒嗜好。每日坚持锻炼约1小时,早晨踢毽子,晚上快步走。每年参加单位体检。

社区护士工作及流程:

1. 患者就诊时查看是否已建立健康档案,建立并完善个人及家庭健康档案。

2. 与患者充分沟通家庭医生团队服务相关事项,介绍团队成员,在患者自愿的情况下签订家庭医生服务协议,建立契约关系。

3. 与家庭医生共同评估患者的疾病情况、生活方式、心理状态、家庭环境、社会文化背景等。患者老年女性,知识水平高,对新鲜事物有较好的接受能力,对自身健康状况较重视。病情较平稳,并发症待评估,饮食清淡,无烟酒嗜好,能坚持锻炼,心态良好,可得到较多家庭、社会支持。

4. 共同制订干预方案。继续目前治疗方案,规律服药。患者高血压、糖尿病病史较长,虽病情平稳,仍需充分评估疾病并发症,应在单位常规体检的基础上完善糖化血红蛋白、尿微量白蛋白、超声心动、颈动脉 B 超、踝肱指数(ankle brachial index, ABI)、眼底检查等。能坚持锻炼,但建议避免清晨空腹运动,并且结伴锻炼,避免低血糖及急性心脑血管事件。

5. 通过患者就诊或电话随访等方式,观察和督促患者对干预方案的执行,监测患者疾病核心指标,如血压、血糖、血脂的变化。指导患者正确测量并记录血压及血糖值,因病情较平稳,家庭自测血压推荐每周测 1~2 天,早晚各测 1 次;自测血糖推荐每周 2~4 次空腹或餐后血糖。

6. 定期查阅患者随诊及体检情况,提醒和督促患者每年 4 次与家庭医生面对面随访,完成定期体检,将体检结果更新至健康档案。

7. 加强与患者的沟通,可与患者通过家医服务 APP 或微信建立密切联系,解答患者健康疑惑,并帮助患者与家庭医生预约就诊。

8. 向患者进行个体健康宣教,协助家庭医生组织并开展健康知识讲座等,并将相关讲座信息及时通知患者。

9. 与患者家属建立联系,以家庭为单位开展工作,必要时与居委会共同合作。

(杜雪平　杨　华)

第二章

居民健康档案

　　健康档案是社区卫生服务机构用于记录社区居民健康信息的系统化文件,是记录每个人从出生到死亡的所有生命体征的变化,以及自身所从事过的与健康相关的一切行为与事件,其主要内容包括每个人的生活习惯、以往病史、诊治情况、现病史、手术史、最近一次的体检结果、家族史,以及某种疾病的发生、发展、治疗和转归的过程等。居民健康档案是社区卫生机构和乡村卫生院为城乡居民提供社区卫生服务过程中的规范记录,是以居民个人健康为核心、家庭为单位、社区为范围,贯穿整个生命过程、涵盖各种健康相关因素的系统化文件记录,是居民享有均等化公共卫生服务的重要体现,也为各级政府及卫生行政部门制定卫生服务政策提供重要的参考依据。基层医务人员以健康档案为载体,为城乡居民提供连续、综合、适宜、经济的公共卫生服务和基本医疗卫生服务。

第一节　居民健康档案建立的意义、方法及内容

一、建立居民健康档案的意义

　　健康档案的建立对社区医护人员而言尤为重要,因为社区医护人员要为居民提供综合、连续、可及、有效的健康服务,在开展基本公共卫生服务和基本医疗服务时,必须掌握社区居民的动态记录资料。在了解社区居民基本健康状况的情况下,才能开展相应的医疗、护理、保健服务,所以,社区卫生服务的首要工作就是做好居民的健康档案采集、记录、维护等。同时,健康档案在提高服务质量、跟踪社区人群的健康动态变化、科研教学、社区卫生服务的管理、政策发展、绩效考核等方面也有十分重要的作用。不仅如此,健康档案的重要意义,还在于以下几点。

　　1. 掌握居民一般状况,包括健康水平、危险因素、家庭问题以及可以利用的家庭和社区资源,为制订治疗方案、预防保健计划提供依据。

　　2. 及时汇总医疗卫生服务信息、更新健康档案,动态记录居民健康状况评价居民、家庭健康状况。

　　3. 评价社区卫生服务质量和技术水平的工具之一。

　　4. 系统而规范的居民健康档案为医学教学、科研提供实践依据。

二、居民健康档案的建立方法

　　1. 建档对象　以辖区内常住居民(指居住半年以上的户籍及非户籍居民)为对象,以

0~6 岁儿童、孕产妇、老年人、慢性病患者、重性精神障碍患者和肺结核患者等人群为重点。

2. 居民健康档案的建立　辖区居民到乡镇卫生院、村卫生室、社区卫生服务中心（站）接受服务时，由医务人员负责为其建立居民健康档案，并根据其主要健康问题和服务提供情况填写相应记录，同时为服务对象填写并发放居民健康档案信息卡。建立电子健康档案的地区，逐步为服务对象制作发放居民健康卡，替代居民健康档案信息卡，作为电子健康档案进行身份识别和调阅更新的凭证。

其次，可以通过入户服务（调查）、疾病筛查、健康体检等多种方式，由乡镇卫生院、村卫生室、社区卫生服务中心（站）组织医务人员为居民建立健康档案，并根据其主要健康问题和服务提供情况填写相应记录。

已建立居民电子健康档案信息系统的地区应由乡镇卫生院、村卫生室、社区卫生服务中心（站）通过上述方式为个人建立居民健康档案。并按照标准规范上传区域人口健康卫生信息平台，实现电子健康档案数据的规范上报。

3. 电子健康档案　目前全国各地有不同版本的电子健康档案。电子健康档案不是简单地将纸质病历记载的各项内容输入电脑，还包括居民平时生活中的动态健康相关信息，包括在任何时间、任何地点收集居民的健康信息，不仅能记录病史、病程、诊疗情况，还可以实时了解居民的健康现状。

电子健康档案可以使全科医生诊疗的时间缩短，快捷输入，迅速检索查询、调用处理各种诊疗信息，为临床、教学、科研提供大量集成资料，有利于信息资源共享和交流，同时也是统计分析、卫生管理全面可靠的资料，大大提高了档案的利用效率，通过上下级医院的转诊信息，提高基层医院医疗水平。

电子健康档案能够更方便更快速的融入医疗卫生机构的日常诊疗工作之中，一方录入，多方使用，各种记录的标准化和数字化，实现医疗机构、患者、卫生管理部门之间的信息共享。

电子健康档案系统完全建立后，居民的健康信息将更简单、更快捷、更安全地被计算机管理，减少了物理资源的消耗，扩展了传播途径，提供了更系统的管理方式和查看方式，有利于医护人员做好健康管理。

居民方面，可以通过身份安全认证、授权查阅自己的电子健康档案，完整地了解自己不同生命阶段的健康状况和利用卫生服务的情况，接受医疗卫生机构的健康咨询和指导，提高自我预防保健意识和主动识别健康危险因素的能力。

同时，持续积累、动态更新的电子健康档案有助于卫生服务提供者，系统地掌握服务对象的健康状况，及时发现重要疾病或健康问题、筛选高危人群并实施有针对性的防治措施，从而达到预防为主和健康促进的目的。完整的电子健康档案能及时、有效地提供基于个案的各类卫生统计信息，帮助卫生管理者客观地评价居民健康水平、医疗费用负担以及卫生服务工作的质量和效果，为区域卫生规划、卫生政策制定以及突发公共卫生事件的应急指挥提供科学决策依据。

4. 建档原则　首先应以政策引导、居民自愿。其次突出重点、循序渐进。优先为 0~6 岁儿童、孕产妇、65 岁及以上老年人、慢性病患者、严重精神障碍患者、肺结核患者等建立健康档案。建档时应充分利用资源、整合信息共享，以基层医疗卫生机构为基础，充分利用辖区相关资源，共建共享居民健康档案信息，逐步实现电子信息化。

5. 建档流程　居民在利用社区卫生服务常规门诊时建立健康档案,并进行建档后的第一次健康体检,详细建档流程见图2-1。

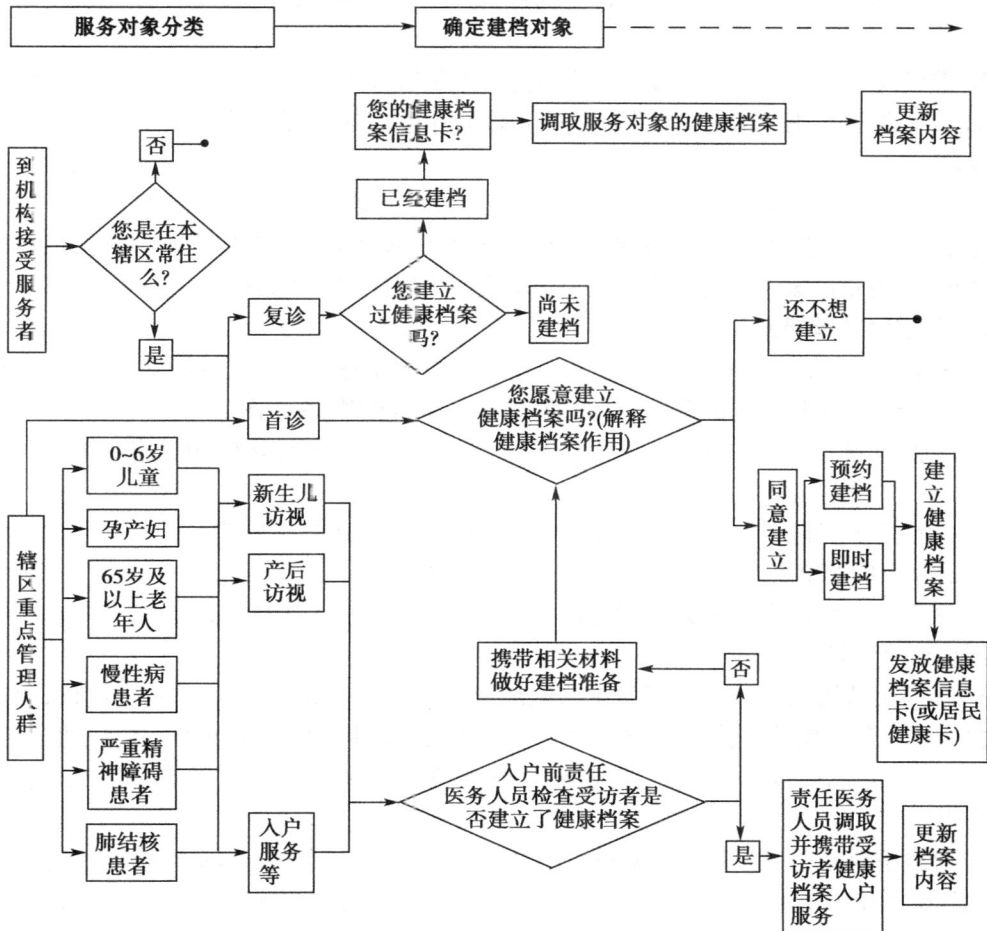

图2-1　确定建档对象流程图
源自:国家基本公共卫生服务规范(第三版)

三、居民健康档案的内容

在我国,健康档案内容分成三个部分,即居民健康档案、家庭健康档案、社区健康档案。从案例1中可以了解到居民健康档案、家庭健康档案内容。规范的健康档案应包括以下基本内容。

(一)居民健康档案

个人健康档案的内容包括个人基本信息、健康体检、重点人群健康管理记录和其他医疗卫生服务记录。

1. 个人基本情况

(1)人口学资料:姓名、年龄、性别、住址、电话、教育程度、职业、婚姻、种族、经济状况、身份证号、医疗保险号等。

(2)健康行为资料:吸烟、饮酒、饮食习惯、运动、就医行为等。

（3）临床资料：疾病史、心理状况和家族史等基础信息。

2. 健康体检　周期性健康体检，含一般物理检查及部分辅助检查项目，了解健康状况，进行健康评价，目的是早期发现常见的疾病及危险因素，及时采取防治措施，提高生活质量。

3. 重点人群健康管理　包括国家基本公共卫生服务项目要求的0~6岁儿童、孕产妇、65岁及以上老年人、慢性病患者、严重精神障碍患者、肺结核患者等各类重点人群的健康管理记录。

4. 其他医疗卫生服务记录　包括上述记录之外的其他诊疗、会诊、转诊记录等。

总之与居民健康管理有关的资料均应归入居民健康档案中，如非药物干预记录、老年自理评估记录、老年居家环境安全评估记录等均应归入居民健康档案中。

（二）家庭健康档案

家庭健康档案是以家庭为单位，记录其家庭成员和家庭整体有关健康基本状况、疾病动态、预防保健服务利用情况的系统资料。包括家庭基本资料、家系图、家庭生活周期、家庭主要问题目录、问题描述等。案例1中可见北京市社区卫生服务机构使用的家庭健康档案资料格式。

1. 家庭基本资料　包括家庭住址、电话、人数及家庭其他成员基本信息，与户主关系，按照年龄大小依次填写。

2. 家系图　以绘图的方式表示家庭结构及各成员的关系、健康状况等，是简单明了的家庭评价综合资料。

3. 家庭生活周期　从建立家庭至家庭成员死亡，通常家庭生活经过八个阶段，每个阶段包含了正常和可预见的转变，但还会遇见不可预见的危机，如夭折、离婚、失业、患病等，因此会使家庭生活的阶段发生变异，如离婚、再婚，独生子女离家上学、工作使家庭立即进入空巢家庭等。

4. 家庭主要问题目录　记录家庭生活周期各个阶段存在或发生的重大生活压力事件。记载家庭生活压力事件及危机的发生日期、问题。按发生的年代顺序逐一编号记录。

（三）社区健康档案

社区健康档案是以社区为基础的卫生保健服务的必备工具，是了解社区卫生工作状况、确定社区中主要健康问题及制订卫生保健计划的重要资料。

通过居民卫生调查、现场调查和现有资料收集等方法记录反映社区主要环境特征、影响居民健康问题以及解决问题可利用的资源，确定社区的疾病防治重点和优先解决的问题。

社区健康档案包括社区基本资料、卫生服务资源、卫生服务状况、居民健康状况等五个部分。

【案例1】

居民于某，男性，68岁，因头晕来到某社区卫生服务中心就诊，接诊护士了解到此居民系所辖小区常住居民，尚未建立健康档案，利用候诊时间介绍了建立健康档案的意义，在征得于某同意后，为其建立了居民健康档案（表2-1）。

从基本信息中获悉该居民患有高血压、糖尿病，并且其母也患有高血压、糖尿病。为更详细了解于某的健康，又为其填写《健康体检表》"基本信息"、"一般情况"和"生活方式"，为全科医生进行体检做准备，见表2-2。

表2-1 个人基本信息表

姓名：于某 　　　　　　　　　　　　　　　　　　编号□□-□□□□□

性　别	0 未知的性别　1 男　2 女　3 未说明的性别		1	出生日期	1942.02.18
身份证号	××××××××××××××××××			工作单位	××××××
本人电话	××××××××	联系人姓名	×××	联系人电话	××××××××××
常住类型	1 户籍　2 非户籍		1	民　族	1 汉族　2 少数民族　　1
血　型	1 A 型　2 B 型　3 O 型　4 AB 型　5 不详/RH 阴性:1 否　2 是　3 不详				1/1
文化程度	1 研究生　2 大学本科　3 大学专科和专科学校　4 中等专业学校　5 技工学校　6 高中 7 初中　8 小学　9 文盲或半文盲　10 不详				
职　业	0 国家机关、党群组织、企业、事业单位负责人　1 专业技术人员　2 办事人员和有关人员 3 商业、服务业人员　4 农、林、牧、渔、水利业生产人员　5 生产、运输设备操作人员及有关 人员　6 军人　7 不便分类的其他从业人员　8 无职业　　　　　　　　　　　　　　0				
婚姻状况	1 未婚　2 已婚　3 丧偶　4 离婚　5 未说明的婚姻状况　　　　　　　　　　　　　　2				
医疗费用支付方式	1 城镇职工基本医疗保险　2 城镇居民基本医疗保险　3 新型农村合作医疗 4 贫困救助 5 商业医疗保险　6 全公费　7 全自费　8 其他　　　　　　　　　　　　　1/□/□				
药物过敏史	1 无　2 青霉素　3 磺胺　4 链霉素　5 其他　　　　　　　　　　　　　　　　　1				
暴露史	1 无　2 化学品　3 毒物　4 射线　　　　　　　　　　　　　　　　　　　　　1				
既往史	疾病	1 无　2 高血压　3 糖尿病　4 冠心病　5 慢性阻塞性肺疾病　6 恶性肿瘤　7 脑卒中 8 严重精神障碍　9 结核病　10 肝炎　11 其他法定传染病　12 职业病　13 其他 2 确诊时间 1995 年 10 月/3 确诊时间 1996 年 5 月/ □ 确诊时间　年　月 □ 确诊时间　年　月/ □ 确诊时间　年　月/ □ 确诊时间　年　月			
	手术	1 无　2 有:名称①　时间　/名称② 时间　　　　　　　　　　　　　　　1			
	外伤	1 无　2 有:名称①　时间　/名称② 时间　　　　　　　　　　　　　　　1			
	输血	1 无　2 有:原因①　时间　/原因② 时间			
家族史	父　亲	□/□/□/□/□/□ 1	母　亲	2/3/□/□/□/□	
	兄弟姐妹	□/□/□/□/□/□	子　女	□/□/□/□/□/□	
	1 无　2 高血压　3 糖尿病　4 冠心病　5 慢性阻塞性肺疾病　6 恶性肿瘤　7 脑卒中 8 严重精神障碍　9 结核病　10 肝炎　11 先天畸形　12 其他				
遗传病史	1 无　2 有:疾病名称　　　　　　　　　　　　　　　　　　　　　　　　　　1				
残疾情况	1 无残疾　2 视力残疾　3 听力残疾　4 言语残疾 5 肢体残疾　6 智力残疾　7 精神残疾　8 其他残疾　　　　　1/□/□/□/□/□				
生活环境	厨房排风设施　1 无　2 油烟机　3 换气扇　4 烟囱　　　　　　　　　　　　　2 燃料类型　1 液化气　2 煤　3 天然气　4 沼气　5 柴火　6 其他　　　　　　1 饮水　1 自来水　2 经净化过滤的水　3 井水　4 河湖水　5 塘水　6 其他　　1 厕所　1 卫生厕所　2 一格或二格粪池式　3 马桶　4 露天粪坑 5 简易棚厕　1 畜畜栏　1 无　2 单设　3 室内　4 室外　　　　　　　　　　　　　　　　　1				

源自:国家基本公共卫生服务规范(第三版)

表2-2   健康体检表

姓名：于某   编号□□-□□□□□

体检日期	2010年3月19日	责任医生	
内容	检 查 项 目		
症状	1 无症状 2 头痛 3 头晕 4 心悸 5 胸闷 6 胸痛 7 慢性咳嗽 8 咳痰 9 呼吸困难 10 多饮 11 多尿 12 体重下降 13 乏力 14 关节肿痛 15 视力模糊 16 手脚麻木 17 尿急 18 尿痛 19 便秘 20 腹泻 21 恶心呕吐 22 眼花 23 耳鸣 24 乳房胀痛 25 其他 3/□/□/□/□/□/□/□/□		

一般状况	体 温	36℃	脉 率	70 次/分钟	
	呼吸频率	30 次/分钟	血 压	左 侧	160/90mmHg
				右 侧	162/92mmHg
	身 高	178cm	体 重	80kg	
	腰 围	94cm	体质指数（BMI）	25kg/m²	
	老年人健康状态自我评估*	1 满意 2 基本满意 3 说不清楚 4 不太满意 5 不满意			1
	老年人生活自理能力自我评估*	1 可自理（0~3分） 2 轻度依赖（4~8分） 3 中度依赖（9~18分） 4 不能自理（≥19分）			1
	老年人认知功能*	1 粗筛阴性 2 粗筛阳性,简易智力状态检查,总分			1
	老年人情感状态*	1 粗筛阴性 2 粗筛阳性,老年人抑郁评分检查,总分			1

生活方式	体育锻炼	锻炼频率	1 每天 2 每周一次以上 3 偶尔 4 不锻炼		3
		每次锻炼时间	30 分钟	坚持锻炼时间	2 年
		锻炼方式	散步		
	饮食习惯	1 荤素均衡 2 荤食为主 3 素食为主 4 嗜盐 5 嗜油 6 嗜糖			2/4/5
	吸烟情况	吸烟状况	1 从不吸烟 2 已戒烟 3 吸烟		3
		日吸烟量	平均 10 支		
		开始吸烟年龄	20 岁	戒烟年龄	岁
	饮酒情况	饮酒频率	1 从不 2 偶尔 3 经常 4 每天		2
		日饮酒量	平均 两		
		是否戒酒	1 未戒酒 2 已戒酒,戒酒年龄: 岁		□
		开始饮酒年龄	岁	近一年内是否曾醉酒	1 是 2 否 □
		饮酒种类	1 白酒 2 啤酒 3 红酒 4 黄酒 5 其他		1/□/□/□

续表

			1
职业病危害因素接触史	1无2有(工种 入业时间年) 毒物种类　粉尘　防护措施 1无2有 　　　　　放射物质　防护措施 1无2有 　　　　　物理因素　防护措施 1无2有 　　　　　化学物质　防护措施 1无2有 　　　　　其他　防护措施 1无2有		□ □ □ □

源自:国家基本公共卫生服务规范(第三版)

　　在建立居民健康档案的同时了解到其家庭情况,又建了一份家庭健康档案。见表2-3。

表2-3　家庭健康档案

1. 户主姓名　于某　　家庭人口数(户口数)4 人　现住人口数 3 人
2. 家庭平均月收入:(指全家成员年收入总和除以 12)＿＿＿＿＿＿＿(元)
3. 住房类型:□平房　√□楼房(半地下　一层以上)　住房使用面积 ㎡
4. 家庭燃料类型:√□煤气/天然　□电　□煤炉　□沼气　□其他
5. 厕所类型:√□居室内厕所:√A 冲水式 B 非冲水式　□居室外厕所　□公共厕所

家庭其他成员信息

序号	姓名	健康档案号	与户主关系	主要健康问题	档案存放地
1	于某		户主	糖尿病、高血压	本机构
2	王某		之母	高血压、糖尿病	暂未建
3	张某		之妻	高血压	暂未建
4	于某		之子	无	

家庭主要健康问题目录

序号	问题名称	发生日期	记录日期	接诊医生	备注
1	家庭中高血压、糖尿病患者较多,提示有遗传倾向及共同生活方式		2008.6.22	××	
2	户主之父去世	2007.10	2008.6.22	××	

源自:北京市卫计委家庭健康档案

　　接诊护士持新建健康档案及健康体检表将该居民带入全科医生诊室,由全科医生继续完成体检及进一步诊治,并将病情记录于健康档案"全科诊疗"一栏中。

　　【案例1分析】

　　1. 案例中于某健康评估存在健康问题　①患有高血压、糖尿病;②体重超重、腰围超标;③不良生活方式:吸烟、摄入量多,运动强度不够;④目前血压控制欠佳。

　　2. 家庭健康评估　①该家庭为扩展家庭,家庭成员进入老龄,子女独立生活,属于空巢期;②一家中多人患有高血压、糖尿病,说明既有遗传倾向又可能有共同的不良生活方式;③老人均患有慢性病,需给予关注。

第二节　健康档案的应用与管理

一、健康档案的应用

按照国家基本公共卫生服务规范要求下列情况均应使用健康档案。

1. 已建档居民到乡镇卫生院、村卫生室、社区卫生服务中心（站）复诊时，应持居民健康档案信息卡（或医疗保健卡），在调取其健康档案后，由接诊医生根据复诊情况，及时更新、补充相应记录内容。

2. 入户开展医疗卫生服务时，应事先查阅服务对象的健康档案并携带相应表单，在服务过程中记录、补充相应内容。已建立电子健康档案信息系统的机构应同时更新电子健康档案。

3. 对于需要转诊、会诊的服务对象，由接诊医生填写转诊、会诊记录。

4. 利用健康档案中提供的信息进行生活方式、家庭存在问题等干预，并记录于健康档案中。

二、健康档案的管理

1. 健康档案应统一存放于城乡基层医疗卫生机构。根据有关法律法规，城乡基层医疗卫生机构提供医疗卫生服务时，应当调取并查阅居民健康档案，及时记录、补充和完善健康档案。做好健康档案的数据和相关资料的汇总、整理和分析等信息统计工作，了解和掌握辖区内居民健康动态变化，并采取相应的适宜技术和措施，对发现的卫生问题有针对性地开展健康教育、预防、保健、医疗和康复等服务。以居民健康档案为平台，促进基层医疗卫生机构转变服务模式，实现对城乡居民的健康管理。

2. 基层医疗卫生机构应建立居民健康档案的调取、查阅、记录、存放等制度，明确居民健康档案管理相关责任人，保证居民健康档案使用和保管。

3. 居民健康档案的管理要遵守档案安全制度，不得损毁、丢失，不得擅自泄露健康档案中的居民个人信息以及涉及居民健康的隐私信息。除法律规定必须出示或出于保护居民健康目的，居民健康档案不得转让、出卖给其他人员或机构，更不能用于商业目的。

4. 电子健康档案在建立完善、信息系统开发、信息传输全过程中应遵循国家统一的相关数据标准与规范。电子健康档案信息系统应与新农合、城镇基本医疗保险等医疗保障系统相衔接，逐步实现健康管理数据与医疗信息以及各医疗卫生机构之间的数据互联互通，实现居民跨机构、跨地域就医行为的信息共享。

三、建立和使用社区居民健康档案的注意事项

1. 注意逐步完善　社区居民健康档案中部分内容将需要通过长期的观察、分析、综合，才能做出全面、准确的判断，从而逐步完善。但不得删除前面记录的内容，应顺序记录，保留使用管理痕迹。

2. 注意收集资料要有前瞻性　社区居民健康档案记录的重点为过去曾经影响、目前仍然在影响、将来还会影响个体、家庭健康的问题及影响因素，很多因素并非目前都能认识到，将伴随个体、家庭所面临问题的变化而变化。因此，在描述某一问题时，应具有前瞻性观点，

注意收集与问题密切相关的信息资料,并及时更新和保存。

3. 注意基础项目的动态变化 国家基本服务规范中所列的居民健康档案中的一些基础项目,尚不能完全包含生活中影响到个体或家庭健康的全部资料,故在实际应用中,应对一些不符合实际或已发生变迁的资料进行及时的更新、补充。

4. 注意资料的客观和准确 社区居民健康档案的客观性和准确性是其长期保存、反复使用的价值所在。因此,在收集资料时,社区护士应在接受服务对象或其家属提供主观资料的同时,不仅要听其言,还要看到具体的化验通过实地走访、家庭访视、社区调查获得更多的客观资料。

5. 注意信息安全 社区居民健康档案会涉及个人、家庭的隐私问题,社区护士应充分保障当事人的权利和要求,不得以任何形式主动泄露,也要留意被动泄露,特别是日常工作中随时整理文档或者关闭电脑,避免无关人等翻阅。

居民健康档案管理流程见图 2-2。

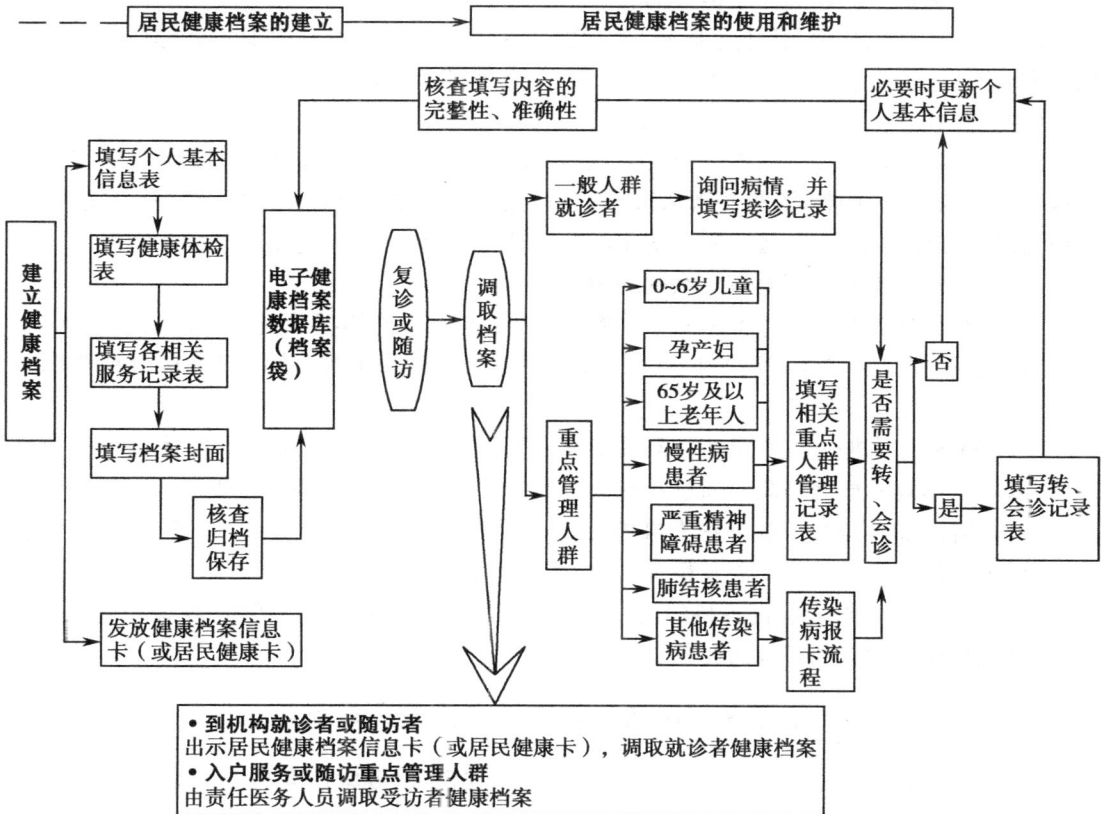

图 2-2 居民健康档案管理流程图
源自:国家基本公共卫生服务规范(第三版)

四、社区护士对健康档案的利用

在开展社区护理工作中,社区护士通过利用社区居民健康档案,为居民提供及时、有效的护理。

（一）社区护士对个人健康档案的利用

1. 建立、完善健康档案　在社区居民首次就诊时，社区护士收集个人的一般资料、健康状况、健康问题等信息，为社区居民建立个人及家庭档案。如果是儿童，应记录免疫接种情况，以便查漏补种；如果是孕妇，应记录孕期检查时间、内容等；慢性病病人的记录内容包括就诊时状态、医疗史、家族史、病情及治疗用药效果、饮食及运动习惯、嗜好等。当个人、家庭的基本情况发生变动时，如住址、电话等，根据情况及时修订，以完善档案记录。

2. 追踪、补充随访记录　将社区居民接受护理照顾或疾病监测等动态信息及时录入健康档案，使个人健康信息动态、完整，为全科医生的诊疗提供依据。

按照国家有关专项服务规范要求记录相关内容，记录内容应齐全完整、真实准确、书写规范、基础内容无缺失。各类检查报告单据和转、会诊的相关记录应粘贴留存归档，如果服务对象需要可提供副本。已建立电子版化验和检查报告单据的机构，化验及检查的报告单据应交居民留存。

（二）社区护士对家庭健康档案的利用

1. 家庭健康评估　社区卫生服务是"以家庭为单位"的管理，通过对家庭健康档案的信息查询，使社区护士了解家庭的基本特征，家庭内、外环境，家庭结构和功能，从而对家庭的健康状态及影响健康的因素做出整体的评估，制订出护理管理计划。

2. 协助家庭成员适时调整角色，促进家庭支持　通过家庭健康档案，了解家庭成员的特点，动员家庭成员调整内、外资源来改善家庭功能，对慢性病患者在情感、经济、平衡膳食、合理运动等方面给予支持，缓冲慢性病患者的精神压力，解决健康问题。

（三）社区护士对社区健康档案的利用

1. 社区健康评估　通过社区卫生诊断，评估社区人口群体特征，包括人口数量、构成、健康状况、职业和医疗保障等，掌握社区资源，根据社区健康问题，为制订社区健康教育计划、社区护理计划提供参考。

2. 对特殊人群进行干预管理　利用社区健康档案中的信息，对特殊群体进行健康管理，可以使工作效率显著提高。通过对健康档案中的慢性病高危人群、空巢老人、低保人群、职业人群等标识的检索，了解特殊人群的特点、生活方式，存在的躯体、心理等方面的问题，追踪、记录特殊人群的身体功能及精神变化，以便提供持续性的照顾和护理。

3. 开展流行病学调查，进行科学研究　健康档案可以提供完整、详尽、客观的居民健康资料，是流行病学调查和护理研究的重要参考资料。

五、社区居民自我健康档案的管理与利用

为提高建档率，克服基层卫生服务人员入户难、建档难、健康档案利用率低，管理和服务相脱节、居民对健康档案的认同度低等问题，《卫生事业发展"十二五"规划》要求，加强区域信息平台建设，推动医疗卫生信息资源共享，逐步实现医疗服务、公共卫生、医疗保障、药品供应保障和综合管理等应用系统信息互联互通。为进一步提高居民健康档案管理的专业化、规范化和信息化水平，提高社区居民对自己及家庭健康档案的阅读、利用，全国很多社区卫生服务中心逐步开展了手机 APP 应用，尽快实现基本公共卫生、基本医疗、家庭医生签约服务三方面工作之间的信息双向互联互通，方便居民参与个人健康管理。

基层医疗卫生机构信息化以及手机 APP 的建设，以基本药物供应使用、居民健康管理、基本医疗服务、绩效考核等功能的基层医疗卫生信息系统的建设和利用，通过加强医院信息

化建设,建立医院诊疗行为管理和医务人员绩效考核信息系统,规范医疗服务行为,提高资源使用效率。

讨论:1. 社区护士在建立居民健康档案中角色定位?

2. 在居民健康管理以及家庭医生服务工作中,社区护士可以参与哪些工作?应进行哪些护理文书书写?

3. 社区护士利用健康档案的动态信息,可以开展哪些科研活动?

(丁 兰　周海虹)

第三章

健 康 教 育

【案例1】

　　某社区为大学家属区,社区总人口数为8706人,其中男性4285人,女性4421人;流动人口818人;大专以上文化程度5361人;60岁及以上人口1898人;居民多为退休教师及其家属,居民主要经济来源为工资和退休金,消费居北京市中等水平。社区老干部活动中心提供台球、乐器等娱乐器材,但仅对老干部开放。社区内有两处露天体育锻炼设施,但部分设施陈旧,利用率低。

　　社区居民主要疾病为慢性病,高血压患病率为25%,冠心病患病率为13%,糖尿病患病率为10%,脑卒中患病率为3%,血脂异常占11%,。社区卫生服务中心为慢性病人建立了健康档案,记录患者的就诊情况,追踪管理慢性病人。目前累计规范管理高血压病人711人,糖尿病病人622人。社区卫生服务中心不定期举行讲座,宣传健康保健知识,发盐勺和油勺等,但居民反映很多人都不用。部分居民反映体育场晚间常举行各种活动,噪声太大影响睡眠。

　　问题:

　　1. 该社区居民的主要健康问题有哪些?

　　2. 社区护士对该社区居民进行健康教育的主要内容是什么?

第一节　健康教育的基本概念

一、健康的内涵

　　1948年,世界卫生组织将健康定义为:"健康不仅仅是没有疾病或不虚弱,而是身体的、精神的健康和社会适应的完美状态。"在《阿拉木图宣言》中,世界卫生组织不但重申了该定义,还进一步指出:"达到尽可能高的健康水平是世界范围内一项最重要的社会性目标,而其实现则要求卫生部门及社会各部门协调行动。"我国也在宪法中明确规定,维护全体公民的健康和提高各族人民的健康水平,是社会主义建设的重要任务之一。这些均说明健康是人们的基本权利,促进人群的健康是政府及相关部门所应承担的责任。社区卫生服务机构作为卫生部门的基层单位,在维护和促进人群健康的工作中起着举足轻重的作用。社区护士也应当学习和掌握相关知识,做好居民健康"守门人"。

　　对于健康的理解,应当注意以下两个方面内容。首先,健康是一个全方位的概念,包括生理健康、心理健康及社会适应能力良好。每一个人都是一个完整的整体,不应将其割裂成不同的部分。同样的,一个人的健康也应当是身体、精神的健康和社会适应完好状态,而不仅仅是不得病。基于这种理解,社区护士在工作中应当努力促进居民各方面健康水平的提高,而不仅仅将工作重点放在对躯体疾病的管理上。其次,从健康到疾病是一个连续动态变化的过程,健康和疾病是一个相对概念,即健康与疾病之间不存在明确的界限。真正绝对健康和极重度疾病的人在人群中都是极少数,绝大多数人是在两个极端之间的位置上不断地变化。换句话说,健康与疾病的状态是可以相互转化的。如果有适宜的干预,人们就能向更健康的水平发展,反之则可能向疾病的方向变化。因此,社区护士可以积极地采取健康教育、健康促进等干预措施,以便提高人群的健康水平。

二、影响健康的因素

影响健康的因素种类繁多,基本可以归纳为以下4类:

(一)行为和生活方式因素

行为和生活方式因素是指因自身不良行为和生活方式,直接或间接给健康带来的不利影响。如冠心病、高血压、糖尿病等均与行为和生活方式有关。

行为是影响健康的重要因素,许多影响健康水平的因素都通过行为来起作用。因此,改变不良行为是健康教育的根本目标。按照行为对自身和他人健康状况的影响,健康相关行为可以分成促进健康的行为与危害健康的行为两种。

促进健康行为指朝向健康或被健康结果所强化的基本行为,客观上有益于个体与群体的健康。促进健康行为可以分成基本健康行为、预警行为、保健行为、避开环境危险的行为和戒除不良嗜好5种。基本健康行为指日常生活中一系列有益于健康的基本行为,如平衡膳食、合理运动等。预警行为指预防事故发生和事故发生以后正确处置的行为,如交通安全、意外伤害的防护等。保健行为指正确合理地利用卫生保健服务,以维持身心健康的行为,如定期体检、患病后及时就诊、配合治疗等。避开环境危险的行为指主动地以积极或消极的方式避开环境危害的行为,如离开污染的环境、避免情绪剧烈波动等。戒除不良嗜好指戒除生活中对健康有危害的个人偏好,如吸烟、酗酒等。

危害健康的行为是指偏离个人、他人乃至社会的健康期望,客观上不利于健康的行为。危害健康行为可以分成不良生活方式与习惯、致病行为、不良疾病行为和违反社会法律、道德的有损健康行为4种。生活方式是一种特定的行为模式,是建立在文化、社会关系、个性特征和遗传等综合因素及基础上逐渐形成的稳定的生活习惯,包括饮食习惯、运动模式、卫生习惯等。不良生活方式与习惯是生活方式中不利于健康的因素,是一组习以为常而对健康有害的行为习惯,常见的有高脂饮食、高盐饮食、无渣饮食、缺乏锻炼等。这些不良生活方式与肥胖、心血管系统疾病、癌症和早死等密切相关,有资料显示,只要有效控制不合理饮食、缺乏体育锻炼、吸烟、酗酒和滥用药物等不良生活方式和习惯,就能减少40%~70%的早死,1/3的急性残疾,2/3的慢性残疾。致病行为是指导致特异性疾病发生的行为,常见的致病行为模式是A型行为模式和C型行为模式。A型行为模式是与冠心病密切相关的行为模式,其特征为高度的竞争性和进取心,易怒,具有攻击性。C型行为模式是与肿瘤发生有关的行为模式,核心行为表现是情绪过分压抑和自我克制。不良疾病行为指个体从感知到自身有病到完全康复这一过程中所表现出的一系列行为,不良疾病行为多为疑病、讳疾忌医、不遵从医嘱等。违反社会法律、道德的有损健康行为,包括吸毒、药物滥用、性乱等。

（二）环境因素

人的健康不仅包括个体的健康,还包括个体与环境的和谐相处。良好的环境可以增进健康水平,反之可能危害健康。一般环境可以分为内环境和外环境。内环境指机体的生理环境,受到遗传、行为和生活方式以及外环境因素的影响而不断变化。外环境则包括自然环境与社会环境。自然环境包括阳光、空气、水、气候等,是人类赖以生存和发展的物质基础,是健康的根本。良好的自然环境对于维持和促进健康具有重要意义。社会环境包括社会制度、法律、经济、文化、教育、人口、职业、民族等等与社会生活相关的一切因素,这些因素对健康的影响主要通过影响个体的健康观念、健康行为来实现。

（三）生物学因素

常见的生物学因素包括:遗传因素、病原微生物以及个体的生物学特性。

1. 遗传因素　遗传因素主要影响了个体在某些疾病上的发病倾向。有些人由于遗传缺陷而在出生时即表现为某些先天遗传病,也有些人则由于某些基因的变化而更容易罹患某些慢性疾病,如高血压、糖尿病和肿瘤。

2. 病原微生物　病原微生物导致的感染性疾病曾经是引起人类死亡的主要原因,而随着社会和医疗技术的发展以及抗生素和疫苗的发明应用,疾病谱发生改变,因生活方式因素导致的慢性非感染性疾病对人群健康的影响越来越大。但近年来,由病原微生物导致的感染性疾病死灰复燃或有增多趋势,如结核、埃博拉出血热、流行性脑膜炎等。因滥用抗生素导致的多重耐药菌的产生,更加剧了病原微生物对人群健康的危害,尤其是对儿童和老年人等抵抗力较弱的人群。

3. 个人的生物学特征　个人的生物学特征包括年龄、性别、体质、健康状态等。不同的生物学特征导致个体对疾病的易感性不同。例如,结核病在老人、儿童和体弱的人群中更容易发生。

（四）健康服务因素

健康服务又称卫生保健服务,是维持和促进健康的重要因素。社区卫生服务机构就是提供卫生保健服务的重要部门。健康服务水平的高低直接影响到人群的健康水平。

三、社区健康教育

（一）社区健康教育的概念和目标

健康教育是通过有计划、有组织、有系统的社会和教育活动,促使人们自愿改变不良的健康行为和影响健康行为的相关因素,消除或减轻影响健康的危险因素,预防疾病,促进健康和提高生活质量。社区健康教育是在社区范围内,以家庭为单位,社区居民为对象,以促进居民健康为目标,有计划、有组织、有评价的健康教育活动。其目的是发动和引导社区居民树立健康意识,关心自身、家庭和社区的健康问题,积极参与社区健康教育活动,养成良好的卫生行为和生活方式,以提高自我保健能力和群体健康水平。

社区健康教育的目标是:①引导和促进社区人群健康和自我保护意识;②使居民学会基本的保健知识和技能;③促使居民养成有利于健康的行为和生活方式;④合理利用社区的保健服务资源;⑤减低和消除社区健康危险因素。健康教育的核心目标是促使个体或群体改变不健康的行为和生活方式。然而,改变行为和生活方式是一项艰巨而复杂的任务。很多不良行为受到社会习俗、文化背景、经济条件和卫生服务状况的影响。仅凭社区卫生服务人员一己之力是很难达到理想效果的。因此,真正的健康教育除了包括卫生宣传,还要提供改变行为所必需的条件以便促使个体、群体和社会的行为改变。因此,社区护士在工作中,除了要出色地完成健康教育讲座等卫生宣传工作,还要有意识地与社区中各种部门或组织合作,努力创造适宜的环境与完备的条件,以便提高健康教育的效果。

（二）社区健康教育的对象及主要内容

社区健康教育是面对社区全体居民的,因此,社区健康教育的对象不仅仅包括患病人群,还包括健康人群、高危人群及患者的家属和照顾者。

1. 健康人群　健康人群是社区中的主体人群,他们由各个年龄阶段的人群组成。对于这类人群,健康教育主要侧重于促进健康与预防疾病的知识与技能,目的是帮助他们保持健康、远离疾病。由于年龄段不同,各个群体的健康教育重点也不尽相同。儿童的主要健康教育内容包括生长发育的促进、常见病的预防、意外伤害的防治、健康生活习惯的建立等。成年人的主要健康教育内容包括良好生活习惯的维持、避免不良生活刺激、老年期疾病的早期预防、心理健康保健等。女性则还要增加生殖健康、围生期保健、更年期保健等。老年人的主要健康教育内容包括养生保健、老年期常见病的预防以及心理健康等。

2. 具有致病危险因素的高危人群　高危人群主要是指那些目前仍然健康,但本身存在某些致病的生物因素或不良行为及生活习惯的人群。这一类人群发生某些疾病的概率高于一般健康人群,如果希望减少疾病发生率,这类人群是干预的重点,也是健康教育的重点对象。对高危人群的健康教育重点依然是健康促进与疾病预防,但与高危因素有关的疾病预防应当作为首选教育内容。高危人群主要健康教育内容包括对危险因素及其危害的认识、控制与纠正。

3. 患病人群　患病人群包括各种急、慢性病患者。这类人群依据疾病的分期可以分为临床期病人、恢复期病人、残障期病人及临终病人。对前三期病人的健康教育重点是促进疾病的康复,主要健康教育内容是与疾病治疗和康复相关的知识与技能。临床期病人更侧重于与治疗相关的内容,恢复期及残障期病人更侧重于康复的内容。对于临终病人,健康教育重点是如何轻松地度过人生的最后阶段,主要健康教育内容包括正确认识死亡、情绪的宣泄与支持等。

4. 患者的家属和照顾者　患者家属和照顾者与患者长期生活在一起,一方面他们可能是同类疾病的高危人群,另一方面长期的照顾工作给他们带来了巨大的生理和心理压力,因此对他们的健康教育也十分必要。对于这类人群,健康教育的重点是提供给他们足够的照顾技巧以及自我保健知识。主要健康教育内容包括疾病监测技能、家庭护理技巧以及自我保健知识等。

（三）健康教育的相关理论基础

1. 系统理论　系统是指由两个或两个以上的要素相互作用而形成的整体,与系统相关联的外部存在称为系统的环境。相对于环境而言,系统是封闭性和开放性的统一,这使系统在与环境不断地进行物质、能量和信息交换过程中保持自身存在的连续性。系统与环境的相互作用使二者组成一个更大的、更高等级的系统。系统论的整体性原则要求始终立足于整体,通过部分之间、整体与部分之间、系统与环境之间复杂的相互作用、相互联系达到整体的有机统一。系统论的动态性认为,系统由于其内外部复杂的相互作用,总是处于无序与有序、平衡与非平衡的相互转化的运动变化之中,任何系统都要经历发生、维生、消亡的不可逆的演化过程。健康是个体或群体保持其内在和外系统动态平衡的一种状态,在维持平衡状态过程中,通过健康教育增强教育对象有益于健康的因素,减弱其不利于健康的因素,则达到促进健康教育对象健康的目的。

2. 需要和动机理论   动机理论(theory of motivation)是心理学家对动机所作的理论性与系统的解释,经历了漫长的发展历程。行为主义学派的美国心理学家霍尔(C. Hull)认为,动机即是个体因内在生理需求而生的驱动力,只能解释极简单的刺激与反应之间的关系,不能解释复杂的人类行为背后的动机。以认知论为理论基础的动机理论,主要尝试理解的心理历程,解释自己或别人日常生活中某些复杂行为的动机。另有心理学家,兼容社会学习论与认知论的观点,发展出了新的动机理论。认知理论是研究由经验引起的变化是如何发生的一种学习理论,它强调机体对当前情境的理解。期望价值理论是动机心理学最有影响的理论之一,该理论认为,个体完成各种任务的动机是由他对这一任务完成的可能性和所赋予的价值期待所决定,认为任务完成的可能性越大,完成后获取的激励值越大,个体完成这一任务的动机就越强。健康教育可运用该理论基础,在健康教育过程中激发教育对象的内在需要和动机,明确其健康保健的目标,赋予其健康保健的知识和技能,从而达到健康教育的目的。

3. 桑代克(Thorndike)的学习理论   该理论认为,学习是一个渐进的、反复的、尝试的过程,包括准备律、练习律和效果律三条主要学习定律。接受健康教育是一个学习的过程:①针对准备律,护士应掌握沟通技巧,正确评估教育对象的需要,详尽掌握他们的各种情况,与他们共同制订教育目标计划,让他们积极投入到教育活动中;根据教育对象的需要选择教育内容,教育者不要强制性教育,当认识出现分歧时不要将自己的观点强加给教育对象,要因势利导,逐渐改变他们对健康问题的不正确认识;与教育对象一起安排教学时间,建立良好的合作关系。②针对练习律,护士应掌握健康教育技巧,注意一次性讲解的内容不要太多,对不易理解的内容要反复讲解;根据教育对象的知识层次、接受能力选择讲解内容的深浅和多少;应用通俗易懂的语言,要生动形象,必要时最好配以示范教育、图文并茂的书面教育。③针对效果律,护士不仅必须具备丰富的专业理论知识,而且还要有一定的医学知识、心理学、社会学、公共关系学知识,保证健康教育效果,充分利用反馈,及时评价教与学的结果,当接受教育后产生了一定的良性行为,护士应及时给予肯定和鼓励。

4. 自我效能   自我效能(self-efficacy)是美国心理学家 Bandura 于 1977 年提出的一个概念和理论,指人们为成功地实施和完成某种行为目标或者应付某种困难情境的能力的一种信念。自我效能理论的重要意义在于它决定着人的动机方向、效果以及行为改变。自我效能理论的应用,能够增加个体自我管理成功的体验,引导个体观察并借鉴他人成功的经验,传递最新健康教育相关信息,给予其更多的信心和心理支持,提高他们的自我效能。有研究显示,自我效能水平是行为改变的强预测因子。健康教育中一方面要注意加强教育对象的自我效能,另一方面要注意评估他们的自我效能,从而评估健康教育对象发生行为改变的可能性。

5. 健康信念模式   健康信念模式(the health belief model,HBM)是用社会心理学方法解释健康相关行为的重要理论模式,1952 年由美国的 Hochbaum、Kegeles、Leventhal 和 Rosenstock 提出。HBM 是建立在需要和动机理论、认知理论及价值期望理论基础上,关注人对健康的态度和信念,重视影响信念的内外因素,主要包括个体的健康信念、行动的线索或意向、影响及制约因素三部分内容,认为个体感知、相信自己能采取推荐的行动是行为转变的重要因素。HBM 是第一个解释和预测健康行为的理论,在产生促进健康行为的实践中,首先要让人们对他们目前的行为方式感到害怕(知觉到威胁和严重性);其次要让他们坚信一旦改变不良行为会得到非常有价值的后果(知觉到效益);同时让他们清醒地认识到行为改变中可能出现的困难(知觉到障碍);最后使他们感到有信心、有能力通过努力改变不良行为,树立自我管理的信念,达到健康行为改变的目的,从而提高自我效能。HBM 是健康教育最重要的理论基础,通过教育引导对象认识到其行为方式的危害,提高他们的保健知识水平和自我保健能力,增强其自控意识和能力,从而达到健康教育目的。

6. 知信行模式 知信行模式(knowledge,attitude,belief,practice,KABP)是目前较为成熟的健康促进行为改变模式,KABP 认为人类行为的改变包含获取知识、产生信念及形成行为三个连续过程。健康知识和信息是促使建立积极、正确的信念与态度,进而改变健康相关行为的基础,而信念和态度则是行为改变的动力。个体在获取知识的基础上形成健康信念,再在健康信念的驱动和影响下采取有益于健康的行为习惯。以案例 1 居民的拒绝使用所发的盐勺油勺为例,健康教育工作者采取各种方式和途径,讲解进食高盐油腻饮食对健康的影响、可能引发的疾病以及由此导致的伤残和死亡等知识,同时提供减少和控制高盐油腻食物摄入的方法,引导居民坚持使用盐、油量勺。教育对象了解了这些知识和技能,理解内化后形成高盐油腻饮食危害健康的信念,继而在此信念支配下,遵从健康教育指导的方法,如烹饪时采用盐、油量勺,逐步减少钠盐和食用油的摄入,从而建立起低盐低脂饮食习惯。

7. 行为目标理论 该理论由美国著名教育家、课程理论专家拉尔夫·泰勒提出,其代表作《课程与教学的基本原理》指出,课程设置过程中必须考虑学习要达到的教育目标是什么?提供哪些内容能达到这些目标?如何对这些课程进行有效的组织安排?如何对这些课程进行评价?概括地说,课程应分为教学目标、课程内容、课程内容的组织以及教学评价四个部分。泰勒的课程设置基本框架被教育学界广泛认同,也被运用于健康教育领域,强调在制订健康教育内容及计划时应充分考虑到以上四个部分。

(四) 社区医护人员的健康教育职责

依照《中华人民共和国执业医师法》等有关法律法规,对患者进行健康教育是社区医护人员必须履行的责任和义务。原卫生部在 2001 年 11 月印发的《城市社区卫生服务基本工作内容(试行)》中,将健康教育列为社区卫生服务的一项基本工作任务。因此,健康教育是社区医护人员向社区居民提供社区卫生服务的一项重要手段,社区医护人员是社区健康教育的主要实施者,其具体任务是:

1. 评估社区人群健康状况及社区环境,做好辖区内的社区诊断,掌握影响社区居民健康的主要问题。

2. 依据市、区健康教育规划和计划要求,结合本社区的主要健康问题,制订社区健康教育工作计划和实施方案。

3. 普及健康知识,提高社区居民健康知识水平,办好社区健康教育宣传。

4. 针对社区不同人群,特别是老人、妇女、儿童、残疾人、高危人群等重点人群,结合社区卫生服务,组织实施多种形式的健康教育活动。

5. 负责社区疾病预防控制的健康教育,针对社区主要危险因素,对个体和群体进行综合干预。

6. 对社区居民进行生活指导,引导社区居民建立科学、文明、健康的生活方式。

7. 对社区健康教育效果进行评价。

8. 指导辖区学校、医院、厂矿、企业、公共场所的健康教育工作。

第二节　健康教育计划的制订

健康教育计划是社区卫生服务人员根据实际情况,通过科学的预测和决策,制定出在未来一定时期内所要达到的健康教育目标以及实现这一目标的方法、途径的规划表。同时,健康教育计划也应当是质量控制的标尺和效果评价的依据。制订健康教育计划的步骤与护理程序的实施步骤相仿,包括需求评估、确认问题、制定目标、制订计划与评价标准。

一、健康教育需求评估

社区健康教育需求评估是社区护士通过各种方式收集有关教育对象和教育环境的资料,并对此进行分析,了解教育对象对健康教育的需求,为健康教育诊断提供依据。当社区护士希望在一个社区开展健康教育工作之前,一般需要进行以下两方面的评估。

（一）教育对象的评估

在社区中,健康教育的对象可以是人群、小组或个人。对教育对象进行评估的主要目的是掌握教育对象的一般状况、各种健康问题及相对应的各种危险因素的发生率、分布、频率、强度,并了解教育对象的学习能力、学习态度和动机等。教育对象的一般状况包括年龄分布、性别构成、职业状况、受教育程度、家庭经济条件以及一般的生活习惯等,这部分资料可以通过问卷调查的方式获得。健康问题与危险因素则可以通过健康体检和相关因素调查来获得。学习能力可以通过观察、测量、考核等方式确定,学习态度和动机可以通过访谈、问卷调查等方式进行考察。

除了上述常用指标外,在对社区人群进行评估时,还可以调查居民对健康知识的了解程度、对相关信息的信任程度以及健康相关行为实施情况。例如社区护士希望将高血压的防治作为下一步的健康教育内容,则可以通过访谈或调查问卷的方式了解社区居民是否了解高血压防治的相关知识,他们是否相信自己可以控制高血压,他们是否愿意通过改变自己的生活方式来防治高血压,他们实际的生活方式是什么样的等问题。通过对居民健康知识、健康信念和健康行为现状的评估,还可以发现他们真正的健康教育需求,为进一步开展健康教育工作做好准备。

（二）社区环境评估

主要是指对社区的社会环境进行评估,以此了解居民的生产生活环境及可能存在的健康风险。一般包括两方面内容:①社区物理环境:常用的有明确社区边界范围;医疗保健服务地点距离居民居住地的远近,提供的服务是否及时;自然环境是否适宜居住,有无污染源或危险环境;人工建筑是否与自然环境协调,是否会威胁社区安全等。②人文社会环境:主要包括各种社会系统,如保健系统、福利系统、教育系统、经济系统、宗教系统、娱乐系统、沟通系统、安全与运输系统等。

单独依靠社区护士一般难以进行全面详细的社区环境评估,此时就需要借助社区内的其他资源,如居委会、业主委员会等机构,通过它们的协助了解社区基本的生活设施、卫生条件、交通状况及周边单位的性质等。社区护士通过分析获得的信息,可以发现社区内的健康风险并提供相应的健康指导。例如通过环境评估,社区护士发现某小区有大量建设年代久远的楼房,走廊内的照明条件较差而且楼梯较陡,而在其中又居住了大量离退休老人。通过分析,护士认为这些老人发生跌落伤的可能性高于其他地区的老人,因此,在对这些老人进行合理运动的健康教育时,可以适当增加一些改善关节灵活性的运动方法,以减少老人发生跌落伤的概率。

社区护士在进行健康教育需求评估时,需要注意的问题是,所谓的健康教育需求,并不仅仅指社区居民主动提出希望了解的健康知识,还包括一些隐性的健康教育需求,即通过调查分析所发现的健康问题或健康风险。

二、确认优先进行健康教育的问题

社区护士通过社区健康教育需求评估,常常会发现社区的需求是多方面的,此时就需要明确优先进行健康教育的问题。它应当是社区居民最迫切需要的,并且教育效果最为明显的问题。确认优先问题的基本原则如下。

(一)依据对社区居民健康威胁的严重程度选择

优先选择致残致死率高者进行健康教育;优先选择发病率高者进行健康教育;优先选择相关危险因素影响面大者进行健康教育;优先选择与疾病转归结局有密切联系的内容进行健康教育。以本章案例 1 中的社区为例,该社区经过评估,发现社区居民高血压患病率为 25%,冠心病为 13%,高血脂为 11%,糖尿病为 10%,脑卒中为 3%。在这 5 类疾病中直接致残致死的疾病应当为糖尿病和脑卒中,但发病率最高者却是高血压,而且与另外几种疾病之间又有一定的联系,因此可以将高血压定为需要优先选择的健康教育问题。

(二)依据危险因素的可干预性选择

优先选择明确的致病因素进行健康教育;优先选择可测量可定量评价的项目进行健康教育;优先选择可以预防控制、有明确健康效益的项目进行健康教育;优先选择社区居民能够接受、操作简便的项目进行健康教育。以我国老年人群常见的慢性病为例,高血压、冠心病、高血脂、糖尿病都与肥胖有密切联系,已有的大量研究资料都证实了肥胖与这些疾病的关系。此外,肥胖程度的变化可以通过测量身高、体重和腰围等方法进行定量评价,因此,可以选择控制体重作为优先选择的健康教育内容。控制体重的方法有很多,最为简便易行的方法就是改变饮食习惯与适度运动,所以社区护士可以选择从这两方面内容开始进行健康教育活动。

(三)按照成本-效益估计选择

优先选择能用最低成本达到最大的效果的项目进行健康教育。

(四)分析主客观因素选择

优先选择居民最迫切希望了解而且外部客观环境较为理想的项目进行健康教育。如在 2003 年"非典"流行的时期,社区护士可以有针对性地对社区居民进行家庭消毒隔离知识和增强机体抵抗力行为的健康教育。

三、制定健康教育目标

任何一个健康教育计划都必须有明确的目标,这是计划实施和效果评价的依据,如果目标制定不当,将直接影响健康教育计划的执行效果。

(一)计划的总体目标

总体目标是计划希望达到的最终结果,是总体上的努力方向。如社区糖尿病管理的总体目标可以是"人人保持正常血糖"。这个目标一般较为宏观,需要长时间的努力才能达到,有时计划制订者本人并不能看到其实现,但正是因为总体目标的存在,可以使健康教育工作具有连续性和明确的方向。

（二）计划的具体目标

具体目标是为实现总体目标而设计的具体、量化的指标。其基本要求是具体、可测量、可完成、可信并有时间限制。在实际工作中，经常出现的问题是目标不具体，如"通过健康教育使居民改变不良生活习惯"，这个目标就过于笼统。目标不具体的直接表现就是目标的可测量性较差，例如在上述目标中，不良生活习惯的改变就难以测量。此外，可完成和可信也是容易受到忽视的方面。以某社区糖尿病干预计划为例，其目标是"通过一年的健康教育，降低该社区糖尿病患者的死亡率和并发症的发生率与致残率。"在这个目标中，降低糖尿病患者的死亡率与致残率已经属于三级预防的目标，单纯依靠社区医疗力量已经无法达到。另一方面，降低并发症的发生率虽然属于二级预防目标，但也不是仅仅依靠安排十几次讲座就可以达到的，而是需要综合运用讲座、社区护士个体化咨询、患者同伴教育等手段来完成的。因此，一个良好的具体目标应当可以回答"对谁？将实现什么变化？在多长时间之内实现这种变化？在什么范围内实现这种变化？变化程度多大？如何测量这种变化？"这些问题，例如，"通过 1 年的健康教育，使社区内体质指数超过 28 的老年人中有 30%体质指数下降到 24 以内"就是一个较好的具体目标的例子。在这个目标中明确回答了对谁（体质指数超过 28 的老年人），实现什么变化（体质指数控制在 24 以内），在多长时间之内实现这种变化（1 年），在什么范围内实现这种变化（社区内），变化程度多大（30%的目标老人）等问题；对于如何测量的问题则可以在计划中详细阐述。

四、制订健康教育计划

当健康教育目标确定以后，就需要制订健康教育计划了，其目的是准确地阐明如何实施健康教育，即确定具体培训哪些内容，给予多少知识和技能以及如何培训这些技能。健康教育计划的制订主要是通过任务分析的方法来完成。

（一）任务分析

设计健康教育的具体内容，首先应对教育对象所要完成的任务进行分解剖析，从分解后的每一部分任务中去寻找需要进行教育的具体内容。其基本原则就是把每一项工作看成是由一系列任务组成的，每一个任务包含不同的子任务，每个子任务的执行都需要一定的能力和技能，而这些能力与技能就是需要进行健康教育的内容。换而言之，健康教育的实质就是培训那些为完成任务所必须具备的知识、态度、交流技能、操作技能和决策技能，而后三者又可以看作为行为技能（图 3-1）。

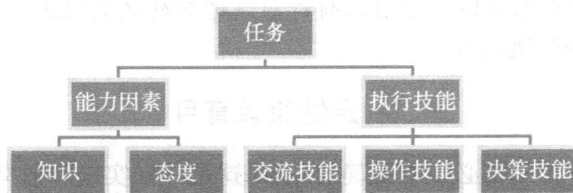

图 3-1　任务分析图示

下面以对社区糖耐量受损人群进行健康教育为例进行任务分析和确定健康教育内容。

依据《中国糖尿病防治指南》中的要求，为减少糖耐量受损人群糖尿病的发生率，需要完成的任务包括重点人群筛查、生活方式干预和药物干预。其中,生活方式干预这一任务又包含子任务:使体质指数达到或接近 24,或体重至少减少 5%~7%;至少减少每日总热量 400~500kcal;饱和脂肪酸摄入占总脂肪酸摄入的 30% 以下;体力活动增加到 250~300 分钟/周。根据任务分析可以确定培训内容。

1. 知识　体质指数、糖耐量受损、糖尿病的定义;糖耐量受损、糖尿病与体重和体质指数之间的关系;食物的热量和饱和脂肪酸的含量;食物烹调方法对热量摄入的影响;有益于减少热量摄入和饱和脂肪酸摄入的食品;体力活动的定义。

2. 态度　相信减低体质指数可以降低糖尿病的发生率;认为可以通过调整饮食和适度运动来控制体重;相信自己可以改变以往的生活习惯。

3. 交流技能　能够向医护人员描述自己目前的生活习惯;能够与同伴交流改变不良健康行为的好处;能够正确寻求医护人员的协助。

4. 操作技能　掌握正确的体重称量方法;正确的食物烹调方法;正确的运动方法。

5. 决策技能　正确选择低热量、低饱和脂肪酸的食品;正确选择适宜的运动;合理安排每日运动时间以便长期坚持。

如果觉得这样的分析还是较为笼统,可以进一步分析子任务的子任务,如在上述例子中可以再进一步分析"饱和脂肪酸摄入占总脂肪酸摄入的 30% 以下"这个子任务所需要的能力因素和技能因素,以便使健康教育的内容更为具体化。

（二）选择评价方法

通过任务分析得出教育内容之后,可以根据需要培训的内容选择评价方法。知识性的内容可以通过让社区居民复述、解释、判断正误及举例说明的方法来评价其对知识的掌握程度。态度方面的内容可以通过访谈、观察等方法进行评价。交流技能可以通过实例示范或访谈的方法来评价。操作技能可以通过让居民实际操作演示的方法评价。决策技能则可以通过观察、示范、判断正误的方法来评价。

（三）完成健康教育计划

明确的健康教育计划可以帮助社区护士准备教学内容、用具以及合理安排时间及准备评价用具,同时还可以使不同的护士进行相同的健康教育内容时保持一致。下面以一次糖尿病患者食品交换份的健康教育课程为例（表 3-1）,说明健康教育计划的具体形式（有关方法的选择详见本章第三节"一、健康教育专题讲座"）。

表 3-1　糖尿病患者食品交换份的健康教育课程计划

内容	方法	教具	时间（min）	评价
糖尿病的饮食原则	讲授	幻灯片	3	提问
食品交换份法简介	讲授	幻灯片	2	–
标准体重的计算	讲授、示教、反示教	幻灯片、身高体重计	10	反示教
每日热量需求的计算	讲授、示教、反示教	幻灯片、计算器	10	反示教
每日热量的三餐分配	讲授、示教、反示教	幻灯片	15	反示教
不同食品的交换	讲授、示教、反示教	幻灯片、食品交换份表	15	反示教
选择适于自己的食谱	案例分析	白纸、笔	20	反示教

第三节　社区健康教育方法与技巧

所谓"工欲善其事,必先利其器",要想获得良好的健康教育效果,必须合理选择教育方法。在社区中进行健康教育可以针对个人、家庭和群体,采取多种多样的方法。社区护士常用的健康教育方法有健康教育专题讲座、健康咨询、发放健康教育宣传材料等。社区护理人员掌握健康教育的基本方法和技能,将大大促进社区卫生服务中健康教育的开展,不断提高为社区居民健康服务的水平。

一、健康教育专题讲座

健康教育专题讲座是专业人员就某一专题向社区的相关人群进行理念、知识、方法、技能等的传授。如糖尿病病人的饮食治疗、高血压病人的家庭用药指导等。在健康教育专题讲座中可能用到的方法和技巧主要有讲授、提问与讨论、角色扮演与案例分析、示教与反示教等。在具体实践过程中,社区护士可以根据教育对象的特点和教育内容的不同,综合选择这些技巧和方法。

(一)讲授

讲授适用于传授知识,是最常用的教育方法,常常用来传授机制、定义或概念性的知识等,用其他方法不容易表达清楚,必须使用讲解、逻辑推理等方法方能阐明的部分。社区健康教育中的讲授最好能满足短小精悍、重点突出、直观生动的特点。

1. 短小精悍　是指讲座规模与讲座时间不宜过大过长。一般社区健康教育活动每次人数不超过 30 个,这样有利于护士和听课者之间的互动,能够提高居民听课的兴趣,也有利于护士观察居民的反应。每次讲授的时间也不要过长,最好不要超过 2 小时,一般以 30~60 分钟为宜。一般成年人注意力集中的时间在 1 小时左右,过长的时间容易引起听课者的疲劳,降低讲授效果。

2. 重点突出　在制订健康教育计划时,应当明确所讲的核心知识点是什么。所谓核心知识点,就是在任务分析中确定的为了达到目标所必须掌握的各种知识与技能。讲授时要给重点内容留出充分的讲授时间,以保证居民可以充分理解所讲的内容。需要的话还可以结合其他的方法反复强调或解释重点内容。

3. 直观生动　讲授时选用的教具以直观教具为宜,如挂图、模型等。直观的教具可以加深居民的理解,提高讲授效果。讲课的语言则应当生动鲜活。用居民可以理解的生活用语代替专业用词,用居民身边的例子代替枯燥的说教的方式可以起到提高讲授效果的作用。

以讲解高血压的监测为例,可以先用小区里高血压病人发生的危险情况作为开端,吸引居民关注高血压的危害性。接下来讲解什么是高血压,此时注意用"高压"、"低压"代替"收缩压"、"舒张压"这样的专业术语。接下来就是有关血压监测的意义和方法的讲解,这应当是这一次课的重点,至少要将一半以上的时间留给这部分内容。此外,还可以辅助以常用的血压监测的仪器的实物或照片,以便加深居民的印象。

讲授时容易出现的问题是护士单方面向居民灌输知识,此时教育效果不如启发居民学习的动机、与居民产生双向互动的效果好。在上面的例子里,讲授开始时使用的实际例子就是启发居民学习动机的方法,而在讲解血压测量的方法时,还可以向居民提问或请居民协助做示范,这种互动,既可以提高居民的学习兴趣,又可以改善居民的注意力,提高并课效果。

(二)提问与讨论

提问和讨论是鼓励居民参与到健康教育互动中来的最常用的方法。一般由护士提出希望大家回答或讨论的问题,然后通过居民的反馈或讨论来了解其对相关内容的认知程度、态度或其他相关技能的掌握程度。提问既可以用于讲授或讨论前的评估,也可以用于健康教育后的评价手段。而讨论则可以通过居民之间的互相交流、互相启发,起到调动居民学习积极性、丰富教学内容、提高教学效果的作用。提问和讨论适用于培训知识、态度、交流技能、决策技能,是使用广泛的健康教育方法。

1. 提问的要点 ①问题应当是经过精心准备的,或者能够激发学习兴趣,或者可以开启思路,或者用于评估或评价。②提问之后要给居民留有充分的时间进行思考和反馈,让听众有时间消化问题才能强化认识、加深思考,问题与答案连接过分紧密,会降低提问的效果。③当居民对问题进行反馈或讨论时,不要急于评价正确与否,应当为居民提供充分发表自己意见的机会。过快地对居民的看法进行评价容易打消其思考和表达的积极性,对以后类似的活动造成阻碍。④不要过度使用提问。每一次提问都可以吸引居民的注意力,提高他们听课的兴奋性,但过度使用会导致听众疲劳,减弱教育效果。

2. 讨论的要点 ①控制分组讨论的人数。如果希望讨论气氛热烈、每个人都能够发表看法,则应控制每组讨论人数以 5~6 人为宜,最多不要超过 15~20 人。②明确需要讨论的内容。要提前充分准备,对需要讨论的内容和中间可能出现的问题要做到心中有数,以便控制讨论的节奏与方向。③讨论的时间要充分。根据讨论内容决定讨论时间,一般至少需要5~10 分钟,这样才能保证每个人都能有时间思考和表达。④护士在讨论中起到主持的作用。由护士根据讨论的内容和预期的目的来引导讨论的方向与节奏,同时可以做记录。注意在讨论过程中也不要评价居民反应正确与否,以防阻碍讨论的进行。⑤在讨论结束后要及时总结。每一次讨论都有其预期的目的。如果是评估,则在讨论后要将评估的结果予以小结;如果是评价,则在讨论后应当对居民的反应予以评判,说明其对知识或技能的掌握程度如何,应当如何保持或改进。

以促进母乳喂养的健康教育为例,在开始课程之前可以先提问,"请各位妈妈们都说说你们现在用的是哪种喂养方法呀? 为什么你们愿意使用这种方法喂养孩子呢?"这是对喂养现状的评估。根据评估结果,护士可以讲授母乳喂养与人工喂养相比所具有的优点。之后,可以组织妈妈们讨论:目前导致她们不愿意母乳喂养的原因是什么? 那些选择了母乳喂养的妈妈是如何克服这些困难的? 此时应当鼓励听众踊跃表达自己的看法,护士仅仅起到记录和鼓励所有人都发言的作用。在讨论之后护士还应当总结大家的意见,针对干扰母乳喂养的因素提出一些解决的方法或建议。整体时间控制在 1 个小时左右,根据参加人数,保证讨论时间不少于 5~10 分钟。

(三)角色扮演与案例分析

角色扮演是一种独特的教学方法,它主要用于改善态度和交流技能,培训决策技能时也可以使用这种方法。而案例分析主要用于培训决策技能和解决问题的方法。这两种方法有很多相似的地方,在实际工作中有时会混合使用。为完成一次角色扮演或案例分析,一般经过下列几个步骤:

1. 编写脚本或案例　编写的内容必须与教育内容密切相关,同时应当具有典型的背景、人物、人物关系。为提高教育效果,可以准备正反两个脚本,或者可以选择社区中实际发生的案例进行改编。

2. 组织角色扮演或案例分析　首先确定角色时本着自愿的原则,决不能强迫。接下来护士需要给表演者解释剧情和各自扮演的角色的特点,保证其能够按照角色的特点表演。之后向观众解释他们需要观察的内容。整体表演时间以 5~10 分钟为宜,过于冗长,会令人厌烦。表演结束后,护士可以提问观众对表演的反应,或者请扮演者陈述自己的感受,最后进行小结。组织案例分析的过程一般包括介绍案例、讨论案例、汇报与总结三个步骤,与分组讨论的方法相似,在此不再加以赘述。

(四) 示教与反示教

要达到最好的教育效果,必须同时提供给受教育者听、看和动手实践的机会,示教与反示教就是这样一种教育方法。所谓示教与反示教是指由教育者为教育对象演示一个完整程序及正规的操作步骤,然后由教育对象在教育者的帮助指导下重复这一正确操作的全过程。示教与反示教是培训操作技能的最重要的方法。在进行示教与反示教时应当注意以下几个问题:

1. 充分准备　教育者在进行示教前必须对所示教的内容有充分了解。以示教血压测量为例,护士不但要能够正确进行血压测量的步骤,还要对血压测量过程中容易出现的问题和需要注意的地方有深刻认识,这样在示范的时候才能够既准确又有针对性。此外,在社区开展的健康教育活动一定要立足于居民实际生活情景。以测量血压为例,护士不但要能够正确使用水银血压计,还要能够使用家庭中常见的电子血压计。因此在准备教具的时候,不能仅仅准备医院里常见的,更应当准备家庭中常见的用具。还要注意的是,为保证练习效果,需要准备数量充足的教具,以便每个受教育者都有机会练习。

2. 分解示范　对居民不太熟悉的各种操作,尤其是较为复杂的操作,或者教育对象是年纪较大的老人,应当把整个操作过程分解成一个个简单的步骤,让受教育者掌握每一个分解步骤之后,再连贯操作。护士可以先连贯地将操作过程示范一次,然后分解示范每一个步骤,并同时讲解每个步骤的操作要点,最后再连贯示范全过程一次。

3. 指导反示教　在护士讲解和示范完毕,应当让居民进行反示教,即练习。当居民在反示教的过程中,护士需要仔细观察居民每一个步骤是否正确,及时给予指导或纠正。首先可以让居民对每一个步骤单独练习,当每一个步骤都正确无误之后,则开始连贯地进行全部操作的反示教,此时主要是增加受教育者的熟练度。

二、健康咨询

咨询就是通过帮助咨询对象分析明确他们的问题和提供正确的信息,帮助咨询对象自己做出正确的决定。健康咨询则是围绕健康问题展开的咨询。作为健康教育的形式之一,社区护士进行的健康咨询常常是一对一、面对面的咨询,此时护士不但要有丰富的医学护理知识,还要能够正确运用人际交流技巧。

(一) 健康咨询的基本环节

健康咨询有 6 个基本环节,而每一环节又都需要不同的交流技能,各环节间是相互衔接并需要不断地反复循环使用于咨询过程中。

1. 问候　咨询中的问候不是一般的寒暄,而是与咨询对象建立良好关系的关键性开始,特别是初次见面时的问候。护士不仅要衣着整洁、热情、大方,还要态度真诚。此时,要合理运用语言与非语言沟通技巧,尤其是非语言沟通技巧,让居民产生亲切和信任的感觉,这样才会将自己的真实问题告诉护士。需要注意的是,护士不要将自己的情绪带进咨询过程中,在整个咨询过程中都应该保持积极、宽容的心态,这样才能使健康咨询顺利进行。

2. 询问　询问先从一般性问题问起,逐渐深入到问题的本质。此时宜多使用开放性问题。如"今天感觉如何?""这两天血糖控制得如何?"在交谈中,护士要认真倾听,不要随便打断对方的讲话,以免导致其不能充分表达自己的问题。当居民提出问题之后,护士还要注意自己的反应,应当以正面、积极的反应为主,尽量不要简单评价对与错。例如,一名新诊断为糖尿病的老人对护士倾诉:"自从诊断为糖尿病以后,我就什么都不敢吃了。以前我一顿可以吃四两米饭,现在最多吃一两,饿的我好难受!"护士适宜的反应可以是:"是呀,饭量从一顿四两一下子减到一顿一两,这样恐怕谁都难以适应。可是糖尿病患者也可以吃饱呀。您如果有时间的话,我就给您说说怎么才能吃得饱又不会影响血糖,好不好?"在这段话中,护士首先理解了患者的感受,让他感觉到自己被接纳,之后又提出建议,进而引导患者学习食品交换份法。如果护士说的是:"谁让您什么都不吃的?糖尿病患者也不是什么都不能吃呀?来,我给您说说怎么吃。"与上一种方式相比,护士这样的表达会让对方感到自己的行为受到了否定,这种情况下,护士即便给患者讲解,也不容易引起对方的共鸣。

3. 讲解基本知识及方法　讲述和介绍一些基本知识与技能需要利用健康教育的手段。但由于此时教育对象比较单一,常常就只有1个居民在听,因而要针对前来咨询的人的具体情况给予讲解,做到有的放矢。例如,有位居民前来询问母乳喂养的方法,护士就可以不必从母乳喂养的优点谈起,而是直接介绍母乳喂养的具体方法。常用的教育手段可参见本章第三节"一、健康教育专题讲座"。

4. 帮助咨询对象做出合理的选择　咨询是帮助咨询对象做出选择,而不是强迫和劝告。这是护士在进行健康咨询中需要注意的重要问题。作为专业人士,护士常常会下意识的认为自己的建议都是正确的,因而忽略了居民才是真正最了解自己生活的人。一个人如果不是自觉自愿地做出改变,那么即便是暂时发生的改变,也无法持续很久。在社区健康教育与咨询的内容中,改变生活方式的内容占了很大的比重。对这一类知识,如果居民不是发自内心的认可接受的话,是很难真正持久地改变自己的习惯的。因而,护士此时要做的是,客观地从各个方面为居民分析利弊,最终让居民自己做出决定。当然,护士此时可以有一定的倾向性。例如,一名高血压患者对是否有必要每日监测血压有疑问,则护士可以向其介绍监测血压的重要性,同时询问是什么原因使他觉得不需要每日监测,然后针对这些原因提出解决的方法。如果最终居民还是没有接受建议,护士也不应该批评对方,而是可以通过主动为其测量血压的方法来完成血压监测。

5. 解释如何使用这些方法　如果希望知识真正转化为行为,则如何运用知识是很重要的问题。同样的,在健康咨询中护士除了讲解基本知识以外,还需要教导居民如何运用这些知识。尤其需要注意的是,知识的运用方法一定要符合居民本身的实际情况。如介绍家庭消毒方法时,应当以家庭内已有的设施为基础,如蒸煮、微波消毒、阳光暴晒等,而不一定非要使用消毒柜。只有符合居民实际条件又简便易行的方法才最容易被居民接受。

6. 接受反馈　接受反馈实际上发生在咨询的每一个步骤当中,每当护士讲解时或讲解后应当注意倾听和观察居民的反应。根据对方的反馈调整下一步要咨询的内容。例如,某位老人因为血压一直控制不稳定前来咨询,经询问,他一直没有改善饮食习惯。于是,护士开始向其讲解高血压患者饮食调节的方法,可是老人表示对此已经很熟悉,并且能够准确说出具体方法。此时护士就应当及时调整咨询方向,转而询问究竟是什么原因使老人无法改善饮食习惯,进而提出相应的解决方案。此外,对咨询对象的随访与追踪也是接受反馈的方法之一,尤其是慢性病管理中,长期连续的追踪有利于调节咨询方案,以便更好地为居民服务。

(二) 有效健康咨询的特点

成功而有效的咨询往往具有以下特点,也是护士在健康咨询中需要遵循的。

1. 良好的人际关系　信任是良好人际关系的基础,成功的健康咨询也是以信任为基础的。为建立良好的人际关系,护士必须合理运用沟通技巧,从初次见面开始就发展出相互信任和接纳的关系。

2. 宽松的沟通氛围　在健康咨询中应当允许居民充分地表达自己的意见,无论其问题如何,护士都应该保持着开放与接纳的态度,让对方感到无论自己有什么问题都不会被批评否定。此外,护士的咨询建议也不应该是强迫对方必须执行的,而是充分尊重居民的选择权,由居民自己作决定。开放宽松的沟通氛围有利于咨询的顺利进行。

3. 准确地发现问题　发现问题是解决问题的基础。社区护士在健康咨询中要保持一颗敏感的心,要能对居民的情况感同身受,这样才能准确发现对方的问题。尤其是对于一些隐藏的问题,可能居民本人也说不清楚,这时就需要护士利用专业技能来帮助居民分析和确认问题了。如一位脑卒中患者的家属告诉护士该患者不配合康复。评估后护士发现,一方面这名患者十分迫切地希望康复,另一方面又总是不愿意进行训练。为找出问题所在,护士连续几天上门为患者进行康复训练,还亲自为其进行示范。最终发现,原来家属使用的一些辅助器械与患者的身体不相称,导致患者在使用过程中肢体疼痛,而他本人语言表达又有困难,无法与家属沟通,最后只好选择抵制康复训练的方法来表达。在这个例子中,正是由于护士能够亲自尝试患者的训练过程,才发现了问题。因而,切实体验居民的感受是发现问题的关键。

4. 合理建议　健康咨询的建议应当是针对咨询对象的实际情况、能够确实解决其问题而又简便易行的方法。千篇一律、笼统模糊的建议是难以被接受的,只有结合实际情况、可操作性强的建议才会受到居民的欢迎。如在有关均衡膳食的咨询中,说明每日应当摄入多少热量、蛋白、脂肪、碳水化合物,不算好的建议,只有把这些数字转化成相当于多少菜、多少饭、几个鸡蛋、几两肉这样具体的食物时,才是真正解决问题的建议。

5. 保密　由于健康咨询与居民的生活密切相关,因而可能会涉及一些个人隐私问题,所以护士一定要注意遵守保密原则,不可以把居民的情况随便告诉给其他人。这是建立信任的基础。

三、健康教育资料的设计制作

在进行健康教育时,如何选择和制订合适的教育资料是一项关键性的工作。在社区工作中,除了利用现有的健康教育资料以节省时间和经费外,很多情况下需要制作新的材料。

制作健康教育资料应当注意以下的问题。

（一）正确选择健康教育资料的媒介

按照媒介的特性不同，教育资料可以分成印刷类媒介和电子类媒介两大类型。

1. 所谓印刷类媒介，就是将健康教育内容以图文形式印刷而成的资料，常见的有标语、宣传册或宣传单、宣传画等。印刷类健康教育资料具有直观、操作简便易行、容易保存的特点，受众面广，教育对象享有阅读的主动权，他们可以随时根据个人需要取阅学习，不容易受其他因素的影响和限制。但由于阅读的主动权在居民手中，提高教育对象的阅读兴趣是保证印刷类媒介健康教育效果的关键要素，社区护士需要结合社区居民的特点及需求制作宣传资料，以保证教育对象的喜好和健康教育效果。

2. 现代意义的电子媒介，既包括传统的视听性资料如 VCD、CD、VCR 等录像资料，又包括利用新媒体技术如 QQ、微信、微博等制作传播的电子类音像、图文性健康教育资料。通过电子媒介资料学习健康教育知识时，需要借助音响设备、电脑、手机、QQ、微信及各类 APP 应用软件，使部分年龄偏大的人群不能使用，受众面相对较小。然而电子媒介类资料具有携带方便、传播迅速、生动逼真、包含信息量大等特点，已成为现代社会广为使用的传播手段。但其缺点是需要掌握各类 APP 软件的专业人员制作，制作难度相对较大，大多数社区护士还没有具备电子媒介类健康教育资料的能力，因而在一般社区内的小型健康教育中并不经常使用。

（二）合理安排健康教育资料的内容和形式

健康教育资料的内容丰富，涉及影响健康的方方面面，包括饮食习惯、运动习惯、作息时间、心理调适、个人应对、各类疾病保健相关知识等，其形式也多样。常见的健康教育资料有以下几种。

1. 标语 是最简练和最富于宣传性的一种健康教育形式。为吸引居民的注意，标语应当颜色鲜艳、字体醒目。而标语的内容则应当言简意赅而又具有鼓动性。例如，在小区广口张贴黄底红字的大标语"每天运动一小时，健康长寿过百岁"。要注意的是，由于字数有限，标语最主要的目的就是要告诉居民该做什么。如果还有空间，则可以说明为什么这么做以及如何去做。如"均衡饮食好"就说明了要求做什么。而"均衡饮食保健康"则说明了做什么和为什么这么做。"膳食宝塔为基础，均衡饮食保健康"中则包含了全部 3 个方面的信息。

2. 宣传册或宣传单 是印刷类宣传品中最常用而效果较好的一种。一般适用于内容较多、文字较长的情况。宣传单（册）常常被作为讲座的辅助资料，因而内容应当与讲座密切相关，既可以是讲座重点内容的总结或再现，也可以是讲座内容的补充。例如，讲解糖尿病食品交换份法的时候，宣传册的内容既可以是食品交换份法的具体操作步骤，也可以是常见食物的食品交换份值。在形式方面，图文并茂的宣传单（册）更容易吸引居民的学习兴趣。制作出的宣传单（册）文字与纸张的对比应当强烈，字体应当清晰、大小适中，方便居民，尤其是老年人阅读。

3. 宣传画 是利用直观形象的方式进行健康教育，而且不受文化水平的影响，突破文字和语言的限制，是社区居民喜闻乐见的宣传方式。好的宣传画应当主题突出、色彩鲜明、清晰易懂。如果要配以文字，则注意不可喧宾夺主。

4. 健康教育视频录像 利用音像直观生动的画面和声音，将健康教育内容录制成视频，使教育对象观看视频后印象深刻，更容易掌握或更能引起共鸣，增强健康教育效果。

5. 健康教育 APP　利用现代新媒体信息技术和互联网的优势,开发操作简便、主题鲜明的健康教育应用软件,将各类健康保健知识和技能融于其中,通过目前广泛使用微信、QQ、微博、网站页面等进行迅速传播。该方式传播速度快、影响人数庞大,但不适用于不熟悉计算机和互联网的老年人群。

(侯淑肖　李　芸)

第四章

以家庭为中心的健康服务

第一节 家 庭

家庭是指婚姻关系、血缘关系或收养关系基础上产生的,亲属之间所构成的社会生活单位。家庭是幸福生活的一种存在。家庭生活和谐不仅是家庭成员心理健康的基础,也是社会稳定的基础。通过对家庭进行评估,有助于帮助社区护士了解服务对象所在家庭的健康问题和需求,合理确定家庭护理目标,促进社区护士寻找和利用家庭内外资源,帮助个体和家庭解决健康问题。

一、家庭评估内容

家庭评估内容侧重于收集与家庭整体健康相关的资料。除了家庭成员的人口学资源和健康资料、家庭对健康资源利用的状况以及家庭的健康信念等外,应重点收集影响家庭健康的家庭环境、家庭结构、家庭资源和功能、家庭生活周期等方面资料。

（一）家庭环境

家庭环境一般包括家庭住宅、生活环境、家庭与社区的关系以及家庭的心理、精神环境等。主要评估住宅性质、人均居住面积,房屋类型、采光、厨房使用方式以及排风设施、厕所、饮水、燃料类型、垃圾处理、家用电器及交通工具、文体设备等。

（二）家庭结构

家庭结构指家庭内部的构成和运作机制。反映家庭成员之间的相互作用和相互关系。包括家庭角色、家庭权力、沟通方式与家庭价值观4个方面。了解家庭结构变化有助于社区护士帮助家庭成员制订针对性强的家庭护理计划,促进家庭成员采取有利于健康的行为,有效解决家庭健康问题。

（三）家庭资源和功能

1. 家庭资源 是为了维持家庭的基本功能、应对家庭压力事件或危机状态,家庭所必需的物质和精神上的支持。包括经济支持、情感支持、健康管理、结构支持、信息和教育等内资源和社会、文化、宗教、经济、教育、医疗、环境等外资源。一个家庭可利用的资源越充足,则越有利于家庭及其成员的健康发展。

2. 家庭功能 是家庭在人类生活和社会发展方面所发挥的有效作用。其主要功能是满足家庭成员的需求,维护家庭的完整性,实现社会对家庭的期望,包括社会化功能、情感和陪伴功能、生殖养育功能、经济合作功能、健康照顾功能等。

（四）家庭生活周期与护理要点

家庭生活周期是指导家庭由诞生到成熟乃至最终衰老死亡和新的家庭诞生的周期循

环。它向我们展示家庭变迁的动态过程,帮助我们从时间角度理解家庭的研究框架,也称家庭发展理论。在家庭的发展过程中,杜瓦尔(Duvall)认为家庭生活周期主要分为 8 个阶段,家庭在每个阶段都有其特有的角色、责任及需求。具体而言,家庭生活周期包括相互联结的八个阶段:新婚期、育儿期、学龄前期、学龄期、青少年、孩子创业、空巢期、老年期(表 4-1)。

表 4-1　家庭生活周期表

生活周期	时间	主要任务	护理要点
新婚期	从结婚到第一个孩子出生前	双方相互沟通、适应,分享、协调性生活及备孕	性生活指导、生育指导、心理沟通指导和人际关系指导
生产期	第一个孩子介于 0~30 个月之间	调整进入父母角色,应对经济和照顾孩子的压力	围生期保健指导、新生儿和婴幼儿营养指导、预防接种指导、哺乳期性生活指导、压力应对指导等
学龄前期	第一个孩子介于 30 个月~6 岁之间	抚育孩子	儿童意外事故防范宣传、传染病预防、儿童生长发育监测和良好习惯培养等。
学龄期	第一个孩子介于 6~13 岁之间	教育孩子,确保孩子的身心健康发育	引导儿童正确应对学习压力和社会化合理指导、安全教育、养育子女与工作间平衡维持指导等
青少年	第一个孩子介于 13~20 岁之间	增进对孩子的了解、沟通	亲子沟通指导、青春期教育和性教育、自由与责任平衡督导与训练等
孩子创业	第一个孩子离家至最小孩子离家之间	继续为孩子提供支持,同时逐步调整自己,以适应环境的改变	亲子沟通指导、婚姻再适应指导、高龄老年人保健指导等
空巢期	从所有孩子离家至退休	巩固婚姻关系,计划退休生活	更年期保健、定期体检、心理卫生服务等
老年期	从退休至死亡	应对疾病的来临及配偶、朋友的丧失	生活指导、慢性病防治、自理能力及社交能力指导、心理卫生服务和临终关怀等

在提供社区护理服务时,社区护士应针对家庭所处生活周期的特点,满足其具体需求。这也有助于家庭社会工作者进行家庭评估,以便确认个案家庭在哪种发展阶段以及这种阶段所可能面临的压力,从而根据其特殊性的发展需求现状,寻求社会福利系统的介入,协助其满足家庭发展阶段的需要。

二、家庭评估的方式

(一)家庭评估具体方法

1. 观察法　入户了解家庭环境、家庭沟通方式、家庭的健康行为等。

2. 访谈法　与家庭成员、邻居、亲朋好友、楼道长或社区工作人员等交流,了解家庭成员的健康状况以及价值观、家庭决策及应对方式等。

3. 问卷法　对于有问题的家庭可以采用问卷调查的形式系统收集信息,了解家庭的功能状态。

（二）家庭评估的工具

开展家庭评估的工具有家系图、家庭亲密程度、家庭功能、社会支持度评估工具等。

1. 家系图　　家系图是一个非常有用的家谱图表，一般至少包括家族中的三代。家系图是一种动员家庭成员参与到家庭事件中来的有效策略，通过绘制反映一个家庭结构和关系的家系图，可以了解家庭动力学和行为表现。家系图常根据不同情况而采用不同的样式。一般男用□表示，女用○表示；□、○以横线连结的称为婚姻线，表示为夫妇；从婚姻线的近中点向下作垂线，下端连上子女记号，子女如在二人以上，可按出生顺序从左向右排列，世代数在图左端以罗马数字标出。

2. APGAR 家庭问卷　　该问卷是斯密克汀（Smilkstein）1978 年设计的检测家庭功能的主观评价问卷，分为两部分，第一部分测量个人对家庭功能整体的满意度，主要从适应（A）、合作（P）、成长（G）、情感（A）、亲密（R）五个维度进行设计，按经常、有时、几乎很少分别赋分2、1、0 分三个层次进行评分，5 个维度的问题得分相加，总分 7~10 分表示家庭功能良好，4~6 分表示家庭功能中度障碍，0~3 分表示家庭功能严重障碍。第二部分用于了解个人和家庭其他成员间的关系。根据同住人群（配偶、子女、父母等）和不同住人群（家庭其他成员、同事、朋友、邻居等）收集资料，了解亲密程度。适用于初次家庭访视对家庭功能的简单了解。

三、健康家庭与家庭危机

（一）健康家庭

一个健康家庭不单指家庭成员没有疾病，而是一个复杂的、各方面健全的动态平衡，健康家庭中每一个成员都能感受到家庭的凝聚力，能够提供满足身心健康需要的内部和外部资源的家庭。健康家庭应具备的 5 个条件：良好的交流氛围、增进家庭成员的发展、能积极面对与解决问题、有健康居住环境和生活方式、与社区保持联系。

（二）家庭危机

家庭作为一个系统，无论个体还是家庭的压力事件均会影响到整个家庭。家庭对压力的应对、调适取决于家庭资源的充足与否。若家庭资源充足，家庭可通过调适，恢复正常功能。若家庭资源不足，家庭调适不佳，将会导致家庭失衡，即所谓的家庭危机。家庭危机是指个人、家庭在生活的某个阶段出现的、用以往的方法不能解决的困难或障碍，使均衡状态向不均衡状态发展。家庭危机主要包括由意外事件引发的危机、家庭发展所伴随的危机、与照顾者有关的危机和家庭结构本身造成的危机。这些危机包括疾病、事故、离婚、分居、失业、家庭成员过世以及家庭经济危机等。

四、实施家庭护理的关键策略

1. 正确认识社区护士在家庭护理中的角色和责任，承认家庭在个体健康上的重要性，积极动员家庭成员维护家庭健康，要避免与家庭成员合作时提供太多指令性服务，以免产生依赖。

2. 指导家庭提高处理危机干预的能力，帮助家庭成员预先做好准备，积极面对家庭发展过程中发生的正常变化，准备好家庭系统如果面对疾病等意外事件带来的影响。

3. 把个体看作有效功能社区的一个重要组成部分，承认人群健康措施可以改善个体健康，同时个体健康也有益于社会发展。

第二节　家庭病床护理

一、家庭病床的概念及意义

由于传统的医、养分离的养老模式,使老年人养老首要健康需求越来越无法满足。养老机构往往"养老不医护",一般只提供生活照顾和基本护理,条件稍好的养老机构最多也只是配备简单的医疗设施。而医疗机构往往"治病不养老"。对老年患者仅提供门诊和病重时的短期住院,"医"与"养"分离导致部分老年人为了获得高质量的医疗服务,长期占用医院床位,从而导致医疗资源不能合理利用,也给老年人和家庭造成巨大的负担。与此同时,一些老年人出院后在普通养老机构不能得到很好的医疗服务和护理照顾,而护理院、医院老年病床又供不应求,导致老年人的医护需求得不到满足,不利于疾病的康复。发展家庭病床服务模式成为缓解老年人健康需求的重要形式之一。我国北京、上海、广东、杭州、香港等地都出台了家庭病床服务规范用以指导推进家庭病床服务工作。

家庭病床服务是指对符合住院条件、需要连续治疗,但因本人生活不能自理或者行动不便、到医疗机构住院有困难,需医护人员上门提供服务的病人,由基层卫生服务机构在其家中设立病床,并指定医护人员定期查床、治疗、护理,同时在家庭病床病历上记录服务过程的一种基层卫生服务形式。是适应经济社会发展和人口老龄化形势要求,方便老年人、残疾人、慢性病等病人获得连续性医疗服务,提高基本医疗卫生服务可及性的有效方法,是社区卫生服务机构走入社区、走进家庭,不断满足社区居民医疗服务需求的重要措施。它以家庭作为护理场所,选择适宜在家庭环境下进行医疗或康复的病种,让病人在熟悉的环境中接受医疗和护理,不仅有利于疾病的控制、预防复发、缓解症状和防范致畸、致残,改善病人的躯体、心理、社会功能,提高其生活质量及遵医行为,降低再入院率,又可避免家属在医院和家庭之间奔波,减轻家庭经济和人力负担。

二、家庭病床服务工作内容和要求

家庭病床服务应由具备开设家庭病床资质的基层卫生服务机构开展。从事家庭病床工作的全科医生、社区护士,应具有注册执业医师和注册护士资质,有两年以上临床工作经历,能独立开展工作。基层卫生服务机构建立家庭病床数量,应与其配备的医师、护士数和管理、服务能力相适应,以保证家庭病床服务质量。

(一)建床

1. **建床对象**　我国家庭病床的服务对象由于受到各地政策影响,各类疾病病种及程度会有所不同。一般包括以下几个类型。

(1)经住院治疗出院后转回社区仍需治疗的病人:如脑血管意外瘫痪康复期,肿瘤术后或放、化疗后仍需要支持治疗的病人,高血压、糖尿病合并慢性严重并发症的病人,骨折术后及外伤需换药、拆线、康复、功能锻炼等病人。

(2)患慢性疾病需长期治疗的病人:如晚期肿瘤、偏瘫病人合并褥疮感染、尿潴留、吞咽困难(需定期换药、定期更换尿管、胃管)、慢性阻塞性肺气肿、老年期痴呆症等长期卧床对象或临终关怀对象。

2. **建立家庭病床申请**　病人(或其监护人)提出建床申请,基层卫生服务机构根据建床条件和病人情况,确定是否建床,享受医保待遇的病人,还需经医保审核通过方可建立家庭病床。确定建床的,根据其所住地址或所在家庭医生签约团队,安排责任医师和社区护士。

3. 服务告知 责任医师、护士应详细告知病人(或其监护人)建立家庭病床手续、服务内容、病人及监护人责任、查床及诊疗基本方案、收费和可能发生意外情况等注意事项,出具家庭病床建立告知书。责任医师或社区护士指导病人(或其监护人)按规定办理家庭病床建立手续,签订家庭病床服务协议书。

4. 服务要求 责任医师首次访视时,详细询问家庭病床病人病情,进行生命体征和其他检查,做出诊断,并对建床病人制订治疗计划,完整填写相关信息,规范书写家庭病床病历。其中,提供相关康复理疗等服务的,须做好详细记录,并及时做好疗效评估。社区护士按照护理程序开展系统的家庭和个人健康评估,遵医嘱对病人进行连续、系统的家庭护理服务。所有诊疗服务项目须由病人或其监护人签字确认。

5. 家庭病床建立要求 病人居住房间应安静明亮,通风良好。房间、桌面、病床、床单被褥和病人衣服应清洁。为避免感染,需进行输液、换药等治疗的病人,家庭环境应具备相应卫生条件。

（二）查床

1. 责任医师和社区护士应根据病情制订查床计划,一般每周查床 1 次。病情较稳定、治疗方法在一段时间内不变的病人可两周查床 1 次。病人病情需要或出现病情变化可临时去查床。

2. 定期查床时应进行家庭和个人健康评估,开展必要的体格检查和适宜的辅助检查,并做出诊断和处理。向病人或其监护人交代注意事项,进行健康指导。

3. 对新建家庭病床病人,基层上级医师和护士长应在 3 天内完成二级查床,并在病情变化或诊疗改变时进行二级查床,对诊断、治疗、护理方案和医疗文书书写质量提出指导意见。

（三）护理

1. 社区责任护士根据医嘱执行相应护理计划,开展相应的护理活动。

2. 社区责任护士执行医嘱时,应严格遵守各项护理常规和操作规范,严格执行查对制度,严格遵循无菌操作原则,避免交叉感染和差错发生。

3. 社区责任护士应指导家属进行相关生活护理和心理护理,如防褥疮、翻身和口腔护理等。

4. 社区责任护士应完整书写相关护理记录。

5. 社区责任护士应与家庭成员合作,收集与家庭健康有关的资料,及时发现家庭中存在的危机,帮助指导家庭成员一起面对家庭危机,维护家庭健康。

（四）撤床

1. 建床病人符合下列情形之一的应办理撤床。

（1）经治疗,疾病得到治愈。

（2）经治疗,病情得到稳定或好转。

（3）病情变化,受家庭病床服务条件限制,需转诊至上级医院进一步诊治。

（4）病人由于各种原因自行要求停止治疗或撤床。

（5）病人死亡。

2. 责任医师应开具家庭病床撤床通知,指导病人(或其监护人)按规定办理撤床手续,并书写撤床记录。建床病人(或其监护人)要求停止治疗或撤床,责任医师应将该情况记录在撤床记录中,经病人(或其监护人)签字后办理撤床手续。

3. 社区护士应根据病人的转归情况,做好相应的转院指导、居家护理指导以及临终关怀指导等。

4. 撤床后,社区护士将家庭病床病历归入病人个人健康档案中,由基层医疗卫生服务机构一并保存,并按病历存档要求进行存档保管。

(五)机构管理

基层医疗卫生机构应具备开展家庭病床服务所需的资质条件,加强家庭病床质量控制。制定家庭病床各项管理制度和操作规程;应建立家庭病床质量监控评估机制,对家庭病床服务质量、服务对象满意度等定期评估;并向社区居民公示家庭病床服务价格和联系电话。基层医疗卫生机构应建立转诊绿色通道,及时处理上门服务中发生的应急情况,上门服务中难以安全、有效诊治的患者应及时转诊到相应医疗机构诊治。

(六)家庭病床管理流程图

家庭病床管理流程图见图 4-1。

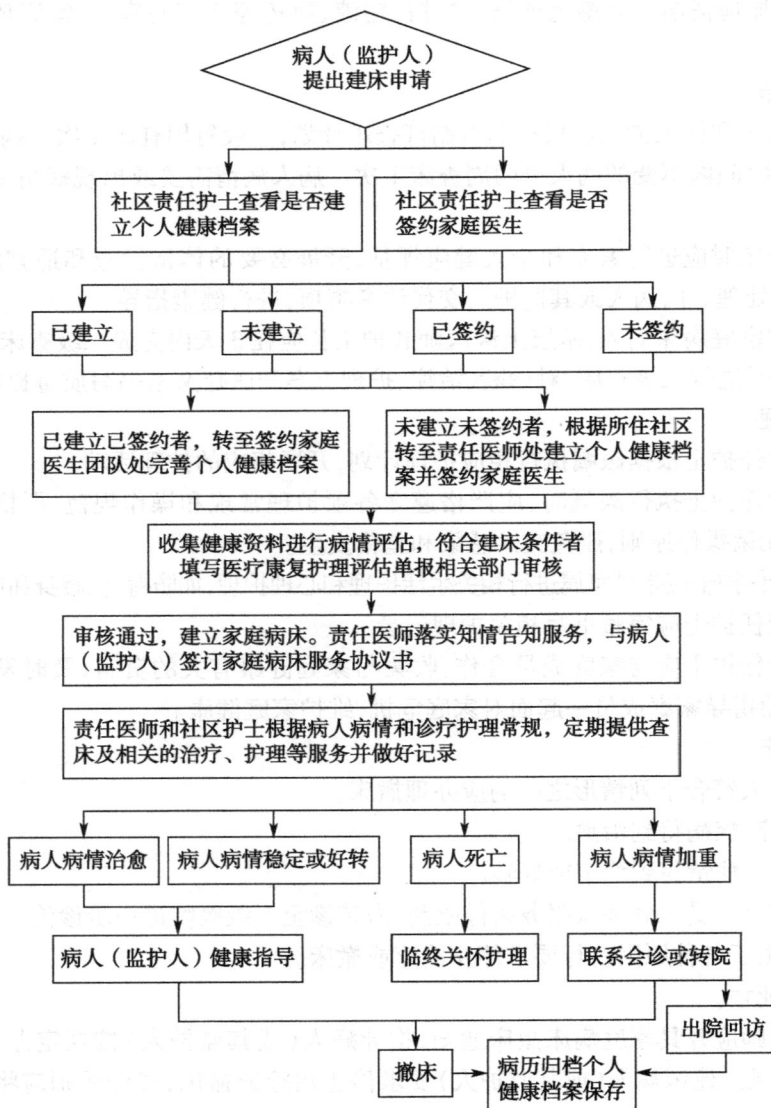

图 4-1 家庭病床管理流程图

三、家庭病床护理工作流程

（一）首次家庭病床护理服务流程

一般应包括门诊接诊、知情告知、用物准备、技能准备、入户服务、服务评价和记录等环节（图4-2）。

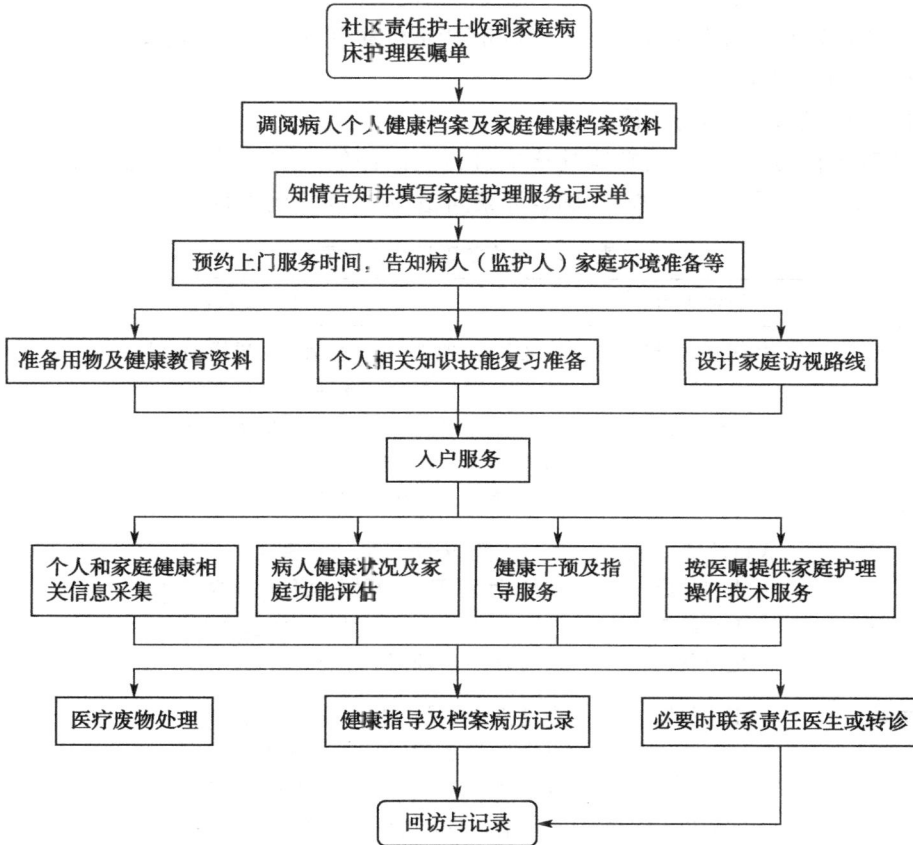

图4-2　首次家庭病床护理服务流程图

1. 门诊接诊

（1）评估确认服务需求符合病情及居家操作的规定。

（2）需了解是否已经建立个人健康档案并与责任医生签订家庭医生服务协议。未建立健康档案的患者为其建立健康档案。

（3）核对医嘱为家庭病床护理医嘱。开具家庭护理服务记录单。准确记录病人姓名、居住的地址、联系电话，预约上门的时间，监护人及其联系电话，询问病人基本健康状况等。

（4）告知家属或其监护人疾病本身的特点及操作时可能出现的情况并签好知情告知书；事先应做好居室环境清洁，根据操作的项目确认是否需由责任医生同行，操作时患者家属或监护人应在旁，并告知意外情况的识别及紧急处理，告知可联系的咨询电话。最后将知情同意告知情况如实记录在服务单上，由病人家属或其监护人签字确认。

（5）开具出诊收费单交病人家属或其监护人支付。

2. 入户前准备

（1）物品准备：根据操作要求准备相应的物品，需考虑家庭环境下有关设施设备的替代性。

（2）人员准备：换好出诊服、帽，带上鞋套，着装整洁，注意形象礼仪。

（3）常用急救药品备用：所有药品应确认有效期。

（4）专业知识技能准备：复习与操作技能有关的知识点，提高宣教和应急处置能力。

（5）确定家访路线：有多个出诊服务时应根据健康档案的随访信息对计划随访的对象进行分类，合理制订家庭访视路线。如先访视有严重健康问题、健康问题较多、资源不足或有时间要求的建床对象等。

3. 重点环节质量控制与评价

（1）家庭评估（形成计划）：首次建床应进行全面评估，包括社区、家庭、个体等方面（表4-2）。通过收集家庭健康相关资料，确定健康问题，制订相应的护理计划。

表 4-2　家庭护理评估内容表

评估项目		需收集资料
环境特征	社区基本资料	社区名称、地理位置、东南西北界线、面积、
	自然环境	特殊环境、是否会引发洪水、传染病流程等
	动植物分布	绿化面积、特殊动植物、对居民生活影响
	气候	温差、温度、应对能力
	人为环境	工厂、对空气和水影响、居住环境
人口特征	人口数量、密度	社区人数、密度、全市人口密度
	人口构成	年龄、性别、职业、婚姻、文化程度构成比
	变化趋势	社区人口短期内大量增长、大量流失
	健康状况	疾病谱、死亡原因、健康相关行为
社会关系	卫生保健	数量和分布是否便理、服务质量
	经济	人均收入、家庭年均收入、就业情况
	交通安全	社区内消防应急系统、交通便利性和有序性
	通讯	主要信息获取途径
	教育	儿童受教育情况、学校分布、能否满足需要
	娱乐	娱乐场所、有无不良情况
	政府	卫生经费投入、相关政策、主要领导人
家庭评估	家庭基本资料	家庭名称、地址、电话、家庭成员基本资料
	家庭结构及生活周期	家庭结构、家庭所处生活周期、有无发展危机
		财政、习惯和价值观、自尊感
	维持家庭的系统	沟通、角色、养育和社会化、决定权
	相互作用及交流支持	情绪和精神支持、经济上支持、家庭资源
	应对及适应	解决问题（解决问题的过程、指导者和参与者）、生活事件变化
	健康管理	家庭健康史、生活方式、自我护理能力和健康管理行为
	居住环境	居住环境、安全、生活空间、卫生
个人评估	健康状况	生理、心理
	一般情况	社会、文化、精神等

（2）确定服务的类型：家庭病床服务是一个连续的过程，社区护士需根据长期或临时性医嘱提供相应的家庭护理服务。

（3）注意访视的技巧：要与建床对象建立良好的沟通关系，注意访视礼仪。如仪表最好穿职业服装，便于工作。态度合乎礼节，大方且稳重，能表示出对访视家庭的关心和尊重。要善于利用人际沟通技巧，获得护理对象的信任。注意观察和测量。进行指导和咨询。现场灵活机动，因地制宜。尊重家庭的交流方式，确保决策的自主性。态度中立，避免相互影响。访视时间控制在1小时内，最好家庭成员都在，能和各家庭成员进行较好的沟通。

（4）分工与合作：家庭病床管理服务团队成员间要有合理的分工，能相互配合，确保工作能顺利开展。

（5）安全防范原则及措施：包括服务对象安全和自身安全等方面。

1）保护服务对象的安全：社区护士应严格遵守社区卫生服务机构的安全规范、管理制度，明确职责范围，慎重对待不确定的信息。社区护士工作结束后，应在病人家中洗手后再离开，以防交叉感染。

2）维护自身的安全：访视前应与访视对象电话联系，了解访视对象和家庭的情况，确认被访家庭的地址及路线。告知机构其他工作人员自己的家访行程计划，包括访视家庭的姓名、地址、电话、预计返回的时间及所使用交通工具等。注意交通安全，穿舒适的鞋子，便于行走。携带身份证、工作证、手机及零钱，以备急用；不要携带贵重物品。尽可能要求访视对象的家属在场，尤其对于生活不能自理或丧失完全民事行为能力的病人，须有具备完全民事行为能力的家属或看护人员在场。避免单独去偏僻或偏远场所家访，必要时安排陪同人员一起去。仔细观察周围环境，保持警惕，灵活应对突发事件。如发现打架、吸毒、酗酒、有武器等不安全因素，应立即离开。保管好家庭访视（出诊）箱，做好家庭访视记录，避免医护纠纷。

（二）定期家庭访视

如有需长期处理的健康问题，则按医嘱设计好访视计划，定期提供相应的家庭护理服务。所有访视均应规范做好记录。在居家管理过程中如发现有不能处理的健康问题应及时联系签约家庭医生或直接转诊处理（图4-3）。

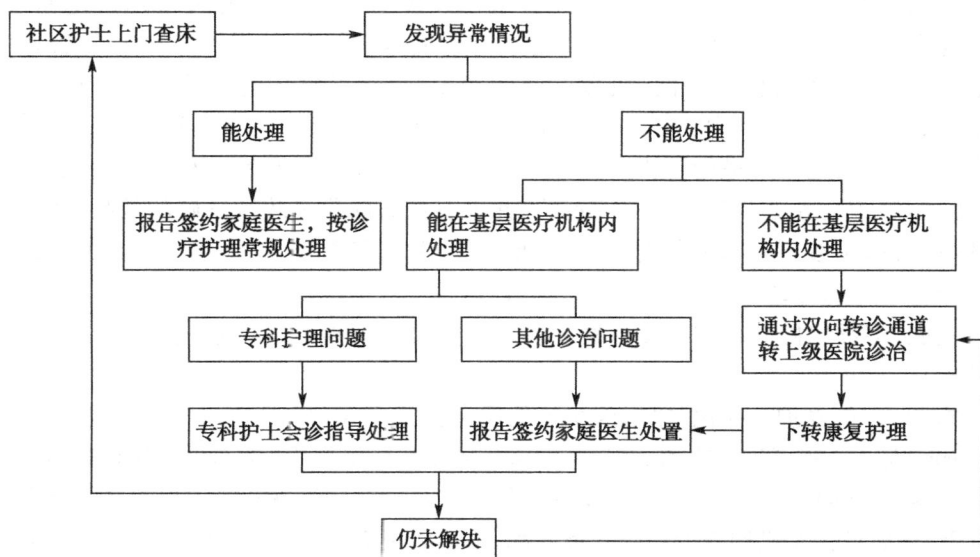

图4-3　家庭病床病人转诊流程

第三节 家庭医生签约服务的实施

一、家庭医生概念

家庭医生并不是一般概念上的私人医生,在我国,家庭医生主要指社区医生、全科医生和乡村医生的统称。在提供签约服务的人群中,全科医生是综合程度较高的医学人才,主要在基层承担预防保健、常见病多发病诊疗和转诊、病人康复和慢性病管理、健康管理等一体化服务,被称为居民健康的"守门人"。

二、家庭医生签约服务发展历程

(一)国外发展

很多国家较早推行家庭医生签约首诊服务。如英国在 1948 年《国家卫生服务法》通过国民医疗保健体制,实行免费医疗服务;在 1977 年通过《国民医疗服务法案》规定,所有医院和医生除法律特别规定可以收费的项目外,免费提供服务和相关处方药品,甚至免费为残疾者提供假肢、轮椅等器材。规定除急诊外,生病后一般必须先到家庭医生那里进行初诊,疑难病例或病情严重、需住院检查治疗的病人被转介到医院,医院不直接收非急诊病人。美国、加拿大、德国、古巴等国家也实行首诊制度,需先到社区诊所登记注册,选择自己的家庭医生,以后需要就诊时先找家庭医生,因为家庭医生都是全科医生,所以一般的疾病都能治疗,只有一些无法应付的疾病,才帮病人转介到专科医院。

(二)国内发展

2000 年,部分地区将原地段卫生院转型发展为社区卫生服务中心,倡导 15 分钟就医服务圈,为推动基层医疗卫生保健铺好了网底。2006 年,国家大力推行社区卫生服务,提出以社区卫生服务团队形式开展健康管理服务,通过网格化管理确保服务全覆盖,服务体系进一步健全。在服务过程中,家庭医生与社区居民的关系越来越密切,个别地区也积极探索开展契约式服务,如杭州市下城区的社区卫生服务中心与管理的高血压、糖尿病病人签订保健合同,收取一定的费用,每年提供约定式的服务,但对象范围小,未形成很大影响,一般居民参与度不高。2011 年国家提出建立全科医生制度指导意见出台后,各地因地制宜进行了大量探索,但由于没有医保政策参与和有效的激励机制,这一阶段的签约服务更多是形式上的签约,并未有服务深化和政策突破的效果,医务人员积极性不高,居民参不参与无所谓,因此效果不明显。2013 年,深化基层医疗卫生机构综合改革作为中央深化改革的重头戏着力推进,医药卫生体制改革也从单面作战向区域整体推进发展,多部门协同推进的家庭医生签约服务真正落地。在实施过程中,主要有以下几种模式。

1. 杭州市"医养护一体化"家庭医生签约服务模式 2014 年,杭州市通过卫生与财政、医保、物价、人事薪酬等政策联动,保障家庭医生向签约居民提供"医养护一体化"签约服务。杭州市医养护一体化智慧医疗服务是指利用信息技术,整合部门资源,以医疗护理康复进家庭为基础,拓展日托及机构养老健康服务内涵,根据居民不同需求,因地制宜地提供可及、连续、综合、有效、个性化的医疗、养老、护理一体化的健康服务新模式。遵循自愿原则,杭州市户籍居民重点人群优先,逐步覆盖全人群。服务内容包括健康管理服务、社区医疗和双向转诊服务、家庭病床和远程健康监测服务和健康评估服务。主要分为三型:家庭型、日托型和机构型。

2. 厦门"三师共管"模式 厦门家庭医生签约实行"三师共管"模式,主要由家庭医生、健康管理师(或社区护士、公卫医师、医技人员)和大医院专科医生共同组成"三师共管"团队,以家庭医生为责任主体,以健康管理师为辅助,根据疾病情况选择专科医师,共同对慢性病病人及高危家人、老年人、孕妇等提供团队服务。这个团队有别于医联体式的机构间组合,优点在于打破不同层级医疗机构的服务界限,各级医疗机构真正实现信息共享、互联互通、业务协同,更好地整合服务资源,履行签约协议的可操作性也更强。

3. 上海"1+1+1"服务模式 居民在选择社区卫生服务中心家庭医生签约的基础上,再选择一家区级医疗机构、一家市级医疗机构进行签约,形成1+1+1的签约组合。

4. 江苏大丰"基础包+个性包"签约服务模式 为签约居民提供包括基本公共卫生服务和基本医疗服务在内的免费基础上,再针对老年人、儿童、慢性病病人等提供个性化服务,形成"梯度结构、种类合理、特色明显、内容丰富"的服务包。

5. 安徽定远县"按人头总额预付"签约服务模式 城乡医保资金按人头总额预付,通过医共体结构建立责任共担、利益共享的分配激励机制,实现病人下沉基层。

三、家庭医生签约服务内容

(一)家庭医生签约服务基本内容

转变基层医疗卫生服务模式,实行家庭医生签约服务,强化基层医疗卫生服务网络功能,是深化医药卫生体制改革的重要任务,也是新形势下更好维护人民群众健康的重要途径。

1. 服务主体 家庭医生是签约服务第一责任人。现阶段家庭医生主要包括基层医疗卫生机构注册全科医生(含助理全科医生和中医类别全科医生),以及具备能力的乡镇卫生院医师和乡村医生等。目前,中国全科医生的培养和使用尚处于起步阶段,全科医生数量严重不足。因此,我国积极引导符合条件的公立医院医师和中级以上职称的退休临床医师,特别是内科、妇科、儿科、中医医师等,作为家庭医生在基层提供签约服务,基层医疗卫生机构可通过签订协议为其提供服务场所和辅助性服务。同时鼓励符合条件的非政府办医疗卫生机构(含个体诊所)提供签约服务,并享受同样的收付费政策。未来随着全科医生人才队伍的发展,逐步形成以全科医生为核心的签约服务队伍。

2. 服务形式 签约服务原则上应当采取团队服务形式。根据服务半径和服务人口划分签约服务责任区域,居民或家庭自愿选择1个家庭医生团队签订服务协议,明确签约服务内容、方式、期限和双方的责任、权利、义务及其他有关事项。签约周期原则上为一年,期满后居民可续约或选择其他家庭医生团队签约。鼓励和引导居民就近签约,也可跨区域签约,建立有序竞争机制。

3. 服务内容 家庭医生团队为居民提供基本医疗、公共卫生和约定的健康管理服务。基本医疗服务涵盖常见病和多发病的中西医诊治、合理用药、就医路径指导和转诊预约等。公共卫生服务涵盖国家基本公共卫生服务项目和规定的其他公共卫生服务。健康管理服务主要是针对居民健康状况和需求,制订不同类型的个性化签约服务内容,主要包括健康评估、康复指导、家庭病床服务、家庭护理、中医药"治未病"服务、远程健康监测等服务。

4. 服务费用   各地有所不同,有些地方的家庭医生团队为居民提供约定的签约服务,根据签约人数按年收取签约服务费,由医保基金、基本公共卫生服务经费和签约居民付费等方式共同分担。具体标准和分担比例一般由所在地卫生计生、人力资源社会保障、财政、价格等部门根据签约服务内容、签约居民结构以及基本医保基金和公共卫生服务经费承受能力等因素协商确定。符合医疗救助政策居民还可享受相应的补助。签约服务中的提供的基本公共卫生服务项目费用从基本公共卫生服务专项经费中列支。家庭医生团队向签约居民提供非约定的医疗卫生服务可以按规定收取费用。

5. 促进措施   各地为推进家庭医生签约服务,引导居民下沉到社区,也采取了很多措施。在就医、转诊、用药、医保等方面对签约居民实行差异化的政策。比如,在就医便利上家庭医生团队将主动完善服务模式,按照协议为签约居民提供全程服务、上门服务、错时服务、预约服务等多种形式的服务。在转诊服务上家庭医生团队将拥有一定比例的医院专家号、预约挂号、预留床位等资源,方便签约居民优先就诊和住院。二级以上医院的全科医学科或指定科室会对接家庭医生转诊服务,为转诊病人建立绿色转诊通道。在用药上,对于签约的慢性病病人,家庭医生可以酌情延长单次配药量,减少病人往返开药的频次。对于下转病人,可根据病情和上级医疗机构医嘱按规定开具药物。在医保政策上对签约居民实行差异化的医保支付政策,例如符合规定的转诊住院病人可以连续计算起付线等,签约居民在基层就诊会得到更高比例的医保报销,从而增强居民利用签约服务的意愿。

(二)家庭医生签约服务流程(全国各地不尽相同,以上海为例)

1. 签约   居民带上病历证及医保卡选择熟悉的家庭医生进行签约备案(图4-4),经医保审核通过即完成签约,同时居民还要与签约医生签订服务协议书,明确双方职、权、利等。

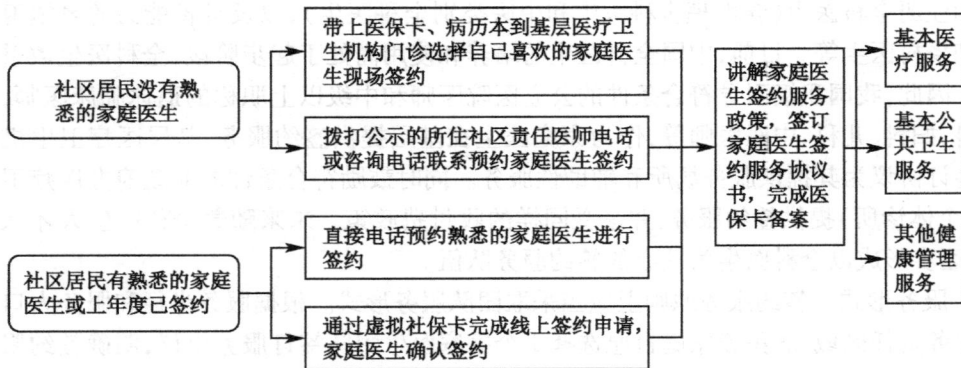

图4-4   家庭医生签约备案流程

2. 签约人群分类管理   不同人群对医疗卫生保健服务的需求不同,家庭医生签约以后,签约居民与家庭医生、社区护士间的关系更加紧密,家庭医生和社区护士对签约居民的健康状况更为熟悉,可以根据签约人群生活环境及疾病分布特点,更有针对性地为签约居民提供个体化健康管理服务。如为就诊居民提供签约门诊服务,为无就诊需求居民提供手机短信和各类随访服务,提高签约家庭医生与签约居民互动沟通率;为有需求的居民提供健康咨询及必要的上门服务;为集居人群开展健康评估,制订群体性健康干预计划,针对性提供功能社区健康管理特色服务等,从而更好地满足各类签约居民需求,提高服务覆盖面(图4-5)。

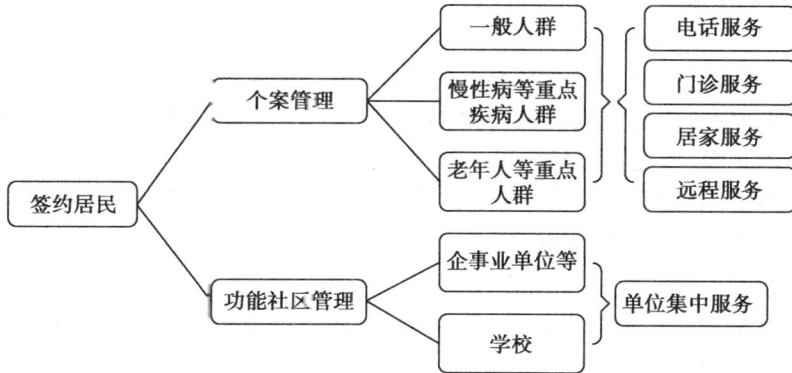

图 4-5 签约人群分类管理服务流程

3. 家庭医生签约门诊服务 家庭医生签约门诊服务是签约服务的主要内容之一,是与签约服务质量和效果密切相关的关键环节,高质量的签约门诊服务可以有效引导签约居民到社区就诊,提高社区就诊率。一般包括预约、门诊(含诊前健康管理服务)、诊后随访管理等环节(图4-6)。

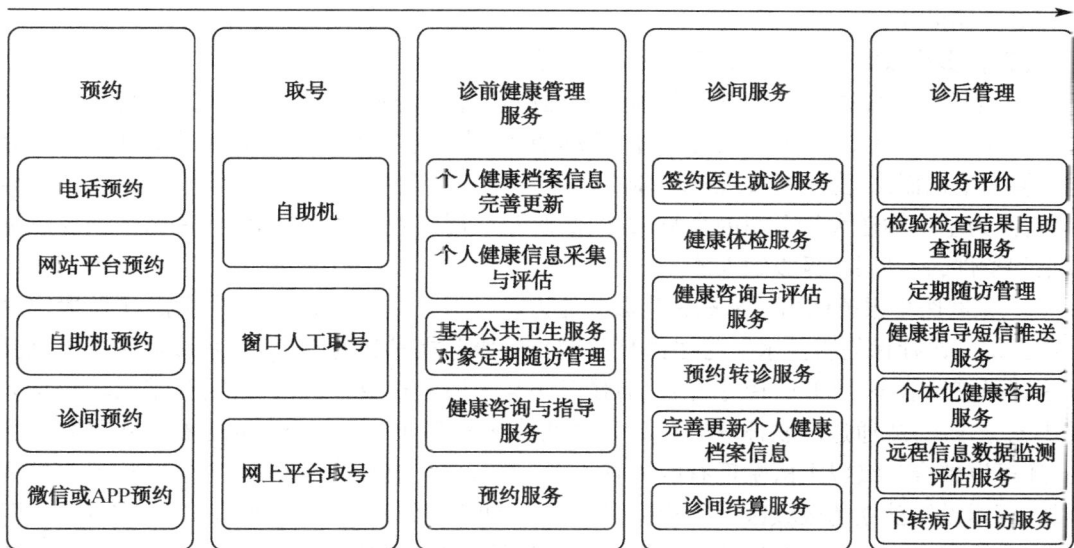

图 4-6 家庭医生签约门诊服务流程

(1)预约可在医生诊间就诊时直接预约下次门诊时间,也可通过签约医生电话预约签约门诊时间,或通过网站、微信等平台进行预约。预约可以按居民的时间进行就诊,大大减少等候时间,促进有序就医。另外,通过预约服务,可以使签约医生与居民的关系更加紧密,更加了解居民的健康状况,可以避免一些重复不必要的检查,更有针对性地提供连续服务。

(2)门诊病人到签约基层医疗卫生机构就诊,可以先在签约助手(一般为社区护士)处完成基本的健康管理服务,如测量血压、血糖,询问行为生活方式等健康信息采集,进行健康教育和健康咨询等服务,同时完善个人健康档案信息。签约医生在看诊时可以通过查看病人就诊档案、历史就诊记录,与病人沟通当前体征信息、血压血糖情况以及原来用药使用情况进行健康状况评估,给予正确的治疗建议,同时预约下次门诊时间。

(3)对病情需要转诊的病人及时给予联系预约上级医院就诊、检查、治疗、住院等。

(4)诊后随访管理根据病人的疾病种类,定期对病人追踪管理,如高血压、糖尿病病人,至少一季度回访一次,督促其进行自我健康监测和门诊随访。血压、血糖控制不满意的两周内要进行追踪随访,了解其健康状况。提供检验检查结果自助查询和个体化健康咨询服务。对于转诊的签约病人以及上级医院出院的签约病人需及时进行追踪管理。收集签约病人对签约服务的满意度评价。

4. 功能社区健康管理服务　功能社区特指对同一特定核心功能具有统一需求的专有人群组成的实际或虚拟的社区。家庭医生签约服务团队主要为功能社区签约对象建立电子健康档案、提供健康教育资料和健康咨询服务、开设健康讲堂活动等。每年开展功能社区健康调查,根据调查数据提出年度干预计划。根据各个功能社区特点,可以按岗位开展健康管理服务(如办公室职员、食堂职员、轮值夜班人员等);也可以根据不同成长阶段开展分类干预服务(如亚健康人群、老年人、孕妇、新婚人员);或者按疾病状况提供基本医疗保健服务(高血压、糖尿病、颈椎病等)。在为功能社区提供健康管理的家庭医生签约服务团队需配备心理咨询师、健康管理师、营养师等人员,同时动员功能社区工作人员参与到服务团队中。

(三)影响家庭医生签约服务的因素及对策

1. 全科医生数量　当前,家庭医生主要是由全科医生和乡村医生承担。乡村医生的学历和医疗水平高低不平,大都没有经过全科系统培训,且在全科医生队伍中还有相当一部分是经转岗培训而来,真正通过规范培训的全科医生少之又少。因此,加大对全科医生的培养和教育,为基层输送大量可用的全科人才,缓解基层用人荒。另一方面,相关部门需要放宽政策和条件,为基层积极吸纳人才。

2. 家庭医生服务能力　家庭医生服务能力是吸引老百姓签约的重要因素,现阶段家庭医生提供的医疗保健服务水平与居民日益增长的服务需求还有很大差距,影响病人下沉到社区选择签约服务。因此,用好资源,加强医院与基层医疗卫生机构对接,为基层转诊病人提供充分号源;或通过医联体联合门诊形式将专家资源下沉到社区,帮助提高基层服务能力;还可以整合二级以上医院现有的检查检验、消毒供应中心等资源,向基层医疗卫生机构开放;探索设置独立的区域医学检验机构、病理诊断机构、医学影像检查机构等,实现区域资源共享,为家庭医生团队提供技术支撑。同时从长远看,需加快全科医生队伍的培养,为基层充实更多高级人才。

3. 家庭医生团队的积极性　家庭医生开展签约服务会增加相应的工作量,如健康咨询服务,预约转诊服务等,没有有效的激励机制,无法调动家庭医生主动参与积极性,进而影响签约质量。合理确定基层医疗卫生机构绩效工资总量,使家庭医生通过提供优质签约服务等方式来合理提高收入水平,增强开展签约服务的积极性。基层医疗卫生机构内部绩效工资分配可采取设立全科医生津贴等方式,向承担签约服务等临床一线任务的人员倾斜。基层医疗卫生机构收支结余部分可按规定提取奖励基金。二级以上医院要在绩效工资分配上向参与签约服务的医师倾斜。有条件的地方可对通过相应评价考核的家庭医生团队和参与签约服务的二级以上医院医师予以资金支持引导。同时在编制、人员聘用、职称晋升、在职培训、评奖推优等方面重点向全科医生倾斜,将优秀人员纳入各级政府人才引进优惠政策范围,增强全科医生的职业吸引力。

4. 签约服务控费效果　成本效益是衡量财政绩效的主要体现,如果家庭医生签约服务对控费效果不明显,会影响财政部门、医保部门参与改革的积极性。签约医生不仅需要发挥居民健康"守门人"作用,还应发挥医疗费用"守门人"的作用,把费用控制在一个合理水平。可探索将签约居民的门诊基金按人头支付给基层医疗卫生机构或家庭医生团队,对经基层向医院转诊的病人,由基层或家庭医生团队支付一定的转诊费用。探索对纵向合作的医疗联合体等分工协作模式实行医保总额付费,发挥家庭医生在医保付费控制中的作用,合理引导双向转诊,发挥"守门人"作用。

5. 信息化建设水平　签约服务政策的有效推进依赖于相对完善的信息化技术,没有信息化支持,家庭医生签约服务就无法真正有效地推进。通过构建完善的区域医疗卫生信息平台,实现签约居民健康档案、电子病历、检验报告等信息共享和业务协同。家庭医生可通过远程医疗、即时通讯等方式,加强与二级以上医院医师的技术交流和实时转诊。家庭医生通过手机 APP 等平台与签约居民进行交流,密切医患关系,为信息咨询、互动交流、病人反馈、健康管理等提供便利。签约居民通过移动互联网、可穿戴设备提供在线预约诊疗、候诊提醒、划价缴费、诊疗报告查询、药品配送和健康信息收集等服务。

6. 监督管理力度　科学的绩效考核可以发挥引导和杠杆作用,促进家庭医生签约服务工作的提质扩面。如果没有建立有效的服务规范和评价体系,就无法衡量工作的质量和水平,更加不可能实现可持续发展。建立以签约对象数量与构成、服务质量、健康管理效果、居民满意度、医药费用控制、签约居民基层就诊比例等为核心的签约服务评价考核指标体系,定期对家庭医生团队开展评价考核,有助于完善签约服务质量。建立以签约居民为主体的反馈评价体系,畅通公众监督渠道,反馈评价情况应及时向社会公开,这样就可以更好的体现以需求为导向的家庭医生签约服务的作用,进一步提高家庭医生签约服务质量,满足居民实际需求。

7. 部门间合作资源　部门在推进家庭医生签约服务工作上的协作配合程度也是影响工作顺利推进的重要因素。如发展改革(价格)部门要积极支持家庭医生签约服务所需的设施设备配备,做好签约服务价格的相关工作。财政部门要统筹核定基层医疗卫生机构的各项补偿资金,并建立与签约服务数量和质量相挂钩的机制。人力资源社会保障部门和卫生计生部门要健全有利于分级诊疗和家庭医生签约服务的基本医疗保险支付和人事上的政策。卫生计生、中医药管理部门要体现对签约服务行为的监管力度等。

四、家庭医生签约服务团队建设

一支高质量的家庭医生签约服务团队有助于提高居民信任度和获得感。家庭医生签约服务团队的建设应从人员结构、制度建设及管理上下功夫。

(一)家庭医生签约服务团队结构

家庭医生为主体的服务团队是动态的,其组成会根据服务对象的需要进行调整,往往跨专业组队。家庭医生服务团队主要由家庭医生、社区护士、公共卫生医师(含助理公共卫生医师)等组成,共同向病人提供基本卫生服务。团队中各成员可以互相选择组队,如全科医生可以选择工作更主动、技术更全面,能适应居家护理服务的社区护士,社区护士也可以选择业务能力强、医患沟通好的全科医生。二级以上医院应选派医师(含中医类别医师)提供技术支持和业务指导。逐步实现每个家庭医生团队都有能够提供中医药服务的医师或乡村医生,有条件的地区也将药师、健康管理师、心理咨询师、社(义)工等充实到团队中,为签约居民提供多元化服务。

(二)家庭医生签约服务团队成员职责

家庭医生服务团队成员间分工明确,有利于相互合作,但很多服务存在一定交叉,无法截然分开,强调团队成员共同完成(图4-7)。其他专科医师和卫生技术人员与家庭医生团队紧密配合,保障家庭医生签约服务开展。基层医疗卫生机构加强对家庭医生团队的工作任务、工作流程、制度规范及成员职责分工的监督考核有助于推进团队建设。

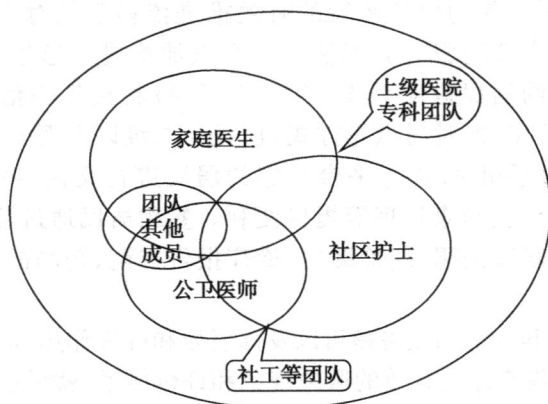

图4-7　家庭医生签约服务团队成员关系图

1. **家庭医生签约服务团队长**　全面掌握本团队签约居民健康情况,组织实施人群分类管理和社区诊断。负责团队成员的任务分配和管理,细化团队人员职责和分工,明确团队工作流程。加强团队成员间合作,定期组织召开团队会议,共同制订年度计划,及时对团队开展的工作进行评价分析、整改、考核和总结。加强与社区的协作,充分利用各级各类资源,高效地开展家庭医生团队工作。

2. **签约家庭医生**　落实签约服务政策宣传,负责与社区居民签订相关服务协议,对病人进行病情进展评估和健康咨询服务。提供一般常见病、多发病等诊疗服务,重点对慢性病病人进行门诊、转诊、随访监测等进行管理服务,报告出生、死亡、传染病等重大事项。负责签约居民的健康管理工作,详细掌握签约居民的健康情况。与团队其他人员合作,每年为签约居民或家庭进行健康评价,制订具体的管理措施,并提供健康管理后续服务。为有需要的符合上门服务条件的签约居民提供上门医疗、康复指导、家庭病床等服务。

3. **社区护士**　落实签约服务政策宣传,协助签约家庭医生与居民签订相关服务协议。收集病人病情信息以利于明确诊断,进行血压、血糖、身高体重等健康数据采集,评估家庭健康状况及病人需求,及时完善更新个人和家庭健康档案;执行医嘱,提供社区护理和家庭病床护理服务;根据签约居民的具体情况,组织并实施各类健康教育和健康促进活动;

协助签约家庭医生对病人进行现场签约和建立健康档案,预约管理、转诊或帮助病人寻求其他专业服务等。对有健康问题的签约对象进行初步的健康咨询服务,聆听患者的倾诉等。

4. 公共卫生医师　负责签约对象计划免疫、孕产妇访视、妇幼保健、计划生育指导、传染病访视、死因访视,协助家庭医生做好签约对象慢性病管理、上门访视、建立和完善健康档案等其他社区卫生服务工作。落实签约服务政策宣传,了解签约居民的健康状况,对适宜签约对象给予预防接种的建议。为签约对象提供疾病预防知识,参与健康促进服务。参与社区诊断收集对社区居民的疾病谱等数据进行分析整合,与团队成员评估分析并协商制订干预措施。

(三) 高效团队具备的要素

一支高效的家庭医生服务团队需具备的要素包括以下几个方面。

1. 共享团队成员间信念和价值观共享,目标一致,价值观,行事哲学和互补专业知识技能,互相认可。

2. 伙伴团队成员间本着开放和诚实交流、相互信任尊重的关系,彼此信任,相互支持,分享决策,共同学习和发展。

3. 依赖团队成员间明确各自的角色和职责,为满足病人需求这个共同目标,相互尊重、有效合作,促进效益最大化。

4. 权利团队成员根据各自的知识经验获得相应的权利,并根据自身的教育、技能、能力和判断提供服务。

5. 其他　如责任心、保障运行所需的可持续资源等。

五、家庭医生签约服务绩效评价

开展家庭医生签约服务的主要目的是促进基层首诊、分级诊疗,为群众提供综合、连续、协同的基本医疗卫生服务,增强人民群众获得感。另一方面,通过签约服务,促进家庭医生与居民建立更信任关系,提高遵医行为,促进签约居民保持良好生活方式和主动参与健康活动。因此,家庭医生签约服务绩效评价,应重点考虑签约对象数量与构成、服务质量、健康管理效果、居民满意度、医药费用控制、签约居民基层就诊比例等方面。核心指标包括全人群签约服务覆盖率、重点人群签约服务覆盖率、签约对象基层就诊率、签约居民满意度、向上转诊率、健康知识知晓率、健康行为形成率、签约慢性病患者控制率、医疗费用控制情况等。我国各地在推进过程中也结合地方实际设置了其他重要考核指标如续签率、有效签约率、预约门诊率、签约医生就诊率等。

六、社区护士在家庭医生签约服务中的优势

(一) 提高签约对象的服务获得感

社区护士协助家庭医生为签约对象提供从出生到死亡全生命周期的健康管理服务,帮助签约对象获得持续的居家专业支持和同伴支持,稳固家庭医生与居民的服务关系,提高签约对象的服务获得感,使居民更有效地利用社区卫生服务。

(二) 提高家庭医生签约服务团队的效率

一名合格的社区护士具有良好的组织协调能力,能有效利用社区各类资源开展社区护理工作。作为家庭医生签约服务核心力量,他们与团队成员间知识技能资源共享,优势

互补,也具有"独立作战"的能力,使团队成员各司其职,促进团队服务工作更有效体现优势。

(三)强化医、护、防团队成员和"签约居民"的团队意识

每个家庭医生服务团队,大多是"一医一护一防保"的组合,在实际工作中,社区护士与居民自荐谈话、签约、评估环节中,会跟"签约居民"仔细沟通、确认,并且让居民"记住"自己的签约医生,让签约医生"记住"自己的居民,强化团队意识,牵线搭桥,链接"家医"工作流程,使团队充满活力,以保证签约后得到持续健康管理。

（宋亚琴）

第五章

社区护理中的沟通技巧

随着社区卫生服务的不断发展壮大,越来越多的患者到社区卫生服务中心(站)来就诊;基于社区卫生服务工作的特殊性,要求社区卫生服务机构的医务人员对待患者更要及时周到、细致灵活。医患沟通是医患关系建立后实现医患双方共同参与疾病诊治、恢复健康的重要环节,它贯穿于医疗的全过程。实施有效的医患沟通不仅有利于化解或消灭医疗纠纷,有利于和谐医患关系的建立;也有利于医疗质量提高,从而推动医疗卫生事业的可持续发展。

【案例1】

关先生,58岁。护士发现,患者初来我中心就医时,头皮被自己抓破,口齿不清,脾气急躁,开口便要骂人。通过交谈了解到,他原是交管局的一名处级干部,去年患脑梗死提前退休在家,女儿在国外生活要接他去住,由于他的身体状况不能前往,心里很急。今年四月开始,由于支气管哮喘发作来我中心接受治疗。他对身患疾病有一种担心和恐惧,由于语言障碍,不能很好表达自己想法和感受。患者刚刚退休在家,还未适应角色的转变,原来的工作性质也使他的脾气很急,容易发火。

护士在治疗时就与他聊天,告诉他在生活中应该注意的一些事情,改变自己的生活习惯促进疾病的转归。在患者着急的时候,护士不急不躁,想患者之所想,收费有问题护士就帮他退费再缴费,记不住每次拿什么药,护士就给他写条,并且鼓励他和周围的病友交流,保持一种乐观的心态。护士和蔼的笑容和耐心的服务,使患者逐渐信任护士,并把护士当成了倾诉的对象,敞开了心扉。

通过几个月的接触,病人有了改变。脾气不再那么急躁,和病友之间的交流也逐渐多了起来,紧锁的眉头也舒展开了。在一次周末门诊中,患者很多,大家都很着急,现场秩序一片混乱。这时他主动出来维持秩序,用既往的工作经验找到疏散大家的方法,合理排队,平复大家的急躁情绪,使社区服务中心的工作得以顺利地进行。当医务人员向他表示感谢时,他却说"应该感谢的是你们,是你们让我看到了夕阳红,使我体会到了生活的乐趣。"

在这个案例中,可以发现沟通的重要性,它可能转变一个人看待生活的态度,也可以改变社区护士与患者之间的关系,从而改善治疗的依从性,提高的服务质量。本章将围绕社区护理中的沟通技巧展开讨论。

第一节　沟通的基本概念

一、沟通和有效沟通

(一)沟通

1.沟通是指信息传递的过程,而护患沟通指在医疗卫生领域中,护患之间通过语言和非语言的交流方式分享信息、含义和感受的过程。

2. 沟通过程中的要素

（1）沟通者：在人际沟通过程中，至少有两个人参与信息交换，而且在持续的信息交换过程中，每一个人既是信息的来源（发送者），又是信息的受者（接收者）。

（2）信息：沟通者通过语言和非语言的信息传递含义。

（3）渠道：是信息得以传递的物理手段和媒介，是联结发送者和接收者的桥梁。

（4）反馈：反馈是发送者确定信息是否已经被成功地接收，并确定信息所产生的影响的过程。

（二）有效沟通

1. 有效沟通　护患（医患）之间进行了开放式的沟通，患者被告知了他们的诊断和治疗，获得了相应的信息，而且被鼓励表达出了他们的感受。达成有效沟通须具备两个必要条件：首先，信息发送者清晰地表达信息的内涵，以便信息接收者能确切理解；其次，信息发送者重视信息接收者的反应并根据其反应及时修正信息的传递，免除不必要的误解。两者缺一不可。

2. 护患沟通技能的评价标准

（1）事件发生在什么地方（where）？

（2）沟通者是谁（who）？

（3）沟通者的什么特征是重要的（what features）？

（4）在沟通过程中实际发生了什么（what occurs）？

（5）结果是什么（what outcome）？

（6）为什么沟通被认为是有效或无效的（why effective/ineffective）？

二、沟通的基本形态

（一）语言沟通

在所有沟通形式中，语言沟通是最有效、最富影响力的一种。古代西方医圣希波克拉底说过："医生有两种东西可以治病，一是药物，二是语言。"语言与药物一样可以治病，许多患者会对他信赖的医生说："我一看见您，病就好了一大半。""听您这么一说，我感觉好多了。"消极的医患关系不仅增加患者的痛苦体验，还降低患者对医嘱的依从性。所以社区护理人员接诊时应十分注意遣词用句。

使用语言、文字或符号进行的沟通称为语言沟通，语言沟通又可细分为口头沟通和书面沟通。

书面沟通是以文字及符号为信息载体的沟通交流方式，一般比较正式、具有标准性和权威性、同时具有备查功能。书面语言沟通在护理工作中占有十分重要的地位，应用于社区护理工作中的各个环节，如交班报告、护理记录、体温单、健康教育手册等。社区护理记录即以文字、图表等形式记录社区居民的健康档案，家访记录，健康教育的程序，以及免疫规划的过程等，它不仅是对患者进行正确诊疗、护理的依据，同时也是重要的法律文书。

口头沟通是指采用口头语言的形式进行的沟通，包括听话、说话、交谈和演讲。它一般具有亲切、反馈快、灵活性、双向性和不可备查性等特点。社区护理工作中的病史收集、健康宣教、家庭访视等多通过口头沟通完成。电子沟通是指通过特定的电子设备所进行的信息交换，具有方便、快捷等优点。例如社区护理工作中的电话随访等，都是通过现代化的沟通方式实现的。此外,通过电子邮件的方式为患者提供健康服务的沟通方式也在逐渐增加,这就需要社区护理人员掌握必要的电脑操作技术和网络等电子资源的应用技能。近年来,随着电子技术的发展,电子沟通也成为一种常见的语言沟通形式,例如通过电话、广播、电子邮件、微信等进行的沟通。

在使用语言沟通时我们可通过选择合适的词语、语速、语调和声调,保证语言的清晰和简洁,适时使用幽默,选择合适的时间和相关的话题等方法来提高语言沟通的有效性。在护理实践活动中,护士应做到与患者交谈时使用其能理解的词汇,忌用医学术语或医院常用的省略语;使用文明和礼貌用语,例如要求患者配合时用"请";保证语义准确,避免对患者形成不良刺激;由于护士的语言既可治病,又可致病;护士用语必须审慎,尽量选择对患者具有治疗性的语言,使患者消除顾虑、恐惧并感到温暖;同时,在传递坏消息时要使用委婉的语言,保护性的逐步渗透,但同时要尊重患者的意愿,倾听并接纳患者的感受,相信患者的能力。如何提高自身的说话艺术,将信息顺畅、准确地传递给患者,值得我们护理人员不断地研究和探索。

（二）非语言沟通

除了语言沟通外,在日常交流中,人们所采用的沟通方式大约有 60%~70% 是非语言沟通方式。非语言沟通是一种使用非语言行为作为载体,即通过人的身体语言、空间距离、副语言和环境等来进行人与人之间的信息交流,即凡是不使用词语的信息交流均称为非语言沟通。

非语言沟通作为语言沟通技巧的有益补充,不仅能独立传递情感信息,还起着加强言语表达的作用。非语言沟通具有较强的表现力和吸引力,又可跨越语言不通的障碍,故往往比语言信息更富有感染力。

在社区护理工作中,非语言沟通显得更为重要。许多对治疗、护理有重大价值的信息都是通过护士对患者非语言行为反应的观察和理解获得的,同时患者也依靠对护士非语言沟通的观察和理解,获得了大量的信息和感受。并且,在某些情况下,非语言交流是获得信息的唯一方法。例如:护理使用呼吸机的患者或婴儿时,除了仪器的检测和实验室的检查外,护理人员还需要从患者的表情、动作、姿势等来判断出患者是否存在某些病情变化或有生理需要。因此,作为社区护士,我们不能只注重各项操作技能和语言修养,更应该擅长与患者之间的非语言沟通技巧,以加强护患关系、增强患者安全感、信任感及提高护患沟通的技巧和效果。

1. 身体语言　常见的身体语言表现形式有仪表和身体的外观、身体的姿势和步态、面部表情、目光的接触和触摸。在医院环境中,护士可以通过患者的各种身体语言得到其身体健康状况、情绪状态、文化素养、个性特征、自我概念、宗教信仰等线索,从而洞察他们的内心感受,获得其真实而深刻的信息。例如在社区卫生服务中心(站),护士看到患者来就诊时双手抱膝、表情痛苦、甚至面色苍白,就会知道患者可能存在严重的疼痛。在身体语言中,面部表情是表达最丰富也最难解释的一种非语言行为,人类的面部表情复杂多样同时具有文化差异,善于观察并正确解释患者的面部表情是护理人员了解患者真实情况的基础。如果来社区卫生服务中心的患者双眼含泪,眉头紧皱,护士就会知道患者存在着某些不良的情绪,就需要及时地关注和倾听患者的需求。同时,护理人员可根据患者的性别、年龄、文化及社会背景,审慎地、有选择性地使用某些非语言沟通,例如,对于性格比较开朗的慢性病患者,在其焦虑着急的时候,可以通过握着她的手让她感觉得稳定;对于来社区接种疫苗的幼儿,可以通过轻轻地拥抱,让他接受勇气;而对于性格相对内向的患者,可以通过耐心的等待、目光的接触、理解性的点头示意等方法,鼓励患者的表达。总而言之,身体语言是向患者传递关心、理解、安慰、支持的重要途径,它可以更加真诚的表达我们愿意提供帮助的意愿。

2. 空间距离   即沟通双方所处位置的远近,空间距离直接影响着沟通双方的沟通意愿和沟通的感受,从而影响沟通的效果。美国人类学家爱德华·霍尔把人际交往中的距离分为以下4类,可以为社区护士的沟通距离提供一些建议。

(1)个人距离:双方距离为30~90cm,一般为50cm左右,主要用于熟人和朋友之间。个人距离是护患间交谈的最理想的距离,这种距离可以提供一定程度的亲近而又不会使患者感到过分亲密。在个人距离的范围内,护士和患者沟通时的坐姿等也会影响沟通的效果。最理想的坐姿是患者和护士的面对面,同时保持视线的平齐,以便于目光的接触。

(2)社会距离:双方距离为1.2~3.7m。主要用于正式的社交活动、一般商务、外交会议上的交往。社区护士对一组患者进行群体的健康宣教时可选择社会距离。

(3)公众距离:双方距离为3.7~7.5m。主要用于公共场所中人与人之间的距离,例如演讲或报告时。

(4)亲密距离:双方距离为8~30cm,一般为15cm左右,主要应用于极亲密的人之间,如情侣、孩子和家人。如果陌生人进入这种空间,会引起反感、窘迫、尴尬的感觉或紧张感。在进行社区护理时,在正常的沟通过程中,护士应避免侵犯患者的亲密空间,从而保证患者沟通距离。但进行某些治疗的过程中,如肌内注射、导尿、灌肠等,如需与患者保持比较近的距离,需要提前征得患者的同意,并且注意保护患者的隐私。

第二节   社区护理中常用的沟通技巧

一、护患信任关系的建立

在护理工作中,良好的沟通不仅建立在护士说话的艺术上,更是建立在护理过程中护患的信任关系上。如何建立良好的护患关系,应该多注重一些细节方面的服务,在与患者的交往中,细节主要表现在:爱心多一点,耐心好一点,责任心强一点,对患者热心点,护理精心点,动作轻一点,考虑周到点,态度认真点,表情丰富点以及对患者尊重些,体贴些,理解些,礼貌些,真诚些,关心些,宽容些,大度些,原则些。而如何作一个值得信任的社区护士,需要在态度、知识、技术等各方面加强修炼。

首先,要有一颗善良的爱心。只有心怀慈悲仁爱之心,才能真正做到换位思考,站在患者的立场上想想患者最需要什么样的帮助;才能真的在患者有困难的时候及时伸出自己援助之手,才能不怕脏累苦。例如,每次为居家患者实施灌肠或拔出尿管后,社区护士都不会马上离去,而是多停留几分钟,守着患者看着他们排出大小便后才心里踏实。在为患者解除痛苦后,心中欣喜不已,患者和家属也会体会到社区护士为之服务的那份真诚。其次,不断提升自己的专业水平,护士不仅仅是医嘱的执行者,更是独立思考的行医者。因此要避免在工作时只是为了完成这项任务,而忘记了自己面对的是一个活生生的患者,尤其是社区护士,他们面对的患者受到周围的家庭、社区环境的影响,病情也是千差万别的,同样的医嘱在不同患者身上的效果可能不同,这就需要社区护士在工作中发现问题、思考问题、查阅资料,提出自己的建议,确保准确、无误、有效地落实医疗方案。只有这样才能保护患者的安全,促进患者的健康。能做到这些的前提是护士必须有足够丰富的专业知识和经验,才能发现问题,提出建议。最后,要终身谨记"慎独"精神。护理工作是严谨的,一丝不苟的。护士的一点马虎或者疏忽都可能酿成大错,查对制度是老生常谈,但是很多时候往往被忽视,其结果就是出现差错,可能会增加患者的痛苦,甚至导致医疗纠纷。所以不论在哪个班次,哪个时间段,都要严格要求自己,做好每一项工作。这样做得久了,社区居民自然会信任社区护士,进行沟通的时候,自然会心平气和,坦诚相待。

二、倾听的基本技巧

"其实,我没有办法帮助患者做任何事情,我只能听听她的牢骚。"如果护士这样说或者这样想的话,说明护士可能还没有认识到有效倾听的复杂性和它能起到的巨大作用。"只能听"好像只是被动地接受信息,不需要努力,不需要专门的技巧,也起不到什么药到病除的效果。其实不然,倾听所起的作用很大,因为它能鼓励患者说出他们的经历和感受,它证实患者是有思想有感情的人,它让患者感受到自己是可以倾诉的,自己是被尊重的。倾听促进了护士与患者之间的互相理解,给护士提供了信息,从而帮助护士决定应该为患者做些什么。当护士在倾听的时候,其实许多事情正在发生,例如:护士在仔细地注意着她们听到了什么,观察到了什么。她们主要是想清楚地了解患者真正表达的含义,并且试图确定患者所说的话是什么意思。有效地倾听需要能够接纳患者,把注意力集中到患者身上,并具有敏锐的观察力。

(一)倾听的过程

倾听是一个复杂的过程,包含接收、感知和解释所听到的话。这个过程始于接收信息,而且是通过视觉、声音、嗅觉、气味、触觉和运动觉这些感觉器官来综合接收信息的。倾听过程的第一步主要是通过眼睛和耳朵来接收信息。接收信息的能力依赖于护士是否做好了准备倾听患者的心理准备,即护士是不是把注意力集中到了患者身上,而且要对这个患者和他所说的话感兴趣。接着,护士必须主动地去接收信息,而且接收到的信息必须被认为是重要的。一般地,在信息一经接收的非常短暂的时间内,护士就会对信息做出一种解释。有效地倾听不仅包括接收信息和感知信息,而且要正确解释它的含义。当护士正确接收了患者所表达的含义时,表明倾听是有效的。

(二)做好倾听的准备

有效地倾听需要一些心理上的准备以达到一种准备听的状态。护士做好听的准备是主动和全部地接受患者所表达的经历和感受的基础。信息被接收之前,必须认识到做好接收信息的状态是重要的。首先,护士必须有想要倾听患者的意向,然后,护士还需要把这种意向传递给患者。护士们经常看起来"很忙",因此,没有时间准备倾听患者。护士匆忙的脚步和干不完的"活"占据了白天的大部分时间,实际上没有时间停下来倾听患者。任务为中心的工作反映了一种价值观,即完成工作任务比患者更重要。患者被遗忘了,而且患者有一种感觉是护士的时间太宝贵了,不能打扰护士。

(三)倾听的五个层次

倾听的最低层次是"听而不闻",如同耳边风,有听的动作,但是没有听到的效果或者完全没听进去;其次是"敷衍了事","嗯……喔……好好……哎……",略有反应,其实心不在焉;第三是"选择的听",只听合自己的意思或口味的,与自己意思相左的一概自动消音过滤掉;第四是"专注地听",某些沟通技巧的训练会强调"主动式"、"回应式"的聆听,以复述对方的话表示确实听到,即使每句话或许都进入大脑,但是否都能听出说者的本意、真意,仍是值得怀疑;第五是"同理心的倾听",其出发点是为了站在对方的角度"了解"而非为了"迅速准确或者正确地反应",也就是透过交流去了解别人的观念、感受。

倾听,不仅仅需要耳朵。人际沟通仅有一成是经由文字来进行,三成取决于语调及声音,六成是人类变化丰富的肢体语言,所以同理心的倾听要做到下列"五到",不仅要"耳到",更要"口到"(声调)"手到"(用肢体表达)"眼到"(观察肢体)"心到"(用心灵体会)。

三、副语言的作用和意义

副语言即非语言声音,如音量、音调、哭、笑、停顿、咳嗽、呻吟等。副语言可以揭示沟通者的情绪、态度。如赞扬他人时,说话者音调较低,语气肯定,则表示由衷的赞赏;而当音调升高,语气抑扬时,则完全变成了刻薄的讽刺或幸灾乐祸。在护理实践中,护士可以通过患者的副语言了解其健康状况,如患者咳嗽的频率、持续时间、音色可帮助护士判断患者病情的严重程度、疗效如何。有些情境下,副语言所表达的实质性内容,要多于语言信息。护士要注意鉴别和倾听。

例如在家庭访视的过程中,与患者的家属聊天,问及在照顾痴呆患者的时候,是否需要子女的帮助,他们马上回答说:"不需要不需要……",然后皱眉,叹息,非常无助地补充了一句:"他们工作都那么忙,我再苦再累也不能给他们添乱了。"从被访者的表情和语调中,我们可以察觉到比"不需要"更多的信息,这就是副语言所能传达出来的,更为丰富、更为饱满,甚至更为准确的沟通信息。在社区工作中,社区护士与患者、家属甚至所管辖社区的居民关系更为密切和轻松,所以,在交流过程中更容易捕捉到副语言的作用,有时候一次皱眉、一声叹息、一次流泪,比语言表达的东西更加有用。

四、观察在沟通中的作用

除了上述观察沟通过程中的身体语言、面部表情等沟通要素之外。环境是影响沟通效果的一个因素。从环境的设置中,我们可以得到沟通所依存的一个背景,从而为沟通的氛围提供一些线索和信息。沟通环境是指沟通场所的物理环境和社会环境,包括周围物体的颜色、是否具有隐私性、是否是双方熟悉的场所、周围的声音、光线、温度、家具的安排和结构设计等。沟通者通过周围环境可以发送许多信息。如护患沟通时,护士选择安静、光线和温度适宜的单独房间,可以向患者传递护理人员对其尊重并会保护其隐私这一信息。同时,在家庭访视的过程中,在每一次家访的时候,敲门之后,得到允许进入家中,应该首先学会察言观色。例如,到达的时候,患者穿着午睡的睡衣,睡眼蒙眬地过来开门时,无论是否是按时到达,都应该意识到,打扰了患者的休息,在表示歉意后,再缓和地进入家访的正常程序,会让患者更容易接受,也更容易引导患者的思路。

第三节   社区护理中沟通困难情境的应对

将社区护理工作中,经常遇到的沟通困难的案例,这样的情况,会困扰着社区护士的日常工作的速度、效率甚至心情。本文归类总结出相对典型的案例,仅供社区护士借鉴参考。

一、知 识 缺 乏

【案例 2】

林某,女,56 岁,因随机血糖升高而需要做糖耐量试验。大夫告诉她空腹抽血一次,;饮用葡萄糖水后 1、2、3 小时各抽血一次,但患者不明白怎么样做,结果把三包葡萄糖粉每小时口服一包。在社区中还有的患者是饮用葡萄糖水后过 1 小时、再过 2 小时、再过 3 小时来抽血,这种情况在社区中也有出现。

沟通技巧

人际沟通的发生是不以人的意志为转移的,通常认为,只要不说话,不将自己的心思告诉别人,那么就没有沟通的发生,别人就不了解自己。实际上,这是一个错误的观念。在人感觉能力可及的范围内,人与人之间会自然地产生相互作用,发生沟通。无论你情不情愿,你都无法阻止沟通的发生。在社区护理工作中,护士为了避免与居民发生冲突,干脆不与其进行交谈。事实上这一行为举止传递给服务对象的信息是护士的冷漠与对他人的不关心,反而导致服务对象的不满,影响社区服务工作的开展。在这一过程中,尽管没有语言交流,但是存在非语言的沟通,护士的表情、举止等同样在向服务对象传递着丰富的信息。

对于知识缺乏的患者,第一次接触糖耐量试验,对这些知识不了解,交流时要注意:回答患者提问时,避免含糊的词语,说具体的时间。否则出现护理差错,既造成患者痛苦又造成浪费。

二、信 任 缺 乏

【案例 3】

梁某,女,55 岁,肾脏肿瘤术后,长期注射白介素,原来在我中心 A 社区(卫生服务)站注射,后来与社区站的医务人员发生矛盾,就不再去 A 社区站注射,改为来我社区卫生服务中心注射。患者要求一定看着护士流动水洗手(手消液不行);溶药时针尖扎到瓶底不能产生气泡;一定反复抽吸干净药液,包括气泡(有气泡就是浪费了药液);注射完毕要多次将注射器中可能残留的药液喷在脸或臀部的皮肤上;注射室不能有其他医务人员,怕有污染,所以经常临下班时来注射。

中心已经告知医护人员该患者是个很特别的患者。开始在不了解患者具体情况时,虽然护士有心理准备,但由于患者的特殊要求,还是会和护士产生一些矛盾,看谁不顺眼就不让谁扎,宁可等着或不打,要问清楚我们护士每人上班时间,注射时要护士合适,注射室没人才可以注射。开始我们互相探讨、分析、总结、满足她的要求怎么做,怎么才能让她满意,她的口头禅就是"我就剩这半条命了,全指着这药活着呐!"我们就在治疗的时候,一是尽量按她的要求做,二是尽可能多地与她交流,表示理解、同情她现在的情况,同时了解她这个人性格、家庭、经济状况。

她性格外向,是一个幼儿园老师,有一个儿子上高中,学习一般,比较听话,与邻居、同事、居委会关系紧张,她给我们看了举报居委会主任的多封举报信,交谈中会经常发表不满,指责别人,关爱儿子,从不提及丈夫,问及尽量避讳。

经过一段时间的磨合(2~3 个月),她就能够与护士比较正常的交流,又经过了一年左右就与护士相处的比较好了,来治疗时笑的时候比较多,也不指责护士了,后来护士教会了她自己注射,她就不用天天来社区了,但会来社区看护士。

沟通技巧

1. 倾听   并不只是听对方的词句,而且要通过观察对方的表情、动作等非语言行为,真正理解服务对象要表达的内容。患者非常在意她的病,认为很严重,儿子需要她来照顾,注射的药物对于她的生命至关重要。不允许有任何的浪费,包括气泡、注射器中可能残留的药液,认为与她的生命息息相关。

2. 理解   患者求生的欲望、不舍,以及由此引起的浮躁情绪。

3. 交谈   引发对方交谈的兴趣,谈她感兴趣的事情,向朋友一样的交谈,让她发泄她的不满,引导、缓解她的悲哀情绪。

三、情绪易激惹

【案例4】

一位经常来中心做治疗的老人,与护士比较熟,护士和她见面也都主动打招呼。后来因为身体原因不能自己来,需要陪同。一次患者老伴用轮椅推送她来治疗,电梯没开门就听见患者责骂老伴,到治疗室还在指责老伴照顾得不好,轮椅推得不好、衣服脱的不合适、没扶稳她等,护士劝说了她几句,"大热的天,老伴推您来也挺累的,也不容易。""你管得着吗?"患者不依不饶大骂了起来,其老伴一直没说话,临走对护士说:"你就是话太多。"后来患者儿子陪同她来治疗,与其儿子聊天了解到,在家老伴、子女都让着患者,她想说谁就说谁,想骂就骂,全家以她为中心。

沟通技巧

护士要找好自己的位置,明确自己的护士角色,哪些话该说,哪些话不该说,说到什么程度比较合适。与患者交谈时要注意患者的态度,交谈困难就要及时调整,不要因此发生矛盾,不是所有的好心、好话都能有好的效果,交谈的对象、氛围、时间、地点非常重要。

人际沟通信息内容和关系必须相统一。任何一种沟通,在沟通过程中,沟通者必须保持内容与关系的统一,才能实现有效的沟通。如护士向护士长汇报时使用"你听明白了吗?"这样的问话,显然不合适。因为这种问话通常用于上级对下级,这种情况下,护士应说"不知我汇报清楚了没有?"来表明双方的关系是下级对上级,达到沟通内容与关系的统一。护士与服务对象是平等关系,沟通过程中,应体现平等的关系,不能居高临下、使用"你必须……"、"你应该听我的"等命令式语言。对老人要向对父母长辈,对平辈向对朋友。尊重每一个人的习惯、隐私。人际沟通是整体信息交流,表面上看,沟通不过是简单的信息交流,不过是对别人谈话或做动作,或是理解别人说的话。事实上,任何一个沟通行为,都是在整个个性背景下做出的。我们说一句话,做每一个动作,投入的都是整个身心,是整个人格的反映。护士的言谈举止、表情姿势等不仅仅是信息的传递,而且展现了护士对服务对象的态度、责任心等,是护士整个精神面貌的反映。护士在社区护理工作中应注意自己的一言一行。

四、很难被满足

【案例5】

一位老人,部级干部,以前来治疗曾多次告诉我们,他是部级,要求部级待遇,不能等候,坐的位置要在窗下方便行走的地方,输液必须一次穿刺成功,结束输液时间必须分毫不差,他让结束输液,必须马上拔针,总感觉没有达到他的部级服务。现在让保姆提前拿药排队,也理解了社区护士。一次,护士到他家上门治疗,有位区委领导来看望他,护士说可以一会儿再来,但他让领导先等一下,向领导讲社区护士非常忙,很辛苦。

沟通技巧

首先,老人要优先,患者将近90岁,应给予更多的照顾;其次患者是老干部,我们会更加的尊敬他、照顾他,每次治疗时都帮他找座位,优先给他准备,并告诉他,我们是在很忙的情况下,照顾了他这位老人、老部长,他是需要照顾、应该照顾的,我们希望他健康,有时还会和他开个小玩笑(老人性格开朗、健谈)。还会向其他患者介绍"这位是长寿老人,我们要对他照顾",这样老人高兴,也得到了其他患者的理解,体现了我们的服务态度与沟通技巧。

(岳 鹏 李淑兰)

第六章

重点人群社区保健

　　社区重点人群是指社区保健服务的特殊人群,包括儿童、妇女和老人等。重点人群的社区护理是应用临床护理理论、技术及全科医学的相关知识,对重点人群进行预防、保健、咨询、健康教育等方面的护理服务。它是社区保健服务的重要内容。

第一节　0~6岁儿童保健

一、新生儿管理规范

(一) 新生儿系统管理

新生儿访视常规

访视目的:宣传普及科学育儿知识,指导家长做好新生儿喂养、护理、疾病预防及早期发现等工作,促进新生儿健康,降低新生儿发病率和死亡率。

访视内容:

正常足月新生儿访视 2 次,高危新生儿至少访视 3 次(在初访和满月访视之间增加一次访视)。

(1)新生儿初访检查内容

①血氧饱和度测量(筛查先天性心脏病);②筛查先天性髋关节脱位;③了解家长孕期及新生儿出生前后情况,指导护理及喂养,对儿童神经精神发育情况及患病情况做好记录;④观察新生儿面色、精神、呼吸等;⑤检查头面部、皮肤、脐部、四肢、外生殖器及肛门等全身状况;⑥心肺听诊、体重及体温测量、综合询问与全面体检结果,对新生儿的健康情况进行评价,发现问题及时给予医学指导。

(2)新生儿满月访检查内容

①血氧饱和度测量(筛查先天性心脏病);②听力筛查(指出生时未在分娩医院进行筛查的);③筛查先天性髋关节脱位;④指导家长新生儿护理及喂养,对儿童神经精神发育情况及患病情况做好记录;⑤观察新生儿面色、精神、呼吸等;⑥检查头面部、皮肤、脐部、四肢、外生殖器及肛门等全身状况;⑦心肺听诊、体重及体温测量、综合询问与全面体检结果,对新生儿的健康情况进行评价,发现问题及时给予医学指导。

(二) 新生儿护理及喂养指导

1. 保持室内卫生,空气新鲜,每日应开窗通风 20~30 分钟。冬季室温保持在 18~24℃,湿度 50%~60% 为好,要预防煤气中毒。夏季注意通风,预防中暑,但要避免吹过堂风。

2. 注意保持新生儿皮肤清洁,大便后用温水洗臀部,要常洗澡。脐带未脱落时,洗澡不要弄湿脐带。可用75%酒精擦拭其根部,预防脐部感染。尿布、衣服最好选用纯棉制品,湿后要及时更换。

3. 新生儿的一切用具要经常煮沸消毒。洗脸与洗臀部毛巾要分开。

4. 宣传不给新生儿挤奶头,不擦口腔,不擦马牙,以防乳腺炎和口腔感染。

5. 新生儿期尽量减少亲友探望,避免交叉感染。母亲或家人患感冒时,接触新生儿时要戴口罩和洗手。

6. 指导母亲落实各项护理措施,必要时做哺乳方法及给新生儿洗澡、换尿布、包裹新生儿等示教。

（三）高危儿管理常规

1. 管理目的　对新生儿常规访视中发现的具有高危因素的新生儿进行重点管理,为高危儿提供最佳保健服务。

2. 管理对象

（1）低出生体重儿(出生体重<2500g)。

（2）早产儿(胎龄<37周)。

（3）多胎儿。

（4）过期产儿。

（5）产伤,宫内或产时窒息儿。

（6）缺氧缺血性脑病,颅内出血。

（7）病理性黄疸。

（8）严重感染。

（9）先天畸形并影响生活能力者(如唇裂、腭裂、先天性心脏病等)。

（10）母亲为高龄初产(年龄>35岁),严重妊娠高血压综合征,盲聋,呆傻,精神病等。

3. 管理方法　凡具高危因素的新生儿,根据高危新生儿具体情况决定访视次数,一般不少于3次;同时,对1~6项高危新生儿进行智力监测。

4. 访视时间　得到报告,尽量当天访视。访视的次数根据新生儿的具体情况而定,体重在2000g以下或体温不正常,生活能力差者,每天访视一次,情况较好者,每周访视1~2次或酌情而定。

5. 访视内容

（1）喂养指导:必须强调母乳喂养。对吸吮力弱的小儿,可将母亲的奶汁挤在杯中,用滴管喂养。逐步增加喂养次数,观察体重的增长。对孕周在32周以内的早产儿,每次滴管喂养前,母亲可洗净小手指,放入早产儿口中,刺激和促进吸吮反射的建立,以便主动吸吮乳头。

（2）体温指导:①定时测体温,每4~6小时测一次,做好记录(每日体温正常应波动在36~37℃);②室温应保持在24~26℃,在换尿布时,如果条件允许,可以将尿布加温。

（3）新生儿保温:可将热水袋或用装热水的密封瓶放在两被之间,以婴儿手足温和即适宜。

（4）无上述条件者,可将小儿直接贴近成人身体保温。

（5）体重>2000g的小儿,脐带脱落后可以每日洗澡,室温最好在28℃左右,盆浴水温在38~40℃为宜。

二、婴幼儿、学龄前儿童管理规范

(一) 儿童定期体检常规

1. 目的

(1)宣传普及科学育儿知识,了解家长在护理喂养中存在的问题,有针对性地进行指导。

(2)对婴儿进行生长发育监测,及时发现疾病和异常情况并进行预防和治疗,促进婴幼儿健康成长。

2. 管理对象　本地段内 1 个月至 6 岁以下小儿。

3. 管理方法　要求 3 岁以内婴幼儿,按照 0 岁 4 次,1 岁 2 次,2 岁 2 次的体检原则,可安排在 3、6、9(或 2、5、8)、12、18、24、30、36 个月时进行。3~6 岁儿童每年体检一次。

4. 管理内容

(1)每次检查时,要询问小儿在两次就诊期间喂养情况,神经精神发育情况及小儿健康和患病情况。向家长宣传防病知识。

(2)体检项目:①体重:每次测量时应去除鞋帽,减少衣服的重量,测得结果与前次比较,悬殊太大时当即进行复查核实。体重计应为落地式,灵敏度最多不超过 50g,测量结果取小数点后两位;②身长:3 岁以下,采用卧式身长测量仪,3 岁以上采用立式测量仪,测量时应做到三贴(两肩胛间、臀部、双足跟),测量结果取小数点后一位;③体格发育评价:按世界卫生组织 7 岁以下儿童体重、身高评价标准,对每次体检结果进行分析评价。儿童定期体检和大体检中查出的年龄别体重或身长(高)别体重评价为下(中位数减两个标准差以下)的小儿,即可定为体弱儿。

(二) 儿童生长监测常规

1. 目的

(1)小儿生长监测是对个体儿童的体重进行连续的测量与评价的一种方法。它可以动态观察婴幼儿生长发育趋势,利于医务人员和家长及时发现体重增长不良儿,并及时采取干预措施。

(2)生长监测的关键在于对家长进行健康教育,提高家长的自我保健能力。通过教会家长使用生长监测图,由家长亲自参与监测,及时发现异常,主动找医生咨询,力求使家长早期获得科学育儿知识,促进儿童健康成长。

(3)通过实施生长监测可把工作重点放在筛出的体弱儿身上,对他们实行重点管理。

2. 监测对象　本地段内 1 个月至 3 岁以下小儿。

3. 监测方法与要求

(1)测量次数:6 个月以内的小儿每月测量体重一次,7~12 个月,每 2 个月测量体重一次,13 个月~3 岁,每 3 个月测量体重一次。

(2)测量日期:根据各保健机构的具体情况及监测儿的多少进行安排,一般可按周或按月规定测量日,以便评价和比较。

(3)监测程序:①称重:脱去鞋帽,减去衣服和包被重量,取得净重;②画点:填写测查时间,按测量的年龄找到体重的位置画点;③连线:与上次的点相连成直线;④评价:评价小儿生长曲线与参考曲线的联系;⑤询问:询问小儿近日来喂养和疾病情况及神经精神发育状况,并记录在相应的栏目内;⑥指导:向家长宣传防病知识时,交谈小儿的健康情况和今后注意事项,如发现体重曲线偏离时,寻找原因并给予指导。

（4）监测要求：①对测量体重连续出现两次不增或下降者应列入体弱儿专案管理；②对接受生长监测小儿，应在每年6月做一次全面检查，包括测查血红蛋白。

4. 监测注意事项

（1）量具最好固定，不宜常换，便于前后比较。

（2）每天测量前必须校正"零"点。

（3）监测图中的内容要如实填写，不能漏项，字迹清楚，连线的颜色最好与参考曲线有所区别。

（4）生长曲线的注释：①正常曲线：小儿生长曲线与邻近参考曲线走向平行；②体重不增：即本次体重减上次体重等于零，小儿曲线走向不与参考曲线平行而与横轴平行；③体重下降：即本次体重减上次体重等于负数，小儿曲线走向与参考曲线走向相反。不同月龄组每月体重正常增长的数值详见表6-1。

表6-1　不同月龄组每月体重正常增长的数值

月龄	正常增长值（g）
0月～	≥600
6月～	≥300
12~36月	≥150

（三）儿童保健相关技能介绍

1. 身高的测量方法　3岁以下小儿测量卧位身长时，要脱去鞋袜，仅穿单裤（或不穿）。仰卧于量床底板中线上，助手固定幼儿头部使其接触头板，孩子脸朝上，两耳在一水平线上。测量者位于小儿右侧，左手握住其双膝，使两下肢互相接触并贴紧底板，右手移足板，使其接触两侧足跟。双侧有刻度的量床要注意两侧读数一致。如果用无围板的量床或携带式量板，应注意足板底边与量尺紧密接触，使足板与后者垂直。3岁以上小儿和青少年测量身高时，被测者脱去鞋袜、帽子和衣服，仅穿背心和短裤，立于木板台上，取立正姿势，两眼视线向前，胸部稍挺起，腹部微后收，两臂自然下垂，手指并拢，脚跟靠拢。脚尖分开约60°，脚跟、臀部和两肩胛角间几个点同时接触立柱。测量者手扶滑测板使之轻轻向下移动，直到板底与颅顶点恰好相接触，注意测量者的眼睛要与滑测板在一个水平面上。

2. 听力筛查方法　筛查方法包括耳声发射测试技术、听性脑干反应、中耳声导抗测试技术、听觉行为测试。国际上广泛采用前两种方法单独或合并使用。国内许多单位的做法已同国际接轨，亦有加中耳声导抗技术，在社区则采用听觉行为测试。

（1）耳声发射：是一种产生于耳蜗，经过听骨链及鼓膜传导释放入人外耳道的音频能量。这项技术有几个特点：客观性、敏感性、无创性。运用此种技术筛查的时间和方法：出生后72小时，新生儿安静状态或睡眠时进行。环境噪声的控制<45~50dB（A）。将探头密闭放置在外耳道外三分之一处，其尖端小孔要正对着鼓膜。在测试期间注意调整噪声水平。判定结果时注意：有些新生儿的听损伤在测试频率之外或部分在测试频率之外，可出现假阳性的结果。

（2）听觉行为测试：即观察受试儿与声刺激一致的行为反应变化。环境噪声控制<45dB（A）。判定结果时要注意几个方面：受试者状态、声音的频率、测试者的主观偏见。

具体筛查时间及方法：新生儿听力筛查在满月访视时施行。主要观察听性反射。小儿取平卧位,检查者在相对安静的房间内,在小儿浅睡眠或安静状态下检查,避开小儿的视线,按听力筛查仪器说明要求的距离分别左右耳给予声音刺激,观察听性反射。如果没有反应,间隔一分钟重复一次。两次中有一次有反应即通过,给予频率为 1000~2000Hz,强度70~90dB。

几种听性反射:①Moro 反射:是一种明显的惊跳反射,表现全身抖动,两手握拳,前臂急速屈曲;②眼睑反射:表现为睑肌收缩;③觉醒(睁眼)反射:婴儿欲睡时,听到声音后睁眼或将半闭的眼睛睁大;④吸吮反射:听到声音,小儿嘴呈吸吮状或在婴儿吸吮时给声音,婴儿停止吸吮;⑤哭叫反射:小婴儿活动或哭闹时,听到声音后立即停止;⑥闭目反射:婴儿听到声音后突然闭目。

3. 视力检测方法　婴幼儿刚出生时,眼睛的各部位组织和功能均未发育成熟。多数婴幼儿眼睛属正常或轻度远视,新生儿视力差,只能看见 2~3m 以内的物体轮廓。

两个月婴儿的眼睛能随目标的活动而转动;4 个月婴儿视力为 0.02~0.05;5~6 个月婴儿视力为 0.04~0.08;7~8 个月婴儿已有固视,能长时间看一个方向;一周岁儿童能识别眼、耳、鼻等器官;2~3 岁儿童的视力达到 0.5~0.6;3~4 岁儿童视力达 0.7~0.8;5~6 岁儿童的正常视力接近 1.0;而 1.0 视力是标准正常视力。到 20 岁左右,眼球发育完全,视力可达到1.0~1.5 左右。

新生儿的眼球外观几乎是正圆形的,眼球晶状体和睫状肌的调节能力较差,平行光线通过屈光系统后成像落在视网膜之后,表现为远视眼。大约 6 岁以后,儿童的视力发育趋向完善,逐渐从远视眼向正视眼发展。这个过程称眼的正视化过程。当单眼裸眼远视力(5m 远处)达到 1.0 时(对数视力表 5.0),则该眼为正视眼。随着年龄增大,晶体及睫状肌收缩力减弱,因此对光线的调节力下降,导致视近物不清,此现象称老花眼或老视。

视力的检查可按年龄大小选择不同方法:①新生儿视力检查可用转鼓(视动性眼震仪);②18 个月以内孩子可选择性条斑视力表;③18 个月~3 岁孩子可用点状视力盘;④3 岁以后则用标准视力表或对数视力表进行检查。

一般来说,3~6 个月进行一次视力检查,能及时掌握儿童的视力情况,若孩子视力远远落后于正常儿童视力,则需带孩子去医院进行验光检查。

视力检查:检查时应遮盖一眼(一般先查右眼后左眼),视力表的照表要充足,被检查者距视力表5m,国际视力表上第 10 行(对应视力 1.0)高度应与被检者两眼向前平视时的高度大致相等(对数视力表 5.0 这一行视标与被检眼等高)。

如被检眼能看清表上第 10 行的全部视标,则视力为 1.0,如还能看清第 11 行(对应视力1.2)半数以下的视标时则为 1.0+,如能辨认第 11 行半数以上的视标,而能辨认时,视力记作 1.2-,其余依次类推。如果连最大的视标(0.1)也不能辨认时,可让被检查者向前靠近视力表,直到刚能看清最大视标为止,记录距离,并按下列公式计算其视力:

$$视力 = [被检眼与视力表距离(米)] \times 0.1/5$$

4. 丹佛发育筛查试验(Denver developmental screening test,DDST)　具体见表 6-2(见文末插页)。

(1)DDST 筛查方法的应用:用于 6 岁以下小儿智能筛查;分个人-社交、精细动作-适应性、语言、大运动四个能区。①个人-社交能区:其项目表明儿童对周围环境及人的应答能力,自理生活的能力;②精细动作-适应性能区:其项目表明儿童感知能力、用手取物和画图的能力;③语言能区:其项目表明儿童听、理解语言和用语言表达的能力;④大运动能区:其项目表明儿童坐、走和跳跃的能力。

（2）DDST 筛查方法的意义：104 个测验项目，每个都用项目条代表，排列在出生至 6 岁范围的年龄刻度间，表明该年龄组的正常儿童中有 25%、50%、75%、90% 能通过该项目（见图 6-1）。

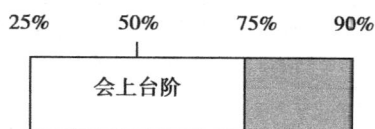

图 6-1 "会上台阶"项目图例

（3）DDST 使用及注意事项：测验前首先准确计算儿童的实际年龄，然后在筛查记录表的顶端和底端找到年龄刻度，划下年龄线。测验项目数根据年龄和能力而定，即每个能区先测查年龄线左侧的 3 项，然后测查压年龄线的所有项目。项目的评定标记为："P"表示通过，"F"为未通过，"R"提示儿童不肯表演，"NO"为儿童无机会表演。另外还需记录儿童的行为概况，如检查是否合作、注意力的久暂、有无自信心、神经质或其他异常活动。

（4）筛查结果的判断：完全在年龄线左侧而未通过的项目定义为发育迟缓项目。筛查结束时根据迟缓项目数将结果定性地分为正常、可疑和异常。当然还要询问家长当天儿童的表现是否代表他平时的能力和行为。然后向家长客观地报告测验结果。如果测验结果为可疑或异常，2~3 周后应予复查或做诊断性检查。

三、儿童免疫规划

为适应我国预防接种工作发展需要，并与国际接轨，我国引入了免疫规划的概念，现在已用国家免疫规划代替了计划免疫一词。其含义是指按照国家或者省级确定的疫苗品种、免疫程序或者接种方案，在人群中有计划地进行预防接种，以预防和控制特定传染病的发生和流行。随着我国社会经济水平不断提高，参照世界卫生组织扩大免疫规划（expanded program on immunization，EPI）的要求，原卫生部制定了《扩大国家免疫规划实施方案》，使我国该项工作又迈上了更高的台阶。

（一）儿童基础免疫程序

孩子出生后，从母体中带来的抗体逐渐消失，对各种传染病容易感染。接受过预防注射者，经过一定时间后，体内的抗体也会逐渐下降，故需要复种或加强。为了迅速有效地使易感儿童获得牢固的免疫力，科学地安排接种对象和时间，避免重种、漏种和错种，应对儿童开展有计划的免疫接种。

由于各地区传染病流行趋势不同，基础免疫程序也有些许差别。以北京市儿童基础免疫程序为例，提供基础免疫程序参考（表 6-3）。

表 6-3 北京市免疫规划疫苗免疫程序

	卡介苗（BCG）	乙肝疫苗（HepB）	甲肝疫苗（HepA）	脊灰疫苗（PV）	百白破疫苗（DtaP）	麻风疫苗（MR）	麻风腮疫苗（MMR）	麻疹疫苗（MV）	流脑疫苗（MPV）	乙脑疫苗（JEV）
出生	●	●								
1 月龄		●								
2 月龄				●（IPV）						
3 月龄				●（OPV）	●					
4 月龄				●（OPV）	●					

续表

	卡介苗 (BCG)	乙肝疫苗 (HepB)	甲肝疫苗 (HepA)	脊灰疫苗 (PV)	百白破疫苗(DtaP)	麻风疫苗 (MR)	麻风腮疫苗(MMR)	麻疹疫苗 (MV)	流脑疫苗 (MPV)	乙脑疫苗 (JEV)
5月龄				●						
6月龄		●							●(A)	
8月龄						●				
9月龄									●(A)	
1岁										●
1.5岁			●		●		●			
2岁			●							●
3岁									●(A+C)	
4岁				●(OPV)						
6岁					●(DT)			●		
小学四年级									●(A+C)	
初中一年级		●								
大一进京新生								●		

（二）儿童常用第一类疫苗的接种与注意事项

第一类疫苗,是指政府免费向公民提供,公民应当依照政府的规定受种的疫苗,包括国家免疫规划确定的疫苗,省、自治区、直辖市人民政府在执行国家免疫规划时增加的疫苗,以及县级以上人民政府或者其卫生主管部门组织的应急接种或者群体性预防接种所使用的疫苗。以下将详细介绍几种常用的第一类疫苗。

1. 卡介苗(BCG)　卡介苗是一种活的、减毒牛型结核分枝杆菌制成的疫苗。卡介苗接种是用人工方法,使未受结核菌感染的人体产生一次轻微的,没有临床危险的原发感染,从而产生一定特异性免疫力。

(1)接种对象:新生儿,主要目的是预防和减少儿童结核病,特别是结核性脑膜炎和血型播散性肺结核。因新生儿健康等因素,未及时接种者或接种不成功的婴幼儿可予补种。初种成功后不再复种。

(2)接种方法:目前卡介苗的接种方法主要采用皮内注射法,皮上划痕法及口服法已不使用。

①皮内注射法:皮内注射法所用的卡介苗每毫升内含菌 0.5~0.75mg,每人注射 0.1ml,即注射 0.05~0.075mg 的卡介苗。

②注射部位:在左上臂三角肌外下缘,用 75% 的酒精消毒皮肤,针尖平行刺入皮内,注射角度为 5°~10°(图 6-2)。注射 0.1ml 后皮肤呈现一个隆起的小皮丘,表示确实注射在皮内。注射后不要揉擦。注射的剂量为 0.1ml,超量则反应大,量不足则效果差(正确注射皮丘大小测量见图 6-3)。要牢记是皮内注射,而不是皮下注射,否则将出现局部强反应。

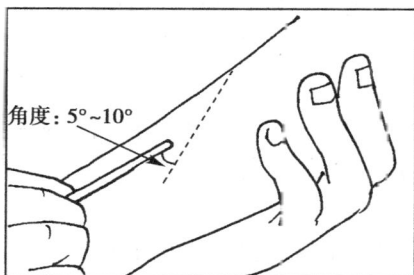

图6-2　卡介苗注射的角度和部位

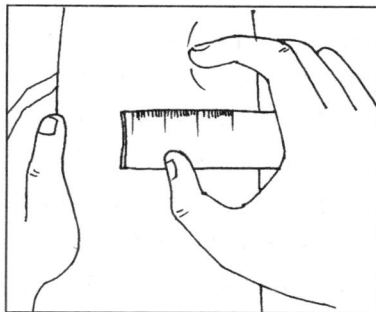

图6-3　卡介苗注射后皮丘的大小的测量

（3）接种反应：分为一般反应与异常反应，以及接种卡介苗后并发症、卡介苗诱发疾病。

1）一般反应：卡介苗接种后一般无全身反应。接种部位在2~3周后出现红肿硬结，逐渐形成脓疱或小的浅表溃疡，约2个月左右结痂；腋下淋巴结轻度肿大。以上均为正常反应，不需要特殊处理。需要提醒的是不要误认为卡介苗种坏了，不要把脓挤掉，应让其自行脱落，不要用手抓。有个别儿童接种卡介苗后约一个月左右，在腋下出现淋巴结显著肿大，可以用毛巾热敷，每日3~4次，每次10分钟左右。接种卡介苗后不需忌口。

2）异常反应：包括局部强反应、淋巴结反应、瘢痕疙瘩、骨髓炎、全身性BCG播散病变、寻常狼疮、银屑病和过敏性紫癜等。

①局部强反应

a. 表现：接种局部脓肿或溃疡，直径>1cm，愈合时间>3~6个月。一般表现为肿块增大，皮肤呈暗红色，中心软化或形成脓疱，破溃，如深部注射，可在深部形成脓肿而皮肤不易表现。

b. 可能原因：注射剂量超出应接种剂量；注射前未摇匀；注射菌量过大；注射方法有误（皮下或肌内注射）；儿童机体反应原因。

c. 处理原则：表面形成脓肿或溃疡时，可用注射器抽吸脓液，外敷20%PAS软膏、INH或RFP粉。无菌包扎，2~3天换药一次。如反应较重，可同时服用INH或INH、RFP抗结核治疗；如为深部（肌层）脓肿，常需手术清除，同时抗结核治疗、换药；抗结核治疗者待局部愈合可停药。（注：PAS：对氨基水杨酸钠；INH：异烟肼；RFP：利福平）

②淋巴结反应

a. 表现：为同侧腋下淋巴结肿大超过1cm，1个或几个，大小不等，可发生液化和破溃。发生在锁骨上下及颈部很少。

b. 处理原则：早期淋巴结热敷，每日3次。如液化应抽出脓液，当有破溃趋向时可切开引流。破溃时用PAS软膏、INH或RFP粉外敷。引流。淋巴结较大时同时应用INH或INH、RFP，疗程根据病变情况而定，必要时外科手术清除。

3）卡介苗接种的并发症

①瘢痕疙瘩

a. 表现：接种局部结缔组织增生，纤维过度增长，病变高出皮肤，呈蘑菇状较多，表面光滑，有弹性，多发生于接种卡介苗后1~15年或更长，生长缓慢，青春期可增快，无明显不适。

b. 处理原则：无特殊方法，不宜手术，因为有可能引起更严重瘢痕增生。常用的方法有理疗（红外线灯、白炽灯）、激素封闭、中药等，但效果不明确。

②骨髓炎

a. 表现:多发生在接种后 6~24 个月,一般呈慢性过程,症状较轻,可有低热,单发或多发,病变部位肿胀,轻痛。有病侧形成局部脓肿,可伴有区域淋巴结脓肿。常见在股骨、胫骨、骨骺和骶骨颈,但全身各骨均可发生。

b. 处理原则:及时发现、抗结核治疗,效果较好,一般采用 INH、RFP 联合(因牛结核杆菌对 PZA 天然耐药,SM 和 EMB 存在耳毒和视神经损害),预后良好,不影响生长、发育。

③全身性 BCG 播散病变

a. 表现:多发生在接种后半个月之后,表现为发热、虚弱、食差、体重下降。淋巴结、肝、脾大,胸部 X 线可显示粟粒状影,其他脏器也可发生结核病变。常伴继发感染,确诊需菌种鉴定。

b. 处理原则:全身抗结核治疗,但病死率依然很高。

④寻常狼疮

a. 表现:为 BCG 菌所致的皮肤病变,病理显示为结核增殖性改变。常表现在接种局部愈合后皮肤增厚,呈暗红色斑块,表面粗糙,病损周围可有暗红色的结节逐渐融合,使斑块增大蔓延,或在卡痕部位出现丘疹,融合、破溃、渗出,向周围蔓延。

b. 处理原则:经 INH、RFP 抗结核治疗可治愈,治愈后有可能留下收缩性瘢痕,也有不治疗逐渐自愈者。

4)BCG 接种的诱发疾病

①银屑病(牛皮癣)

a. 表现:一般见于复种儿童,在接种 1~2 周内自接种部位开始出现表面带有白色鳞屑基底呈红色丘疹,多为稀疏分布,也可融合成片,新旧交替。四肢、躯干、头部均可发生。

b. 处理原则:无成熟意见,按银屑病一般治疗原则,也可服抗结核药、中药等。

②过敏性紫癜

a. 表现:一般起病急,可有发热,出现皮疹,双侧对称,四肢伸侧多见,主要是毛细血管渗透性和脆性增加,致皮下和黏膜出血引起紫癜,可伴关节痛和腹痛,血小板正常,出凝血时间正常。

b. 处理原则:大剂量维生素 C,抗组织胺药物,使用激素效果较好,如过早停药易复发。

(4)异常反应的预防:严格执行接种的技术规范是预防卡介苗异常反应的最佳方法。刚出生的新生儿应在 24 小时内接种,并且严格掌握接种禁忌证。

(5)禁忌证:属于以下情况的新生儿,不宜接种,待以下情况消失后,再给予补种。①体温超过 37.5℃;②早产、难产儿、新生儿体重 2500g 以下及患有疾病者;③顽固性呕吐及明显消化不良者;④有临床症状的分娩创伤;⑤有较严重的肝、肾、心和呼吸系统疾病者;⑥脓皮症,全身湿疹;⑦其他特殊情况,特别是免疫缺陷,功能低下者。

2. 脊髓灰质炎疫苗 预防脊髓灰质炎。

(1)接种对象:①服用对象主要为 2 个月龄以上儿童;②首次免疫从 2 个月开始,第 1 年连续口服 3 次,每次 1 丸,每次间隔 4~6 周。按最后一次的 10~24 个月再服一丸,4 岁时为加强免疫再服 1 丸。其他年龄组在需要时也可服用。麻痹性脊髓灰质炎的常规预防,使用对象主要为儿童。

(2)用法用量:①口服糖丸剂:婴儿一般于第 2、4、6 月龄时各服一丸。1.5~2 岁,4 岁和 7 岁时再各服 1 丸(直接含服或以凉开水溶化后服用);②口服液体疫苗:初期免疫 3 剂,从出生第 2 个月开始,每次 2 滴,间隔 4~6 周,于 4 岁或入学前加强免疫 1 次,可直接滴于婴儿口中或滴于饼干上服下。

(3)不良反应:可出现发热、头痛、腹泻等,偶有皮疹,2~3 天后自行痊愈。极少数发生的严重不良反应为疫苗相关性麻痹病。

(4)注意事项:若有发热、体质异常虚弱、严重佝偻病、活动性结核及其他严重疾病以及 1 周内每日腹泻 4 次者均应暂缓服用。HIV 感染、异常丙种球蛋白血症、淋巴瘤、白血病、广泛性恶性病变以及其他免疫缺陷者(如服用皮质激素、抗癌药、免疫抑制药或接受辐射等)禁用。

3. 百白破疫苗　百日咳、白喉、破伤风混合疫苗简称百白破疫苗,用于预防百日咳、白喉、破伤风三种疾病。目前使用的有吸附百日咳疫苗、白喉和破伤风类毒素混合疫苗(吸附百白破)和吸附无细胞百日咳疫苗、白喉和破伤风类毒类混合疫苗(吸附无细胞百白破)。

(1)接种对象:①3 月龄至 6 周岁的儿童;②一般 3 个月到 12 个月完成 3 针,两针间隔 4 到 6 周,18~24 月可加强注射第 4 针。

(2)接种方法:我国现行的免疫程序规定,新生儿出生后 3 足月就应开始接种百白破疫苗第一针,连续接种 3 针,每针间隔时间最短不得少于 28 天,在 1 岁半至 2 周岁时再用百白破疫苗加强免疫 1 针,7 周岁时用精制白喉疫苗或精制白破二联疫苗加强免疫 1 针。吸附百白破疫苗采用肌内注射,接种部位在上臂外侧三角肌附着处或臀部外上 1/4 处。

(3)接种反应:①一般反应:主要来自百日咳所含的菌体成分。接种未吸附疫苗 12~24 小时,局部可有红肿、疼痛、发痒,个别人注射后注射侧腋下淋巴结肿大;接种含有吸附剂的疫苗,注射局部可形成硬结或无菌性脓肿。偶见皮疹及血管神经性水肿。全身反应主要是出现微热。②异常反应:极个别可能发生过敏反应,或惊厥、抽搐、尖声哭叫等神经系统并发症。

(4)禁忌证:患有中枢神经系统疾病,如脑病、癫痫等或有既往病史者,以及属于过敏体质的人不能接种;发热、急性疾病和慢性疾病的急性发作期应缓种。

接种第一针或第二针后如出现严重反应(如休克、高热、尖叫、抽搐等),应停止以后针次的接种。

(5)注意事项:①用时应充分摇匀。如出现摇不散的凝块,有异物,安瓿有裂纹,疫苗曾经冻结,标签不清和过期失效,不可使用。②注射后局部可能有硬结,可用热敷逐步吸收。注射第二针时应更换另侧部位。③应备 1:1000 肾上腺素,供偶有发生休克时急救用。

4. 重组(汉逊酵母)乙型肝炎疫苗　疫苗为白色混悬液体,可因沉淀而分层,易摇散,不应有摇不散的块状物。

(1)接种对象:本疫苗适用于乙型肝炎易感者,尤其下列人员:①新生儿,特别是 HBsAg、HBeAg 双阳性母亲所生的新生儿;②从事医疗工作的医护人员及接触血液的实验人员。

(2)用法及用量:①本品注射前要充分摇匀;②注射部位为上臂三角肌肌内;③新生儿在出生后 24 小时内注射第一针,1 个月及 6 个月后注射第 2~3 针;其他人群免疫程序为 0、1、6 个月。免疫剂量每人次均为 $10\mu g/0.5ml$。

(3)禁忌:患有发热、急性或慢性严重疾病者及对酵母成分过敏者禁止使用。

(4)注意事项:①用药前摇匀;②玻璃瓶破裂或有摇不散块状物时不能使用;③应备有肾上腺素,以防偶有过敏反应发生时使用。

5. A 群流行性脑膜炎疫苗　本品为白色疏松体,加所附缓冲生理盐水后迅速溶解,溶液澄明无异物。

（1）接种对象：6个月~15周岁儿童。初免年龄从6月龄开始，3岁以下接种2针，间隔3个月。3岁以上接种1针，接种应于流脑流行季节前完成。根据预测有疫情流行的情况下，可扩大年龄组作应急接种。

（2）使用方法：①使用前检查安瓿，不应有裂纹，安瓿内不应有异物；②用所附缓冲生理盐水溶解干燥疫苗后，摇匀，立即使用；③上臂外侧三角肌附着处皮肤经消毒后皮下注射30μg/0.5ml。

（3）禁忌证：①神经系统疾患和精神病：对患有癫痫、癔症、脑炎后遗症、抽搐等病症或有上述疾病既往史及有过敏史者；②有严重疾病，如肾脏病、心脏病、活动性结核等；③急性传染病及发热者。

（4）不良反应：少数人有短暂低热，多发生于接种后6~8小时，局部红晕及压痛感，多在接种后24小时后逐步消失。

6. 麻风腮疫苗 "麻风腮"是麻疹、风疹和腮腺炎的简称，"麻风腮疫苗"是一种用于预防麻疹、风疹和腮腺炎的疫苗。

（1）接种对象：人群普遍易感。如果孩子在1岁半以前和7岁以前没有得过上述这三种传染病，就可以选择注射，因为这三种传染病很容易在幼儿园和小学校里传播和流行。但如果得过其中的任何一种，就不能注射了，可以单独选择疫苗接种，比如：已经得过风疹，就选择注射麻疹和腮腺炎疫苗，三种情况都如此。接受注射后，易感人群有95%能产生麻疹抗体；91%产生腮腺炎抗体；99%产生风疹抗体。抗体水平可以维持11年以上。

（2）禁忌证：以下情况不宜注射：①孩子有高热抽风史、鸡蛋过敏或神经系统过敏的儿童不能注射；②各种疾病的急性期内应暂缓注射，等痊愈后再接种；③原发性、继发性免疫缺陷病人、接受免疫抑制剂治疗的人禁止用；④对青霉素过敏、正在妊娠期的妇女禁止用。

（3）不良反应：注射部位出现短时间的烧灼感和刺疼的感觉，有个别儿童在接种后5~12天会出现发烧或皮疹，但很快就会消失。

7. 案例分析 了解一类疫苗的使用、禁忌证及不良反应，共同探讨以下案例如何处置。

【案例1】

图6-4为某社区保健中心管理儿童3个月接种完百白破疫苗后，接种部位出现红肿热痛，3天后出现上述图片的脓点。

处理措施：根据百白破疫苗接种后反应的介绍，此种情况是由于百白破疫苗中含有吸附剂所致。此儿童硬结已逐步软化，脓肿属无菌性，且尚未破溃，因此不需要做特殊处理。嘱家长使接种部位保持干燥，避免感染，减少摩擦，脓肿会逐步吸收消失。

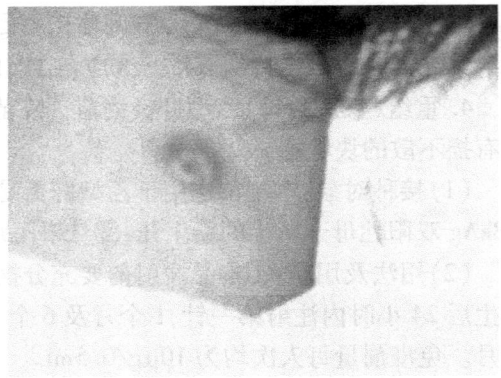

图6-4 3月龄儿童接种百白破疫苗3天后接种部位出现的脓点

【案例2】

图6-5是接种疫苗4小时后，出现过敏性荨麻疹的儿童。该儿童与某社区预防保健科集中麻风腮疫苗后4小时，开始出现瘙痒，之后身体多处部位出现风团样皮疹，以臀部最为

明显。

处理意见:该儿童所起皮疹很显然是过敏性荨麻疹,只要对症处理即可,无需特殊治疗。但有一点需要明确,儿童所起皮疹是否与疫苗有关,这关系儿童以后是否可以继续接种此类疫苗。接种疫苗后出现过敏性皮疹已属于异常反应,基层预防保健医师需要填写 AEFI(预防接种异常反应)调查表,并且上报疾病预防控制中心。疾病预防控制中心会组织专家对此类情况界定。

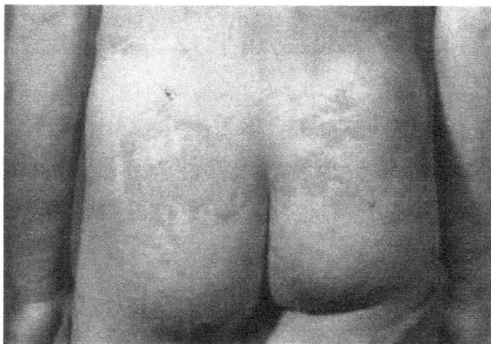

图 6-5　接种疫苗 4 小时后出现的过敏性荨麻疹

(三)儿童常用第二类疫苗的接种与注意事项

第二类疫苗是指在政府或卫生部门的建议下,公民自费并且自愿受种的除第一类苗以外的其他疫苗,如流感疫苗、流脑疫苗、甲肝疫苗、风疹疫苗、水痘疫苗、腮腺炎疫苗、流感嗜血杆菌疫苗、麻腮疫苗、麻风疫苗、肺炎疫苗等。

1. 季节性流感疫苗　流感是由 A、B、C 三个型别流感病毒引起的急性呼呼道传染病,主要临床表现为发热、肌痛、头痛、不适、干咳、咽喉痛和鼻炎等。流感可致各年龄组人群发病,其中儿童感染率最高。我国批准上市的 2009—2010 年度流感疫苗均为灭活疫苗,包括裂解疫苗和亚单位疫苗,可用于≥6 月龄人群接种。

(1)接种对象:建议优先接种人群如下。

1)患流感后发生并发症风险较高的人群:①5 岁及以下儿童,尤其是 2 岁及以下的婴儿;②60 岁及以上老年人;③心血管疾病(除高血压)、慢性呼吸系统疾病、肝肾功能不全、血液病、神经系统疾病、神经肌肉功能障碍,代谢病等慢性病病人;④患有免疫抑制疾病的成人和儿童(包括药物或 HIV 感染引起的免疫抑制);⑤小于 18 岁青少年中长期接受阿司匹林治疗者;⑥长期居住在养老院和其他慢性病康复机构的人员;⑦准备在流感季节怀孕的妇女。

2)有较大机会将流感病毒传染给高危人群的人员:①养老院和其他慢性病康复机构的工作人员;②5 岁及以下儿童、60 岁及以上老年人、其他流感高危人员的家庭成员及照看、护理他们的人员,特别是照看 6 月龄以下婴儿的人员;③医疗卫生保健人员。

(2)禁忌证:①对鸡蛋或鸡蛋制品过敏者;②急性发热、急性感染、慢性疾病急性发作的病人,待病愈后接种;③曾患格林巴利综合征者;④各类疾病的重症病人慎用;⑤疫苗生产厂家所列禁忌证;⑥凡健康状况不适者,禁忌证不易掌握者慎用;

(3)接种方法:①3 岁以上的儿童和成年人使用成年人剂型,每年接种 1 针;②3 岁以下的儿童使用儿童接种两剂。建议接种途径为肌内注射或深度皮下注射,成人和少年儿童应选择上臂三角肌注射,婴幼儿选择大腿前外侧肌内注射。

(4)不良反应

1)一般反应:少数人可能出现红肿、疼痛、红斑、硬结等局部反应,或发热、不适、寒战、疲劳、出汗、肌痛、关节痛等全身反应。

2)异常反应:个别人可能有瘙痒、荨麻疹、非特异性皮疹等普通皮肤反应,极个别接种对象出现神经痛、感觉异常、惊厥、一过性血小板减少症、严重过敏反应(如过敏性休克)、脉管炎、神经系统疾病等不良反应,需及时诊治。

2. 水痘疫苗

(1)接种对象:适用于 12 月龄以上的健康儿童、青少年及成人、高危人群及其密切接触者。

(2)接种方法:推荐 2 岁儿童开始接种。1~12 岁的儿童接种 1 剂量(0.5ml);13 岁及以上的儿童、青少年和成人接种 2 剂量,间隔 6~10 周。儿童及成人均于上臂皮下注射,绝不能静脉注射。疫苗应通过提供的稀释液复溶,并应完全溶解。应在消毒剂完全挥发后再行接种。

(3)接种反应:

1)在所有年龄组均有很低的综合反应原性,注射后偶见低热和轻微皮疹,但不良反应通常是轻微的且自行消失。

2)禁忌证:急性严重发热性疾病病人应推迟接种。对新霉素全身过敏者、白细胞计数少于 1200/m³ 者及孕妇,不得接种。

3. 23 价肺炎疫苗

(1)接种对象:发生肺炎的高危人群:①2 岁以上的儿童;②60 岁以上的老年人;③反复发作上呼吸道疾病,包括鼻窦炎、中耳炎的儿童和成年人;④慢性病病人、免疫系统功能失常者、无脾者、医护工作者等。

(2)禁忌证:对疫苗中的任何成分过敏者;正在进行免疫抑制治疗的病人;具有严重心脏病或肺功能障碍的病人;妊娠期和哺乳期的妇女。

(3)用法:上臂三角肌肌内或皮下注射,免疫保护期 5 年。在流感流行前和流感疫苗联合使用增加免疫效果。

(4)接种反应及注意事项:少数人注射部位可出现疼痛、红肿反应,全身反应如发热、肌痛、虚弱等症状罕见,可在 2~3 天内自行恢复。过敏反应极为罕见。

4. 口服轮状病毒　秋冬季节是轮状病毒腹泻(俗称"小儿秋季腹泻")的高发季节,主要以急性胃肠炎为主要症状。

(1)预防策略:轮状病毒疫苗为甜味的口服液,不用注射,适于婴幼儿服用,并且安全有效,保护率达到 90% 以上。

(2)接种对象:接种年龄为 2 月~5 岁为合适,2 月~3 岁以内建议每年服一次,3~5 岁小儿口服一次亦可以。口服疫苗后 4 周抗体滴度达到最高峰。

(3)禁忌证:有以下症状和疾病的患儿禁用:①患危重疾病、急性或慢性感染患儿;②患急性传染病及发热者、腋温超过 37.5℃者;③患先天性心脏血管疾病、血液系统疾病、肾脏功能不全的患儿;④患严重营养不良、过敏体质患儿;⑤患消化道疾病、肠胃功能紊者;⑥免疫缺陷和接受免疫抑制剂治疗的患儿。

(4)不良反应:仅个别孩子会出现轻微腹泻、呕吐,大多数是由于疫苗产生的条件反射或疫苗从冰箱中取出,温度太低,刺激引起,2~3 天即可消除,一般不需用药。如果出现较重症状应及时就诊。

四、免疫规划相关疾病防控

计划免疫相关疾病没有明确定义,通常是指与计划免疫程序中疫苗预防的相关传染性疾病。常见的如麻疹,风疹,腮腺炎及水痘等。

（一）麻疹、风疹、腮腺炎的防控

1. 麻疹

【监测病例定义】

（1）疑似病例：发热，出疹并伴有咳嗽、卡他性鼻炎或结膜炎症状之一者，或任何经过培训的医务人员初步诊断为麻疹的病例均为麻疹疑似病例。

（2）实验室诊断病例：疑似病例血清学诊断 IgM 阳性，或从标本中检测到麻疹病毒。

（3）流行病学诊断病例：疑似病例无标本或标本检测结果为阴性，但与实验室确诊病例有明确流行病学联系。

（4）临床诊断病例：未进行流行病学调查或在调查前失访或死亡，实验室检测结果为阴性或无实验室检测结果的临床报告病例，且不能明确诊断为其他疾病，并与实验室确诊病例没有流行病联系。

（5）排除病例：有完整的流行病学调查资料，采集了合格血标本，经资质认证的实验室检测结果阴性，并与实验室确诊病例无流行病学联系；或经实验室证实为其他发热出疹疾病，或能明确找出是由其他原因引起发热出疹的病例。

【疫情报告】

疫情性质分类：

（1）散发疫情，各病例间在发病时间和地点方面无明显联系，表现为散在发生。

（2）暴发疫情是指在一个局部地区，短期内突然发生较多的麻疹病例。暴发是相对的，只要麻疹发病超过平常水平即认为暴发。以村、居委会、学校或其他集体为单位，在 10 天内发现 2 例以上麻疹疑似病例；或以乡镇、街道为单位 10 天内发现 5 例以上麻疹疑似病例时，应视为暴发疫情。

（3）突发公共卫生事件，1 周内，同一学校，幼儿园，自然村寨，社区，建筑工地等集体单位发生 10 例以上麻疹病例。

【疫情处理】

（1）散发疫情：①24 小时内到达现场，由病例住址所属区疾病预防控制中心或地段医院保健科处理疫情；②填写病例调查表；③采样：采全血 2~3ml；全血 2~8℃保存，24 小时分离血清（血清量不少于 50μl），然后在 48 小时冷藏送疾病预防控制中心；④对疫源地进行消毒；⑤开展麻疹疫苗应急接种工作。

（2）暴发疫情与突发公共卫生事件：接到疫情报告后，立即到达现场，填写病例调查表并进行采样，开展病人家庭隔离、疫源地消毒和应急接种等工作，划定疫区范围，调查疫苗接种情况，2 天内完成疫情初次调查报告；最后 1 例病例发病后 21 天没有出现新病例，则疫情结束。

【疫情控制措施】

（1）隔离传染源：可嘱病人到传染病医院进行住院治疗，在家隔离治疗时应尽量减少与他人接触。病人隔离至出疹后 5 天，并发肺部感染者延长至 14 天。

（2）切断传播途径：对室内环境进行消毒，室内湿式扫除，开窗通风使病毒迅速排出室外；在疾病潜伏期内，观察有无新病例的出现，一旦出现新病例，医学观察期从新病例发生时间顺延一个最长潜伏期。如麻疹潜伏期为 7~21 天，集体单位应在最后 1 例病人发病后 21 天内观察有无新的可疑病例，一旦出现，将从新发病例发生时间顺延 21 天。集体单位发生病例后医学观察期内禁止集体活动，减少病毒的传播范围；对于学校严格执行晨午检。

（3）保护易感人群：对 5 年内未接种过麻疹疫苗者，45 岁以下无麻疹患病史者，均应尽快应急接种。

麻疹预防控制知识的宣传和普及作为科普知识宣传的重要内容。组织开展多种形式的健康教育，向公众宣传消除麻疹策略和措施，使公众了解麻疹的危害、传播途径与预防方法，鼓励其自觉接种疫苗。

2. 风疹

【病例分类】

（1）疑似病例：起病 2 天内全身皮肤出现红色斑丘疹，同时伴有下列临床表现之一者：①发热；②耳后、枕后、颈部等全身淋巴结肿大或结膜炎或伴有关节痛（或关节炎）。

（2）临床诊断病例：疑似病例伴发病前 14~21 天内与确诊的风疹病人有接触史者。

（3）确诊病例：疑似病例有下列情况之一者：①咽拭子标本中分离出风疹病毒，或检测到风疹病毒核酸；②1 个月内未接种风疹减毒活疫苗，而在血清中查到风疹 IgM 抗体；③恢复期病人血清 IgG 抗体滴度较急性期有 4 倍或 4 倍以上升高，或急性期抗体阴性或恢复期抗体阳转。

（4）排除病例：有完整的流行病学调查资料，采集了合格的血清标本，经认证合格实验室检测结果阴性的病例，或经实验室证实为其他发热出疹性病例（如麻疹等）。

【疫情处理】

（1）散发疫情：在一定区域内发生的散在风疹病例，各病例之间在发病时间和地点方面无明显联系的疫情，称为散发疫情。接到疫情，病例住址所在地段医院需在 48 小时内赶赴现场，核实病例，进行现场流行病学调查，填写疑似风疹病例调查表，采集标本，并采取有效可行的综合措施，防止疫情传播。

（2）暴发疫情和突发公共卫生事件：以行政村、居委会、集体机构等单位，14 天内发生 5 例及以上风疹病人，称为暴发疫情；1 周内，同一学校、幼儿园、自然村寨、社区、建筑工地等集体单位发生 10 例及以上风疹病例，称为突发公共卫生事件。接到暴发疫情或突发公共卫生事件报告后，由病例居住地区疾病预防控制中心和地段医院共同负责，24 小时内到达现场。在最后 1 例病例离开后，经历一个最长潜伏期，未出现新病例，可中止该疫情的监测。

【疫情控制措施】

（1）隔离传染源：可嘱病人到传染病医院进行住院治疗，在家隔离治疗时应尽量减少与他人接触。病人隔离期为出疹后 5 天，并发合并症者延长至 10 天。

（2）切断传播途径：对室内环境进行消毒，室内湿式扫除，开窗通风使病毒迅速排出室外；在疾病潜伏期内，观察有无新病例的出现，一旦出现新病例，医学观察期从新病例发生时间顺延一个最长潜伏期。风疹潜伏期为 14~21 天，集体单位应在最后 1 例病人发病后 21 天内观察有无新的可疑病例，一旦出现，将从新发病例发生时间顺延 21 天。

集体单位发生病例后医学观察期内禁止集体活动，减少病毒的传播范围；对于学校严格执行晨午检。

（3）保护易感人群：接种疫苗是预防麻疹最有效的措施，因此对 5 年内未接种过风疹疫苗者，20 岁以下无麻疹患病史者，均应尽快应急接种，3 天内接种应达到 95% 以上。

3. 腮腺炎

【病例分类】

（1）疑似病例：①腮腺或其他唾液腺非化脓性肿胀，含食酸性食物时肿痛加剧；或伴其他临床表现之一；②有流行病学史（病前 2~3 周内有与腮腺炎病人接触史或当地有本病流行）伴其他临床表现之一。

其他临床表现包括：剧烈头痛；嗜睡、呕吐、脑膜刺激征阳性；恶心、呕吐，伴中上腹部疼痛，局部肌紧张；睾丸肿痛（常为单侧）。

（2）临床诊断病例：腮腺或其他唾液腺非化脓性肿胀，含食酸性食物时肿痛加剧以及伴有其他临床表现之一的疑似病例，并且具备流行病学史。

（3）确诊病例：疑似病例或临床诊断病例具备下列情况之一者：①一个月内未接种过腮腺炎减毒活疫苗，血清中特异性 IgM 抗体阳性；②双份血清（间隔 2~4 周）IgG 抗体效价呈 4 倍或 4 倍以上增高；③唾液、尿液或脑膜炎病人的脑脊液、血液中分离到腮腺炎病毒。

【疫情报告】

（1）散发疫情：在一定区域内发生的散在腮腺炎病例，各病例之间在发病时间和地点方面无明显联系，称为散发。

（2）暴发疫情：以行政村、居委会、集体机构等单位，14 天或 14 天以内发生 5 例及以上腮腺炎病例，称为暴发疫情。

（3）突发公共卫生事件：1 周内，同一学校，幼儿园等集体单位发生 10 例及以上腮腺炎病例，称为突发事件。

【疫情处理】

（1）隔离传染源：病人隔离治疗，隔离期为自发病后 21 天，待痊愈后，须持所在地段医院保健科医生复课证明方可入托、入学。

（2）切断传染途径：腮腺炎潜伏期为 14~25 天，病人所在班或适当范围内人群进行医学观察一个最长潜伏期，接触者每天用淡盐水漱口，室内通风换气，做湿式扫除，学校托幼机构要严格落实晨午检制度，早期发现病人，及时隔离治疗。在观察期中不接收或转出人员，减少或禁止组织大型聚会活动。散发疫情的消毒由地段医院预防保健科负责指导；暴发疫情和突发公共卫生事件的首次消毒，区（县）疾病预防控制中心消毒专业人员必须到达现场进行指导。

（3）保护易感人群：20 岁以下密切接触者中，凡 5 年内没有接种过流腮疫苗，且未患过流腮者均应尽快进行 MMR 联合疫苗应急接种。当出现 1 例病例，应对同班易感学生进行应急接种，当 1 周内发病达 5 例，应对全校易感学生进行应急接种。

（二）水痘疫情处理

【病例分类】

1. 疑似病例　急性发作且无其他明显原因的播散性（全身性）斑丘样小疱疹。疱疹位置表浅，椭圆形，3~5mm 大小，壁薄易破，周围有红晕，均为水痘疑似病例。

2. 临床诊断病例　符合疑似病例定义，医务人员诊断为水痘，但缺乏实验室证实的病例。

3. 确诊病例　疑似病例或临床诊断病例有下列情况之一者：

（1）一个月内未接种过水痘疫苗，水痘-带状疱疹病毒-IgM 抗体血清学检测阳性。

（2）分离到水痘-带状疱疹病毒，经直接免疫荧光抗体法或聚合酶链反应检测到水痘-带状疱疹病毒抗原。

（3）双份血清（间隔 2~4 周），水痘 IgG 抗体效价呈 4 倍或 4 倍以上增高。

【流行基本环节】

1. 传染源　病人是唯一传染源，水痘潜伏期一般为 12~21 天，平均 14 天。传染期一般从皮疹出现1~2天到疱疹完全结痂为止。免疫缺失病人可能在整个病程中皆具传染性。

2. 传播途径　主要通过直接接触水痘疱疹液和空气飞沫传播,也可以通过污染的用具传播。

3. 易感人群　人群普遍易感,儿童多发,易感儿童接触后90%发病。病后免疫力持久,一般不再发生水痘。

【疫情报告与处理原则】

1. 散发疫情　各病例之间在发病时间和地点方面无明显联系,表现为散在发生。处理:幼儿园、学校等集体机构发现病例后,校医或集体单位所属地段医院应做好病例的调查,填写流行病学个案调查表,集体单位所在地段医院应指导采取可行有效的综合措施,防止疫情传播。

2. 暴发疫情　以幼儿园、学校等集体机构为单位,1周内发生5例或以上临床诊断或确诊水痘病例,称为暴发疫情。

处理:应尽快到达现场,在区疾病预防控制中心指导下进行疫情处理。最后一例发病21天后,未出现新病例,可终止该暴发疫情的监测。

3. 突发公共卫生事件　1周内,同一所学校、幼儿园等集体机构发生10例或以上临床诊断或确诊水痘病例。

处理:接到疫情报告后,区疾病预防控制中心按要求对信息进行审核,确定真实性,并于2小时内进行网络直报。同时电话通知同级卫生行政部门和市疾病预防控制中心,区疾病预防控制中心赴现场处理疫情,疫情处理完毕当天报出调查处理报告。

【疫情控制措施】

1. 隔离传染源　病人需隔离治疗,隔离期为自发病至水痘全部结痂为止,待痊愈后,须持所在地段医院保健科医生复课证明方可入托、入学。

2. 切断传染途径　病人所在班或适当范围内人群进行医学观察一个最长潜伏期即21天,公用物品擦拭消毒,做湿式扫除,加强晨午检,早期发现病人,及时隔离治疗。在观察期中不接收或转出人员,减少或禁止组织大型聚会活动。暴发疫情和突发公共卫生事件的首次消毒,区疾病预防控制中心消毒专业人员必须到达现场进行指导。

3. 保护易感人群　未患过水痘,未接种过水痘疫苗,且未接种禁忌证的15岁以下儿童均应接种疫苗。既往水痘患病史和接种史均不详的15岁或15岁以下儿童也应该接种。发生病例的幼儿园、小学以及初中需开展应急接种,发现1例,全年级或全楼层易感儿童作为接种对象,达到5例及以上后,全部易感儿童作为接种对象。应急接种不考虑疫苗接种时间间隔。

【案例3】

某辖区小学,2011年9月12日四年2班出现1例水痘临床诊断病例,至9月16日该校已报告12例水痘临床诊断病例。

处理措施:

1. 疫情定性　依据水痘突发公共卫生事件标准(1周内出现10例以上水痘临床诊断病例或确诊病例),该小学在短短5天内就已经出现12例病例,故此次疫情为水痘突发公共卫生事件。

2. 疫情处理措施

(1)9月12日出现第一例水痘病例时,预防保健医师需第一时间到达学校,查看该小学

缺勤记录,晨午检记录及消毒记录;

(2)指导校医加强晨午检,水痘疫情巡视,同时指导消毒工作,采用1∶100配比84消毒液对公共用品擦拭消毒,教室开窗通风,并且进行湿式扫除。

(3)在3天之内,对未患过水痘、未接种过水痘疫苗且无接种禁忌证的15岁及以下密切接触的儿童,给予水痘疫苗应急接种。

(4)对于水痘病人,需隔离至水痘痂疹全部结痂为止,并且由地段保健科复课证明,方可入学入托。

五、社区儿童常见健康问题

(一) 发热

婴幼儿由于神经系统发育不完善,容易出现发热或服药退热后体温又回升的情况。全科医生遇到此种情况时,该如何判定婴幼儿的病情呢,及时给予对症处理或转诊,需要全科医生掌握以下内容。

1. 常见伴有发热的疾病及处理措施

(1)发热伴有流涕,可能原因为感冒(普通感冒或流行性感冒)。

处理措施:可以对症治疗,减轻症状。但不可乱用抗生素。感冒多为病毒感染引起,无特效药物,必须等患儿自身产生足以对付病毒的抗体,通常病程1~2周左右。如果滥用抗生素,不但无效果,反而引发机体菌群失调,有利于病菌繁殖,加重病情。

(2)发热伴有咽喉痛,可能原因为咽喉炎,扁桃体炎。

处理措施:保持居室20~22℃室温,50%~60%相对湿度,充分休息,合理饮食,加强口、鼻、眼、外耳、口腔的清洁护理。

对症治疗:高热给予物理降温,或给予布洛芬、对乙酰氨基酚类(扑热息痛)退热药物口服或肌注。鼻塞以生理盐水棉签清除鼻腔分泌物。咽喉痛明显者可给予解表清热中药,如银黄含片等。烦躁,睡眠不安者可给予苯巴比妥每次2~3mg/kg口服。高热惊厥者应给予抗惊厥治疗。

(3)发热伴腮腺肿胀,可能原因为腮腺炎。

处理措施:流行性腮腺炎无特殊治疗药物,患儿应卧床休息,给予对症治疗,至腺肿完全消失为止。高热时可给予物理降温或服用对乙酰氨基酚退热。抗菌药无效。局部也可用热透,红外线等理疗。并发睾丸炎时,可用棉花及丁字带将睾丸托起,局部冷敷以减轻疼痛。

(4)发热伴咳嗽,气促,嘴唇发紫,可能原因为肺炎。

处理措施:抗炎,对症治疗。由于患儿肺炎易产生并发症,如果怀疑患儿肺炎,需及时转诊至上级医院。

(5)发热伴呕吐,抽搐,前囟门突起,可能原因为脑膜炎。

处理措施:脑膜炎的症状多为发热,呕吐,抽搐及颈部僵硬,而新生儿可能只有吐奶,精神不振,腹泻,哭闹不休等情况。必须立即转诊至上级医院确诊治疗。

(6)单纯发热,但患儿精神状态尚可。

处理措施:此处需要明确发热原因,尤其要询问近2周是否有疫苗接种史。对于疫苗引起的单纯发热,如果体温未超过38℃,只需物理降温,不需药物处理。如果超过38℃,可给予退热药物对症治疗。

2. 指导家长发热护理要点

(1)包婴儿不要太紧,穿衣服不能太厚;在发高热而身体发烫时,衣服或被子可比平时少点,只是当患儿手脚凉的时候,可以多穿一层。

(2)出汗时需换衣服:刚开始退烧时,可能会出汗。如果出汗,要及时给患儿换穿干净衣服。

(3)嘱家长多让患儿吃富含水分的食物:发烧时会感到口渴,而且身体也容易排出水分,所以要多给孩子补充水分。

(4)非乳性食品要选择口味好的,如豆腐,鸡蛋糕,苹果等。

(二)抽搐

抽搐是不随意运动的表现,是神经-肌肉疾病的病理现象,表现为横纹肌的不随意收缩。临床上常见的有如下几种:惊厥,强直性痉挛,肌阵挛,震颤,舞蹈样动作,手足徐动,扭转痉挛,肌束颤动,习惯性抽搐等。但高热惊厥在儿童中最常见,20 个发热婴儿中就有 1 名婴儿伴有抽搐。高热惊厥一般发生在 6 月~6 岁的患儿中,6 月~2 岁期间更容易发生。

1. 常见伴有抽搐的疾病及处理措施

(1)高热性惊厥:特点是患儿高热同时,出现抽搐,持续 1~3 分钟即可恢复正常,未留下手脚麻木症状。

(2)愤怒性抽搐:特点是患儿哭得最凶的时候发生抽搐,然后很快恢复意识。

(3)癫痫,低血钙或低血糖等:特点是单纯性的肢体抽搐,不伴有发热。

(4)脑炎、急性脑病、脑膜炎等:特点是发高热的同时,抽搐持续十分钟以上,消失之后意识仍不恢复。

处理措施:针对以上情况,对于抽搐持续 10 分钟以上,或抽搐不伴发热,或抽搐后意识未恢复,以及高热惊厥 1 天内发生 2 次以上者,全科医生应及时给予转诊。对于高热惊厥和愤怒性惊厥,给予对症处理即可。

2. 指导家长抽搐护理要点

(1)患儿脸朝侧面:把手掌心贴到患儿下巴,稍抬起他的头把脸朝向侧面,抬起下巴可以使气管通畅,但需注意不要让食物进入气管而导致窒息。

(2)不要摇晃和拍打患儿:不要摇晃患儿使他恢复意识,也不要大声叫名字来刺激患儿,就让患儿安静地躺着。

(3)把患儿衣服解开:解开扣子或解开尿布等,尽量把衣服松开。

(4)对于婴儿,不要把手指等放进婴儿嘴里:婴儿不会咬自己的舌头,把手指、筷子、勺子等放进患儿嘴里,反而更危险,请不要塞任何东西到婴儿的嘴里去。

(三)腹泻

婴幼儿生长发育快,对营养需要量多,消化道负担重,但小儿消化系统发育为完善,易发生消化不良和营养紊乱。同时,免疫系统发育不成熟,对病原体抵御能力差,易发生肠道感染。

1. 常见伴有腹泻的疾病及处理措施

(1)感染性腹泻:急性水样便腹泻,多为轮状病毒或产毒素性细菌感染,2 岁以内婴幼儿多见。发生在秋冬季,以轮状病毒肠炎常见;发生在夏季以产肠毒素性大肠杆菌肠炎可能性大。

(2)霍乱:若出现水样便或米汤样便,腹泻不止伴呕吐,迅速出现严重脱水,要考虑霍乱。

(3)菌痢:粪便为黏脓或脓血便,考虑细菌性菌痢;如血多脓少,呈果酱样,多为阿米巴菌痢。

(4)非感染性腹泻:由进食过多、过少、成分不合适、突然改变饮食习惯,对食物成分(如牛奶蛋白)过敏或不耐受(如乳糖酶缺乏)等引起的腹泻。一般粪便中可见未消化的食物,对于过敏或不耐受腹泻,停止接触引起腹泻的食物,腹泻症状即可逐步痊愈。

处理措施:不论何种原因引起的腹泻,治疗原则均为预防脱水,治疗脱水,继续饮食,合理用药。腹泻不是严重的疾病,问题在于因腹泻而使体内迅速失去水分,引起脱水。因此对于全科医生来说,判断是否脱水至关重要。判别脱水的要点如下:①嘴唇或口部干燥;②眼周围出现皱纹;③眼睛有塌陷的感觉,眼泪少;④脸色苍白,长时间无尿;⑤肚子扁平或腹胀,没有精神;⑥意识不清,没有力气。如出现以上任何1种症状,则需及时给予补水治疗;如出现上述3种,则需及时转诊治疗。

2. 指导家长腹泻护理要点

(1)非母乳性食品应选择易消化、符合患儿口味的食物:不要选择需很长时间才能消化的食物,如蛋白质;宜选择以米粥或菜粥等淀粉类为主的食物,并做的软一些。

(2)采用患儿喜欢饮品来补充水分:因腹泻而失水时,补充充足水分是非常重要的。当腹泻严重并伴有呕吐情况时,应频繁地补充水分。

(四)呕吐

1. 常见伴有呕吐的疾病及处理措施

(1)生理性呕吐:婴儿月龄越小,就越容易吐奶。因为婴儿胃的构造跟成人相比,婴儿的胃是直条状,更容易呕吐。同时,胃贲门括约肌比较松弛,进入胃里的东西容易倒流出来。打嗝或较轻的咳嗽使婴儿吐奶,俗称溢奶现象,属于正常情况。可在喂完奶后抱起婴儿,使婴儿把嗝打完或让他上身抬高,脸面朝侧面躺,避免吐出来的东西塞住气管。月龄稍大些,吐奶的症状就会逐步减轻。

(2)呕吐伴有打喷嚏、咳嗽等感冒症状,引起呕吐可能原因为感冒。

(3)呕吐并发腹泻、发烧等症状,引起呕吐的可能原因为急性胃肠炎,食物中毒。

(4)出生第二周开始,激烈地吐,可能原因为肥厚性幽门狭窄症。

(5)喂奶后经常呕吐,可能为贲门松弛症。

(6)呕吐伴有情绪间隔性不好,便血,可能原因为肠套叠。

(7)持续呕吐伴有意识不清,可能是脑炎,急性脑病。

(8)呕吐伴前囟饱满,烦躁,幼儿会自诉头疼,可能是脑膜炎。

处理措施:在以上引起呕吐的原因中,除了生理性呕吐及感冒引起呕吐外,其他情况都需及时转诊。

2. 指导家长呕吐护理要点

(1)让患儿少量多次摄取水分:婴儿一下子喝得太多会出现呕吐,因此需用小勺或小杯子少量多次给患儿喝水。

(2)选择好消化的松软食物:患儿呕吐的时候,患儿应进食牛奶或汤等,观察患儿情况,食欲尚可时,可选择比较松软,易消化的食物给患儿进食。

(3)抬高患儿上身:呕吐剧烈时,应抱起患儿或让患儿坐起,可避免呕吐物塞住气管。

(4)保持患儿身体、衣服及被单的清洁。

(五)皮疹

患儿由于对某种物质过敏,或感染病毒,细菌,或者其他的原因,很容易罹患各种皮肤疾病。最常见的为幼儿急诊,湿疹,尿布疹和荨麻疹。

1. 荨麻疹　荨麻疹俗称"风团""风疹块"。人们往往认为是吹到风后皮肤出现的反应。荨麻疹的发生原因可能与饮食、药物、虫咬、花粉、肠道寄生虫等有关。对于患儿,常见诱因为添加新的辅食及接种疫苗时易于出现。

【症状】

发生荨麻疹时,表现为皮肤瘙痒,随之出现大小不等的红斑,红色或苍白色或接近肤色的风团,圆形,椭圆形或不规则形,开始时为散在,逐步扩大,融合成片;真皮乳头水肿使毛囊口向下凹陷,皮肤凹凸不平,呈橘皮样外观。病情严重者可伴有心慌,气闷,烦躁,恶心,呕吐甚至血压降低等休克表现,部分患儿可出现胃肠黏膜水肿而腹痛,腹泻,剧烈时类似急腹症;如果伴有高热,寒战,白细胞升高等全身中毒表现,应考虑有感染可能。

【处理措施】

基本原则为去除病因,制止瘙痒,消除皮损和伴发症状。可以抗组胺、抗炎、降低血管通透性及对症治疗等药物治疗为主,必要时结合局部外用药治疗。但当病情严重,出现休克,或合并感染,或急腹症时,要及时给予转诊。

2. 幼儿急疹　幼儿急疹,也叫玫瑰疹或烧疹,是由病毒感染而引起的突发性皮疹,一年四季都可以发生,尤以春、秋两季较为普遍。常见于出生 6 个月至 1 岁左右的患儿。

【症状】

患儿首先持续 3~4 天的高热,体温在 39~40℃之间,热退后周身迅速出现皮疹,并且皮疹很快消退,没有脱屑,没有色素沉着。

需要注意这些患儿在没有出现皮疹前有发热,但感冒症状并不明显,精神、食欲尚可,咽喉可能有些红,颈部、枕部淋巴结可触及,但无触痛感。当体温将退或已退时,全身出现玫瑰红色的皮疹。幼儿急疹对婴儿健康并无影响,出过一次后不会再出。

【处理措施】

①让患儿休息,病室内要安静,空气要新鲜,被子不能覆盖太厚太多;②要保持皮肤的清洁卫生,经常给患儿擦拭身体;③给患儿多喝开水,以利于出汗和排尿,促进毒物排出;④体温超过 39℃,可给予物理降温,37℃酒精擦拭患儿身体,防止患儿出现高热惊厥。

3. 湿疹　湿疹是一种皮肤炎症,患儿皮肤柔嫩细薄,抵抗力弱,容易受外界环境刺激,也易受细菌感染,因此发生湿疹的机会甚多。湿疹不会传染,但若不给予适当治疗,患部会蔓延扩大,导致严重病变。

【症状】

湿疹的类别大致分为 4 种:

(1)接触性皮炎:多出现在脸颊,患部出现鲜红色的疹子,且皮肤肿胀。由于患儿,尤其婴幼儿皮肤嫩薄,脸颊沾上食物或果汁等,都会因刺激发生瘙痒,进而出现湿疹。患儿常以患部摩擦衣服、床单、被褥等,因而病菌会传染到手脚,以至身体各处。

(2)脂溢性皮炎:患此症的患儿多为 6 周至 3 个月,患儿皮肤呈油性,出现红斑,多在眉毛上方、颈、大腿内侧以及脸颊周围。患儿头顶上有厚厚的黄色癣屑黏着,形成一层疮痂,会发出臭味。发病原因可能与遗传体质有关,也可能是由于酵母菌感染所致。

(3)擦烂:当患儿皮肤潮湿,体温升高且汗流积滞,头部、腋下、肛门附近及腹股沟等处较薄弱的皮肤,常因水分及汗水的刺激,加上皮肤在身体活动时互相摩擦,可产生擦疹,在皮肤皱褶间更易发疹。患上间擦疹,患部呈红色,继而充血,糜烂,细菌会迅速繁殖蔓延。

（4）异位性皮炎：此病病因不明，但多有遗产倾向，患儿大多为 3 个月以上，患儿脸颊、颈部及手脚的皮肤潮红，水肿或剧痒，并有水疱形成，患处渗出脓液后结痂。因患儿搔抓摩擦，皮肤会变得像轻度苔藓般硬厚。如果发病时年纪小，或手脚凸位而非凹位发病，病况就会比较难控制。

【处理措施】

①保持皮肤清洁干爽：给患儿洗澡时，宜用温水和不含碱性的沐浴剂来清洁患儿身体。患有间擦疹的患儿，要特别注意清洁皮肤的皱褶处。洗澡时，沐浴剂必须冲净。对于患脂溢性皮炎的患儿，头部已形成疮痂，可先在患处涂上橄榄油，过一会再清洗。②避免受外界刺激：要留意患儿周围温度，湿度等的变化。患接触性皮肤炎的患儿，尤其要避免皮肤暴露在冷风或强烈日晒下。除此之外，不要给患儿穿易刺激皮肤的衣服，如羊毛丝或尼龙等。③修短指甲，减少抓伤机会。

4. 尿布疹

【症状】

尿布疹主要由患儿皮肤所沾尿液或残留于尿布上的肥皂、清洁剂所致。患儿由阴部至臀部皆会生出，如栗子一般大小的疙瘩。情况严重时，疙瘩增大，并出现小水泡。真菌性尿布疹，是由肠道中白色念珠菌过度生长或母体本身带有念珠菌，使患儿出生后受感染，皮肤出现红疹。

【处理措施】

勤换尿布，保持臀部清洁干爽。如果发生腹泻，臀部皮肤抵抗力会变弱，清洁工作便要特别小心。最好在每次换尿布时，用水冲洗臀部，或将臀部浸入温水中洗净。如果臀部已出现溃烂，可于每次清洗后用台灯照射溃烂部位数分钟，以保持干爽。

（六）便秘

便秘是指大肠内积存过多或过久的废物，或大便太干和太硬。便秘是没有绝对日数限制的。出生后 1 周内的新生儿，平均每天排便 4 次，而哺喂母乳的婴儿可以多至 6~7 次；1 岁左右的幼儿每天约 2 次，到了 4 岁左右，就和成人相同。事实上，除了大便次数，大便质地软硬，排便时用力程度，疼痛与否等，都可判别是否便秘。

【症状】

患儿多日不能通便，大肠内的废物便会发酵，造成肚腹鼓起。由于腹部不适，患儿会烦躁，食欲减退，从而影响身体发育，体重骤减。更严重时，肠中积存过久的废物会产生毒素，经血液吸收而循环全身，伤害身体。

【病因】

1. 饮食因素患儿饮食太少，饮食中糖量不足，大便量少。饮食中蛋白质含量过高使大便呈碱性，干燥，次数减少。食物中含钙多也会引起便秘，如牛奶含钙比母乳多，因此牛乳喂养儿比母乳喂养儿发生便秘的机会多。

2. 习惯因素由于生活没有规律或缺乏定时排便的训练，或环境突然改变，均可出现便秘。

3. 疾病因素如佝偻病，营养不良，甲状腺功能低下，先天性巨结肠等疾病，都可能引起便秘。

4. 服用药物服用抗生素等药物较多，肠道内益生菌就会减少，腐败菌大量繁殖，产生大量肠毒素，肠内环境极度污染，肠蠕动减慢，pH 上升，肠功能紊乱导致便秘。

【处理措施】

应该根据不同发病原因采取适当的处理措施,除了疾病因素以外,尽量从饮食运动方面着手。

1. 饮食调整牛乳喂养的婴儿便秘时,可将牛奶中的糖量增加到8%,并增加水果汁,较大婴儿可添加蜂蜜。适当减少蛋白质类饮食,增加谷类食物,增加蔬菜、水果等含渣食物。

2. 按摩腹部以肚脐为中心,顺时针方向为患儿按摩腹部,这样不仅可以帮助排便,而且有助消化。

3. 养成定时排便的习惯。3个月以上的婴儿可以训练定时排便,幼儿可在清晨或进食后几小时后坐便盆,并养成每日定时排便的习惯。

4. 适当使用开塞露和缓泻药,不能常用开塞露、肥皂水通便,因为一旦养成习惯,正常的"排便反射"消失,便秘更难以纠正了。千万不要经常服缓泻药,因为小儿消化功能不完善,用泻药后可能导致腹泻。

(七)缺铁性贫血

缺铁性贫血是体内铁缺乏导致血红蛋白合成减少的一种贫血。临床上以小细胞低色素贫血,血清铁蛋白减少,铁剂治疗有效为其特点。缺铁性贫血是小儿最常见的一种贫血,以6~24个月婴幼儿发病率最高,严重影响小儿健康,是我国重点防治的小儿常见病之一。

【症状】

本病可发生于小儿的任何年龄,主要表现为疲倦乏力,头晕、耳鸣、食欲缺乏、消化不良,烦躁不安,思想不集中,皮肤、口唇、口腔黏膜,眼结膜,手掌和指甲苍白。贫血严重时,可由低热,呼吸和脉搏加快,心脏扩大,心前区可听到收缩杂音,肝脾大,甚至智力发育迟缓。

【病因】

1. 先天性因素如果母亲怀孕时患有贫血,孩子也容易出现贫血。早产儿,双胞胎容易患缺铁性贫血。

2. 生长发育需要量增加小儿生长发育在第一年中是最快的,在母体内所储存的造血原料,一般到4个月时就用完了,如从饮食中获取不足,就很难保证小儿生长发育的需要,而形成贫血。

3. 饮食因素小儿到3个月左右还不适当增加含铁丰富的辅食,就会导致小儿贫血。

4. 疾病因素如果小儿患有失血性疾病(如肠息肉、钩虫病),慢性腹泻,反复感染,发热等,都可能造成缺铁性贫血。

【处理措施】

①病因治疗,尽可能除去引起缺铁和贫血的原因;②补充足够量的铁以供机体合成血红蛋白,补充体内的储存量至正常水平;③合理喂养是纠正贫血的重要途径。应多给富含铁的食物,如动物的心、肝、血及牛肉,黑木耳,红枣等,纠正偏食的习惯,提倡母乳喂养;④严重贫血的患儿,要及时给予转诊。

(八)咳嗽

1. 常见伴有咳嗽的疾病及处理措施

(1)晚上咳嗽症状加重,且咽喉处有异常感,可能原因是喘息性支气管炎。

(2)咳嗽,呼吸困难,喘气或呼吸时,肋骨下陷,不伴发热,可能原因为哮喘。

(3)发高热,同时伴有呼吸苦难,面色难看,可能是肺炎,脓胸,支原体肺炎。

(4)呼吸困难,咳嗽声似犬吠,可能是急性喉炎。

（5）咳嗽突然加重，难易止住，咽部异常，痛苦呻吟，可能原因是呼吸道被异物堵住。

（6）咳嗽伴有发热，流涕等症状，可能原因为感冒，咽喉炎，扁桃体炎。

（7）持续咳嗽，伴呼吸不畅，并有深度呼吸，可能原因为百日咳。

【处理措施】

针对引起咳嗽的主要疾病进行治疗。如果为肺炎，百日咳，异物堵塞呼吸道等情况，迅速转诊至上级医院。

2. 指导家长咳嗽护理要点

（1）咳嗽得喘不过气来的时候：抱患儿揉一下背或抬起上身坐立，让患儿感到舒服。伴有呕吐且平躺时，则为了避免吐出来的东西堵住呼吸道，要把脸朝着侧面躺。

（2）婴儿躺着的时候，把上身稍抬高，咳嗽厉害时，可以缓解呼吸困难。

（3）痰堵住喉咙时喝水，给患儿喝凉开水，每次少量，分多次喂服，这有利于消痰。

（4）保持室温，在室内增减湿度：室温突然变化，或者空气干燥，咳嗽或咽部异样或更严重。室内温度要保持一致，如果干燥可以使用加湿器保持湿度。

（5）不要起灰尘，也不要在婴儿房内吸烟。

（6）选择易于消化的食物。

第二节　老年人保健

老龄化社会又称老龄化国家或地区，联合国将 60 岁及以上人口占总人口的 10% 以上，或 65 岁及以上占总人口的 7% 以上称为老龄化社会。截至 2015 年底，我国 60 岁及以上人口达到 2.22 亿，占总人口的 16.15%。预计到 2020 年，老年人口达到 2.48 亿，老龄化水平达到 17.17%，其中 80 岁以上老年人口将达到 3067 万人；2025 年，60 岁以上人口将达到 3 亿，成为超老年型国家。预计到 2040 我国人口老龄化进程达到顶峰。人口老龄化现象日趋严重，已成为 21 世纪全球面临的重要公共卫生问题和重大社会问题。发达国家老龄化进程长达几十年至 100 多年，如法国用了 115 年，瑞士用了 85 年，英国用了 80 年，美国用了 60 年，而我国只用了 18 年就进入了老龄化社会，而且老龄化的速度还在加快。研究老年人的健康问题，满足老年人的健康需求，促进老年人的生活质量，已成为护理领域的重要课题。

一、老年护理评估

"他们都老了吗？"很多为人子女者眼看着父母渐生的华发，越来越古怪并且难以捉摸的性情，心中也会一遍遍地升起这样的疑问。很多时候，当我们因为父母的频频健忘、乖戾怪癖而想发脾气时，我们很难意识到，这是衰老过程中不可回避的现实。"老"到底是怎么一回事？"老"到底是怎样将我们的父母由精力充沛的青壮年转变成步履蹒跚的老者的？"老"的过程是不是真的具有不可逆转性？了解一切老态后面的科学原因，或许会帮助我们更加心平气和地接受父母的种种改变。

老年人由于在生理功能上的衰退，听觉、视觉方面的缺损以及认知功能方面的改变，接受外界信息的能力和沟通能力均会有所下降。因此护理人员在为老年人做健康评估和采集病史的过程中，应熟练运用语言和非语言的沟通技巧，通过细致的观察、询问、体检等获得正确的主客观资料，从而正确地评价老年人的健康状况及功能状态。

（一）自理功能状态评估

自理功能状态是否完好在很大程度上影响着老年人生存质量，由于机体功能的逐渐衰退和各种慢性疾病的影响，老年人常会丧失某种功能，进而影响其心理健康和社会适应能力。自理功能状态的评估包括：

1. 基本的日常生活活动（ADL）   包含了正常人日常生活中所必须完成的活动，如吃饭、穿衣、如厕、修饰、上下床活动等，丧失这一层次的功能即失去生活自理的能力。

2. 工具使用的日常生活活动（IADL）   反映老年人社会适应能力，包括购物、处理钱物、打电话、做饭、做家务、旅游等内容，失去此层次的功能，则不能进行正常的社会生活。

3. 高级日常生活活动（AADL）   包括一些与生存质量相关的活动，如娱乐、职业工作、社会活动等，高级日常生活活动能力的缺失一般比基本的日常生活活动能力和工具使用的日常生活能力的缺失出现得早，一旦出现，就预示着更严重的功能下降。

（二）心理健康评估

到了老年阶段，老年人常面临离退休、社会地位失落、患各种慢性疾病、身体功能受限、丧偶、亲朋好友去世、经济收入减少、空巢现象等生活事件。因此，在老年期，个体要完成的发展任务主要是：①适应衰老及衰老带来的身心变化，正确对待疾病甚至死亡这一人类的自然规律；②适应离退休，尽快完成离退休后的角色转变，建立健康的养老生活方式，培养有益身心的兴趣爱好；③对丧偶有心理准备，能尽快从丧偶的悲痛中解脱出来，适应环境，消除孤独感。当老年人不能有效的应对上述生活事件时就会出现焦虑、抑郁等不良情绪，严重影响着老年人的生活质量。另外，随着年龄的增长，老年人的认知功能也会下降，因此也应包括在心理健康评估的内容中。

1. 抑郁   抑郁是个体失去某种重视或追求的东西时产生的情绪状态，其显著特征是情绪低落，甚至出现失眠、悲哀、行动受限、自责、性欲减退等表现。老年人离退休、子女离家、长期患病、丧偶等都可能和抑郁情绪有关。

2. 焦虑   焦虑是个体感受到威胁时的一种紧张的、不愉快的情绪状态，表现为紧张、不安、急躁、失眠等，但无法说出具体明确的焦虑对象。老年人常不明原因地对自己的生活担忧而出现焦虑状态。

3. 认知功能   认知是人们认识、理解、判断、推理事物的过程，反映个体的思维能力，并通过个体的行为和语言表达出来，认知功能的受损与否严重影响着老年人生存质量的高低。应该注意的是认知功能评价时应考虑老年人听力和视力的情况，当听力和视力受损时会影响认知功能评定的结果。

（三）社会评估

社会评估包括两方面内容：

1. 社会健康评估   社会健康表示个人与他人的关系如何，他人对其反应以及对社会的适应程度。

2. 社会功能评估   社会功能包含两个不同的概念，社会交往（访友或走亲戚等）以及社会关系对自己的支持程度。老年人的社会功能评估包括个体、家庭和社会评估，同时应考虑老年人生活社区的文化背景。个体评估包括对生活状态的看法、当前角色及近期角色的改变、生活方式、文化背景、居住地点和环境、经济来源与现状、精神状态、将来的目标和打算等；家庭评估包括家庭对老人生活状态的认识，家庭结构、家庭的功能形态、家庭成员的角色作用；社会评估应包括目前生活社区中的特殊资源，对社区的特殊要求等。

　　做社会功能评估时应注意,社会交往只是片面地强调了交往的范围和数量(即社会资源的充分程度),未强调社会支持的质量,故对老年人的个人交往质量的评价更为重要。社会支持分情感支持和物质支持,而情感支持对健康和生存质量更有贡献,应得到广大护理工作者的重视。

(四)角色功能评估

　　角色功能是指从事正常角色活动的能力,包括正式的工作、社会活动、家务劳动等,老年人由于功能的退化而使角色功能下降。对角色功能的评估一般采用开放式问题,如"您在家里承担多少家务劳动?""什么事情对您来说最重要?"评估是要让老人描述其对自己角色的感知和别人对他们所承担的角色的期望。

(五)主观健康评估

　　主观健康评估是个体对自身健康状况的自我评价。其特点是:主观健康不能从躯体、心理、社会、角色四个方面来获得,上述四个方面的评估,受功能障碍、活动受限以及行为紊乱等影响,不能确切反映健康的整个范围。而主观健康评估弥补了这一缺陷,它可以反映从最佳健康状态到最恶劣的健康状态之间的各个水平的综合状况。主观健康的评估可以从"对健康的理解""与同龄人相比自身健康状态如何""对自身健康的预测和对健康问题的担心程度"等方面进行。

(六)那些关于老的真相

　　1.“耳背了”　60岁——对感受高频(如4000~8000Hz)尖细声产生轻度困难;70岁——对感受低频(125~1000Hz)声音损失30~40dB;80岁——高频听力损失可达到50~70dB。

　　耳朵中有一种细胞叫听毛细胞,它们有高度的灵敏性和专一性,这些听毛细胞将声音变为电流,也就是将声音的能量变为电能,然后进一步通过相应的传导专用线路—听觉神经逐步传导至大脑皮层的听觉中枢。随着年龄的增长,内耳动脉逐渐硬化,供血不足,神经营养缺乏,都会导致人耳中的听毛细胞逐渐衰老,同时缺乏更新细胞,另一方面,听神经末梢的老化趋势也会日益加重。

　　2.“眼花了”　50~65岁——老人正常情况下视力应在1.0或以上;65~75岁——视力应在0.8或以上。

　　如果说眼球结构像一架照相机,那么眼底视网膜则相当于照相机的感光底片。当眼底视网膜因为老化变薄,则许多重要的感光细胞数量也自然会相应减少,所以老年人的视力会随着年龄的增加有所下降。另一方面,由于老年人的黑眼球角膜虽然保持透明,但由于它轻微变厚,外界光线照到眼球上就可引起光线散射。这也就是一般老年人会比年轻人更易出现怕光的原因。

　　3.“记忆衰退了”　海马回位于脑的颞叶下方,是人类记忆和情感反应的中枢,参与记忆和情感反应。人在学习和日常生活中获得的记忆,特别是短期记忆便储存在这一部位。当人们步入老年后,海马回细胞会日渐衰老,人的短期记忆力也随之每况愈下。因此经常出现的状况是:老年人会对几十年前的事情记忆犹新,但对刚看过或者刚说完的话,往往转眼就忘。

　　4.“味觉退化了”　老年人的口腔黏膜随年龄的增长而萎缩,角化增加,并且唾液腺也可因年龄的增长而萎缩,造成分泌减少,故老年人易感到口干,表现往往是年纪大了之后更爱喝汤喝粥。由于舌头表面变得光滑,味蕾数目明显减少,嗅觉细胞更新变慢,味觉和嗅觉灵敏度都会显著降低。因此很多手艺本来很好的家庭主妇,一旦过了 60 岁,随着年纪的增大,往往做起菜来不是咸就是淡,原因在于她们对甜咸的味觉不灵敏了。同时相对于年轻时候,老年人的口味会比较偏重,会跟小孩一样爱吃各种怪味零食,喜食偏甜偏咸的食品,这也是由于味蕾减少的缘故。

5. 变成"老小孩"了　老年人往往呈现小孩的情绪脾气,贪吃、自我控制力差、任性等种种表现和年轻时候简直是判若两人。生活中经常会看到这样的例子:跟孩子抢零食吃、必须以自己为中心,甚至为了得到更多的关注而反复去住院等。其成因即是"高层指挥"失控所致,即高级神经的控制中枢退化。许多老年人由于受高血压、动脉硬化、脑梗死等疾病的影响,大脑皮层软化,进而神经高级指挥中枢功能减弱或破坏,导致老年人对事物的认知功能下降。另一方面,由于高级神经中枢的退化,人类的很多低级本能因此得以过度释放:食、性、防御是人的三大本能。在壮年时候,高级神经中枢不断完善以及社会道德法规的熏陶,其低级本能便会逐渐被高级情感所抑制。但是,当人进入老年后,由于遗传、疾病等原因,致使大脑高级神经中枢提前"下课",那些平时受抑制的低级本能便会过度显现出来,具体表现为对吃的过度渴望与对人、对疾病的过度防御,以至于发生许多常人无法理解的思维与举动。

二、老年人的疾病特征

（一）多种疾病共存

老年人患病不同于年轻人,病情比较复杂,且往往是两种以上疾病同时共存。例如,高血压病人往往同时患有冠心病、糖尿病等。在工作中时常接触到这样的老人,同时患高血压、糖尿病、冠心病、骨关节病、血脂异常、白内障、老年男性前列腺增生、女性泌尿系感染等。因此常出现多药并用,每日服用 10 多种药物的现象较常见,药物毒副反应多。

（二）症状不典型

由于老年人生理反应能力减弱容易造成症状不典型。由于老年人敏感性降低,对疼痛的反应较差,体温调节能力差,因此对疾病的自我感觉症状比较轻微。如:患有肺炎却不发热;心肌梗死、肠穿孔等,可能仅有轻微不适,没有明确的主诉;老年人甲状腺疾病起病隐匿,不易早期诊断。例如:一位 79 岁的老年人,白天到社区卫生服务站就诊时未诉不适,夜间突感胸闷,向后背放射,自服硝酸甘油 1mg 无效,即刻到急诊室就诊。当时心电图 $V_7 \sim V_9$ 呈 QS 型、ST 段弓背向上抬高 $0.1 \sim 0.2mV$,肌酸激酶 3887U/L,同工酶 333U/L,AST 474U/L。冠脉造影提示有 3 支血管病变,遂对狭窄血管行经皮冠状动脉内支架植入术。此案例充分说明了老年人心绞痛和心肌梗死症状可以不明显,由于活动量少,不会诱发心肌缺血症状。

（三）发病快、病程短

由于老年人的脏器功能低下,机体的代偿能力和应激能力弱,因此一旦发病,病情容易迅速恶化,使原本功能低下的脏器迅速衰竭。

（四）意识障碍

由于老年人普遍存在着脑血管硬化的问题,因此无论他们患什么疾病,包括血压的改变、感染、毒血症及水电解质紊乱等,都易引发意识障碍。意识障碍的出现,给老年人的评估、诊断和治疗带来了困难。

（五）水电解质紊乱

老年人的口渴中枢敏感性降低,饮水量少,脏器、组织均呈萎缩状态。当发生出汗多、进食少或腹泻等情况时,比青年人更容易引起水和电解质的平衡失调。

（六）全身衰竭

老年人活动减少,卧床较多,消耗降低,食欲减退,新陈代谢失调,身体内环境失衡,抵抗力明显下降。一旦患病,容易出现恶性循环,引起全身衰竭。

（七）易发生后遗症和并发症

老年人本身体质虚弱,加上病后恢复慢,多坐卧休息,缺乏活动,很容易引起肌肉萎缩或痉挛。如果局部组织长期受压,还可以引起褥疮、静脉血栓、肺栓塞和坠积性肺炎。另外,很多老年病的并发症也严重威胁着老年病人,如糖尿病病人可并发肾脏病、眼部疾病、心脏病、高血压、脑血管意外、皮肤感染、神经系统疾病等多种并发症。

三、老年人的心理特点及常见问题

老年是早期生活的继续,早年的心理对老年期有很大的影响。老年期又是变化较多的时期,如生理功能衰退、慢性疾病的发生、工作婚姻家庭的变化、社会关系和社会功能的变化、死亡的威胁、社会家庭对老年人的支持等,这些因素都对老年人的心理带来巨大影响。

（一）认知功能

认知是大脑接受感知信息,加工处理推理判断等大脑功能的表现。认知过程受感知器官、大脑功能及情绪的影响。老年人的认知发展,有些功能衰退,有的功能继续提高。智力可以分为液态智力和晶态智力。液态智力主要是信息加工过程,依赖感观感知外界信息,大脑对信息精细加工。老年期液态智力明显衰退,它影响老年人在新知识学习中,理解慢,反应慢,想象力比年轻人差。晶态智力依赖掌握的知识、专业技术、经验积累、晶态智力与受教育程度、文化背景、工作经历有关。晶态智力70岁以后开始下降。老年人解决不太熟悉问题的能力下降,可能的原因包括:①缺乏寻求新信息和技术的愿望;②掌握的许多解决问题的方法过时了或不适用了;③退休后没有解决专业技术问题的压力和要求了;④主要精力用于管理日常生活,疾病检查治疗和身体健康。

（二）情绪和性格

1. 老年期情绪有多种因素影响　一方面心情变得轻松平静,工作没有压力,孩子成长或独立,有更多的时间休闲娱乐或做自己感兴趣的事情;另一方面也有失落感,退休结束了职业生涯,常为未实现的愿望感到遗憾,为遭受的挫折心存怨恨。人生经历不同的老年人会认知产生不同的情绪。

（1）完整人生观,即为取得的成就感到满足快乐,也能适应失误挫折,认为无论是已经完成,或者是放弃的,或者是从未选择过的,都是人生过程中必须经历的,没有放弃也不会成功,平静地体验完整的人生。例如:有一位老人,曾经是人民大会堂的国宴厨师。他的生活经历就像厨房的调味品一样酸、甜、苦、辣、咸五味俱全,但他都能平静地看待这一切,以平和的心态安度晚年。

（2）失望人生观,经历中有许多失误及不完美,将来又没有机会补偿,对自己非常失望,经历过不公平和伤害,对他人责备和怨恨。此类型老人整天抱怨中年时不能顺利晋升职称、老年时子女不孝顺,总之埋怨家庭,埋怨社会,满腹的牢骚,从话语中体现出非常不乐观。

老年人不仅要不断发展和完善自我,还能为别人为社会做些贡献,超越自我,这样生活有意义又快乐。各国都有许多老年人志愿者活跃在社会各个角落,世界由于他们的贡献而更美好。

2. 老年人的理想性格   老年人性格的发展有三种倾向。

（1）宽容：经历过许多成功和挫折，对他人的缺点错误能够谅解，比较宽容。

（2）愉悦：注重实际，淡泊名利，关爱他人，容易与人友好相处。

（3）温和：能用理智克服情绪冲动，性格比较温和。

（三）老年人的心理保健

生活中一些事件常常可以引发情绪的变化，持续的不良情绪损害身体健康。了解一些调节情绪的方法，使不良情绪及时得以调整，是保健的有效措施，介绍几种简单易行的心理保健方法。

1. 锻炼身体   走路、散步、骑自行车、爬小山坡、简单的器械健身除了可预防慢性疾病的发生，改善疾病症状，还具有明显的调节心理的作用。运动时精力旺盛，大脑因血液循环得到改善而思维灵活，延缓脑功能衰退、减少精神痛苦、消除压力和烦恼。锻炼是调节情绪的有效手段。如，一位老人刚刚退休时在家无事可做，郁郁寡欢，感觉全身哪里都不舒服。后来在社区护士的指导及邻居的带动下，每日到附近的公园里散步、做操、跳交谊舞。运动使老人的生活变得丰富多彩，情绪乐观，心理及生理均调整到最佳状态。

2. 制定老年生活目标

（1）计划现在的生活：根据个人健康、经济、职业、愿望等各种情况，计划老年生活的目标，使生活有发展有意义，实现生命过程的完整性。既可以延续职业追求，如作家、画家、律师等，又可以重新创业，弥补兴趣知识才能的需求。

（2）理解生与死的意义：老年人常常想到死，对死亡的恐惧是人的共性。人与人之间有着巨大的差距，如何评价生命的意义和成功，对老年人的情绪有着积极或消极的影响。应意识到生活越有追求，生命越有意义，生命是有限的，生命留给社会、留给他人的关爱是无限的，人类精神财富永生不息。人都会死亡这是一个不争事实，无论你怕与不怕，它都会降临。但有的老人却认识不到这一点，因为害怕死亡整日惶恐不安，担心自己死后财产分配问题、子女照顾问题、亲人的生活问题等。过分的担忧反而会影响自己的身体健康。相反，有一些老人则可坦然面对生与死的问题，有着科学、合理、健康的死亡观，并将这种观念转化为珍惜生命、珍爱健康的强大动力，进而提高自己的生命和生活质量。

（3）继续教育：老年人能继续学些新知识和技能，有着多方面的意义。可延缓认知功能衰退，跟上发展的时代，改善自己的生活，学习中结交新朋友，提高适应能力等。

（4）协调好接受帮助与生活独立的关系：日常生活中具有一些危险性的操作，如登高作业（搞卫生、换灯泡），重体力活，为防止意外发生，尽量让年轻人完成。一般的日常生活最好自理，一则增加活动，促进代谢，维护机体生理功能。同时，生活独立有乐趣，有利于维护老年人的自尊自信及保持良好的心理状态。

（5）学习一些调整情绪的方法：①放松和冥想，适用于焦虑恐惧时出现的心慌胸闷出汗等症状。方法：平躺在床上，或坐姿依靠着椅背，缓慢深吸气，扩胸4~5秒，憋气2秒，缓慢深呼气6秒。反复深呼吸几分钟后，随着呼吸心跳频率减少，肌肉松弛，感到轻松。闭目回想一件愉快的经历，从始至终回想得越详细，注意力越容易转移，效果越好。②及时宣泄不良情绪，或与亲友交谈或娱乐锻炼，或读书，听音乐，寻找自己乐于接受的方式。③明确想要解决的问题，列出几种解决问题的方法，对比后选择一种完成计划，必要时寻求家庭与社会的支持。④建立良好的人际关系，有研究证明老年人多与朋友交往比局限在家庭内部的人交往会更快乐，因为可以扩大信息交流，联结更大的交往范围，提供或接受更广泛的相互帮助。

（四）老年人的社会角色特点

步入老年,都将面临离休、退休,这是人的社会角色的重大变化。能否正确对待和适应这一改变,对老年人的健康具有重要的影响。离退休后,老年人在生活环境、生活节奏、生活内容、社会地位、经济收入、人际交往等方面都会发生较大的变化,失去原来角色的权利和在职期间的人际关系与情感,改变几十年所形成的行为模式。就必然会因此而产生空虚失落感。即使是对离退休有较充分思想准备的人,一旦离开工作岗位,心情也会非常复杂。过去在较大的生活空间中,有明确的工作任务,工作时间,有广泛交往的社会环境。而离退休后,在狭小的家庭环境中,似乎一下子失去了生活的目标,每天无所事事,闲散、平淡、单调的生活成了使之心情不安的心理负担。失落感自卑感会随之而来。

护理措施:就像父母年轻时对待年幼的我们,俗话说"老还小",老人和儿童在性情上的相似性,已在医学上得到了证实。这是一种生理上的化学变化,而不仅仅是一种文学上的描述手法。我们需要正视的一个客观前提是,随着年纪的增长,老人们只可能更糊涂,而不可能更清醒,只会更虚弱,不会更强壮。那么,沟通之术也就更具技术上的操作难度。

随着父母慢慢变老,我们能为父母做的事情越来越少,在这个时候,让父母心情好更成了儿女义不容辞的责任。成了"老小孩"的父母像刚进入青春期的孩子一样执拗,应多些时间陪伴父母。

（1）左耳进右耳出:全世界的父母都爱唠叨,你的父母也不例外。说话是一种最好的排解孤独的方式。他们的唠叨不一定是为了真的找到解决的办法,也许只是想和你多说说话,这一点小小的要求做儿女的一定要满足,提供一对耳朵,随时恭听。至于是否听进去,完全悉听尊便。

（2）报喜不报忧:老人退休后最容易产生社会失重心理,所以承受压力的能力很差。对于你无意中流露出的麻烦事,他们第一反应是归咎到自己身上,以致麻烦不断。虽然父母是最安全的听众,但由于父母的处事方法与你的状况大相径庭,因此纵使他们再着急,也很难为你提供行之有效的方法。

（3）树立自己的权威地位:由于逐渐远离社会,外界信息量逐渐减少,使他们对生活上的很多事物的判断力都不如从前。适当"神化"一下自己的社会地位和能力,让他们觉得你是值得信赖的。所以说与其以低姿态反复地讲解"为什么陌生人不可靠",还不如直接说:"我不在家,不许放任何陌生人进家!"一声令下,效果绝对立竿见影。

（4）每日孝顺多一点:孝顺要从小事做起,父母并不希望你的年终大红包,而是希望你的心里有他们。所谓幸福感就是一种感觉,来自生活的点滴感觉。记住爸妈爱吃的食物,过年过节你下厨做顿孝心大餐;出差在外,记得买当地的特产回家,心里时时牵挂他们并让他们感觉到。

（5）让老人做年轻人做的事:老人和年轻人的观念差异不仅是因为他们看不惯现在年轻人的思维方式和消费习惯,更因为他们觉得自己落伍了。他们不是不想和年轻人在一起,而是怕年轻人不喜欢自己。偶尔参与年轻人的日常活动,对于老年人来说也是一件很有趣很好玩的事情。所以,找机会带老人去西餐厅吃餐牛排,去咖啡厅喝杯咖啡,去卡拉 OK 唱唱歌,感受一下年轻人的生活方式,可以让老人的心态也年轻起来。

（五）老年人常见的社会问题

1. 空巢老人　指子女离家后的老年夫妇。随着社会老龄化程度的加深,空巢老人越来越多,已经成为一个不容忽视的社会问题。当子女由于工作、学习、结婚等原因离家后,独守

"空巢"的老年夫妇因此而产生的心理失调症状,称为家庭"空巢"综合征。家庭"空巢"综合征主要的症状是心情郁闷、沮丧、孤寂,食欲减低,睡眠失调,平时愁容不展,长吁短叹,甚至流泪哭泣,常常会有自责倾向,认为自己有对不起子女的地方,没有完全尽到做父母的责任。另外也会有责备子女的倾向,觉得子女对父母不孝,只顾自己的利益而让父母独守"空巢"。

【案例4】

在北京朝阳区水碓子小区,60多岁的张大爷每日都去坐公共汽车,从始发站坐到最末一站,再坐回来,以此排解寂寞。

【案例5】

70多岁的史阿姨每日和老伴分头在小区里散步,不到吃饭、睡觉的时间都不想回家。最常做的事就是坐在小公园,望着满园景色发呆。"家里也冷清,老伴耳聋,跟他说话也听不清楚。"史阿姨有6个孩子,但只有在周末时会过来看看,"孩子都忙,我不能老拖累他们。"这两位老人是我们身边最常见的空巢老人,他们生活能自理、也有退休金,但心里却充斥着孤独寂寞。护理措施:

（1）鼓励子女和老人就近居住。

（2）指导老人进行自我心理调适,如通过电视、广播、音乐或种植花卉转移自己的注意力,通过写日记的方式倾诉自己的感情。

（3）鼓励走出家门,参加一些合适的社会活动,如社区组织的京剧团。多结交一些老年朋友,提倡老人与老人间的互助,鼓励其他老人自愿串门陪老人聊天。

（4）建议子女给老人准备一本家庭成员相册。

（5）社区工作人员可打电话与之交流并入户访视,一周一次。

（6）与居委会沟通,定期关心老人。

（7）通知老人参加社区卫生服务站组织的健康知识讲座。

2. 夫妻矛盾　夫妻关系是家庭人际关系的核心。人们在离退休之前,由于大部分的时间和精力用在工作上,所以夫妻关系的矛盾问题常常不容易显露或突出。而离退休后,大部分时间将在家庭中度过,夫妻朝夕相处,加上角色、环境变化带来的情绪烦躁、孤僻多疑等心理障碍,会使过去没有出现、暴露、突出的矛盾出现,从而影响夫妻关系,甚至造成夫妻感情破裂、离异。

3. 丧偶　丧偶是给老年人造成严重精神创伤的应激源。很多老年夫妻几十年同甘共苦,相依为命,相互关怀,相互照顾,一旦一方突然不幸去世,必然使另一方陷入极度的悲伤,甚至终日呆坐,不思饮食。据资料显示,丧偶老年人的各种躯体疾病和精神疾病要比有配偶的老人明显增多。

4. 再婚问题　老年人再婚常常遭到子女的反对。老年人应该坚持婚姻自主,才是老人再婚成功的保障。凸显的问题是子女的生活不能与再婚老人的生活很好的剥离,影响再婚老人之间的关系,还有些维持关系较好的再婚老人,当其中一方患病时,子女因财产操纵老人离婚。其次再婚双方在婚前没有把对于婚后生活、财产等方面协议提前约定,一方贪图对方财产,双方没有采取法律手段提前进行财产见证或公证。老人找伴侣有的还带有某种目的,如女方想在经济上找个依靠,或男方因为自理能力差想找个"保姆"型的老伴儿,伺候日常生活等等。

5. 家庭环境　家庭环境是影响老年人安度晚年的重要客观条件。家庭环境包括家庭成员关系、经济状况等。如果家庭成员和睦,彼此尊重,相互照顾,会使老年人生活愉快,心胸开朗。反之,家庭成员关系紧张,老人得不到尊重,或常因孩子的升学、工作安排、婚姻等问题所困扰而劳心伤神、担惊受怕、焦虑不安,就会对老年人的健康造成威胁。

(六) 老年人的社会支持体系

1. 加强对老年人的健康教育和自我护理的指导　随着社会生活水平的提高,老年人对医疗服务的需求呈现出多元化的趋势,从单一的治病需求,发展到养老、保健、预防、功能恢复等多种需求。因此,应通过加强健康教育,提高老年人的自我保健意识和能力是一项非常重要的工作。

(1)使老年人认识、了解老年期多发病的致病因素,合理的膳食结构和健康生活方式的内容,从而提高防治疾病的效果。

(2)使老年人在掌握一定健康知识的基础上,做到对疾病的早期发现,以达到早期诊断、治疗的目的。从而大大减少并发症,降低致残率和死亡率。

(3)使老年人掌握一些急症的初步急救措施,为医院的专科抢救创造条件、争取时间,以减少病死率。

2. 重视老年人的心理健康　心理健康是世界卫生组织规定的个人健康定义中的一项重要指标。当前,在社会生活水平日益提高、老年人的物质需求基本得到满足的情况下,心理健康对老年人生活质量的影响越来越突出。为维护老年人的心理健康,全社会都要关心和重视他们的心理问题,积极地为他们参与社会,实现老有所为,老有所乐创造条件。同时,还应增强子女对老年人的赡养义务,关心、尊重老年人,为他们营造一个和睦、愉快的家庭环境。另外,还应该加强对老年人自我心理的调节,引导老年人做到学习一点老年心理学,树立科学的人生观,使无论遇到何种问题都能正确对待,始终保存平和的心态。

3. 建立以社区为依托,以家庭护理为主的老年医疗保健服务体系　我国步入老年型社会的行列以后,为满足老年人的医疗需求,缓解就医不便,家庭将成为社会最基本的卫生保健机构。老年人的许多医护工作并非都要住进医院由专业医护人员来执行。只要家庭成员掌握一些简单的医护技术,就可以帮助老年人解除病痛。满足了老年人不脱离家庭环境完成治疗、护理的心理需求。另外,随着老龄化进程的不断推进,我国的家庭结构正发生着变化。独生子女成年结婚后,分户独立,将使老年型家庭日益增多。而且,由于大多数家庭是独门独户的单元住宅楼,又给老年人外出就医造成很大的不便。这就对老年人的医疗保健服务提出了更高的要求。建立以社区为依托,以家庭护理为主的老年医疗保健服务体系,正迎合了这一需求。护理人员应该适应这种社会需求,跨出医院的大门,步入社区,走进老年病人的家庭,为老年病人提供家庭护理服务。实践证明,老年医疗服务体系的建立,不仅深受老年病人和家属以及社会的赞誉,而且也拓宽了护理学和护理工作的领域,对护理事业的发展做出了贡献。

四、老年人日常生活保健指导

(一) 生活环境的调整

1. 居室的温度、湿度　适宜的室内温度,有利于老年人的休息,使其感到舒适、安宁,减少消耗,利于散热,并可降低肾负担。室温过高会使神经系统受到抑制,干扰消化及呼吸功能,不利于体热的散发;室温过低则因冷的刺激使人缺乏动力,尤其老年人御寒功能降低,会因此患感冒、面部神经麻痹、关节炎等疾病。居室的适宜温度一般是(22±4)℃;湿度是50%±10%;室内应备有温度计以随时了解室温变化,并根据气温变化采取保暖和防暑措施。

2. 室内的光线及通风　室内亮度将影响老年人的舒适感。老年人的居室应保证阳光充足,分布均匀,日照时间不少于 3 小时。较弱的亮度通常有助于休息与放松。需要看书学习,长时间用眼时,可适当调整光线亮度,以免光线过弱导致眼睛疲劳、头痛以及烦躁不安;光线过亮,尤其是直接照射眼睛时,会引起目眩。居室照明灯应具有使用安全、照度足够、光源固定、光谱接近日光,悬挂地点与高度适当,除一般吊灯外,床头灯最好为光线可调节型,其开关应放置在老年人易触及的地方。居室内应保持定时通风,清晨或雨后空气清新,含氧量较高,而且污染物和尘埃少,是理想的通风时机。通风不但能调节室内的温度,也可以消除室内的烟气、汗污臭味、增加室内空气的清洁度。

3. 居室的布局　居室应整洁美观、布置得体、色彩协调。居室色彩最好用绿色,因为绿色能调节和改善机体的功能,消除眼睛的疲劳。由于老年人使用的东西较多,例如老花镜、助听器、义齿、轮椅等,而且老年人易健忘,所以老年人的房间的物品要放置合理,放在伸手即可触及的地方。另外要放置日历、时钟、全家福照片及老人喜欢的物品。室内环境整齐,移去影响老年人生活的障碍物,室内有供步态不稳的老年人使用的扶手、拐杖等。床周围和房间出入口处是老年人经常变换姿势和方向的地方,如果有台阶和障碍物,对于平衡功能衰退的老年人来说,很容易摔倒。因此,要注意使用扶手、拐杖、改造台阶、增加照明度等措施,以防跌倒等意外的发生。厕所与浴室是老年人使用频率较高而又容易发生意外的地方,厕所和浴室的设计一定要适合老年人的需要。如使用防滑地砖、便桶两侧安置高低不同的扶手、适宜的光线照明灯等。老年人居家环境安全评估要素详见表 6-4。

表 6-4　老年人居家环境安全评估要素

部位	评估要素
居室	
光线	光线充足
温度	适宜
地面	平整、干燥、无障碍物
地毯	平整、不滑动、洁净
家具	放置稳固、固定有序、有无障碍通道
床	高度应在老人膝盖以下、基本齐其小腿长
电线	安置如何、远离火源、热源
取暖设备	温度适宜、妥善放置
电话	紧急电话号码要放在易见、易取的地方
地板	有无防滑措施
燃气	"开"、"关"的按钮标志醒目
浴室	
浴室门	门锁内外均可打开
地面	有无防滑措施
便器	高低是否合适、有无设扶手
淋浴区域	有扶手、防滑措施

【案例6】

(1)居住情况:夫妇二人,属于空巢老人,居住面积为58m²的两室一厅,第十层,有电梯,小区内无障碍设施齐全。

(2)环境问题及指导措施

1)居室入口处及客厅见图6-6。

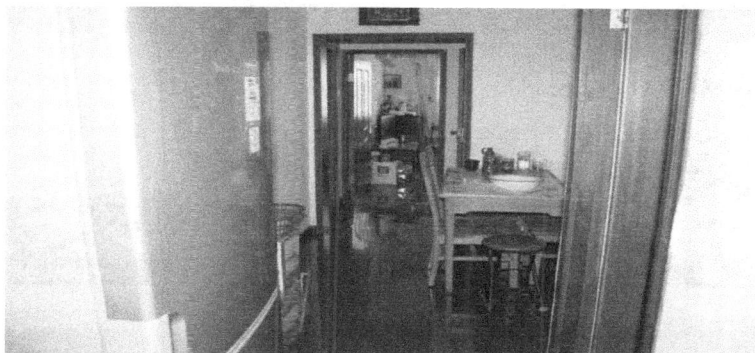

图6-6 居室入口处及客厅实例

护理问题:①居室内空气不流通;②房间内木质地板较滑;③家具摆放不合理、杂物过多、过道狭窄;④房间内光线较暗。

护理措施:①居室内应保持定时通风,每日开窗不少于2次,每次不少于30分钟。清晨或雨后空气清新,含氧量较高,而且污染物和尘埃少,是理想的通风时机。通风不但能调节室内的温度,也可以消除室内的烟气、汗污臭味、增加室内空气的清洁度。②居室内的木质地板较滑,老年人在房间内走动时不宜穿拖鞋,建议穿着鞋底较粗糙的布鞋,以加大与地面的摩擦。③嘱家庭照顾者清理房间内的杂物,保障老人的活动区域无障碍。④门厅光线昏暗,建议更换成瓦数较高的日光灯,以增强照明。⑤家具尽量不要有棱角,使用圆桌为宜。有棱角的家具会增加老人活动时的危险性。

2)卫生间见图6-7。

护理问题:①入口处有一高18cm的台阶;②地砖湿滑;③坐便器周边无扶手;④淋浴区域无夫手、座椅。

护理措施:①卫生间入口处有一较高台阶,建议在门口的墙壁处安装扶手,防止跌倒;②卫生间内地面的瓷砖不防滑,建议摆放防滑地垫;③在坐便器周边的墙壁上安装扶手;④在淋浴区域摆放一把老年人用的带靠背、扶手的座椅,以备沐浴时使用;⑤悬挂沐浴喷头处建议安装可上下调节装置。

(二)饮食指导

1. 老年人营养需求特点　营养状况与老年人健康、疾病和衰老过程密切相关。老年期生理代谢的特点是机体结构功能衰老变化,实质细胞减少,脂肪组织增加,器官萎缩,功能下降。胃肠蠕动慢,消化液、酶分泌减少,牙齿缺损,体重与身高下降,组织蛋白分解代谢占优势,易出现负氮平衡,中性脂肪和类脂在血中浓度增高,血糖增高,矿物质和维生素体内含量下降等。

(1)热能:由于基础代谢率下降,体力活动减少,老年人对热能的需求量也相对减少。因此每日膳食中的总热能的摄入随年龄增长而适当降低,有利于延缓衰老。原则是热能摄入

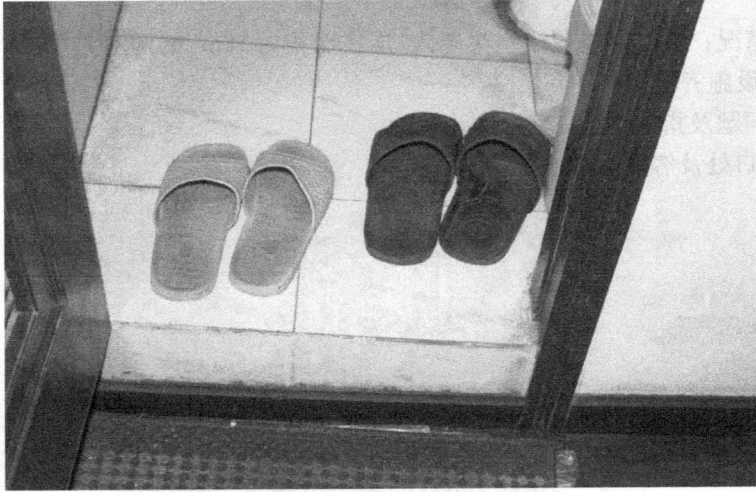

A

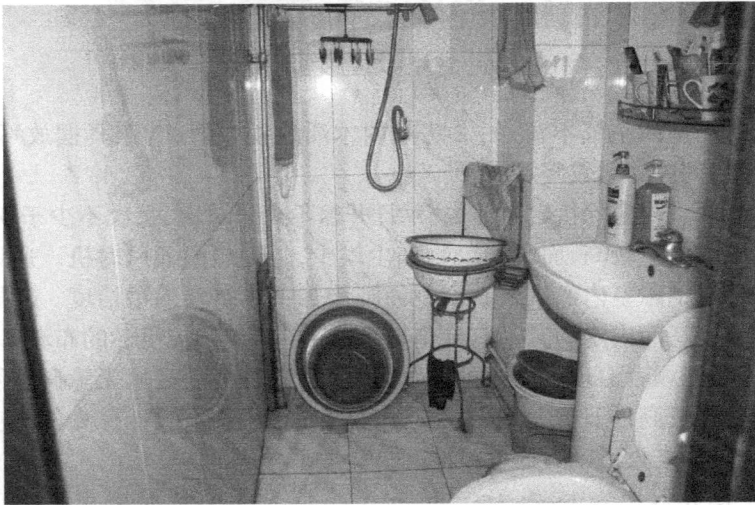

B

图 6-7　卫生间

应与其消耗量保持平衡,并以维持接近标准体重为宜。避免过剩的热能转变为脂肪存于体内而引起肥胖,或伴发一些常见的老年病,如高血压、冠心病而影响健康。

(2)蛋白质:随着年龄的增长,老年人体内蛋白质分解代谢旺盛,合成速度减退,容易出现负氮平衡。尤其是高龄老人,易水肿、营养性贫血和低蛋白血症。因此,需要较为丰富的蛋白质来补充组织蛋白的消耗。要尽量供给生物效价高的优质蛋白,如鱼、虾类、乳类、瘦肉等。此外,肝肾功能减退的老年人,蛋白质摄入过多可加重肝肾负担,应在医生的指导下,控制每日蛋白质的入量。

(3)碳水化合物:老年人空腹血糖易增高,原因是老年人的糖类代谢能力下降。碳水化合物摄入过多易诱发糖尿病、高脂血症、动脉硬化等。因此碳水化合物供给热能的70%以下为宜,不要过多摄入蔗糖,膳食中应有适量粗纤维。

(4)脂肪:老年人体内肌肉组织逐渐减少,脂肪组织逐渐增加,过多的脂肪对心血管系统、消化系统产生不利影响。另一方面，若进食脂肪过少，又将影响到脂溶性维生素的吸收。总的原则应限制含胆固醇较高的食物，如动物内脏、蛋黄、蟹黄等。每日胆固醇的摄入量不宜超过 300mg。尽量选用含不饱和脂肪酸的植物油，如花生油、豆油，减少猪油、肥肉、酥油等动物性脂肪。

（5）矿物质和微量元素：老年人群中容易有钙、铁、锌、硒、碘的缺乏，应给予及时补充。老年人由于胃肠功能降低，胃酸分泌减少，肾功能降低，钙的吸收能力下降。老年人户外活动减少，缺乏日照，使皮下 7-脱氢胆固醇转变成维生素 D_3 的来源减少，也影响钙的吸收，使老年人出现负钙平衡。我国营养学会推荐的成人每日膳食钙的供给量为至少 800mg。钙质较好的食物来源有：奶类及奶制品、豆类及豆制品、虾米、虾皮、海带、小鱼等。补钙的同时还要补充磷和镁。老年女性骨质疏松补钙同时应适当服用雌激素。

铁缺乏会影响体内细胞代谢过程，导致肌肉无力、胃肠黏膜萎缩、胃酸分泌减少和食欲减退。老年人为了获得较充足的可利用铁，膳食每日铁摄入量为 12mg。注意选择家禽和鱼类含铁高的食物，同时补充维生素 C，以利于铁的吸收。

硒是谷胱甘肽过氧化氢的成分，参与辅酶 Q 和辅酶 A 的合成，可防止衰老，延长寿命。"黑色食品"，即黑米、黑豆、黑芝麻、黑木耳等含硒较多，老年人的膳食中硒供给量每日为 50μg。

一般老年人每日需碘 150μg，海带、紫菜等海产品中含碘量丰富。近年来，我国规定市场供应的食盐必须含有一定量的碘。

（6）维生素：富有维生素 A、B_1、B_2、C、D、E 和叶酸的饮食，可增加机体抵抗力，对延缓衰老，防止慢性病有特殊作用。特别是 B 族维生素能增加老年人的食欲。蔬菜和水果可增加维生素 C 和膳食纤维的摄入，对老年人有较好的通便功能。

2. 中国居民平衡膳食宝塔　平衡膳食宝塔共分为五层，反映各类食物在膳食中的地位和应占的比重。

（1）谷类食物位居底层，每人每日 300～500g。

（2）蔬菜和水果为第二层，每日 400～500g 和 100～200g。

（3）鱼、禽、肉、蛋等动物性食物位于第三层，每日 125～200g（鱼虾类 50g，畜、禽肉 50～100g，蛋类 25～50g）。

（4）奶类和豆类食物合占第四层，每日奶类及奶制品 100g（宝塔建议的 100g 按蛋白质和钙的含量来折合约相当于鲜奶 200g 或奶粉 28g）和豆类及豆制品 50g（宝塔建议的 50g 是个平均值，根据其提供的蛋白质可折合为大豆 40g 或豆腐干 80g 等）。

（5）第五层塔尖是油脂类，每日不超过 25g。

3. 摄入食物应保持"四个"平衡

（1）能量平衡：摄入量与消耗量平衡。

（2）三大营养素平衡：碳水化合物占总热量 55%～65%；脂肪占总热量 20%～30%；蛋白质占总热量 15%～20%。

（3）各餐分配平衡：少食多餐。三餐比例：30%、40%、30%；四餐比例：30%、30%、30%、10%；六餐比例：三次主餐 20%、30%、20%；三次加餐 10%、10%、10%。

（4）酸碱平衡：健康人血液 pH 为 7.35～7.45。pH 高于 7.45，为碱中毒，pH 低于 7.35，为酸中毒。

食物的酸碱性取决于矿物质的种类及含量的比率。碱性食物含钾、钙、镁等元素较多的食物，在体内形成碱性物质。酸性食物是含有磷、硫、氯元素较多的食物，会形成磷酸或硫酸等酸性物质。

肉、蛋、鱼等动物脂肪和植物油、碳水化合物、甜食、酒、碳酸饮料等均属于酸性食物,而蔬菜、水果、鲜奶、海藻类是碱性食物,低热量植物几乎都是碱性食物。

提示:每餐应有蔬菜,维持酸碱平衡。

4. 饮食指导技巧

(1)管理中常见问题:①摄入热量过剩,主食多,油脂和蛋白质过剩,坚果过量,饮酒,零食过多等;②三大营养素摄入不平衡;③早餐简单或不吃,中餐简餐,晚餐丰富;④主食过少或不吃;⑤蔬菜摄入不足,且品种单一;⑥水果代替蔬菜,摄入过量;⑦食物品种单调;⑧烹饪方法不合理,食物油煎烧炸比蒸煮凉拌热量多3~4倍;⑨快食:"饱腹感"需要15~20分钟,快食者得到"饱腹感"时已经吃了过多食物;⑩喜肉食、油炸食品、甜食。

(2)防止摄入能量过剩的要点:①正确而有规律的一日三餐饮食,早吃好、午吃饱、晚吃少;②不偏食挑食,不吃夜宵,少吃零食;③避免过量饮酒。适量饮酒范围:白酒不超过50ml,葡萄酒不超过150ml,啤酒不超过250ml。每次饮酒为一种,多种酒不混饮;④进食方法:细嚼慢咽;⑤进食量:七八分饱;⑥进食顺序:先喝汤,再吃蔬菜、主食,最后吃肉;⑦少吃热量高的食物,如坚果、巧克力、油炸食品、甜品等。

(3)控制脂肪量的方法:①油:以植物油为主,少动物油;炒菜用勺取油;多吃卤、煮、拌菜;用不粘锅、微波炉等,用少许水代替油;②肉:"四条腿"(猪、牛、羊)不如"两条腿";(鸡、鸭)"两条腿"不如鱼、虾;禽肉最好去皮食用;③坚果:适量有益,过量有害;不在晚上食用,油脂较多不易消化;④牛奶:不在睡前饮用。

(4)少盐技巧:①改变放盐时间:起锅时放,保证口味,用盐量减少三分之一到三分之二;②用限盐勺;③用其他调味品代替:利用酸、辣、香调味汁,以减少盐量;④少吃高盐食物,如酱油、榨菜、咸菜、火腿肠等。

(5)其他:①主食:粗细粮搭配;每日不少于150g;②蛋白质:以优质蛋白(动物蛋白)为主,每日饮用奶或豆浆,鸡蛋隔日一个;③蔬菜与水果:糖尿病病人,水果选用要限量、限时、限品种。限量是指根据血糖决定水果的进食量。时间选择两餐之间。品种有桃子、橘子、猕猴桃、苹果、梨、柑等。

【案例7】

1. 评估   田先生,男,76岁,身高168cm,体重65kg,中专学历,退休前从事管理工作。

既往史:高血压、糖尿病、骨关节病、陈旧性脑梗。空腹血糖控制在5.6~6.7mmol/L,餐后血糖7.2~8.9mmol/L,血压140/80mmHg

饮食习惯:每日摄入总热量为2300kcal,食盐量12g/d,主食500g/d,喜甜食,脂肪量>200g/d,蔬菜量<100g/d,无奶制品摄入,晚餐入量较多,喜食芒果、香蕉。每日饮白酒100ml、啤酒1瓶、花生米100g。

化验检查:

TC(总胆固醇)3.64mmol/L

TG(甘油三酯)0.54mmol/L

HDLD(高密度脂蛋白)0.91mmol/L

LDLC(低密度脂蛋白)2.38mmol/L

UA(血尿酸)466μmol/L

CREA(血肌酐)68.4μmol/L

2. 护理问题　①总热量过剩;②三大营养素摄入不平衡;③餐次比例不合理;④酸碱失衡;⑤饮酒;⑥喜甜食、食盐过量。

3. 护理措施

(1)计算每日需摄入总热量,控制总热量。

身高 168cm,体重 65kg,BMI=23.04,体重正常。

标准体重为 168-105=63kg,轻体力劳动者的热量摄入为每日每公斤标准体重 30kcal。每日需要总热量为 63×30=1890kcal。食物提供 90kcal 热量为一个交换份。1890÷90=21 份食品。

(2)三大营养素蛋白质、脂肪、碳水化合物摄入平衡。

1)蛋白质的生理功能:①构成人体各种组织器官,如皮肤、毛发、肌肉、骨骼、内脏、大脑等的主要成分,还是补偿新陈代谢消耗及修补组织损失的主要物质;②构成人体内各种主要物质(激素、酶、抗体、血红蛋白等)的重要成分,具有调节各种生理活动、维持机体健康水平的重要作用;③在体内氧化可产生热量,是供热营养素之一,1g 蛋白质在体内燃烧可产生 4kcal 能量;④由蛋白质提供的热量占每日人体所需总热量的 15%~20%。

蛋白质每日摄入量:55g(由于此病人尿酸高,应控制蛋白的摄入)。

蛋白质食物来源:①动物蛋白:瘦肉、奶类、蛋类;②植物蛋白:粮食、大豆及制品、食用菌(木耳、银耳、香菇、口蘑等)、藻类(海带、紫菜等)。

2)脂肪的生理功能:①脂肪是富含能量的营养素,每克脂肪在体内氧化可产生 9kcal 的热量,由脂肪提供的热量占每日人体所需总热量的 20%~30%;②皮下脂肪具有滋润皮肤、保护体温的作用,体腔脂肪可保护和支撑内脏;③磷脂是构成细胞膜的主要物质;④脂肪作为脂溶性维生素的溶剂,有利于脂溶性维生素在体内的吸收和利用;⑤脂肪具有重要的调节生理功能作用;⑥脂肪中的磷脂是人脑和神经组织的重要成分,对于促进记忆和维持大脑功能正常发挥以及神经组织正常传导起重要作用。

脂肪的每日摄入量:60g。

脂肪的食物来源:①可见脂肪:肥肉、各种动植物油;②不可见脂肪:瘦肉、牛奶、蛋黄、豆类及其制品、坚果类。

3)碳水化合物的生理功能:①最经济迅速的能量来源,每克碳水化合物在体内可产生 4kcal 的热量,由碳水化合物提供的热量占每日人体所需总热量的 50%~65%;②是神经系统和心肌的重要能源,也是肌肉活动时的重要燃料,对维护神经系统和心脏的正常供能,增加耐力有重要意义;③碳水化合物的充足供给,对蛋白质有节约作用,还可帮助脂肪氧化;④构成机体组织的重要物质,参与细胞的组成和多种活动;⑤帮助肝脏解毒;⑥抗酮体作用。

碳水化合物每日摄入量:260g。

碳水化合物食物来源:①粮食、杂豆类。②食糖、果糖、蜂蜜、水果、糕点。

(3)调整餐次比例:每日按需摄入 21 份食品分配为:早餐 4 份;午餐 9 份;加餐 1 份;晚餐 7 份。

(4)保持酸碱平衡

酸性食物:肉、蛋、鱼等动物脂肪和植物油、碳水化合物、甜食、酒、碳酸饮料等。

碱性食物:蔬菜、水果、鲜奶、海藻类、低热量植物食物。

每日蔬菜摄入量:500g(由于尿酸高,避免进食豌豆、菠菜等嘌呤含量较高的蔬菜)。

(5)控制饮酒量:病人每日饮白酒、啤酒均可使尿酸增高,有诱发脑梗的危险。故应逐渐减少饮酒量。多饮水,每日应大于 2000mL。以利于血尿酸从肾脏排出。

(6)控制甜食及食盐的摄入量

糖摄入过量的危害:①单糖可不经消化液的作用而直接被人体所吸收,从而使血糖水平迅速升高。②经常食用含糖量高食物的后果是:因为摄入能量太多,而产生饱腹感,同时饼干中的糖分在体内代谢需要消耗多种维生素和矿物质,因此会影响人体对其他富含蛋白质、维生素、矿物质和膳食纤维食品的摄入,造成维生素缺乏、缺钙、缺钾等营养问题。长此以往,会导致营养缺乏、发育障碍、肥胖等疾病。③多吃甜食还会使人体血液趋向酸性,不利于血液循环,并能减弱免疫系统的防御功能。长期大量食用糖分含量高的食品会使胰岛素分泌过多、碳水化合物和脂肪代谢紊乱,引起人体内分泌失调,进而引发多种慢性疾病,如心脑血管疾病、糖尿病、肥胖症、老年性白内障、龋齿、近视等。

食糖量每日不超过 100g。

盐摄入过量的危害:①食盐过量会骨质疏松:饮食中钠盐过多,在肾小管吸收方面,过多的钠离子与钙离子相竞争,使钙的排泄增加,刺激甲状旁腺分泌较多的甲状旁腺素,因此激活"破骨细胞"膜上的腺苷酸环化酶,促使骨盐溶解,破坏了骨质代谢的动态平衡,因而易发生骨质疏松症甚至骨折。②食盐过量易患感冒,现代医学研究发现,人体内氯化钠浓度过高时,钠离子可抑制呼吸道细胞的活性,使细胞免疫能力降低,同时由于口腔内唾液分泌减少,使口腔内溶菌酶减少,这样病原体易于侵入呼吸道。同时,由于血中氯化钠浓度增高,也可使体内具有抗病毒作用的干扰素合成减少。③食盐过量可以引起胃炎,食入过量的高盐食物后,因食盐的渗透压高,对胃黏膜会造成直接损害。动物实验表明,当喂给大白鼠高浓度的食盐水后,其胃黏膜发生弥漫性充血、水肿、糜烂、出血和坏死,使胃黏膜易受损而发生胃炎或胃溃疡。④食盐过量会加重糖尿病。实验发现,食物中的钠含量与淀粉的消化、呼吸速度和血糖反应有着直接的关系。食盐可以通过刺激淀粉酶的活性而加速淀粉的消化,或加速小肠对淀粉被消化后生成的葡萄糖的吸收,以致进食含盐食物者的血糖浓度高于进食不含盐食物者。因而限制食盐摄入量,应作为防治糖尿病的一种辅助措施。⑤食盐过量还可以使人罹患高血压,加重心脏负担,促发心力衰竭,患有肾炎、肝硬化的人,也会因食盐过量而加重水肿或出现腹水。

食盐量每日不超过 6g。

(三)运动指导

1. 运动健康效益

(1)运动系统:运动时由于肌肉活动对骨骼的牵引和重力作用,能提高骨骼的机械性能,使骨密度增厚,骨变粗,骨小梁的排列更加规则,加强了骨的坚固性,可延缓和防止骨质疏松和退行性变化的发生。

(2)心血管系统:爱运动的人心脏储备能力大,心脏功能强,心脏搏出量大。运动能促进血液循环,提高全身所有脏器的血液供应量,促进全身的新陈代谢,提高高密度脂蛋白的含量,减少心血管的脂质沉着,避免动脉硬化。

(3)呼吸系统:运动能促使呼吸肌发达,肺泡弹性增强,因而为肺内气体交换创造了条件,能使呼吸加深加快,使肺通气量成倍增加,使呼吸系统功能提高。

(4)神经系统:运动使大脑的体液循环增强,使神经细胞营养,供氧增加,代谢产物排除加速,从而起到体力和脑力的协调互补作用。

(5)适量运动改善糖耐量,增强胰岛素活性,提高胰岛素效能,降低血糖。

（6）适量运动可促进脂肪代谢,提高肌肉蛋白酯酶活性,加速脂肪的分解。

2. 运动强度

（1）心率判断法:运动心率参考值是(170-年龄)次/分。

（2）自我感觉判断法

1）运动量适宜的标志:锻炼后微汗、轻松愉快、食欲和睡眠良好,虽然稍感疲乏、肌肉酸痛,休息后可以消失。

2）运动量过大的表现:锻炼后大汗淋漓、头晕眼花、胸闷、气喘、非常疲劳、倦怠。脉搏在运动后15分钟尚未恢复,次日周身乏力。

3. 适宜老年人的运动方式

（1）散步:步行速度以每小时3~4公里,每分钟60~90步为宜。

（2）慢跑和游泳:在身体允许情况下,可增强心肺功能,延缓肌肉萎缩。

（3）跳舞:音乐和舞蹈有机结合,带来轻松愉快的感觉。

（4）球类运动:如乒乓球、羽毛球、台球、门球、健身球等,可减轻老年人的孤独和寂寞。

（5）太极拳。

4. 运动时间　无论清晨、上午、下午、黄昏或晚上均可。晨练要等天亮或太阳出来,气温升高,云开雾散,污染物飘散。每次运动从10分钟开始,以后按照5~10分钟的递增量,循序渐进地达到1个小时左右为佳。每周不少于3次。

【案例8】

田先生,男,76岁,身高168cm,体重65kg,患高血压、糖尿病、骨关节病,空腹血糖控制在5.6~6.7mmol/L,餐后血糖7.2~8.9mmol/L,血压140/80mmHg,运动主要以每日清晨散步为主,无规律性,持续时间不定。

（1）护理问题:①运动无规律性;②运动时间不合理;③无有效运动。

（2）护理措施

1）帮助形成规律性的运动

形式:有氧运动,如散步,太极拳等。

频率:每天2~3次,每次运动持续30分钟左右。

2）调整每日运动时间:避免空腹运动,适合田先生的运动时间是三餐后30分钟

3）指导有效运动

强度:田先生运动后心率约94次/分

指导:每步步幅为45cm,2步/秒,1秒可步行90cm,1分钟步行约54m,30分钟步行1600m,约3600步。

（四）安全防护

1. 防跌倒　老年人常发生跌倒,其原因有眩晕而身体失去控制、体位性低血压、视力或听力的改变及环境因素等。衣、裤、鞋不宜过于长大,尤其是裤腿太长会直接影响行走,走动时应穿合脚的布鞋,尽量不穿拖鞋,穿脱袜子、鞋、裤应坐着把脚抬高进行。在老人走动的范围内,应有足够的采光,地面或地毯保持平整、无障碍物,水泥地面应避免潮湿,如有条件铺塑胶地板。卫生间应装坐便器,并设有扶手。澡盆不宜过高,盆口离地不应超过50cm,盆底垫防滑胶粘,以防老人滑到。老人变换姿势时起身不要太快,在行动前应先站稳、站直后再起步。老人小步态行走时应有人搀扶或自挂拐杖。对反应迟钝,有体位性低血压,服用氯丙嗪类(冬眠灵)药物以及用降压药的老人,如夜尿较频,准备好夜间所需物品和便器,必须下

床或上厕所时,一定要有人陪伴。

护理措施:

(1)居室照明应充足,看电视、阅读时间不可过长,避免用眼过度疲劳,外出活动最好在白天进行。

(2)每半年至一年接受一次视力、听力检查。

(3)持之以恒地参加运动,能增强老年人的肌肉力量、柔韧性、协调性、平衡能力、步态的稳定性、灵活性,减少跌倒的发生。

(4)去除居住环境中的一切危险因素,如地面的滑度、家具设施无障碍、照明适宜等。

(5)衣、裤、鞋穿着合适,走动尽量不穿拖鞋,穿脱鞋袜、衣裤时取坐位。

(6)变换体位时动作要慢,日常生活起居做到"3 个 30 秒",即醒后 30 秒再起床,起床后 30 秒再站立,站立后 30 秒再行走。

(7)通过心理护理,使老人了解自身的健康状况和活动能力,克服不服老、不愿意麻烦别人的心理,在力所不能及的时候,主动向他人求助,以减少跌倒的发生。

2. 防呛咳   首先是食物量少而营养丰富,易于消化,少量多餐,进食时不讲话,注意力集中,速度不宜过快,喝稀食易呛咳者,应把食物加工成糊状。进食的体位要合适,坐位或半卧位,卧床病人也应将床头抬高。防止呛咳造成吸入性肺炎。对于吞咽困难的病人应给予鼻饲。

3. 防烫伤   老年人由于感觉迟钝,加之动作迟缓,反应慢,在日常生活中易被开水、热油、灶火等烧伤、烫伤。对于老人使用的设备,如电动按摩器,要耐心讲解使用方法,直到老人熟练掌握为止。在做热疗期间,告知老人及时反应不适,必要时有专人陪伴。

4. 防坠床   意识障碍的老年病人应加床档;睡眠中翻身幅度较大或身材高大的老人,应在床旁用椅子护挡;将老人常用的东西放在其容易拿取处,以免取用时发生坠床。

5. 防化学性伤害   化学性物质可能造成人体烧伤、中毒或出现刺激性反应。化学性伤害可能因误食药物、油漆、清洁剂及吸入有害气体造成。因此护士有责任对老年人进行健康指导,注意按时服药和药物浓度监测,以保证用药安全。

6. 防意外伤害   老年人单独外出活动时,随身携带个人信息卡,家属应注意检查衣服、鞋帽穿着是否适宜和需用物品是否齐备,并了解其去向、离去时间及预计回家的时间。外出活动时间不宜太长,高龄老人最好有人陪伴。外出活动要预防摔倒和被撞伤,可以借助手推车或手杖协助行走,并注意避开人多拥挤的高峰时间,以免人多冲撞而发生危险。

7. 防交叉感染   老年人免疫功能降低,对疾病的抵抗力弱,应预防感染性疾病。在感染性疾病流行期间,减少在公共场所的活动,尤其是避免接触呼吸道感染病人,必要时戴口罩。

(五)用药指导

1. 用药原则

(1)用药剂量不宜过大:老年人肾血流量和肾小球滤过率降低,致使药物清除率明显降低;肝血流量随着年龄增长普遍减少,因而老年人肝清除功能降低,药物容易在体内蓄积,产生不良反应。

(2)依据不同药物缓慢增量:老年人全身水量减少,脂肪含量相对增加,药物进入体内后分布发生改变,致使水溶性药物更为浓缩,脂溶性药物的半衰期延长。应注意药物的选择,治疗用药时应从小剂量开始,缓慢增至治疗量。

（3）在医师指导下用药：老年人发生药物反应的概率是中青年人的 2~3 倍，身患多种慢性疾病的老年人接受多种药物治疗时，容易发生药物不良反应。当出现发热或疼痛时，如自行用药，有时会掩盖病情，延误诊断和治疗。

（4）用药种类不宜过多：老年人机体耐受力低。多种药物同时服用，胃肠功能及食欲会受影响，容易引起身体不适。

（5）慎用镇静药：镇静、安眠类药物在老年人机体作用时间相对较长，常出现精神反应，必须慎用。对于失眠老人先试用非药物疗法，如无效再使用镇静、安眠类药物。

（6）适度应用维生素及保健用品：根据老年慢性病指导服用维生素。保健品不是治疗疾病、摄取营养、增强体质的主要途径，应根据保健品的作用与老人的自身状况选择性应用。

2. 家庭常备药品的保管

（1）家庭常备药品需标明药品名称、剂量、用法及有效期限。

（2）药品放在干燥、通风、避光、易拿取处。散装片剂必须放在瓶中保存。

（3）种类不宜过多，数量不宜过大。口服药与外用药品分开，常用药与备用药品分开放置。

（4）常用药品要经常检查，如变色、变质及超过有效期，立即妥善处理。

护理措施：

（1）用老人能接受的方式，向其解释所服药品的种类、名称、用药方式、药品剂量、药物作用、不良反应等。

（2）对于空巢、独居的老人可协助其将每天服用的药物按剂量、服用次数分别放置在专用的不同颜色的药盒或药袋里，注明服药时间，放在醒目的位置。

（3）多与老人交谈、沟通，鼓励老人诉说服药后的感觉，特别是服药后的不适及异常感觉。

（六）体检指导

1. 每年进行 1 次老年人健康管理　包括健康体检、健康咨询指导和干预等。

2. 生活方式和健康状况评估　包括体育锻炼、饮食、吸烟、饮酒、慢性疾病常见症状和既往所患疾病、治疗及目前用药等。

3. 体格检查　包括体温、脉搏、呼吸、血压、体重、腰围、臀围、皮肤、淋巴结、心脏、肺部、腹部等检查以及视力、听力和活动能力的一般检查。

4. 辅助检查　每年检查 1 次空腹血糖。有条件的地区建议增加血常规、尿常规、大便潜血、血脂、B 超、眼底检查、肝肾功能、心电图检查以及认知功能和情感状态的初筛检查。

5. 告知居民健康体检结果并采取相应干预。

（1）对发现已确诊高血压和 2 型糖尿病病人纳入相应的慢性病健康管理。

（2）有危险因素尚未纳入疾病健康管理的居民定期复查。

（3）告知居民下一次健康检查的时间。

6. 对所有老年居民进行慢性病危险因素和疫苗接种、骨质疏松预防及防跌倒措施、意外伤害和自救等健康指导。

（七）流感疫苗注射

流行性感冒（简称流感）是由流感病毒引起的急性呼吸道传染病，其起病急，传染性强，可引起地方性甚至世界性大流行。流感疫苗接种是预防和控制流感的最有效的措施，可以显著降低受种者罹患流感及流感相关并发症的风险。

流感一直是严重危害全球和我国公众健康的呼吸道传染病。根据世界卫生组织统计,每年流感的季节季节性流行可导致全球 300 万~500 万重症病例,25 万~50 万死亡。流感的住院和死亡主要发生在婴幼儿、老年人、慢性基础疾病病人和孕妇等高危人群。

接种流感疫苗是预防流感的最有效手段。疫苗需每年接种方能获得有效保护。中国疾病预防控制中心《中国季节性流感疫苗应用技术指南(2014—2015)》中明确指出:流感疫苗安全、有效。原则上,接种单位应为≥6 月龄所有愿意接种疫苗且无禁忌证的人提供免疫服务,并推荐以下人群为优先接种对象:孕妇;6 月龄以下婴儿的家庭成员和看护人员;6 月龄~5 岁儿童;60 岁及以上老年人;特定慢性病病人;医务人员。

我国已上市的流感疫苗均为三价灭活流感疫苗,其组分含有 A(H3N2)、A(H1N1)和 B 型毒株的一个系。2018 年的流感疫苗已根据 2017—2018 年度 WHO 最新推荐对毒株进行了更新,以期为民众提供及时的保护。

由于现有流感疫苗不能直接给 6 月龄以下婴儿接种,该人群可通过母亲孕期接种和对婴儿的家庭成员和看护人员接种流感疫苗,以预防流感。

1. 接种时间　每年 10~11 月中旬,每年接种 1 次。

2. 适宜人群

(1)普通老年人。

(2)患有慢性病的老年人。

(3)免疫力低下的老年人。

(4)接触到流感病人的老年人。

3. 作用　接种流感疫苗是目前最有效的预防流感的方法。流感疫苗注射后,能迅速在人体内产生保护性抗体,通常 2 周内就会产生效果,保护性抗体可在体内持续 1 年。因每年疫苗所含毒株因流行株不同而不同,每年都需要接种当年的流感疫苗,才能达到最佳的免疫效果。

60 岁以上老年人接种流感疫苗后,保护流感相关呼吸道疾病的效力为 58%。

4. 提高老年人对流感疫苗的认知　影响老年人流感疫苗接种率的主要因素是老年人主观上对流疫苗的认知与认可。因此,在制订预防控制流感及健康教育策略上,有必要充分利用主流媒体,加大宣传内容的深度和广度。同时,应加强医务人员对预防控制流感知识的宣传,增强老年人对流感疫苗的认可程度,是提高老年人流感疫苗接种率的有效保障。

5. 流感疫苗接种对象适应证　被接种对象的适应证认定:

(1)所有人员本着自愿接种的原则签订知情同意书。

(2)各接种单位要严格掌握疫苗接种禁忌证。

1)被接种对象具有下列情形者不予接种:①对鸡蛋或鸡蛋制品过敏者,对疫苗中成分(活性成分、任何赋形剂、卡那霉素、硫酸新霉素、甲醛、溴化十六烷基三甲铵、山梨醇 80 等)过敏者,其他严重过敏体质者;②曾患格林巴利综合征者;③疫苗生产厂家的说明书中明确列出的禁忌证。

2)急性发热、急性感染,慢性疾病急性发作的病人,待病愈后接种。

3)被接种对象具有下列情形者慎用:①各类疾病的重症病人;②健康状况不适者、禁忌证不易掌握者。

流感疫苗接种知情同意书

【作用与用途】用于流行性感冒的预防。接种流感疫苗后,可刺激机体产生抗流行性感冒病毒的免疫力。本品所含的疫苗成分并不会导致流感。

【接种对象】6 月龄以上儿童及成年人,尤其推荐用于易发生流感相关并发症的人群。

【免疫程序和剂量】6~35 月龄的儿童,接种 1 剂,每剂 0.25ml;既往未接种过流感疫苗的儿童,接种 2 剂,间隔至少 4 周。成年人和 36 个月龄以上儿童,接种 1 剂,每剂 0.5ml。

【不良反应】常见不良反应包括:全身反应:发热、寒战、头痛、出汗、肌痛、关节疼痛、不适感、疲劳。局部反应:接种部位发红、肿胀、疼痛、瘀斑、硬结。上述不良反应无需治疗,通常 1~2 天会自然消失。(更多相关信息请参照说明书)

【禁忌】如有下列任一情况禁用本品,并请务必告知医生:对本品中的活性成分、任何辅料或微量存在的成分,如鸡蛋(卵清蛋白或乱源蛋白)、新霉素、甲醛或 Triton X-100 过敏。发热或急性感染期,接种需推迟到痊愈后进行。

【注意事项】

(1)如免疫应答较差,(免疫缺陷或因服用药物的影响),或如需在接种本疫苗之后几天内进行其他项目的血液检测,请在接和前告知医生。

(2)与其他疫苗一样,本品难以对所有接种者提供完美的保护。

(3)同所有的注射疫苗一样,为预防本品接种后发生过敏反应,应随时准备适当的抢救措施。

(4)如果发现本疫苗悬浮液内有异常颗粒,严禁使用。

(5)疫苗不得与其他医疗产品混于同一注射器内使用。

(6)本疫苗接种严禁直接注射入血管内。

(7)本品在接种 2~3 周后可以预防本疫苗所含三种毒株引起的流感,由于流感的潜代期是数天,所以如果在接种前或接种后立刻暴露在流感病毒流行的环境中,仍然可能会罹患流感。本疫苗对普通感冒没有保护作用,即使其一些症状与流行性感冒相似。

(8)本疫苗应在有效期内使用。

(9)本疫苗对驾驶和操作机械的能力没有影响或影响可以忽略不计。对本品如有其他疑问请咨询医生。接种后请在门诊观察 30 分钟,无不适方可离开。

本人已认真阅读并理解本知情同意书,确认无上述任何禁忌证或不适症状,自愿选择妾种流感病毒裂解疫苗。

接种者姓名_____性别:男/女　出生日期:_____年_____月_____日

监护人姓名_____联系电话_____签名日期:_____年_____月_____日

(未满 18 岁者及其他无完全民事行为能力人需监护人签字)

五、老年人常见健康问题指导

(一)抑郁

1. 概念　老年抑郁症是老年期最常见的功能性精神障碍,以持久的忧郁心境为主要临床表现:兴趣丧失、无愉快感、言行减少、喜欢独处、不愿与人交往;精神减退、精神不振、疲乏无力;自我评价下降、自责、有内疚感;有自杀倾向;对前途悲观失望;有疑病倾向、自觉病情严重;睡眠欠佳、易失眠;记忆力下降、反应迟钝、食欲缺乏、体重明显减轻等。

2. 干预方法

(1)支持性心理治疗:耐心倾听,认真听取病人的自动述说,了解病史和问题的症结;通过耐心倾听,老人会感到有人关心和理解他,以初步建立良好的人际接触,倾听无疑是所有心理治疗的前提。解释指导,倾听之后对老人有关躯体和精神问题给予合适的解释,开展针对性的心理卫生知识教育,对于不正确的认识和观念,给予适当的矫正和指导;导其疏泄,通过启动老人的情绪表达或疏泄,以减轻痛苦或烦恼。鼓励其谈论想法和感受,使之感受到被尊重,并学习自我表达,提升自我价值感,帮助老人树立自尊鼓励自助,让老人学会应用治疗过程中所学到的各种知识或技巧调节自我心理功能,提高自我处理问题的能力;老年抑郁症因精神活动障碍,常依赖、顺从别人,作决定及行动均有很大困难。要鼓励老人了解自己的爱与恨,维护自己的权利,协助其树立自我决定意识,以减轻精神负担;建立和发展社会支持系统,针对老人当前的问题给予建议和指导,在增强心理承受力的同时,帮助发现和寻找各类可动用的心理社会支持源。

(2)认知治疗:让老人学会放松、呼吸训练控制及坚持不回避原则,同时尝试着用积极的语言暗示等来替代原先的消极认知和想法,逐步克服"自己是人们注意的中心"这种想法。

(3)行为治疗:增加娱乐活动,尽量鼓励老年人参加力所能及的娱乐活动。了解其特长、业余爱好,陪伴和鼓励参加团体活动;为老人提供简单、易完成的活动,协助老人获得正向经验,逐步主动参与,与老人间相互关怀,建立友谊,从中获得成就和满足。例如:看电视、听音乐、唱歌、下棋等。减少或处理不愉快的事件和活动,鼓励老年人锻炼控制情绪的能力,增加抗风险能力。松弛练习,帮助老年人学习松弛方法,鼓励其自我放松。合理安排和计划时间,帮助老年人合理安排时间,养成良好的生活作息习惯。

护理措施:

1)改善睡眠状态、加强营养。

2)减轻心理压力。评估导致老年人抑郁的不良生活事件,帮助其正确认识及对待。为老人创造一切机会增加社会交往,协助其改善以往消极、被动的生活方式。

3)阻断老人的负性思考。帮助老人回顾自己的优点、长处、成就来增加正向的看法。

4)建立有效的沟通。要鼓励其抒发内心的感受,允许有足够的反应及思考的时间,并耐心倾听。应避免简单、生硬的语言或一副无所谓的表情,尽量不使用"你不要……""你不应该……"等直接训斥性语言,以加重其自卑感。

5)居室光线明亮,墙壁以明快色彩为主,陈设安全。嘱家属及照顾者做好药品及危险物品的保管。

(二)便秘

便秘的老年人应适当多食含纤维的食物;每天适量运动;自右向左反复自我按摩腹部,促进胃肠蠕动。鼓励老年人在有便意时立即排便,避免造成便秘或肠内形成粪块。便秘严重者可采取辅助排便措施,如使用开塞露、灌肠液灌肠刺激局部,促进排便。

护理措施:

(1)调整饮食结构。保证每天的饮水量在 2000~2500ml,注意荤素搭配、粗细搭配,指导老年人选食小米、玉米、燕麦等多渣饮食。多吃富含纤维素的蔬菜和水果,如韭菜、芹菜、香蕉等有利于预防便秘。饮食要有规律、定时、定量。

(2)调整行为。保证每天有 30~60 分钟活动和锻炼的时间。有意识地进行腹式呼吸,增加腹肌肌力。在固定的时间排便,建立良好的排便习惯。

（3）满足老年人的私人排便空间需求。

（4）手法按摩缓解便秘。取屈膝仰卧位，放松腹肌，以双手示指、中指、无名指重叠沿结肠走行，即升结肠-横结肠-降结肠-乙状结肠-直肠（右下腹向右上腹横向至左上腹至左下腹）环形按摩，利于排便，每日可做 10 分钟左右。

（5）有便意不要忽视，防止意识性的抑制便意。

（三）尿失禁

尿失禁虽不能致命，却严重地影响老人的生活质量，给许多老年人带来巨大痛苦和心理压力。尿失禁主要有三种类型：急迫性尿失禁、压力性尿失禁和充溢性尿失禁。中老年女性尿失禁多为压力性尿失禁。

1. 护理用具

（1）失禁护垫、纸尿裤是较早用于尿失禁用具，也是现今普遍也最安全的方法，使用纸尿裤可以有效处理尿失禁的问题，而且不会造成尿道及膀胱的损害，也不影响膀胱的生理活动。

（2）便盆的使用适合于神志清醒的病人，使用时让病人仰卧，曲膝关节，再用力使臀部离开床面，做"架桥动作"，初期需家人协助病人臀部抬起，将便盆快速送到臀下。

（3）目前多选用一次性双腔气囊导尿管和一次性密闭引流袋，适宜躁动不安及尿潴留老人，兼有为病人翻身按摩、更换床单时不易脱落的优点，但护理不当易造成泌尿系感染，长期使用对锻炼膀胱的自动反射性排尿功能有不足之处。因此必须严格遵守无菌操作，保持尿道通畅，保证导尿系统的密闭程度，尽量缩短导尿管留置的时间。

2. 皮肤护理

（1）及时更换尿布，温开水清洗会阴部、阴茎、龟头及臀部皮肤，保持会阴部皮肤清洁干燥。

（2）留置导尿者保持尿道口清洁，每日 2 次用 0.5% 碘伏棉球消毒并擦会阴及尿道口的分泌物污垢。

3. 心理护理 当尿失禁影响老人的自我感觉、总体生活质量，产生不同程度的负性情绪反应，如意志消沉、孤僻、害怕等，如不及时防治，则使他们精神颓废，社会适应能力进一步退化。社区护士要充分认识尿失禁的有关问题，有能力帮助这些老人，给他们精神上的理解，及时处置尿失禁的困窘，帮他们渡过难关。

4. 其他 提供良好的均衡饮食，保证足量热量和蛋白质供给，同时保持足够的液体摄入，以增强机体抵抗力。

（四）失眠

老年人由于大脑皮层的调节功能下降，睡眠的质量也随之下降，出现睡眠时间减少、入睡难、浅睡眠、易惊醒、早醒及睡眠倒错等现象。严重影响老年人的精神健康。

1. 注意提供舒适的诱导睡眠方法。规律卧床休息时间、就寝前实行按摩、也可采用听音乐、听广播或进行放松深呼吸练习等辅助措施。

2. 限制午睡时间，最多不超过 1 小时。

3. 支持性心理治疗，认知心理治疗和健康教育能减轻他们因失眠引起的心理负担和情绪改变，有助于改善睡眠。

4. 情绪和性格对老年人睡眠有较大影响。有些老年人性格比较内向、固执，遇到问题反复考虑，不愿求助于人，有心事也不愿讲出来，这将直接影响睡眠。所以老年人睡觉前应调整情绪。

（五）记忆力下降

老年人的记忆力随着身体各器官的老化以很慢的速度减退,这是自然规律。要延缓记忆力衰退和增强记忆力,最重要的是不能对自己的记忆失去信心。老年人须及时适量补充蛋白质、微量元素、维生素等营养物质,戒除烟、酒,注意卫生。

老年人如果出现逐渐发生,但发展较快的记忆力障碍,要注意排除老年性痴呆,特别是有家族史的更要引起关注。首先应到相关科室如神经内科门诊就医,进行全面检查,以明确属于真正的智能减退,还是因为抑郁、焦虑等情感障碍导致的记忆力减退(即假性痴呆)。后者通过积极治疗即能获得症状的改善。

记忆力下降的老人在生活中注意以下几点:

1. 采用积极健康的生活方式,平时要有规律地生活、学习、工作、饮食、睡眠、运动等。

2. 正确进行自我调节,注意保持乐观的情绪和积极向上的心态,特别是面对生活中的应激事件,要学会自我减压,保持身心健康。

3. 物品放在相对固定的位置,使用后放回原位,对于一些重要的事情可以采取用笔记录的方式,养成良好的生活习惯。

4. 病人在饮食中应该注意食用新鲜蔬菜、水果及以下几种食物:玉米、糙大米、全小麦、黄豆、绿豆、蒜头、蘑菇、酵母、奶、动物肝脏、沙丁鱼、金枪鱼、瘦肉类等。

5. 每天可以服用一定量的银杏叶提取物及维生素 E。

（六）长期卧床

1. 心理护理　在长期卧床老人的护理过程中,心理护理直接或间接影响疾病的治疗及预后。老年人由于大脑皮层萎缩,功能衰退,引起认知障碍和性格改变,各种感官反应迟钝,表现为孤僻,多疑,固执,说话啰唆,生活懒散,行为幼稚,智能和记忆减退,情绪激动或抑郁等。

护士采用的护理技巧和相应措施:

(1)建立良好的护老关系,这是心理护理取得成效的关键,护老关系是建立在相互尊重,信任与合作基础上的平等关系。

(2)尽可能满足老人的心理需要。

(3)耐心聆听老人的倾诉。及时解答老人提出的问题,增加他们对社区护士的信任感。

(4)调动社会支持系统,嘱咐子女亲友按时探视老年人,减少老年人的失落感和孤独感,确立起老年人在家庭中的地位,帮助提升自身的价值。

2. 饮食护理　长期卧床的老人应以低盐,低脂,清淡易消化的膳食为主。老年人常有牙齿脱落,咀嚼困难,吞咽困难,消化功能减退。宜进食易消化的软食,半流食,流质,禁食过硬或过黏的食物,不能进食者给予鼻饲。

3. 鼻饲注意事项

(1)鼻饲要检查胃管是否在胃内。

(2)翻身应在鼻饲前,以免搬动病人时机械刺激引起反流。

(3)鼻饲前应吸尽气道内痰液,以免鼻饲后吸痰呛咳憋气使腹内压增高,引起反流。

(4)鼻饲时和鼻饲后半小时内应采取半卧位,防止反流。

4. 并发症预防与护理　因长期卧床老人抵抗力低下,抗病能力差及内外环境的影响,故易发生并发症。如肌肉萎缩,坠积性肺炎,肺感染,泌尿系感染,上呼吸道感染,压疮等。

5. 预防肺部感染　肺部感染是长期卧床病人常见并发症之一,病人抵抗力低,排痰不畅是引起肺部感染的主要原因。房间应保持空气清新,定时通风,保持室内温度、湿度适宜,鼓励多饮水,定时翻身叩背,促进痰液排出,必要时给予雾化吸入。

6. 预防压疮的发生　长期卧床的老年病人由于机体抵抗力下降,皮肤营养及弹性也随之下降,加之长期受压,潮湿等物理刺激很容易发生破溃而形成压疮。在护理工作中,保持床单干燥,整洁,注意皮肤的卫生最好使用气垫或水垫床,对容易受压的部位,每日给予红外线照射 20 分钟。

六、老年人的家庭访视

1. 家庭访视的概念　是指在服务对象家里,为了维护和促进个人、家庭和社区的健康而对访视对象及其家庭成员所提供的护理服务活动。家庭访视是社区护理工作的重要工作方法。

2. 家庭访视的目的　用科学的方法了解情况,明确社区居民的健康需求,发现问题,依据实际需求和现有的内在、外在资源合理地制订和实施老年人及其家庭护理计划,以减少危险因素,解决老年人及其家庭健康问题,达到促进健康的目的。

3. 家庭访视的实施过程

(1)访视前准备工作是关系到访视成功与否的重要环节。准备工包括访视对象的选择、确定访视的目的和目标、准备访视用品、联络访视家庭、安排访视路线、熟悉访视家庭情况。

(2)访视中的主要工作是建立关系、获取基本资料、确定主要健康问题、制订护理计划、实施护理干预,简要记录访视情况。

(3)访视后把所用的物品进行正确的处理,整理和补充访视记录,建立家庭档案,分析和评价护理干预效果和护理目标达成的情况。必要时修改、完善护理计划。

4. 家庭访视的沟通技巧

(1)说话技巧:要注意语速、语调;语言要生动形象,通俗易懂,简短明了。要注意双向交流,鼓励讨论和提问。

(2)问话技巧:要注意问话的时间和间隔,要鼓励对方继续深入交谈。

(3)听话的技巧:倾听在交流过程中非常重要。切忌轻易打断对方的叙述;在倾听的时候要恰当的引导、有恰当的反应,用点头、面部表情变化等表示关注对方的谈话内容。

(4)反馈技巧:对访视对象正确的、积极的想法和良好的行为要有积极的反馈。对一些不便立刻判断的观点应做出模糊的反馈,了解情况之后再作评价。

5. 家庭访视的注意事项

(1)着装:要注意穿着适合社区护士身份的职业服装。

(2)态度:要合乎礼节,大方且稳重,能表达出对访视老人及家庭的关心及尊重。

(3)尊重访视对象的文化背景、社会经历,要保守被访视家庭的秘密。

(4)灵活机动,因地制宜:在家庭访视过程中会面临各种复杂的情况,应根据当时的情况灵活应对,保护好自身的安全。

(5)保持一定距离:护士注意不要让自己的态度、信仰、价值观等影响访视对象做决策,要与其保持一定的距离,以免影响其家庭功能。

(6)访视时间:一般在 1 小时以内,避开家庭的吃饭时间和会客时间。尽量在约定好的时间内进行访视。

七、老年人养老模式

我国是世界上老年人口最多的国家,老龄化速度较快。失能、部分失能老年人口大幅增加,老年人的医疗卫生服务需求和生活照料需求叠加的趋势越来越显著,健康养老服务需求日益强劲,目前有限的医疗卫生和养老服务资源以及彼此相对独立的服务体系远远不能满足老年人的需要,迫切需要为老年人提供医疗卫生与养老相结合的服务。医疗卫生与养老服务相结合,是社会各界普遍关注的重大民生问题,是积极应对人口老龄化的长久之计,是我国经济发展新常态下重要的经济增长点。加快推进医疗卫生与养老服务相结合,有利于满足人民群众日益增长的多层次、多样化健康养老服务需求,把保障老年人基本健康养老需求放在首位,对有需求的失能、部分失能老年人,以机构为依托,做好康复护理服务,着力保障特殊困难老年人的健康养老服务需求;对多数老年人,以社区和居家养老为主,通过医养有机融合,确保人人享有基本健康养老服务。推动普遍性服务和个性化服务协同发展,满足多层次、多样化的健康养老需求。

(一) 家庭养老

在我国,绝大部分老年人都是在家中完成养老过程的大部分阶段。家庭养老是传统中国最典型、最普遍的养老模式,在众多养老模式中占着主要地位。

家庭养老模式,意味着家庭范围内的子女一代有能力向处于受养阶段的父辈一代持续提供经济供给、生活照料、精神慰藉等多个方面的资源供给。在家庭内,养老作为老年人日常生活的一种方式,一种延续,是中国家庭所特有的一种紧密、互助、共济的代际关系。

(二) 居家社区养老

居家社区养老模式,实质上是对家庭养老模式风险失灵及局部功能领域的一种补充。当在家庭养老模式中,子女一代提供的养老资源在种类上不完整,即在经济供给、生活照料、精神慰藉三个典型的供养维度上发生某一维度的缺位时,一种来自外部资源的补充。由一定的组织机构(城市为居委会,农村为村委会)企业,团体(志愿者)由于空间的接近而补充养老所需的日常生活服务维度,提供医疗、家政、餐饮等服务。社区服务还可以通过对老年人社会性的维系,来满足精神慰藉层面的需求。

(三) 机构养老

机构养老模式是将老年人集中在专门为老年人提供综合性服务的养老机构,日常生活方式具有高度集体性规制的特点。随着家庭结构的小型化和文化程度的逐步提高,越来越多的老年人将会接受这种养老模式。

根据老年人的健康状况,提供的服务分为三种类型:

1. 技术护理照顾型　主要收养需要 24 小时精心医疗照顾,但又不需要医院所提供的经常性医疗服务的老人。

2. 中级护理照顾型　主要收养没有严重疾病,仅仅需要 24 小时生活护理的老人。

3. 一般照顾型　需要提供膳食和个人帮助的老人。

随着我国人口老龄化程度的加快,符合我国国情的医养结合体制机制和政策法规体系基本建立,医疗卫生和养老服务资源实现有序共享,覆盖城乡、规模适宜、功能合理、综合连续的医养结合服务网络基本形成,基层医疗卫生机构为居家老年人提供上门服务的能力明显提升。各种养老模式能够以不同形式为老年人提供医疗卫生服务,基本适应老年人健康养老服务需求。

第三节　妇女保健

妇女保健是以维护和促进妇女健康为目的,以群体为服务对象,以预防为主,以保健为中心,以基层为重点,开展以生殖健康为核心的保健服务。妇女的保健贯穿着新世纪卫生保健的三大主题—生命的准备、生命的保护和晚年生活质量。

基层医疗卫生机构是居民接触最密切的医疗单位,是妇女保健工作的主要场所,为妇女保健工作的开展提供了一个良好的平台。目前在基层卫生服务层面上对妇女的预防保健工作主要包括孕前保健、孕期保健、产后访视、孕产妇管理、孕产妇保健、避孕节育指导、绝经过渡期及绝经后妇女更年期妇女保健、"两癌"(宫颈癌、乳腺癌)筛查、老年妇女保健、计划生育指导等内容,体现了以预防为主,保健为中心的服务理念。为实现维护妇女身心健康的目标,服务中充分发挥社区卫生服务的特点,通过为妇女建立个人健康档案、定期体检、追踪随访、双向转诊、健康教育、电话咨询、心理疏导等方法,为广大妇女提供适宜的健康保护和健康促进服务,促进妇女建立健康生活方式和环境,改善妇女的生活质量,体现了以预防为主,保健为中心的服务理念。

下面从女性一生各个阶段生理特点、乳腺癌和宫颈癌筛查、妇女常见疾病护理三方面进行介绍。

一、女性一生各个阶段生理特点

(一)孕产妇保健

【案例9】张某,25岁,因"停经2个月"于2011年10月8日到某社区卫生服务中心就诊,末次月经2011年8月8日,尿妊娠试验(hCG)阳性,有生育要求,无阴道出血、腹痛等不适。基层医疗卫生机构应该为她提供哪些服务?

根据原卫生部颁布的《国家基本公共卫生服务规范(2011年版)》中孕产妇健康管理服务规范规定,基层医疗卫生机构应为孕产妇提供以下服务:①孕早期健康管理:孕12周前为孕妇建立《孕产妇保健手册》,并进行第1次产前随访。②孕中期健康管理:孕16~20周、21~24周各进行1次产前随访;对孕妇的健康状况和胎儿的生长发育情况进行评估和指导。③孕晚期健康管理:督促孕产妇在孕28~36周、37~40周去有助产资质的医疗卫生机构各进行1次随访;开展孕产妇自我监护方法、促进自然分娩、母乳喂养以及孕期并发症、合并症防治指导;对随访中发现的高危孕妇应根据就诊医疗卫生机构的建议督促其酌情增加随访次数。随访中若发现有意外情况,建议其及时转诊。④产后访视:在收到分娩医院转来的产妇分娩信息后,应于3~7天内到产妇家中进行产后访视,进行产褥期健康管理,加强母乳喂养和新生儿护理指导,同时进行新生儿访视。⑤产后42天健康检查:基层医疗机构为正常产妇做产后健康检查,异常产妇到原分娩医疗卫生机构检查。

下面详细介绍孕产妇不同时期保健相关知识。

1. 孕早期保健　从妊娠开始到12周末为孕早期,这是胎儿各器官发育形成的重要时期。

(1)早孕诊断常用技术

1)尿妊娠试验:妊娠后7~9天可用放射免疫法测定孕妇血β-hCG(人绒毛膜促性腺激素)诊断早孕。临床上多用早早孕诊断试纸法检测孕妇尿液,若为阳性,在白色显示区上下呈现两条红色线,表明受检者尿中含 hCG,可诊断早期妊娠。阴性结果应在一周后复测。

2)根据停经史,推算孕周和预产期:通过询问末次月经(即最后一次月经的开始之日)准确日期,来计算孕周(表 6-5)和预产期。

表 6-5 孕周推算表

$2^3 \sim 9$	$3^{29} \sim 17$	$5^{24} \sim 25$	$7^{19} \sim 33$
$2^{10} \sim 10$	$4^6 \sim 18$	$6^1 \sim 26$	$7^{26} \sim 34$
$2^{17} \sim 11$	$4^{13} \sim 19$	$6^8 \sim 27$	$8^2 \sim 35$
$2^{24} \sim 12$	$4^{20} \sim 20$	$6^{15} \sim 28$	$8^9 \sim 36$
$3^1 \sim 13$	$4^{27} \sim 21$	$6^{22} \sim 29$	$8^{16} \sim 37$
$3^8 \sim 14$	$5^3 \sim 22$	$6^{29} \sim 30$	$8^{23} \sim 38$
$3^{15} \sim 15$	$5^{10} \sim 23$	$7^5 \sim 31$	$8^{30} \sim 39$
$3^{22} \sim 16$	$5^{17} \sim 24$	$7^{12} \sim 32$	$9^7 \sim 40$

注:第一格的 $2^3 \sim 9$ 表示:2 个月零 3 天相当于 9 周,第二格的 $2^{10} \sim 10$ 表示:2 个月零 10 天相当于 10 周,以此类推

预产期的计算方法:自末次月经开始之日起,月份减去 3 或加上 9,日期加上 7;例如:末次月经是 2006 年 7 月 1 日,月份减 3 等于 4,日期加 7 等于 8,孕妇的预产期是 2007 年 4 月 8 日。

(2)孕早期一般保健指导

1)建册:建立《孕产妇保健手册》。

2)孕早期一般保健指导:怀孕的最初 12 周内,孕妇会出现恶心、呕吐或全身不适等现象,子宫逐渐增大,子宫内的新生命从单细胞的受精卵发育成具有人形的胚胎。6 周时形成脑、脊柱及中枢神经系统;8 周时面部已能辨认五官;9 周后至分娩称为胎儿,12 周时所有内脏器官形成,四肢长出。环境中的不良因素会影响胚胎的正常发育,影响器官的分化和致畸,特别在孕 6~8 周时,最为敏感。因此必须注意避免环境中不良因素对胚胎的影响,包括:生物学因素,如引起感染的各种病原体;化学因素,如各种药物、环境中各种有毒物质(铅、苯、汞及农药等);物理因素,各种射线、噪声、振动、高温、极低温、微波等。

为避免接触以上不良因素,在孕早期要注意做到:少到拥挤的公共场所,避免感染疾病;不接触猫狗,不吃未经煮熟的鱼、肉、虾、蟹等;避免接触放射线及有毒有害物质;妇女怀孕后,原则上应少服药或不服药,某些可用可不用的药物应尽量不用;如果患病应及时就医,告知医生已经妊娠,应遵医嘱认真服药;不抽烟、不喝酒;不要洗桑拿或长时间浸泡热水澡。

孕妇还要注意卫生保健:孕妇的新陈代谢旺盛,特别容易出汗,因此必须勤洗澡、勤换衣;注意口腔卫生与保健,早晚应刷牙,进食后应漱口,防止牙周病,定期口腔检查与适时的口腔治疗;注意休息,避免重体力劳动及剧烈活动;怀孕的前三个月避免性生活,预防流产;有发热、阴道见红、剧烈呕吐、腹痛等异常情况,应当马上到医院检查,并告知医生已经怀孕;有心肝肾等主要脏器疾病或病史者,应尽早转院全面检查,以确定是否继续妊娠。

叶酸是预防胎儿发生神经管畸形、先天性心脏病、唇腭裂等的重要维生素。孕期需要量是非孕期的 1 倍以上,所以在孕期尤其是孕早期应多吃富含叶酸的动植物食物,如动物肝、绿叶蔬菜、谷物、花生、豆类等。同时加服叶酸片,0.4mg/次,每日 1 次,至孕 3 个月。

(3)发现异常情况的处理:孕早期常见异常情况包括:有遗传性疾病,年龄>35 或<18

岁,生育过畸形儿,原因不明的 2 次以上自然流产史,以往死胎、死产、新生儿死亡史,骨骼发育异常尤其是骨盆狭窄或畸形,早孕反应严重出现尿酮体阳性者,阴道出血和腹痛,服用致畸药物者,血色素<110g/L,RPR(梅毒筛查)阳性,肝肾功能异常,BMI 指数异常,妊娠期合并症、并发症,生殖道异常或手术史,内分泌疾病,精神神经疾病,传染性疾病等情况。

护士在与妇女交流过程中如果发现异常情况应及时报告医生,同时嘱妇女及时到妇幼保健处进一步检查咨询,对该妇女进行追访,落实进一步咨询检查情况。

2. 孕中期保健和孕晚期保健　孕 12 周以后,胎儿逐渐长大,母体为适应胎儿的生长发育需要,为分娩做好准备,各个系统和器官均发生一系列的变化。开展定期的、有连贯性的孕期保健服务对保护孕妇的身心健康和胎儿的生长发育具有重要的意义。

孕 16~20 周、21~24 周、各进行 1 次产前随访,对孕妇的健康状况和胎儿的生长发育情况进行评估和指导;督促该孕产妇在孕 28~36 周、37~40 周去有助产资质的医疗卫生机构各进行 1 次随访。

(1)孕期保健指导:在孕 16~20 周重点做生活保健、孕妇体操、胎教保健指导等;30 周以后重点进行自我监护、母乳喂养指导。

1)生活保健指导:孕妇衣着要质地柔软、式样简单、尺寸宽松,勿紧束裤腰,勿穿化纤内裤、穿坡跟鞋或 2~3cm 高的低跟鞋;孕妇要尽量少化妆。一方面,脂粉及口红所含的铅与过氧化脂质结合后,对细胞内黑色素沉着有加剧作用,不但影响妇女美观,而且铅会对胎儿神经系统可能造成危害;另一方面,去医院接受产前检查时化妆会影响医务人员对疾病症状的观察和识别;孕妇应当避免染发和烫发。因为染发剂和烫发剂中含有大量的化学物质,会对人体产生过敏反应,尤其是孕妇皮肤敏感,会给孕妇和胎儿带来危害;孕期要注意个人卫生,经常洗头、洗澡、勤换衣服、保持皮肤清洁,每天清洗外阴,早晚刷牙,预防龋齿。由于怀孕使机体抵抗力降低,机体组织对细菌及其代谢产物的刺激变得敏感,对损伤组织的修复功能减弱,一旦出现口腔疾病会发展很快,牙齿清洁显得更为重要;孕期不要束胸、佩戴宽大的乳罩;孕期保证足够的睡眠,保证每天 8~9 小时的睡眠时间,多采用左侧卧位。

2)运动指导

孕期运动原则:孕期运动目的不是减肥,主要是维护和促进健康、提高肌肉、关节的强度与柔韧性,为顺利分娩做好准备,不能盲目过度运动;维持体液平衡很重要,应在锻炼前后 40 分钟各饮一杯水;在锻炼的前 5 分钟,先做热身的准备运动,以使血液循环逐渐增加;伸展运动不要过于猛烈,以免拉伤韧带;对于多数孕妇来说,低冲击力的锻炼(散步、游泳、骑车)比猛烈的跳动、踢球、打球要安全和适宜;孕前不爱运动的妇女,到孕中期可以循序渐进地运动;孕晚期需要减缓活动;运动时要戴上合体的孕妇乳罩以提供舒适稳妥的支托。

孕妇体操介绍:孕妇体操可从怀孕 3 个月左右开始,每天坚持做,运动量以不感到疲劳为宜。体操的基本动作包括:

①提肛运动:保持均匀呼吸,收缩会阴、肛门肌肉,5~10 秒钟后再放松。早、中、晚各做 15~20 次,可增加肌肉弹性。

②脚部运动:脚掌着地,脚趾上翘;脚尖抵地,脚面绷直,脚跟抬起,早、中、晚各做 15~20 次。

③盘腿坐运动:盘腿两手下按膝部。早、中、晚各做 3 分钟,可松弛腰关节,伸展骨盆的肌肉。

④扭动骨盆:腿向外翻倒,两腿轮换。膝盖并拢,左右翻倒。早、晚各做 5~10 次,加强骨

盆关节和腰部肌肉的柔软度。

⑤背屈运动:低头,眼睛看腹部,腰背向上拱起;抬头,腰背伸直,放平。早、晚各做 5~10 次,松弛骨盆和腰部关节,使产道出口肌肉柔软,并强健下腹部肌肉。

做操注意事项:做操前一般不宜进食(不要在饭后马上进行),先排空大小便。在空气流通良好的房间做操,放一些轻松的音乐,穿上宽松舒适的衣服,地上铺毯子。

孕妇最好在医生指导下进行相关运动。有先兆流产、早产史、多胎、羊水过多、前置胎盘、严重内科合并症等孕妇不宜做体操。

3)胎教指导:胎教是利用现代科学知识和技术,根据胎儿各时期发育特点,有针对性地、积极主动地给予胎儿各种信息刺激以促进胎儿身心健康地发育。为出生后早期教育打下良好的基础。有条件的地方可以开展胎教,胎教的方法如下。

音乐胎教:播放轻柔、舒畅的音乐,使整个环境充满温馨、悦耳的声音。每日 2 次,每次 15~30 分钟。

语言和抚摸胎教:用手抚摸腹部,温柔地和肚子里的宝宝说话、讲故事、朗诵诗歌等,反复训练。6 个半月开始,每日 2 次,每次 5~10 分钟。

孕妇可以记胎儿日记,从怀孕开始,每天将孕妇的身体情况、心理状态、饮食起居、休息娱乐都记下来。开始产前检查和胎教以后,还可记录检查情况,如孕期用药、胎动开始时间、胎教实施情况等。不强调文字华丽,而要真实记录父母的思想感情和胎儿的情况。

需要注意的是,胎教不仅是母亲的事,与父亲的关系也很密切,父亲要积极参与。

4)自我监护指导:孕妇自我监护是观察胎儿在子宫内安危情况的重要手段。数胎动则是较常用的监护方法。数胎动可以从孕 30 周起进行,每天早、中、晚固定时间测 3 次,每次数 1 小时。孕妇在安静的状态下,取卧位或坐位,注意力集中,双手置于腹部,以纽扣为标记,胎动 1 次放 1 粒纽扣在盒子中,如连续动几下也算 1 次。1 小时完毕后,盒子中的纽扣数即为 1 小时胎动数。将早、中、晚 3 次胎动数相加,再乘以 4,即为 12 小时的胎动数,正常值应为 30 次或 30 次以上。如果少于 20 次,说明胎儿在子宫内可能有异常;如果少于 10 次,则提示胎儿在子宫内明显缺氧。如无法做到每日数 3 次,则可以每晚数 1 次,每小时应有 3~4 次。如胎动次数减少或消失或过分剧烈,都应立即到医院就诊,因为胎动对缺氧的反应比胎心敏感。

5)母乳喂养指导:母乳喂养的好处:母乳含有婴儿所需要的全部营养物质,容易消化吸收,有利于婴儿生长发育;母乳含有抗体,可以增强婴儿的抗病能力;母乳喂养促使子宫收缩,有利于产后恢复;母乳清洁无菌,温度适宜,经济方便;母乳喂养可增进母子感情。

告知孕妇要树立母乳喂养的信心,做好母乳喂养的准备,坚持做到纯母乳喂养至 6 个月。

(2)发现异常问题的处理:孕中晚期常见问题包括:体重增长过快(每周超过 500g)、腹痛、不规则宫缩、阴道出血,日常体力活动即出现疲劳、心慌、气急、上腹痛、肝功能异常、高血压、水肿、蛋白尿、皮肤瘙痒或轻度黄疸等。

护士在与妇女交流过程中如果发现异常情况应及时报告医生,同时嘱妇女及时到医生处进一步检查咨询,对该妇女进行追访,落实进一步检查情况。

3. 产褥期保健   产褥期是指产妇分娩结束到全系统(乳腺除外)恢复到非妊娠状态,一般约 6~8 周。为了产妇顺利康复、新生儿健康成长和母乳喂养的成功,孕产期系统保健服务中要求在产褥期内对产妇及新生儿进行产后访视并填写访视记录,护士可协助妇女保健医师做好一般保健指导、母乳喂养指导及新生儿护理指导。

（1）一般保健指导

1）休养环境：产妇居住的房间要安静、舒适、清洁，保持空气流通。室温调节要合理，夏天防中暑，冬天防煤气中毒。

2）休息与运动：产妇要有充足的睡眠时间，保证产后体力的恢复。经常变换卧床姿势，不要长时间仰卧，以防子宫后倾。正常分娩的健康产妇，产后第二天可下床活动，根据身体状况，逐步增加活动范围和时间，同时开始做产后体操。产后早运动能促使产妇全身各器官功能的恢复；加快子宫收缩和恶露排出；锻炼腹壁和骨盆底肌肉；促进肠蠕动，增加食欲。产妇如有大出血、发烧、严重合并症与并发症，会阴严重裂伤等异常情况时，不宜做产后体操。

产后体操须循序渐进，做法如下：

产后第 1 天做抬头运动；第 2 天两臂内外展；第 3 天伸臂过头；第 4 天单腿屈曲练习；第 6 天双腿屈曲；第 7 天两股直开。

3）个人卫生：做好个人卫生是避免产褥期感染的重要措施。产妇出汗特别多，要注意皮肤的清洁、干燥，勤擦身，勤换衣服和裤褥。每天两次用温开水清洁会阴部，经常更换卫生巾。要注意口腔卫生，做到早晚刷牙，每次进食后要漱口。经常梳头可促进头部血液循环，有利于头发新陈代谢。洗澡勿用盆浴。

4）避孕及性生活指导：讲解避孕方法，由产妇知情选择；产后 42 天内禁止性生活；哺乳期同房要用避孕套，不能吃避孕药；自然分娩产后 3 个月、剖宫产术后半年可以放置宫内节育器。

（2）母乳喂养指导：母乳是婴儿最经济、最理想的食物，既能为婴儿提供丰富的营养及大量的免疫物质，促进婴儿健康成长，使婴儿少得疾病，同时可促进母亲子宫收缩，减少产后出血，抑制排卵，延长哺乳期的闭经，还能促进母子间的感情。因此，婴儿出生后前 4~6 个月要坚持母乳喂养。

1）正确的喂奶姿势：哺乳时母亲可以采用不同的体位，或坐或卧，但要注意以下几点：①母亲的体位要舒适，全身要放松；②母婴必须紧密相贴，即胸贴胸，腹贴腹，婴儿下巴贴母亲的乳房，头与双肩朝向乳房；③嘴与乳头在相同水平上。

2）正确的含接姿势：哺乳时母亲应将整个乳房托起，用乳头去触婴儿面颊或口唇周围的皮肤，引起觅食反射。当婴儿张口时，迅速将乳头和乳晕送入婴儿口中。婴儿将整个乳头和几乎全部乳晕含入口中，将乳头和乳晕牵拉成一个比原来乳头更长的奶头，吸吮时舌头抵上颚挤压乳晕，将乳窦内的乳汁压出。当婴儿含接姿势正确时，母亲不会感到乳头痛，婴儿的吸吮轻松愉快，缓慢有力，能听到孩子的吞咽声。

3）喂奶方法：每次喂奶应左右乳房轮流吸吮，并先吸空一侧乳房后再换另一侧。每侧乳房吸 10 分钟左右，总共喂奶约 15~20 分钟，最多不超过 30 分钟。如果喂奶时间太长，吸吮空乳，会将空气吸入而引起吐奶。每次哺乳后，挤出乳房内多余的乳汁，能避免发生乳房肿块，还能促进泌乳。

如果一侧乳房有疾病，如乳头皲裂、乳房炎症等，应先让婴儿吸吮正常一侧乳房后再吸另一侧乳房。

4）判断婴儿是否吃到了足够的乳汁，以下几点可作为衡量指标：①喂奶时能听到婴儿的吞咽声；②母亲有泌乳的感觉，喂奶前乳房饱满，喂奶后较柔软；③婴儿尿布 24 小时尿湿 6 次以上；④婴儿经常有软的大便，少量多次或大量一次；⑤在两次喂奶之间婴儿很满足、安宁,婴儿眼睛明亮,反应灵敏;⑥婴儿体重每周增加125g。

5)母乳喂养常见问题的处理

①乳头皲裂:主要是由于婴儿吸吮时含接姿势不正确所引起,如用肥皂或酒精擦洗乳头也容易引起皲裂,这种情况发生后仍应继续喂哺,但要注意纠正婴儿的含接姿势。应先给孩子喂未破损或皲裂较轻一侧。喂完后挤一滴乳涂在乳头或乳晕上,暴露于空气中晾干,能促使破裂处愈合。

②乳管阻塞并有痛性肿块:如果出现这种情况,仍要继续让婴儿经常在乳房上吸吮。先吸有阻塞的一侧,因为婴儿饥饿时吸吮力会大一些。乳房在吸吮前可在局部予以热敷,吸吮时可进行从肿块向乳头方向的按摩,促使乳管畅通,一般1~2天内肿块可能消除。

③奶不足:如前所述,奶不足主要与喂哺次数过少,吸吮时间过短有关,应尽量多喂、勤喂,乳汁分泌便会增加,注意正确喂哺姿势和技巧;合理营养和休息都是必要的。千万不要过早地给婴儿添加水或奶制品。

④婴儿吐奶和溢奶:新生儿的胃几乎呈水平位,胃部肌肉发育还不完善。特别是贲门部括约肌比较松,所以当胃部充满乳汁,特别还混有因婴儿啼哭或吸吮时吞入的空气时,奶就容易反流出来。因此每次喂哺后都应将婴儿竖抱起来,靠在自己肩上,轻拍婴儿背部,使之将胃中的气体吐出来(打嗝)就可避免吐奶。躺时应取右侧卧位并将上半身垫高。

(3)新生儿护理指导:新生儿十分娇嫩,免疫能力低。为新生儿营造一个清洁、安静、空气新鲜的环境,母乳喂养、充足的睡眠、注意保暖和预防感染是护理中的重点。

1)注意保暖:室温要调节恰当,婴儿的衣着和被褥要适宜,暴露部位如头面部对寒冷刺激很敏感,在室温低时戴帽可减少热量散失。

2)注意观察:注意观察新生儿的睡眠、呼吸,大小便的性状和有无眼分泌物、鼻塞、口腔内有无白点。

3)皮肤护理:新生儿皮肤娇嫩,要注意以下几点。①在进行皮肤护理时,注意切勿使用带有刺激性的护肤品,应用品质纯正温和的婴儿护肤用品、沐浴露及“无泪配方”的洗发精;②在阳光强烈的季节户外活动时,替宝宝戴上帽子,或在裸露的皮肤上涂些防晒用品;③保持宝宝全身皮肤清洁干燥。经常沐浴更衣,搽婴儿爽身粉;④气候干燥时,为宝宝擦上婴儿润肤油或润肤露。

4)婴儿沐浴指导

沐浴前准备注意事项:①室温:沐浴前应注意室内保暖,最适当的室温应保持在28℃,冬天可以打开空调或取暖器,防止宝宝在洗澡时受冻,婴儿的体温调节系统和免疫系统的机制不完善,易受凉感冒;②环境:沐浴应选择安全干净的地方,所谓安全是指在沐浴区周围必须避免放置障碍物,以防在沐浴前后抱起时碰伤,造成不必要的麻烦;③物品:一条大浴巾、两条小毛巾、婴儿隔尿垫巾、婴儿沐浴露、婴儿洗发精、婴儿爽身粉或婴儿润肤露、婴儿润肤油、护臀霜、安全别针、尿布、婴儿软发刷、卫生消毒棉签、75%的酒精。

沐浴程序为:①为避免宝宝烫伤,应先放冷水,再加热水,然后用手肘或腕部试水温(水温38~40℃为宜)。②脱去宝宝衣服,但留下尿布,用毛巾裹好身体。③用温湿清洁的棉花球清洁眼睛,由鼻梁向外洗涤,每次换用新的棉花球。④用软毛巾从中央部分向两侧洗脸,用过的部分不能反复用。⑤洗完脸部开始洗头。用左臂夹住宝宝的身体并用左手掌托稳头部,用拇指及示指将宝宝耳朵向内盖住耳孔,防止水流入,造成内耳感染。右手抹上无泪型婴儿洗发精,柔和地按摩头部,然后冲洗抹干。一些婴儿,因皮脂腺分泌旺盛,在头部会形成一层白色如头垢样物质。注意不能用手抠,可用婴儿润肤油涂于头部,用毛巾裹住约 1/2~1 小时后,用洗发精清洗头发即可清除。⑥把 5~10ml 婴儿沐浴露倒入浴水搅拌或给宝宝全身涂上沐浴露,然后去除尿布,把宝宝轻轻放入水中,左手用软毛巾彻底清洁宝宝肌肤,特别是皮肤多皱褶处如颈部、腋下、腹股沟。在清洁女婴的下半身时,应从阴部洗到肛门,因为女婴的尿道较短,易受细菌感染,引起尿道炎症。如果宝宝的脐带未脱落,不能将婴儿全身浸入水中洗澡。否则脐部浸湿后容易引起感染。可将宝宝上、下身分开来洗。⑦沐浴后抹干全身,用 75% 的酒精处理脐部。用双手指分开脐部,先用一根清洁的卫生棉签蘸 75% 酒精在脐根处由中心向周围画圈消毒脐部,然后换一根棉签重复一次。其后在身体皱褶处涂抹婴儿爽身粉,在宝宝小屁股上抹婴儿润肤露或润肤油,注意在使用过程中,不应将润肤露或油和粉一起使用,这样会阻塞毛孔,引起皮疹。⑧最后给宝宝用上尿布。注意穿尿布时,不应将尿布覆盖于脐带上。防止尿浸湿脐带,造成脐部感染。然后穿上衣服,用宝宝专用的发梳来梳理他的头发。

(4)发现异常问题及其处理:产褥期母亲常见问题包括会阴伤口疼痛、阴道出血、高热、寒战、恶露有臭味、便秘、尿潴留等;新生儿常见问题包括红臀、鹅口疮、黄疸、脐部感染等,护士如果发现异常情况应及时报告医生,进一步指导。

4. 正常产妇产后健康检查　产后 42 天是产褥期的结束,产妇应当恢复到非妊娠期的健康状态。这时对产妇进行一次全面的健康检查,以确定母亲身体是否已恢复正常。目前,大部分地区产后健康检查是到原分娩医疗机构进行,《国家基本公共卫生服务规范(2011 年版)》规定,基层医疗卫生机构应为正常产妇做产后健康检查,异常产妇到原分娩医疗保健机构检查。检查无异常的妇女给予性生活指导、节制生育指导及母乳喂养指导。

(1)恢复性生活问题:产后健康检查未发现异常者可恢复性生活。但如果产后检查发现恶露未净,会阴伤口有触痛或子宫偏大偏软,复旧欠佳时,应暂缓性生活。

(2)节制生育指导:不少女性认为哺乳期是"安全期",故在哺乳期内过性生活可以不采取避孕措施,这是错误的认识。在哺乳期间发生的闭经称为生理性闭经,虽然月经尚未复潮,但卵巢却有可能恢复排卵,第一次排卵就有受孕可能。所以,哺乳期并不是"安全期",利用哺乳期闭经避孕极不可靠。

因在哺乳期内不采取避孕措施而导致意外妊娠,大多需进行人工流产,此时的子宫薄软而脆,刮宫手术风险较大,特别容易发生子宫穿孔、出血。如系剖宫产后,风险则更大。因此,产后无论哺乳与否,在准备恢复性生活前均应积极采取避孕措施以免增加不必要的痛苦与风险。

哺乳期避孕推荐的方法有:

1)男用避孕套。

2)女用阴道隔膜。

3)国产女用阴道套。

4)女用宫内节育器:也叫避孕环,是放置在子宫内的一种避孕工具。正常阴道分娩后 3 个月、剖宫产后 6 个月可以去医院,请医生选择适合的宫内节育放置能起到较好的避孕作用。

5)哺乳期内不能采用避孕药物避孕:因为药物成分会通过母乳影响婴儿。避孕药中的雌激素抑制促乳素的分泌,使乳汁减少,所以哺乳期的女性不宜采用一般的避孕药。

(3)坚持纯母乳喂养 6 个月:每个健康的母亲都会有足够的乳汁来喂哺自己的婴儿,因此,不要担心孩子口渴或吃不饱。母乳中含有足够的水分,即使夏天也能满足婴儿的需要,加了水或牛奶以后,会减少婴儿吸吮母乳的要求,吸吮少了,乳汁的分泌会减少,从而影响母乳喂养的成功。因此,6个月内不要轻易给婴儿加水或奶制品,更不要用奶瓶和奶头。

【案例9分析】

结合原卫生部《国家基本公共卫生服务规范(2011年版)》,对案例9进行分析:

1. 该妇女有生育要求,现停经2月,尿hCG阳性,无其他不适。初步诊断:早孕。

2. 目前该妇女孕8周,根据《孕产妇健康管理服务规范》,基层医疗卫生机构应该为该妇女提供以下服务:12周之前为该孕妇建立《孕产妇保健手册》,并进行第1次产前随访,给予孕早期的一般保健指导,同时预约下次随访日期;孕16~20周、21~24周各进行1次产前随访;对该孕妇的健康状况和胎儿的生长发育情况进行评估和指导;督促该孕产妇在孕28~36周、37~40周去有助产资质的医疗卫生机构各进行1次随访;开展孕产妇自我监护方法、促进自然分娩、母乳喂养以及孕期并发症、合并症防治指导;产妇分娩后,基层医疗卫生机构在收到分娩医院转来的产妇分娩信息后,应于3~7天内到产妇家中进行产后访视,进行产褥期健康管理,加强母乳喂养和新生儿护理指导,同时进行新生儿访视,若为正常分娩,产后42天时,基层医疗机构为该产妇进行健康检查。

3. 随访过程中出现异常情况,及时处理,必要时转上级医院。

(二)避孕节育指导

【案例10】小李,女性,今年25岁。刚顺产生了第一个孩子,男孩,目前月龄5个月。产后一直未行经,正在母乳喂养,但认为哺乳避孕不安全,害怕再次怀孕。前来询问避孕事宜,孕前采取安全套避孕。请问,小李尚处于哺乳期,是否需要避孕?可以采用哪种避孕方法?

除妊娠、分娩、产褥以外,女性一生中从初次性生活到停止生育期间有25~30年或更长的时间调节和控制生育,这段时间称之为节育期。生育调节是育龄期妇女生殖健康的重要内容,尤其是我国,生育时间相对集中,避孕节育指导是以健康方式向广大育龄人群,提供以避孕节育为核心内容的生殖健康相关服务,以帮助育龄人群顺利渡过整个节育期。节育措施的选择应在配偶双方均知情同意下进行。

1. **避孕方法的选择**　选择避孕方法的标准是避孕效果好而安全、副作用少、简单易行、自然而不影响感情、费用适宜。最重要的是效果和安全性。按效果排列依次为避孕药、宫内节育器、避孕套。

(1)根据不同生理时期的特点选择避孕方法:如为生育前期,婚后短时避孕可以选择对生育无影响的屏障避孕方法;婚后推迟较长时间再生育者,若无禁忌证可服用短效口服避孕药;婚后因病不宜生育,应根据病情采用长效避孕措施;产后哺乳期不宜口服避孕药或安全期避孕,可使用避孕套或宫内节育器;生育后期有很长时间的节育期应根据不同需求选择可靠的避孕方法。

(2)根据年龄、生育史、避孕目的的选择:如已生育一胎,年轻而较长时间需要避孕者,可选用宫内节育器、皮下埋植等避孕方法;已生育两胎者,可选择绝育术或宫内节育器;年龄40岁以上者,不宜采用激素避孕;要求延长生育间隔,可选口服避孕药、阴道药环或宫内节育器;已生育者采用多种避孕方法失败者,应考虑选择绝育术或皮下埋植避孕。

(3)根据文化、职业特性等因素选择:文化层次较低,生育过一个孩子后,应选稳定性避孕措施,如宫内节育器、皮下埋植;如已生育二胎以上,应选绝育术。知识层次较高者,可选用自然避孕、避孕套等多种方法。两地分居夫妇,可以选择探亲避孕药或屏障避孕。

(4)根据健康状况选择:有心、肝、肾、内分泌等疾患,应选择屏障避孕,根据患病情况也可选用宫内节育器或绝育术。肺结核需要长期服用利福平、异烟肼,可减弱避孕药的效果,服药期间不宜使用激素药物避孕;生殖道感染者,不宜放置宫内节育器;月经量多、经期延长不宜放置宫内节育器;月经量少、闭经不宜选择避孕药;月经周期不规则,不宜选择安全期避孕。

2. 避孕方法介绍

(1)避孕套

1)避孕套的作用:避孕作用避孕机理是阻断精子和卵子相遇。性交时男方将其套在阴茎上进行性交,精液只能排在避孕套内,而不能进入女方的阴道内,这样就阻断了精子和卵子相遇的机会,使卵子不能受精,从而达到避孕目的。避孕套还具有防止性传播疾病的作用。

2)适宜人群:①育龄期妇女性生活时无禁忌证者均可使用;②患有心、肝、肾等严重疾病而不能采用口服药物避孕者;③使用宫内节育器避孕出现严重副反应不能继续采用者;④患有性传播疾病如衣原体、支原体、淋病、梅毒、尖锐湿疣等感染者。

3)优缺点:①优点:可预防艾滋病及其他性病;使用方便;不是药品,感觉比较安全;②缺点:使用舒适度差;使用不当易致避孕失败;可能引起橡胶过敏及妇科炎症。

4)避孕效果:比尔指数为2~15,即每年每1000对性伴侣中有20~150位女性会怀孕。

5)避孕套的使用方法:①选择型号合适的避孕套,避免过大或过小;②使用前用吹气法检查避孕套有无破损,如发现漏气则不能使用;③避孕套使用之前要将前端的贮精囊捏扁,把囊内的空气挤出,然后将它套在已勃起的阴茎头上,性交前戴套;④射精后阴茎不要长时间留在阴道内,应在阴茎未软缩之前,用手按住套口使阴茎连同避孕套一起从阴道内抽出,以防阴茎软缩后避孕套脱落在阴道内或精液从避孕套口溢入阴道,致使避孕失败;⑤性交结束后检查避孕套有无破裂,如有破裂应及时采取补救措施,72小时内服用紧急避孕药或5天内放置宫内节育器;⑥避孕套存放时不要接触樟脑和油脂润滑剂,如凡士林、矿物油、软膏、眼膏、按摩油等。避孕套避免暴露在高温、潮湿和阳光下;⑦对乳胶过敏者,可用温水清洗后,局部涂氟轻松软膏,并改用其他方法避孕。

(2)外用杀精剂的使用

1)外用杀精剂的作用:外用杀精剂可以破坏精子细胞膜,改变细胞渗透压,使细胞器暴露或外溢,而杀死精子或使精子不能游动失去活力;利用其物理作用阻挡精子前进或在宫口形成薄膜,消耗精子能量。

2)外用杀精剂使用时注意事项:需在同房前10~15分钟置入阴道内,若放入后有滑出,应重新放置;放置后仰卧,性交6小时后方可清洗阴部;不宜与男用避孕套、阴道隔膜同用;手指潮湿或阴道液粘在手指会影响药膜剂量;更年期阴道分泌物少,药物不能完全溶解,影响避孕效果;杀精剂单独使用的效果较差。

3)不宜使用外用杀精剂人群:子宫脱垂、阴道壁松弛、会阴重度撕裂者;阴道炎者;HIV高危者,因反复使用可引起阴道损伤,增加感染HIV的危险;对杀精剂过敏者;没有能力正确使用及不能坚持使用者。

(3)宫内节育器

1)避孕原理:宫内节育器是一种由塑料与铜组成的装置,放入子宫内后,可干扰精子与卵子相遇,或阻止受精卵在子宫内着床,达到避孕目的。

2)适宜人群:已有小孩的妇女,或者在1年以上时间内不考虑生育的妇女;宫内节育器也可以作为紧急避孕用。

3)优点和缺点:①优点:长效安全,可连续使用3~5年以上;取出即可恢复生育能力;对性生活无影响,对内分泌系统无明显影响,不影响哺乳。②缺点:可能会引起经血增加、子宫感染。

4)避孕效果:大多数节育器比尔指数为0.6~0.8,新型宫内节育器,避孕效果更好,比尔指数为0.1,即每年每1000对性伴侣中,有1位女性会怀孕。

5)放置和取出:宫内节育器的放置和取出应由持证的专业人员操作。

6)术后随诊:术后1、3、6个月要随诊。术后12个月随诊后,每年随诊1次。

如有以下情况,随时随诊:①月经延迟有妊娠可能;持续少量出血、严重出血或月经异常;②术后急性腹痛、发热;③尾丝变长或尾丝脱落。

（4）口服避孕药

1)避孕原理:口服避孕药包含雌激素和孕激素,主要作用机理是抑制排卵。包括长效避孕药、短效避孕药、探亲避孕药和紧急避孕药。这里主要讲常规长效避孕药及短效避孕药,紧急避孕药单独介绍。

2)适宜人群:除以下人群外的健康育龄期妇女均可服用:吸烟且年龄在35岁以上,高血压,分娩3周内,母乳喂养,可能怀孕,其他如偏头痛、脑卒中、乳腺癌、胆囊疾病、肝病、服用抗结核病、抗真菌药或抗癫痫药等。

3)避孕效果:比尔指数0.3~1,即每年1000对伴侣中,有3~10位女性会怀孕。

4)注意事项①按服药方法定时服药,最好固定在每晚睡前。②开始服药的时间延迟2天或以上,应从即日起照常服药,并在7天内禁性生活或采取其他避孕措施。③发现漏服药片处理:漏服1片,应立即补服,并照常服药;服药7天内漏服2~4片,应尽快补服第一次漏服的药片后继续服药,在补服后的7天内禁性生活或用其他避孕措施;服药8~21天,漏服2~4片活性药片,应尽快补服第一次漏服的药,照常服药;服药15~21天漏服活性药片,服完避孕药后,放弃无活性药片,直接服下一周期药;漏服1片或以上无活性药片,不用补服,按原方案继续服药,无需采取其他避孕措施。④若同时服用抗生素、利福平、苯妥英钠等药物或发生呕吐、腹泻,应暂时改用其他避孕方法;吸烟妇女需戒烟。⑤服药期间定期检查肝肾功能。⑥避孕药避免受潮、变形、破损、裂隙,避免小孩误服。⑦停药半年后妊娠。⑧服药期间发现有下列症状,应停药检查:视力障碍、复视;下肢肿胀疼痛;右上腹疼痛、黄疸、肝功异常;高血压、心前区疼痛;原因不明的头痛、偏头痛;连续闭经3个月以上或怀疑妊娠。

（5）紧急避孕措施

1)紧急避孕药是在无保护性生活后,或觉察到避孕措施失败(避孕套破裂、滑落、漏服避孕药等)后采用的一种"紧急补救"措施。

2)优缺点:①优点:事后补救措施;②缺点:紧急避孕药剂量较常规口服避孕药剂量大10倍,重复多次使用会对健康产生影响,比如月经紊乱、闭经、不孕、伤害肝肾功能。

3)常用的紧急避孕药:在避孕过程中偶然没有采取避孕措施或使用避孕方法失败,应立即采取避孕措施,可采取口服紧急避孕药。例如:米非司酮,性交后72小时内服1片(10mg或25mg);左炔诺孕酮,性交后72小时内服1片(0.75mg),12小时后重复1次。服药后若全部吐出应补服1片。月经延迟一周,应检查是否妊娠,确定是否紧急避孕失败。月经来潮后应随诊,选择适宜的避孕措施。

　　4)注意事项:注意紧急避孕药仅是一种临时措施,只能偶尔使用 1 次,不可作为常规方法使用。

　　(6)绝育术

　　1)避孕原理:使精子和卵子无法相遇。女性结扎是将输卵管截断或阻隔,以至于卵子无法下移与精子相遇。男性结扎是将男性的输精管截断,以至于男性在射精时,精液里面不会有精子的存在。

　　2)适宜人群:有孩子的夫妇,且夫妇双方确定不再要孩子、志愿要求行绝育手术。

　　3)优点和缺点:①优点:一劳永逸,对女性或男性健康及性能力均无影响;②缺点:需要手术,不易恢复生育力。

　　4)避孕效果:比尔指数为 0.1,每年每 1000 对性伴侣中,有 1 位女性会怀孕。

　　3. 意外妊娠补救措施　　非意愿妊娠或称意外妊娠,包括因避孕失败或避孕需求未满足导致的妊娠。是非自愿的,其结果是终上妊娠或继续妊娠,其中大多数选择终止妊娠。终止妊娠的方法应根据孕周及健康情况等远择适宜的方法。一般情况下,妊娠 7 周之内可以选择药物流产或负压吸引人工流产术,妊娠 8~10 周之内可以采用负压吸引人工流产术,妊娠 10~14 周之内可以采用钳刮术,14~27 周之内可以采用依沙吖啶引产术、水囊引产术等。

　　需要注意的是,虽然目前我国终止妊娠技术比较安全,实施《常用计划生育技术常规》和规范化管理后,节育手术质量得到提高,并发症、后遗症已得到控制,但仍有可能发生并发症或可能影响下次妊娠,无论采取哪种方法都对健康无益,只能作为避孕失败的补救措施。

　　【案例 10 分析】

　　结合以上知识,对案例 10 进行分析:

　　1. 在哺乳期间发生的闭经称为生理性闭经,虽然月经尚未复潮,但卵巢却有可能恢复排卵,第一次排卵就有受孕可能。所以,哺乳期并不是“安全期”,利用哺乳期闭经避孕极不可靠,所以小李应该采取其他的避孕措施。

　　2. 常用避孕方法有安全套、宫内节育器、避孕药、绝育术等,分析不同避孕方法的优缺点,结合小李自身的情况:①目前有一 5 月龄男孩,短期内没有生育要求,但是因为孩子比较小,且只有一个孩子,一般不建议进行绝育术;②目前处于哺乳期,不能采用口服避孕药来进行避孕;③如果有严重的生殖系统的炎症则不能采用宫内节育器避孕,但是小李没有进行妇科检查,不能除外是否有生殖道感染的存在;④安全套避孕为阻隔式避孕工具,使用正确避孕方法可靠,除少部分橡胶过敏者以外吏用比较安全。小李曾使用安全套避孕,故不存在橡胶过敏的情况。

　　3. 通过分析,可以给出如下建议:①可以继续使用安全套避孕;②如果妇科检查正常,也可以放置宫内节育器避孕。

　　(三)绝经过渡期及绝经后妇女保健

　　【案例 11】

　　以下是咨询者的一段话:医生您好! 我今年 42 岁,最近半年月经不规律,有时有潮热、出汗,现脾气也不如以前好,不顺心的时候总是想哭,为什么会有这些症状,我是不是得了什么病? 有没有什么办法改善? 有人说服用激素可以治疗,我有乳腺增生,服用激素会不会得乳腺癌?

　　作为基层医疗卫生机构,我们应如何回复这位咨询者?

　　女性更年期是指妇女育龄期至老年期之间的过渡阶段,是妇女卵巢功能由逐渐衰退至完全消失的一个过渡时期,可长达15~20年。更年期的标志性事件是绝经,每个妇女经历绝经的过程、时间和症状等方面是不同的,因此很难精确的定义或量化更年期。因为"更年期"一词表达绝经过程的特征不够确切,自20世纪80年代WHO倡导应用"围绝经期""绝经过渡期"等术语来表达绝经过程。

绝经过渡期是妇女生殖系统衰老过程中的一个重要阶段,是从绝经前生育期走向绝经的一段过渡时期,从临床特征,内分泌学及生物学上开始出现绝经趋势的迹象(40岁左右)直至最后1次月经;绝经后期是指最终月经以后的生命阶段;从卵巢功能开始衰退直至绝经后1年内的时期,称为围绝经期。在围绝经期由于雌激素水平降低,可出现血管舒缩功能障碍和神经精神症状,表现为潮热,出汗,情绪不稳定,不安,抑郁或烦躁,失眠等,称为围绝经期综合征。

绝经过渡期是女性生命周期中不可跨越的阶段,同时也是一个特殊的阶段。由于卵巢功能减退,激素水平变化,处于这个阶段的妇女不仅要经历躯体方面的不适,而且会出现一系列的心理社会问题,以及伴随产生的家庭婚姻问题、夫妻关系问题、人际关系问题、事业发展问题等等。绝经过渡期妇女往往处于家庭、婚姻、事业发展的关键阶段,如果能够科学有效地解决更年期带来的一系列问题,就可以帮助她们在社会中发挥更大的作用,更充分的实现个人的自我价值,也有利于促进家庭的幸福和社会的和谐。

1. 绝经过渡期及绝经后妇女主要问题

(1)月经改变:月经的改变主要包括月经周期延长或缩短,经期延长或缩短,经量异常减少或增加,这是更年期最明显的临床改变,也是妇女很容易发现的改变,是很多妇女就诊的主要原因。据统计,更年期妇女突然闭经者占10%~15%,月经稀少者占65%左右,表现为周期延长,经期缩短,经量减少,不规则阴道出血者占10%~20%,表现为月经不规则、经期延长、经量增多;淋漓不尽、大量出血不止等。

(2)血管舒缩功能障碍:血管舒缩功能障碍最常见症状是潮热、出汗、血压波动、心悸等,病人常自觉由胸部向面部、颈部发作烘热感,并伴有皮肤潮红,逐渐蔓延至全身皮肤,热涌之后可出汗甚至大汗,汗后可出现畏寒。潮热发作时间、程度与频率因人而异,轻者仅为晨间出现,重者频繁发作,昼夜均见并随环境温度增高、情绪激动等因素影响而加重。

(3)神经精神症状:绝经过渡期雌激素水平波动或下降均会出现神经系统紊乱的症状,如精神紧张、焦虑、失眠、恐惧感、情感脆弱爱哭、情绪低落、抑郁、对工作生活失去兴趣,常回避社交,记忆力下降、乏力、疲乏、注意力不能集中、头昏,甚至食欲亢进或降低。症状严重者可影响工作和生活。

(4)心脏症状:绝经过渡期妇女较常见的心脏症状为胸闷、心前区不适、心悸、阵发性心跳加快加强、心律不齐甚至濒死感。有的病人血压波动较大,心电图无异常或有轻度供血不足改变。夜间症状发作者多见,但心脏客观检查指标无明显异常。

(5)骨关节肌肉症状:绝经过渡期妇女常出现腰背痛、关节痛和僵硬及肌肉酸痛。关节症状常在晨起明显。其原因和雌激素缺乏有关,雌激素缺乏时骨钙大量丢失且关节韧带组织也同时发生退变,从而引起骨关节和肌肉症状。

(6)绝经后骨质疏松症:骨质疏松症是一种以低骨量和骨组织细微结构退变为特征并导致骨脆性增加、骨强度降低、易于骨折的全身性代谢性疾病。其特征是骨矿物质和骨基质等比例减少。绝经后骨质疏松症又称为I型原发性骨质疏松症,多发生在绝经后5~15年,临床表现主要为:①腰背疼痛,主要由压缩性脊椎骨折或腰背肌痉挛引起;②身高缩短、驼背,身高与年轻时相比可缩短 5~10cm 或更多;③骨折,以脊椎压缩性骨折和桡骨远端骨折为主。X 线检查、骨密度检查等可以协助诊断。

(7)泌尿生殖系统改变:绝经后妇女由于雌激素水平低下,生殖道和泌尿道逐渐萎缩,容易发生阴道炎和尿道炎等泌尿生殖道症状。据统计,60 岁以上的妇女每两个人中就有一个有泌尿生殖道的症状。其中,阴道的症状主要表现为:性交痛、分泌物增多、外阴阴道瘙痒、疼痛、烧灼感等,尿道的症状主要表现为反复性尿路感染、尿失禁等。

(8)其他症状:绝经过渡期还可出现咽部异物感、耳鸣、眼睛干涩、皮肤干燥、刺痛及蚁走感等症状。

2. 保健指导

(1)营养指导

1)营养需求特点:中国营养学会 2000 年所推荐的营养摄入量的显著特点是:随年龄增加,能量需求明显减少,而包括蛋白质以及维生素、微量营养素、常量元素和微量元素在内的营养素并不同步减少,基本与育龄期相同,且 50 岁以上没有分年龄阶段。

①能量需求:一般来说,与 18~49 岁的成年妇女相比,50 岁以后减少 10%,60 岁以后减少 20%,70 岁以后减少 30%。中国营养学会推荐碳水化合物提供的能量占 55%~65%。所以碳水化合物摄入量应相应减少。

②蛋白质:中国营养学会推荐 50 岁以上妇女蛋白质的日需求量,不分年龄均为 65g。但在患代谢性和消化性疾病的情况下,应根据疾病的特点个体化的确定蛋白质的摄入量。

③脂肪:更年期妇女胆汁酸分泌减少,酯酶活性降低,对脂肪的消化能力减弱,过多的摄入脂肪会增加消化系统的负担。中国营养学会推荐 50 岁以上的人群,脂肪应占总能量的 20%~30%。

2)合理膳食原则

食物多样、谷类为主:每日的主食量包括面粉、大米、玉米粉、小麦、高粱等的总和约需 300~500g。

多吃蔬菜、水果和薯类:每日吃蔬菜 3 种以上,总量约 400~500g,水果 100~200,蔬菜和水果不能相互替代,每周吃 2~3 次薯类,每次 200g 左右。

常吃奶类、豆类或其制品:每日可喝鲜奶 250g 或奶粉 25g 或牛肉(鸡肉也可)等、虾皮各 25g;豆类或其制品 50~75g。

经常吃适量鱼、禽、蛋、瘦肉,少吃肥肉和荤油:每日吃畜、禽肉类 50~100g,鱼、虾 50g 或多吃一些;蛋类每周吃 2~3 个,每日做饭、炒菜等的用油不超过 25g。

吃清淡少盐的膳食。

饮酒应限量:每日不要超过 100g 低度白酒。

吃清洁卫生、未变质的食物。

食量与体力活动要平衡,保持适宜体重,避免盲目节食;三餐分配要合理,一般早、中、晚餐的能量的分配比例为 3:4:3;绝不能为了减肥而放弃早餐;若体重超重,真正需要减体重时,正确的做法应是在原来每餐重量的基础上各餐减去 5% 左右,不能仅减主食,各种食物要按比例的减,循序渐进,一般以一周或更长时间为一个台阶,逐渐减量,以不感觉到不适、不影响工作为原则,直到达到适宜体重。

(2)运动指导

1)运动的原则:选择适合生理特点的运动项目和运动量。妇女要了解自身的健康状况,在确保安全的前提下掌握适宜的运动量,循序渐进。

2)合适的运动量:一般在锻炼后5~10分钟内,身体能恢复到平常呼吸、心率的水平,次日起床后无疲乏感,说明运动强度适当;如果身体不能恢复到正常呼吸、心率的水平,次日起床后仍感到疲乏,则说明运动强度过大,需要重新调整运动的强度;运动的频度和强度不够,就不能达到有氧锻炼的目的,甚至于适得其反,不利于身体健康。以下锻炼指标可供参考:锻炼的频度,每周至少锻炼3次;锻炼的强度,心率增加至本人最大安全心率的60%~70%为有氧运动。最大安全运动心率的简单算法:最大安全运动心率=(220-年龄)次/分。锻炼持续时间,平均每日至少锻炼30分钟,达到身体出汗。

(3)个人卫生指导

1)培养良好的生活习惯,规律睡眠。

2)避免吸烟和大量饮酒。

3)维持正常的体重:正常的体态,计算体重指数衡量身体是否符合标准。公式如下:体重指数(BMI)=体重(kg)/身高(m)^2。

中国超重/肥胖医学营养治疗专家共识建议:$18.5 \leqslant BMI \leqslant 23.9$ 为体重正常;$BMI < 18.5$ 为体重过低;$24 \leqslant BMI \leqslant 27.9$ 为超重;$BMI > 28$ 为肥胖。如体重超过标准,就应调整饮食结构,增加运动量;对不明原因的消瘦要引起重视,寻找原因。

4)注意个人卫生:保持外阴清洁,勤换内裤,预防阴道炎及泌尿系感染;尽量穿宽松的衣服,内衣以纯棉为主。

5)重视阴道异常出血,出现阴道异常出血情况,尽快就医。

(4)性保健指导

1)加强性保健教育:①女性绝经后,性行为并不随着绝经而停止,是和机体的其他系统一样的,是逐渐衰退的过程。②绝经后妇女有性要求是一种正常的生理现象。③绝经后妇女继续保持性要求,维持适当的性生活,可以延缓生殖器官萎缩、有助于防止机体的老化。可以适当进行局部雌激素治疗或使用阴道润滑剂,以防止性交疼痛。④如出现问题如性交痛,应当尽早咨询专科医生。

2)预防泌尿生殖道感染:绝经后阴道酸度降低,抵御细菌能力下降,阴道内细菌容易滋生繁殖,性生活前后一定要清洗外阴,保持外阴清洁,防止泌尿生殖道感染。

3)锻炼耻骨尾骨肌:每日做约10分钟的提肛运动(憋尿动作)练习。

(5)心理卫生指导:绝经过渡期妇女易出现的心理症状主要包括:注意力不集中、易激动、情绪波动较大、紧张、抑郁、焦虑、自我封闭、固执、有内心挫败感及心理自罪感等,同时常伴有失眠、头痛、头昏、乏力等躯体不适。这些症状是多变的,没有特异性。妇女保健人员应从以下方面对绝经过渡期妇女进行指导:

1)自我认同:绝经过渡期妇女要认识到绝经过渡期的变化是正常的生理现象,是生命活动的客观规律。应该坦然面对,抛弃焦虑和抑郁等精神负担,以平稳而坚定的心理对待生活和工作。

2)要使精神有所寄托:引导妇女把精力寄托在事业和爱好上,积极参与社会公益活动,有意识地充实生活、拓宽自己的生活圈子,扩大自己的兴趣爱好,学会自得其乐。

3)坚持学习思考:要保持强烈的求知欲望,不断地学习和思考。脑力劳动不仅可以改善脑血流,防止大脑发生"失用性萎缩"。而且可以了解社会,开阔视野,增加生活的乐趣。

4)保持心情舒畅,学会倾诉和交流,正确处理人际关系。

5)正确对待突发事件(如亲人去世等)。

(6)选择性筛查疾病:应定期检查身体,每年进行常规体检,同时要进行规律的妇科检查和宫颈防癌筛查、乳腺检查,有条件者要定期进行骨密度的检查,对疾病做到早发现,早诊断,早治疗。

(7)预防和治疗绝经后骨质疏松症

1)适当补充钙剂:绝经后的妇女肠钙吸收减少,尿钙排除增加,故需要补充钙剂,每日普通居民膳食钙摄入不足 500mg,应补充到 1000mg。

2)规律运动:每日运动半小时,每周 3 次以上。运动方式包括负重运动、力量运动、弹性运动等多种。

3)纠正不良生活习惯:戒烟、戒酒、避免摄入过多的咖啡因等。

4)避免应用诱发骨质疏松的药物:如糖皮质激素、抗癫痫药物、甲状腺素及肝素等药物均可诱发骨质疏松,故应尽量避免长期应用。

5)预防骨折:老年人平衡能力差,容易跌倒,骨质疏松者往往引起骨折。因此应避免在雨雪天外出,家中地面保持干燥、地板不要太滑,照明应足够,如有可能可用髋部护垫,最大限度地减少骨折的发生。

(8)健康自我检测

1)记录月经卡:更年期妇女绝经前记录好月经卡,可及时发现月经失调;绝经后出现阴道流血、白带异常等都是妇科疾病的症状,应及时就医。

2)乳腺自我检查(详见本节"二、乳腺癌和宫颈癌筛查")。

3. 药物治疗　围绝经期症状严重者可给予药物治疗,药物治疗包括非激素治疗和激素治疗两种,非激素治疗可给予补肾阴虚类中药;激素治疗即补充雌激素,应由专业医师进行检查,在专业医师的指导下服用。

【案例 11 分析】

结合以上知识,可以给咨询者如下回复:您好,根据您所说的状况,我认为您现在已经处于更年期了,这不是病,是一个正常的生理过程,但是,在这个过程中,由于激素水平的变化,可能会产生一些不适的症状,您可以通过饮食、运动等方法进行一些调节,同时要注意补充钙剂。如果症状缓解不明显,影响您的工作和生活,您可以在医生的指导下接受激素治疗,但是需要说明的是:乳腺增生不是激素治疗的禁忌证,但是激素治疗必须经过专业医生评估,在医生的指导下进行。

二、乳腺癌和宫颈癌筛查

【案例 12】王女士,40 岁,来咨询"两癌"筛查事宜。该女士目前月经规律,自觉身体健康,无白带带血、性生活出血等不适,所以平时也不进行身体检查,是否需要进行宫颈癌和乳腺癌的筛查? 如何检查?

宫颈癌和乳腺癌是女性最常见的恶性肿瘤。也是有可能通过普查或筛查而获得较好治疗效果的癌症。乳腺癌的检查包括乳腺自我检查、乳腺触诊及仪器检查等多种形式,本书主要介绍乳腺自查。宫颈癌的筛查需要到医院由妇科医生进行检查。

(一)乳腺自我检查

乳腺自我检查是指女性自己对乳房的定期或不定期的自我检查,最好能每月一次。自我检查可及时发现乳房的异常情况,及时就诊,从而可以发现一些乳腺疾病,特别是可以早期发现乳腺癌。广大妇女要学会乳腺的自我检查的方法,做到对乳房的正确检查,这样才能早发现乳腺疾病,早治疗。

1. 检查乳房的体位

(1)洗澡时检查乳房:洗澡时,皮肤表面潮湿,擦了肥皂后皮肤滑润,这有利于发现异常情况。

(2)在镜前检查乳房:检查时选择光线明亮的地方,脱去上衣和乳罩,充分暴露两侧乳房,面对镜子。检查时将两上肢举起,注意乳房有没有局部隆起、凹陷以及乳头有无改变,然后将两手叉腰,用力撑在腰髋部,使胸肌紧张后检查乳房有无变化,检查时,要特别注意两侧乳房是否对称,对于不对称的改变,应高度重视。

(3)平卧时检查乳房:躺下平卧,假如检查右侧乳房则在右侧肩背部垫一个小薄枕头,将右手枕在头下这样可使乳腺组织比较均匀地暴露,便于检查。检查左乳时,用右手四指靠拢,放平,轻轻触按乳房,手指按一定方向,顺序检查,做圆周运动。

2. 乳房检查的时间 月经正常的妇女,月经来潮后第 9~11 天是乳腺检查的最佳时间,此时雌激素对乳腺的影响最小,乳腺处于相对静止状态,容易发现病变。在哺乳期出现的肿块,如临床疑似肿瘤,应到专科进一步检查。

3. 检查乳房的手法 正确的检查手法是以手掌在乳房上,依内上、外上(包括尾部)、外下、内下、中央(乳头、乳晕)循序轻轻扣按乳房。忌用手指抓捏乳房,以免误把正常腺体组织认为乳房肿块。小的中央区肿块不易扣到,可用左手将乳房托起,用右手扣查,就比较容易发现。乳房下部肿块常因乳房下垂而被掩盖;可托起乳房或平卧举臂,然后进行扣查。

4. 乳房视诊内容 首先要看自己的两个乳房是否对称,皮肤的色泽有无改变,乳头是否有内陷或溢液。

(1)乳房外形:脱去上衣,面对镜子,双臂叉腰或上举过头,反复数次,观察乳房外形轮廓是否完整对称,有无轮廓的异常。正常乳房具有完整的弧形轮廓,这种弧形的任何异常改变都应重视。

(2)乳房的皮肤:注意观察乳房的皮肤是否光滑,色泽是否正常,皮肤有无静脉扩张和水肿,皮肤有无点状凹陷(或称橘皮样变)及区域性凹陷(酒窝征)存在。

(3)乳头:察看两侧乳头高度是否在一条水平线上,两侧乳头、乳晕的颜色是否一样,乳头的皮肤有无脱屑或糜烂,乳头是否抬高或有回缩现象。

(4)胸壁:从乳头的外上方至乳头的内下方的胸壁是否有较大的暗褐色乳头样突起存在,要考虑可能是副乳头或副乳房。

5. 自查触摸乳房的次序 由乳房的外上、外下、内下、内上区域,最后是乳房中间的乳头及乳晕区,由于乳房的外上部分可延伸至腋下,检查时不能忽略了乳房的角状突出部分。小的肿块不易被触摸到,检查时可用左手托住乳房,用右手扣查。乳房下部的肿块常被下垂的乳房所掩盖,可托起乳房或平卧举臂,用另一手扣查,深部肿块如扣按不到时,也可采取前弓腰位检查。最后挤压乳头,注意有无液体流出,再用同样的方法检查两侧腋窝,注意有无肿大的淋巴结,这样就完成了乳腺的自我检查。触摸就是要发现乳房内是否有肿块。在触摸过程中如发现异常情况,应及时到医院就诊。乳房自检方法见图 6-8。

(二)宫颈癌相关问题

世界范围内宫颈癌是女性第四大恶性肿瘤,已成为全球性的女性健康问题,且地区分布不均衡,超过一半的宫颈癌出现在亚洲,中国作为世界上人口最多的国家,集中了近 1/

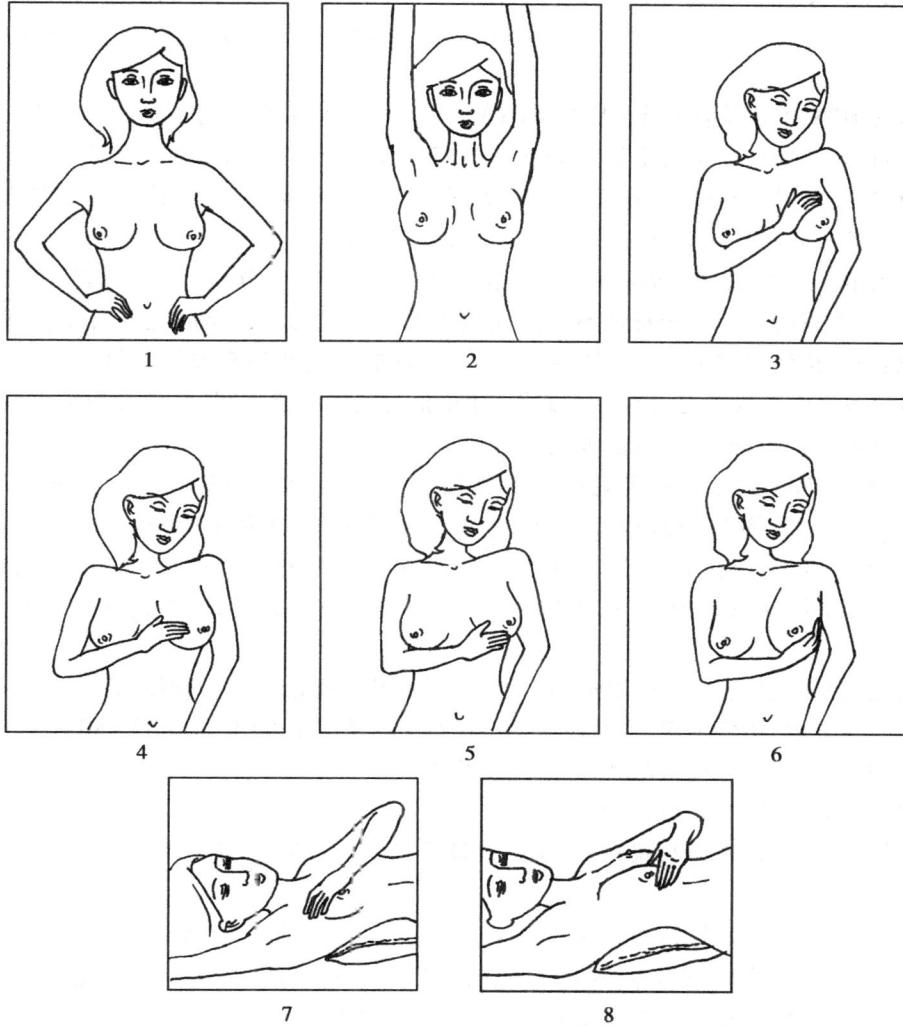

图 6-8 乳房自检方法图解

5 的宫颈癌疾病负担。2012 年世界卫生组织（WHO）估计全球宫颈癌新发病例数为 52.8 万，死亡为 26.6 万，其中 85% 发生在中低收入国家。近年来，我国宫颈癌发病率呈现上升趋势，平均每年上升 11.3%，2015 年我国报告新发病例数达 9.89 万，死亡病例数达 3.05 万。由于宫颈癌有较长癌前病变阶段，因此宫颈细胞学检查可使宫颈癌得到早期诊断与早期治疗。我国从 20 世纪 70 年代开始进行较大规模的宫颈癌筛查和治疗，宫颈癌的死亡率明显下降，从 1973—1975 年的 11.35/10 万下降到 2004—2005 年的 2.86/10 万，下降了 74.8%。宫颈癌的防治关键在于癌前病变的预防、发现和处理。而宫颈病变的防治关键在于定期筛查。预防性 HPV 疫苗在我国的上市为宫颈癌的综合防控带来了新的契机。

1. 宫颈癌疫苗介绍　　目前，在世界范围内，预防性 HPV 疫苗有三种，二价疫苗针对 HPV16、18 型；四价疫苗针对 HPV6、11、16、18 型；九价疫苗针对 HPV6、11、16、18、31、33、45、52、58 型。二价 HFV 疫苗和四价 HPV 疫苗分别于 2016 年 7 月和 2017 年 5 月获得我国国家食品药品监督管理总局（CFDA）批准，在我国内地成功上市。WHO建议9～14岁未发生性生活的女性作为主要目标人群，15岁以上的女性或男性作为次要目标人群。

我国的HPV疫苗接种程序：①二价HPV疫苗：接种对象推荐用于9～25岁的女性。采用肌内注射，首选接种部位为上臂三角肌。推荐于0、1、6月分别接种1剂次，每剂0.5ml。②四价HPV疫苗：接种对象推荐用于20～45岁女性。采用肌内注射，首选接种部位为上臂三角肌。推荐于0、2、6月分别接种1剂次，每剂0.5ml。

HPV疫苗的不良反应与流感疫苗、乙肝疫苗等类似，大部分接种对象没有或仅有轻微的不良反应，严重的局部或全身性不良反应很少发生。常见不良反应主要为接种部位的局部红肿、热痛。虽然目前上市的HPV疫苗具有良好的安全性和有效性，但仍建议妊娠期间应避免应用本品。若女性已经或准备妊娠，建议推迟或中断接种程序，妊娠期结束后再进行接种。哺乳期妇女接种HPV疫苗也应谨慎。

2. 宫颈癌筛查　宫颈病变规范化诊断流程为：细胞学检查-阴道镜检查-组织学检查，即所谓的"三阶梯"诊断步骤。三阶梯中最基本的是细胞学检查，是其他两项检查的基础。细胞学检查包括传统宫颈刮片和液基细胞学检查（TCT）两种。如果细胞学结果异常，应根据情况选择HPV病毒检测、阴道镜检查及宫颈活检，进行组织学检查进一步确诊。

中国癌症基金会提出的宫颈癌筛检及早诊早治技术指南建议筛查使用方案如下：

最佳筛查方案：HPV检测+液基细胞检测（TCT）：灵敏度98%，特异度>80%。此种筛查方法中如细胞学或HPV检测阳性，应进一步检查。

一般筛查方案：HPV+巴氏涂片。

基本筛查方案：仅用肉眼观察（VIA）+碘试验，灵敏度70%，可发现2/3以上病人，假阳性率25%。

筛查起始时间：经济发达地区在25～30岁，经济欠发达地区在35～40岁，高危人群均应适当提前；终止时间为65岁。间隔是1次/年；连续2次正常，延长至3年；连续2次HPV（-），可延长间隔5～8年。筛查方案和方法亦可有所不同，可因地制宜。

宫颈癌高危人群包括：性生活开始时间过早（小于16岁）；多个性伴侣，或经常有不洁的性交；性伴侣的包皮过长；性伴侣患性传播疾病；多次生产或流产，曾有HPV感染；有宫颈癌家族史；吸烟、吸毒者。

调查显示，我国25岁以上的妇女中，有超过70%的人从未做过宫颈防癌检查。护士应该发挥自身优势，对每一位接受服务的妇女进行宫颈癌防治的宣教，通过健康教育、健康指导来提高妇女保健意识，接受宫颈癌筛查，与医生一起维护妇女健康。

【案例12分析】

结合以上知识，我们可以做出以下回答：

乳腺癌与宫颈癌是女性最常见的恶性肿瘤，宫颈癌前病变阶段没有任何症状，但是可以通过检查发现；乳腺癌虽然不能在癌前病变阶段检查发现，但是筛查可以发现早期的病变。所以，您有必要进行宫颈癌和乳腺癌的检查，除了到医院检查以外，应该每月进行乳腺自我检查，发现肿物及时到医院就诊，同时，还建议您除了宫颈癌、乳腺癌筛查以外，应定期进行身体检查，早期发现其他疾病。

三、妇女常见疾病护理

下面对在社区妇女保健工作中所涉及的妇女常见疾病的护理问题进行详细讲述。

（一）外阴炎

外阴部皮肤或前庭部黏膜发炎,称为外阴炎。外阴炎可发生于任何年龄的女性,多发生于大、小阴唇。外阴炎以非特异性外阴炎多见。

1. 病因　外阴与尿道、肛门临近,经常受到经血、阴道分泌物、尿液、粪便刺激,若不注意皮肤清洁易引起外阴炎;其次糖尿病病人糖尿刺激、粪瘘病人粪便刺激以及尿瘘病人尿液长期浸渍等。此外,穿紧身化纤内裤、经期使用卫生巾导致局部透气性差,局部潮湿,均可引起。营养不良可使皮肤抵抗力低下,易受细菌的侵袭,也可发生本病。

2. 护理评估

（1）健康史:评估病人年龄;平时卫生习惯;内裤材质及松紧度;是否应用抗生素;是否患有糖尿病、老年性疾病或慢性病等;育龄妇女应了解其采用的避孕措施及此次疾病症状等。

（2）临床表现:外阴皮肤黏膜瘙痒、疼痛、烧灼感,活动、性交、排尿及排便时加重。检查见外阴充血、肿胀、糜烂,常有抓痕,严重者形成溃疡或湿疹。慢性炎症可使皮肤增厚、粗糙、皲裂,甚至苔藓样变。

（3）心理社会评估:评估出现外阴瘙痒症状后对病人生活有无影响,以及影响程度;病人就医的情况及是否为此产生心理负担。

（4）治疗原则:保持局部清洁、干燥,局部应用抗生素;重视消除病因。

1）局部治疗:可用0.1%聚维酮碘液或1:5000高锰酸钾液坐浴,每日2次,每次15~30分钟。坐浴后涂抗生素软膏或紫草油,也可选用中药水煎熏洗外阴部,每日1~2次。急性期还可选用微波或红外线局部物理治疗。

2）病因治疗:积极寻找病因,若发现糖尿病应及时治疗,若有尿瘘、粪瘘及时行修补术。

3. 计划与实施

（1）预期目标

1）病人能正确使用药物,避免皮肤抓伤,皮损范围不增大。

2）病人症状在最短时间内解除或减轻,舒适感增强。

3）病人了解疾病有关的知识及防护措施。

（2）护理措施

1）告知病人坐浴方法。包括液体的配制、温度、坐浴时间及注意事项。溶液浓度不宜过浓,以免灼伤皮肤。坐浴时要使会阴部浸没于溶液中,月经期停止坐浴。不用刺激性的香皂、药物以及太凉、太热的水来清洗外阴。

2）积极协助医生寻找病因,必要时进行血糖或尿糖检查。

3）告知病人遵医嘱正确使用药物,按医生要求进行复诊。

（3）健康指导

1）保持外阴部清洁干燥,避免穿化纤及过紧内裤,穿纯棉内裤并每日更换。

2）做好经期、孕期、分娩期及产褥期卫生护理。发现过敏性用品后立即停止使用。

3）勿饮酒或进食辛辣食物,增加新鲜蔬菜和水果的摄入。

4）避免局部搔抓,避免用热水烫洗和刺激性药物或肥皂擦洗外阴。

4. 护理评价　病人在治疗期间能够按医嘱使用药物,症状减轻。病人了解与外阴炎相关知识及防护措施。

（二）阴道炎症

女性阴道是一个复杂的微生态体系,由阴道的解剖结构、微生态菌群、局部免疫及机体的内分泌调节功能共同组成。健康妇女阴道中寄生着 50 多种微生物,这些微生物主要寄居于阴道四周的侧壁黏膜上。它们之间相互制约、相互作用,有层次、有秩序地定植于阴道黏膜上皮,共同形成生物膜。健康育龄女性阴道内占优势地位的是乳杆菌。正常状态下,阴道内各种微生物之间相互制约、相互作用、相互依赖,使阴道内环境保持平衡,但受到一些因素影响,阴道微生态系统的平衡可能会被破坏。

性激素:如月经前后雌激素水平降低,导致阴道内 pH 值上升,为厌氧菌及一些微生物的生长创造了条件。

避孕产品:某些杀精子的避孕药具可以杀灭乳杆菌,从而影响阴道的内环境。

药物:许多药物(如广谱抗菌类药物)可杀灭或抑制乳杆菌,改变阴道微环境。

感染:如妇女在无保护性交的情况下感染了性传播疾病(STI)等,可干扰阴道内原有菌群比例而导致菌群失调。

在阴道局部情况异常的状态下如果有致病微生物的入侵和大量繁殖就会引发阴道的感染。常见的阴道炎症有滴虫阴道炎、外阴阴道假丝酵母菌病、细菌性阴道病和老年性阴道炎等。

1. 滴虫阴道炎

(1)病因:由阴道毛滴虫引起。主要经性交直接传播;其次经公共浴池、浴盆、浴巾、游泳池、坐式便器、衣物、污染的器械及敷料等传播。

(2)护理评估

1)健康史:询问病人年龄,可能的发病原因。了解个人卫生及月经期卫生保健情况,以及症状与月经的关系。了解其性伙伴有无滴虫感染,发病前是否到公共浴池或游泳池等。

2)临床表现

①潜伏期 4~28 天。

②症状:25%~50%病人初期无症状。主要症状是阴道分泌物增加及外阴瘙痒,分泌物为稀薄的泡沫状,黄绿色有臭味。若有其他细菌混合感染则分泌物呈脓性。瘙痒部位主要为阴道口及外阴,间或有灼热、疼痛、性交痛等。若尿道口有感染,可有尿频、尿痛,有时可见血尿。阴道毛滴虫能吞噬精子,并能阻碍乳酸生成,影响精子在阴道内存活,可致不孕。

③体征:检查时见阴道黏膜充血,严重者有散在出血斑点,甚至宫颈有出血点,形成"草莓样"宫颈。后穹隆有多量白带.呈灰黄色、黄白色稀薄液体或黄绿色脓性分泌物,常呈泡沫状。

3)辅助检查

①阴道清洁度Ⅲ度,pH5.0~6.5。

②典型病例在阴道分泌物中可找到滴虫。检查滴虫最简便的方法是 0.9%氯化钠溶液湿片法。具体方法是:加温生理盐水 1 滴于玻片上,在阴道侧壁取典型分泌物混于生理盐水中,立即在低倍光镜下寻找滴虫。若有滴虫,可见其呈波状运动而移动位置,亦可见到周围白细胞被推移。该项检查敏感度仅为 60%~70%。以下情况考虑做培养:滴虫感染治疗后仍有症状、阴道 pH 值高、镜下白细胞多、巴氏涂片提示可能有滴虫等,准确性可

达 98%左右。

③检查前注意事项：取分泌物前 24~48 小时避免性交、阴道灌洗或局部用药，取分泌物前不作双合诊，窥器不涂润滑剂。分泌物取出后应及时送检并注意保暖，否则滴虫活动力减弱，造成辨认困难。

4）社会心理评估：评估病人的心理状况，了解病人是否会因害羞不愿到医院就诊。同时评估影响治疗效果的心理压力和反复发作造成的苦恼，以及家属对病人的理解和配合。

5）治疗原则：因滴虫阴道炎可同时有尿道、尿道旁腺、前庭大腺滴虫感染，治愈此病需全身用药，主要治疗药物为甲硝唑和替硝唑。

①全身用药：初次治疗可选择甲硝唑 2g，单次口服；或替硝唑 2g，单次口服；或甲硝唑 400mg，每日 2 次，连服 7 日。

②局部用药：不能耐受口服药物治疗的病人可以选用阴道局部用药。但单独阴道用药的效果不如全身用药好。局部可选用甲硝唑阴道泡腾片 200mg，每晚 1 次，连用 7 日。局部用药有效率低，用药前，可先用 0.1%~0.5%醋酸溶液冲洗阴道，改善阴道内环境，以提高疗效。

（3）计划与实施

1）预期目标：①病人在最短时间内解除或减轻症状，舒适感增强；②经过积极治疗和护理，病人阴道分泌物增多及有异味的症状减轻；③病人能积极配合治疗；④病人了解治疗期间禁性生活的重要性。

2）护理措施：①指导病人注意个人卫生，保持外阴部清洁、干燥，尽量避免搔抓外阴，以免局部皮肤损伤加重；②向病人讲解易感因素和传播途径，特别是要到正规的浴池和游泳池等场所活动；③治疗期间禁止性生活，服用甲硝唑或替硝唑期间及停药 24 小时内要禁酒。甲硝唑能通过乳汁排泄，因此，哺乳期妇女用药期间及用药后 24 小时内不能哺乳；④性伴侣治疗，滴虫性阴道炎主要由性接触传播，性伴侣应同时治疗，治疗期间禁止性生活；⑤观察用药反应，出现食欲减退、恶心、呕吐、皮疹等，应及时告知医生；⑥告知病人在取分泌物前 24~48 小时避免性交、阴道灌洗及局部用药。

3）健康指导：①预防措施：作好卫生宣教，积极开展普查普治，消灭传染源。医疗机构做好消毒隔离，防止交叉感染；②治疗注意事项：每日更换内裤，洗浴用具专人使用，以免交叉感染；内裤及洗涤用的毛巾应开水煮沸消毒；③随访：治疗应随访到症状消失，治疗 7 日后有症状应及时就诊；④治愈标准：滴虫性阴道炎常于月经后复发，向病人解释复查的重要性。选择在月经干净后复查，若经 3 次检查阴道分泌物为阴性，为治愈。

（4）护理评价：病人了解滴虫阴道炎相关知识及预防措施。治疗期间能够按医嘱用药，并及时复诊，使疾病得到彻底治愈。

2. 外阴阴道假丝酵母菌病（VVC） 是由假丝酵母菌引起的常见外阴阴道炎症。

（1）病因：引起外阴阴道假丝酵母菌病的病原体，80%~90%为白假丝酵母菌，10%~20%为光滑假丝酵母菌。白假丝酵母菌为条件致病菌，平时不引起症状，只有在全身及阴道局部细胞免疫能力下降、假丝酵母菌大量繁殖并转变为菌丝相，才出现症状。常见发病诱因有：应用广谱抗生素、妊娠、糖尿病、大量应用免疫抑制剂。外阴阴道假丝酵母菌病主要为内源性传染，假丝酵母菌除作为条件致病菌寄生阴道外，还可寄生于人的口腔、肠道，这三个部位的念珠菌可互相自身传染,当局部环境条件适合时易发病。此外,少部分病人可通过性交直接传染或接触感染的衣物间接传染。

（2）护理评估

1）健康史:评估病人有无诱发因素存在,如妊娠、糖尿病、长期应用激素或抗生素或免疫抑制剂等情况,以及发病后的治疗情况,是否为初次发病。

2）临床表现:①症状:外阴瘙痒、灼痛,还可伴有尿痛以及性交痛等症状,白带增多;②体征:外阴潮红、水肿,可见抓痕或皲裂,小阴唇内侧及阴道黏膜附着白色膜状物,阴道内可见较多的白色豆渣样分泌物,可呈凝乳状。

由于病人的发病情况、临床表现轻重不一,感染的假丝酵母菌菌株、宿主情况不同,对治疗的反应有差别。为利于治疗及比较治疗效果,将外阴阴道假丝酵母菌病进行分类,具体见表 6-6。重度 VVC 是指临床症状严重,外阴或阴道皮肤黏膜有破损,按 VVC 评分标准（表 6-7）评分≥7 分为重度 VVC。复发性 VVC 是指 1 年内有症状性 VVC 发作 4 次或 4 次以上。

3）实验室检查:①悬滴法:10%KOH 镜检,菌丝阳性率 70%~80%。生理盐水法阳性率低,不推荐。②涂片法:革兰染色法镜检,菌丝阳性率 70%~80%。③培养法:复发性 VVC 或有症状但多次显微镜检查阴性者,应采用培养法诊断,同时进行药物敏感试验。

表 6-6　VVC 的分类

单纯性外阴阴道假丝酵母菌病（以下单种或多种情况时）	复杂性外阴阴道假丝酵母菌病（以下单种或多种情况时）
偶发性 VVC	复发性 VVC（RVVC）
轻、中度 VVC	重度 VVC
白假丝酵母菌	非白假丝酵母菌
正常健康宿主	特殊宿主如:妊娠期、未控制的糖尿病、免疫抑制等

表 6-7　VVC 评分标准

	0 分	1 分	2 分	3 分
瘙痒	无	偶有发作,可被忽略,	能引重视	持续发作,坐立不安
疼痛	无	轻	中	重
充血、水肿	无	轻	中	重
抓痕、皲裂	无	–	–	有
分泌物量	无	较正常稍多	量多,无溢出	量多,有溢出

4）心理社会评估:外阴阴道假丝酵母菌病病人由于自觉症状较重,严重影响其日常生活和学习,特别是影响病人入睡,多会出现焦虑和烦躁情绪,因此,护理人员应着重评估病人的心理反应,了解其对于疾病和治疗有无顾虑,特别是需停用激素和抗生素的病人要做好解释

工作,以便积极配合治疗。

5)治疗原则

①积极去除诱因。

②规范化应用抗真菌药物,首次发作或首次就诊是规范化治疗的关键时期。

③局部用药:单纯性 VVC 可选用以下药物进行局部治疗:

咪康唑软胶囊 1200mg,单次用药。

咪康唑栓或咪康唑软胶囊 400mg,每晚 1 次,共 3 天。

咪康唑栓 200mg,每晚 1 次,共 7 天。

克霉唑栓或克霉唑片 500mg,单次用药。

克霉唑栓 100mg,每晚 1 次,共 7 天。

制霉菌素泡腾片 10 万单位,每晚 1 次,共 14 天。

制霉菌素片 50 万单位,每晚 1 次,共 14 天。

④全身用药:单纯性 VVC 也可选用口服药物。

伊曲康唑 200mg,每日 1 次,连用 3~5 日。

伊曲康唑 400mg,1 次顿服。

氟康唑 150mg,1 次顿服。

复杂性 VVC 全身用药与单纯性 VVC 基本相同,可适当延长治疗时间。

(3)计划与实施

1)护理目标:①病人在最短时间内解除或减轻症状,睡眠恢复正常;②病人紧张焦虑的心情恢复平静;③病人能够掌握有关外阴阴道假丝酵母菌病的防护措施;④病人能正确使用药物,皮肤破损范围不增大。

2)护理措施:①心理护理:VVC 病人多有焦虑、烦躁心理,应耐心倾听,并安慰病人,向其讲清该病的治疗效果及效果显现时间,解除其焦虑情绪;②局部用药指导:局部用药前可用 2%~4%碳酸氢钠溶液冲洗引导,该变阴道酸碱度,提高疗效,阴道上药时要尽量将药物放入阴道深处;③保持外阴清洁干燥,分泌物多时应勤换内裤,用过的内裤、盆、毛巾应用开水烫洗或煮沸消毒 5~10 分钟。

3)健康指导:①注意个人卫生,不穿紧身及化纤材质内裤;②强调外阴清洁的重要性,洗浴卫生用品专人使用,避免交叉感染,特别注意妊娠期和月经期卫生,出现外阴瘙痒等症状及时就医;③避免长时间应用广谱抗生素,如有糖尿病应及时、积极治疗;④饮食上增加新鲜蔬菜和水果的摄入,禁食辛辣食物及饮酒,避免甜食。

(4)护理评价:病人了解外阴阴道假丝酵母菌病的相关知识及预防措施。治疗期间能够遵医嘱坚持用药,并按时复诊,使疾病得到彻底治愈。随病情的恢复,病人焦虑及烦躁心理得到缓解。

3. 细菌性阴道病　细菌性阴道病为阴道内正常菌群失调所致的一种混合感染,但临床及病理特征无炎症改变。

(1)病因:正常阴道内以产生过氧化氢的乳杆菌占优势。细菌性阴道病时,乳杆菌减少,导致其他细菌大量繁殖,主要有加德纳菌、厌氧菌及人型支原体。细菌性阴道病非单一致病菌所引起,而是多种致病菌共同作用的结果。

(2)护理评估

1)健康史:了解病人分泌物性状,分泌物量是否增多和有臭味。

2)临床表现:①症状:10%~40%病人无临床症状,有症状者表现为阴道分泌物增多,有鱼腥臭味,尤其性交后加重。可伴有轻度外阴瘙痒或烧灼感;②体征:阴道黏膜无充血,分泌物灰白色,均匀一致,稀薄,常黏附于阴道壁,但黏度很低,用棉拭子易从阴道壁擦去。

3)辅助检查:细菌性阴道病临床诊断标准为下列检查中有 3 项阳性即可明确诊断。①阴道分泌物为均质、稀薄白色;②阴道分泌物 pH>4.5;③胺臭味试验阳性:取阴道分泌物少许放在玻片上,加入 10%氢氧化钾溶液 1~2 滴,产生烂鱼肉样腥臭气味;④线索细胞阳性。取少许分泌物放在玻片上,加一滴 0.9%氯化钠溶液混合,置于高倍光镜下寻找线索细胞。线索细胞即阴道脱落的表层细胞,于细胞边缘贴附大量颗粒状物即各种厌氧菌,细胞边缘不清。

4)心理社会评估:了解病人对自身疾病的心理反应。病人会因为阴道分泌物的异味而难为情,有一定的心理负担。

5)治疗原则:①全身用药:甲硝唑片 200mg,每日 3 次,7 日为一疗程;克林霉素片 300mg,每日两次,7 日为一疗程。②局部用药:含甲硝唑栓剂,每晚 1 次,连用 7 日;2%克林霉素软膏,阴道涂布,每次 5g,每晚 1 次,连用 7 日。③性伴侣的治疗:本病性伴侣不需常规治疗。④妊娠期细菌性阴道病的治疗:任何有症状的细菌性阴道病孕妇及无症状的高危孕妇(有胎膜早破、早产史),均需治疗。多选用口服用药,甲硝唑 200mg,每日 3 次,连服 7 日;或克林霉素 300mg,每日 2 次,连服 7 日。⑤随访:治疗后无症状者不需常规随访。

(3)计划与实施

1)护理目标:帮助病人建立治疗信心,积极接受治疗,使症状及早缓解;病人能够掌握有关生殖系统炎症的防护措施。

2)护理措施:①心理护理:向病人解释异味产生的原因,告知病人坚持用药和治疗,症状会缓解,减轻其心理负担;②用药指导:向病人讲清口服药的用法、用量,阴道用药的方法及注意事项,阴道局部可用 1%乳酸溶液或 0.5%醋酸溶液冲洗阴道,改善阴道内环境以提高疗效。

3)健康指导:①注意个人卫生,勤换内裤,尽量不穿紧身及化纤材质内衣裤,清洁会阴部用品要专人专用,避免交叉感染;②阴道用药方法:阴道用药最好在晚上睡前,先清洗会阴部,然后按医嘱放置药物,药物放置在阴道深部,可保证疗效。

4)护理评价:病人阴道分泌物减少,异味消除,并了解细菌性阴道病的相关知识,掌握全身及局部用药方法。

4. 萎缩性阴道炎　常见于自然绝经及卵巢去势后妇女,也可见于产后闭经和药物假绝经治疗的妇女。

(1)病因:萎缩性阴道炎是由于卵巢功能衰退,雌激素水平降低,阴道壁萎缩,黏膜变薄,上皮细胞内糖原含量减少,阴道内 pH 值增高,阴道黏膜抵抗力减弱,致病菌易于侵入而引起的阴道炎。

(2)护理评估

1)健康史:了解病人年龄、是否已经绝经、是否有卵巢手术史/盆腔放射治疗史或药物性闭经史、近期身体状况、有无其他慢性疾病等。

2)临床表现:①症状:阴道分泌物增多,多为稀薄淡黄色,感染严重时白带可呈脓性或脓血性,有臭味。外阴瘙痒、灼热感;②体征:妇科检查阴道黏膜呈萎缩性改变,上皮皱襞消失,萎缩、菲薄,阴道黏膜充血。表面有散在小出血点或点状出血斑,有时见浅表溃疡。

3)辅助检查:①阴道图片底层细胞多,清洁度差;②取阴道分泌物查滴虫及假丝酵母菌均阴性;③有血性白带病人应行宫颈细胞学检查,首先应排除宫颈病变,必要时行分段诊刮,除外子宫内膜病变。

4)心理社会评估:萎缩性阴道炎病人多数为绝经期妇女,由于绝经期症状已经给病人带来严重的心理负担,病人多表现出严重的负性心理情绪,如烦躁、焦虑、紧张等。护理人员应对病人各种情绪反应做出准确评估,同时了解家属是否存在不耐烦等不良情绪。

5)治疗原则:抑制细菌的生长,补充雌激素水平,增强阴道抵抗力。

①抑制细菌生长:阴道局部应用抗生素如甲硝唑 200mg 或诺氟沙星 100mg,放于阴道深部。每日 1 次,7~10 日为 1 疗程。

②增加阴道抵抗力:针对病因,补充雌激素是萎缩性阴道炎的主要治疗方法。雌激素可以局部给药,也可以全身给药,乳癌或子宫内膜癌病人慎用雌激素制剂。

（3）计划与实施

1)预期目标:①病人能正确使用药物,避免皮肤抓伤,皮损范围不增大;②病人在最短时间内解除或减轻症状,舒适感增强;③病人了解疾病有关的知识及防护措施;④病人焦虑感减轻,能够积极主动配合治疗。

2)护理措施:①心理护理:认真倾听病人对疾病的主诉及内心感受;耐心向病人讲解有关萎缩性阴道炎相关知识、治疗方法及效果,帮助其树立治疗信心。同时,也可与家属沟通,使其能够劝导病人,减轻焦虑及烦躁情绪。②用药指导:嘱病人遵医嘱用药,年龄较大的病人,应教会家属用药,使家属能够协助使用。

3)健康指导:①注意个人卫生,勤换内裤。尽量不穿紧身及化纤材质内衣裤;②阴道用药方法:阴道用药最好在晚上睡前,先清洗会阴部,然后按医嘱放置药物,药物放置在阴道深部,可保证疗效。

（4）护理评价:病人阴道分泌物减少,外阴瘙痒症状减轻或消失。病人焦虑紧张情绪好转,其家属能够理解并帮助病人缓解情绪及治疗疾病。

（三）宫颈炎症

宫颈炎症是常见的女性下生殖道炎症。宫颈炎症包括宫颈阴道部及宫颈管黏膜炎症。临床多见的宫颈炎是宫颈管黏膜炎。宫颈炎又分为急性宫颈炎和慢性宫颈炎,临床上以慢性宫颈炎多见。

1. 急性宫颈炎　是病原体感染宫颈引起的急性炎症,常与急性子宫内膜炎或急性阴道炎同时发生。

（1）病因:急性宫颈炎主要见于感染性流产、产褥期感染、宫颈损伤或阴道异物并发感染。常见的病原体为葡萄球菌、链球菌、肠球菌等。随着性传播疾病的增加,急性宫颈炎病例也增多。病原体主要是淋病奈瑟菌、沙眼衣原体。

（2）护理评估

1)健康史:了解病人近期有无妇科手术史、孕产史及性生活情况,评估病人身体状况。

2)临床表现:主要表现为阴道分泌物增多,呈黏液脓性,阴道分泌物刺激可引起外阴瘙痒及灼热感。此外,可出现经间期出血、性交后出血等症状。若合并尿路感染,可出现尿急、尿频、尿痛。妇科检查可见宫颈充血、水肿及出血,有脓性分泌物从颈管流出。衣原体宫颈炎可见宫颈红肿、宫颈触痛,且常有接触性出血。淋病奈瑟菌感染还可见尿道口、阴道口黏膜充血、水肿及多量脓性分泌物。

3)辅助检查:宫颈分泌物涂片作革兰染色:先擦去宫颈表面分泌物后,用小棉拭子插入宫颈管内取出,肉眼看到拭子上有黄色或黄绿色黏液脓性分泌物,然后作革兰染色,光镜下平均每个油镜视野有 10 个以上或每个高倍视野有 30 个以上中性粒细胞为阳性。病原体检测:应作细菌培养、沙眼衣原体及淋病奈瑟菌的检测,以及有无细菌性阴道病及滴虫阴道炎。

4)心理社会评估:急性宫颈炎一般起病急,症状重,病人多会表现出紧张及焦虑的情绪,特别是有不洁性生活史的病人,担心自己患有性传播疾病,严重者可出现恐惧心理。护理人员应仔细评估病人内心感受,发现不良情绪并进行合理心理疏导。

5)治疗原则:主要为抗生素药物治疗。有性传播疾病高危因素的病人,尤其是年轻女性,未获得病原体检测结果即可给予治疗,方案为阿奇霉素 1g 顿服;或多西环素 100mg,每日 2 次,连服 7 日。对于获得病原体检测结果者,针对病原体选择抗生素。

①单纯急性淋病奈瑟菌性宫颈炎:主张大剂量、单次给药,常用药物有第三代头孢菌素,如头孢曲松钠 250mg,单次肌注,或头孢克肟 400mg,单次口服;氨基糖苷类的大观霉素 4g,单次肌内注射。

②沙眼衣原体感染所致宫颈炎:治疗药物主要有四环素类,如多西环素 100mg,每日 2 次,连服 7 日;红霉素类,主要有阿奇霉素 1g 单次顿服,或红霉素 500mg,每日 4 次,连服 7 日;喹诺酮类,主要有氧氟沙星 300mg,每日 2 次,连服 7 日;左氧氟沙星 500mg,每日 1 次,连服 7 日。

③对于合并细菌性阴道病者,同时治疗细菌性阴道病,否则将导致宫颈炎持续存在。

(3)计划与实施

1)预期目标:①经治疗后病人在最短时间内解除或减轻症状,舒适感增强;②病人紧张焦虑情绪得到缓解;③治疗后排尿型态恢复正常;④病人了解急性宫颈炎病因及治疗方法,掌握了预防措施。

2)护理措施:①对症处理:急性期卧床休息,出现高热病人在遵医嘱用药的同时可给予物理降温或温水擦浴,并定时监测体温、脉搏、血压。有严重腰骶部疼痛病人可遵医嘱服用镇痛药。有尿道刺激症状者应多饮水,以减轻症状。②心理护理:耐心倾听病人主诉,了解和评估病人心理状态。向病人讲解急性宫颈炎发病原因及引起感染的病原菌,强调急性宫颈炎治疗效果和意义,嘱病人严格按医嘱服药。

3)健康指导:①指导病人做好经期、孕期及产褥期卫生,保持性生活卫生,以减少性传播疾病;②指导病人定期进行妇科检查,发现宫颈炎症积极治疗。

(4)护理评价:病人症状减轻或消失,焦虑紧张情绪有所缓解或恢复正常。病人了解急性宫颈炎相关知识,并掌握了预防措施。

2. 慢性宫颈炎　多由急性宫颈炎转变而来,常因急性宫颈炎未治疗或治疗不彻底而形成。

(1)病因:慢性宫颈炎多由分娩、流产或手术损伤宫颈后,病原体侵入而引起感染。也有病人无急性症状,直接发生慢性宫颈炎。主要病原体为葡萄球菌、链球菌、大肠杆菌及厌氧菌,其次为性传播疾病的病原体,淋病奈瑟菌及沙眼衣原体。

（2）护理评估

1）健康史:了解和评估病人一般情况、现身体状况、婚姻状况及孕产史。

2）临床表现:主要症状是阴道分泌物增多。由于病原体、炎症的范围及程度不同,分泌物的量、性质、颜色及气味也不同。阴道分泌物多成乳白色黏液状,有时呈淡黄色脓性,伴有息肉形成时易有血性白带或性交后出血。当炎症延宫底韧带扩散到盆腔时,可有腰骶部疼痛、盆腔部下坠痛等。当炎症涉及膀胱时,可出现尿急、尿频症状。宫颈黏稠脓性分泌物不利于精子穿过,可造成不孕。

妇科检查时可见宫颈有不同程度糜烂、肥大,有时可见息肉、裂伤及宫颈腺囊肿。

3）辅助检查:①宫颈细胞学检查:宫颈刮片或宫颈液基细胞学检查,主要用于鉴别宫颈柱状上皮外移与宫颈上皮内瘤变或早期宫颈癌;②阴道镜检查及或组织检查:当高度怀疑宫颈上皮内瘤变或早期宫颈癌时,应该进行该项检查;③淋病奈瑟菌及衣原体检查:有性传播疾病的高危病人可转诊进行检查。

4）心理社会评估:慢性宫颈炎一般药物治疗效果欠佳,临床症状出现时间较长,影响日常生活和工作。此外慢性宫颈炎还需除外宫颈病变,这都使病人思想压力大,易产生烦躁和不安。

5）治疗原则:以局部治疗为主,可采用物理治疗、药物治疗及手术治疗。

①宫颈糜烂的治疗:宫颈糜烂现称宫颈柱状上皮外移,一般情况下无需治疗,如白带多症状明显者,在宫颈细胞学检查阴性的基础上,可行物理治疗。其原理是以各种物理方法将宫颈糜烂面单层柱状上皮破坏,使其坏死脱落,创面愈合一般需3~4周。常用方法有激光治疗、冷冻治疗、微波法等。物理治疗有出血、宫颈管狭窄、不孕、感染的可能。

②宫颈息肉的治疗:一般行息肉摘除术,术后将切除的组织送病理组织学检查。

③宫颈管黏膜炎治疗:需进行全身治疗,局部治疗效果差。可转诊上级医院,行宫颈管分泌物培养,根据宫颈管分泌物培养及药敏试验结果,选用相应的抗生素进行全身抗感染治疗。

④宫颈腺囊肿的治疗:对于小的宫颈腺囊肿,无任何临床症状可不进行处理,若囊肿较大或合并感染者,可行物理治疗。

（3）计划与实施

1）预期目标:①病人在最短时间内解除或减轻症状,舒适感增强;②病人紧张焦虑情绪得到缓解;③物理治疗期间未发生感染;④病人了解治疗方法并掌握慢性宫颈炎治疗前后注意事项及预防措施。

2）护理措施

①心理护理:了解病人心理状态及负性情绪表现程度,并进行心理疏导。帮助病人建立治疗信心,并能够坚持治疗。

②物理治疗的护理:治疗前护理:有急性炎症的病人应暂缓此项治疗,物理治疗应选择在月经干净后3~7天内进行。治疗后护理:物理治疗后会有阴道分泌物增加或大量水样排液,病人应保持外阴清洁,必要时垫会阴垫并及时更换,以防感染。术后1~2周脱痂时会有少许出血,如阴道出血量多于月经量应及时到医院就诊。创面完全愈合需要4~8周,这段时间内禁止盆浴、性交和阴道冲洗,以免发生出血和感染。治疗后需定期检查,术后2个月

月经干净后,检查创面愈合情况及有无宫颈管狭窄。

③用药指导:向病人解释药物的用法及注意事项。

3)健康指导:①预防措施:积极治疗急性宫颈炎,定期作妇科检查,发现宫颈炎症予积极治疗,避免分娩时器械损伤宫颈;②物理治疗后禁止性生活和盆浴 2 个月,保持外阴清洁、干燥;③病人应遵医嘱定期随诊。

(4)护理评价:病人接受护理人员指导后焦虑紧张情绪有所缓解,其家属能主动关心和帮助病人治疗疾病。物理治疗期间未发生感染。病人了解慢性宫颈炎相关知识,掌握物理治疗的注意事项及预防措施。

(四)盆腔炎性疾病

盆腔炎性疾病(PID)是指女性内生殖道炎症引起的一组疾病,包括子宫内膜炎、输卵管炎、输卵管卵巢脓肿(TOA)、盆腔腹膜炎等,多数是以疼痛为主要表现的。炎症可局限于一个部位,也可同时累及几个部位,以输卵管炎、输卵管卵巢炎最常见。

1. 病因 盆腔炎性疾病的病原体有外源性及内源性两个来源,两种病原体可单独存在,但通常为混合感染,外源性病原体主要为性传播疾病的病原体,如沙眼衣原体、淋病奈瑟菌。内源性病原体来自原寄居于阴道内的菌群,包括需氧菌及厌氧菌。

2. 护理评估

(1)健康史:了解病人年龄、职业、近期身体状况等,特别要了解病人有无不洁性生活史,及目前表现的症状。

(2)临床表现:因炎症轻重及范围大小而有不同的临床表现,轻者无症状或症状轻微。

1)症状:急性期常见症状为下腹痛伴发热、寒战、恶心、呕吐等,若有脓肿形成,可有下腹包块及局部压迫刺激症状,如尿频、尿痛、排尿困难、里急后重、排便困难等。症状严重程度和病变严重程度及病变部位有关。疾病转为慢性后,主要症状为腰酸下腹痛、肛门坠胀感,常在月经期、劳累后、性交、及妇科检查后加重,并伴有白带多、月经量多、乏力、易疲劳、低热等表现。

2)体征:严重病例急性期呈急性病容,体温升高,心率加快,下腹部有压痛,有腹膜炎时下腹有反跳痛及肌紧张,盆腔检查可有以下表现:阴道可见脓性臭味分泌物;宫颈充血、水肿;宫颈举痛;宫体有压痛,活动受限;子宫两侧压痛明显,双附件可有增厚或形成包块,有脓肿时可触及波动感;疾病长期迁延不愈者,盆腔检查子宫多固定于后位,活动受限,双附件增厚呈条索状并伴有压痛。

(3)实验室检查:可因炎症轻重、范围大小不同及病原体不同,可有以下不同实验室检查结果。

1)阴道分泌物 0.9%氯化钠溶液涂片可见到大量白细胞。

2)红细胞沉降率增高。

3)血常规白细胞计数增高,血 C 反应蛋白升高。

4)淋病奈瑟菌或衣原体阳性。

(4)其他辅助检查:根据病变部位、病变轻重、病变范围大小不同可有不同检查结果。比如子宫内膜活检组织学证实子宫内膜炎,阴道超声或核磁共振检查显示输卵管增粗、输卵管积液,伴或不伴有盆腔积液、输卵管卵巢肿块等影像。

(5)2006 年美国 CDC 关于盆腔炎性疾病诊断标准见表 6-8。

表 6-8　盆腔炎性疾病诊断标准(2006 年美国 CDC 诊断标准)

最低标准(minimum criteria)

宫颈举痛或子宫压痛或附件区压痛

附加标准(additional criteria)

体温超过 38.3℃(口表)

宫颈或阴道异常黏液脓性分泌物

阴道分泌物 0.9% 氯化钠溶液涂片见到大量白细胞

红细胞沉降率升高

血 C 反应蛋白升高

实验室证实的宫颈淋病奈瑟菌或衣原体阳性

特异标准(specific criteria)

子宫内膜活检组织学证实子宫内膜炎

阴道超声或磁共振检查显示输卵管增粗、输卵管积液,伴或不伴有盆腔积液、输卵管卵巢肿块,以及腹腔镜检查发现盆腔炎性疾病征象

性活跃的年轻女性或者具有性传播疾病的高危人群若出现下腹痛,并可排除其他引起下腹痛的原因,妇科检查符合最低诊断标准,即可给予经验性抗生素治疗。

附加标准可增加诊断的特异性;特异标准基本可诊断盆腔炎性疾病,但由于除 B 型超声检查外,均为有创检查或费用较高,特异标准仅适用于一些有选择的病例。

(6)心理社会评估:盆腔炎性疾病症状明显且较严重,特别是治疗不及时或未能使用恰当抗生素时,病人往往出现焦虑,甚至是恐惧心理。此时护理人员应重点了解病人的心理状态,评估因症状造成的焦虑、恐惧的程度。同时,了解家属的态度。

(7)治疗原则:主要为抗生素药物治疗,必要时手术治疗。抗生素治疗可清除病原体,改善症状及体征,减少后遗症。经恰当的抗生素积极治疗,绝大多数盆腔炎性疾病能彻底治愈。抗生素的治疗原则:经验性、广谱、及时及个体化。

1)门诊治疗:若病人一般状况好,症状轻,能耐受口服抗生素,并有随访条件,可在门诊给予口服或肌内注射抗生素治疗。常用方案如下:①氧氟沙星 400mg 口服,每日 2 次,或左氧氟沙星 500mg 口服,每日 1 次,同时加服甲硝唑 400mg,每日 2~3 次,连用 14 日。②头孢曲松钠 250mg 单次肌注,或头孢西丁钠 2g,单次肌注,同时口服丙磺舒 1g,然后改为多西环素 100mg,每日 2 次,连用 14 日,可同时口服甲硝唑 400mg,每日 2 次,连用 14 日;或选用其他第三代头孢菌素与多西环素、甲硝唑合用。

2)住院治疗:若病人一般情况差,病情严重,伴有发热、恶心、呕吐;或有盆腔腹膜炎;或输卵管卵巢脓肿;或门诊治疗无效;或不能耐受口服抗生素;或诊断不清,均应住院予以抗生素药物治疗为主的综合治疗。抗生素药物治疗:给药途径以静脉滴注收效快,常用的配伍方案如下:

①第二代或第三代头孢菌素:如头孢西丁钠 2g,静注,每 6 小时 1 次;加多西环素 100mg,每 12 小时 1 次,静脉或口服。临床症状改善至少 24 小时后转为口服药物治疗,多西环素 100mg,每 12 小时 1 次,连用 14 日。对不能耐受多西环素者,可用阿奇霉素替代,每次 500mg,每日 1 次,连用 3 日。对输卵管卵巢脓肿的病人,可加用克林霉素或甲硝唑,从而更有效的对抗厌氧菌。

②克林霉素与氨基糖苷类药物联合方案：克林霉素 900mg，每 8 小时 1 次，静滴；庆大霉素先给予负荷量（2mg/kg），然后给予维持量（1.5mg/kg），每 8 小时 1 次，静滴。临床症状、体征改善后继续静脉应用 24～48 小时，克林霉素改为口服，每次 450mg，1 日 4 次，连用 14 日；或多西环素 100mg，口服，每 12 小时 1 次，连服 14 日。

③喹诺酮类药物与甲硝唑联合方案：氧氟沙星 400mg 静滴，每 12 小时 1 次；或左氧氟沙星 500mg 静滴，每日 1 次。甲硝唑 500mg 静滴，每 8 小时 1 次。

3）手术治疗：主要用于治疗抗生素控制不满意的输卵管卵巢脓肿（TOA）或盆腔脓肿。手术指征有：①药物治疗无效；②脓肿持续存在；③脓肿破裂。

4）中药治疗：主要为活血化瘀、清热解毒药物，如银翘解毒汤、安宫牛黄丸或紫血丹等。

3. 计划与实施

（1）预期目标

1）病人体温升高时得到及时处理。

2）经治疗病人下腹痛症状减轻。

3）病人体液平衡，未发生水、电解质紊乱。

4）经积极抗感染治疗，病人未出现感染性休克等并发症。

5）病人了解盆腔炎性疾病相关知识，并掌握该病的预防措施。

6）病人恐惧感消失，能够积极配合治疗。

（2）护理措施

1）一般护理：卧床休息，半卧位有利于脓液积聚于直肠子宫陷凹而使炎症局限。给予高热量、高蛋白、高维生素流食或半流食，补充液体，注意纠正电解质紊乱及酸碱失衡，尽量避免不必要的妇科检查，禁用阴道灌洗以免引起炎症扩散。若有腹胀可行胃肠减压或肛管排气。

2）高热的护理：每 4 小时测体温、脉搏、呼吸 1 次，体温超过 39℃ 时应首先采用物理降温。根据病人全身状况，给予酒精或温水擦浴，也可冰袋降温，若体温下降不明显，可按医嘱药物降温。降温过程中，病人大量出汗，可出现血压下降、脉搏增快、四肢厥冷等虚脱症状，故应密切观察生命体征，每 0.5～1 小时监测 1 次，同时应及时配合医生给予静脉输液或加快液体速度，必要时吸氧。鼓励病人多饮水。

3）使用抗生素期间，注意观察病人有无过敏反应或药物毒性反应，严格执行药物输入时间，以确保体内的药物浓度，维持药效。

（3）健康宣教

1）病人应积极配合医生，按时按量应用抗生素药物，并注意用药后的反应，观察症状是否有减轻。

2）治疗期间应停止工作和学习，卧床休息，取半坐卧位，有利于恢复。

3）饮食上应高热量、高蛋白、高维生素流食或半流食，注意多喝水，特别是高热病人应用退热药后，需及时补充水分和盐分，保持水电解质平衡。

4）教会病人或家属进行物理降温的方法和注意事项。

5）平时注意性生活卫生，减少性传播疾病，经期禁止性生活。做好经期、孕期及产褥期卫生。

4. 护理评价　病人全身、局部症状及阳性体征消失，身体康复，了解盆腔炎性疾病相关知识，并掌握防护措施，有良好的卫生习惯。治疗期间，能按时按量服用药物，未发生水电解质平衡及感染性休克等并发症。病人心情恢复平静,能积极配合治疗。

（五）子宫肌瘤

子宫肌瘤是女性生殖器最常见的良性肿瘤,也是人体最常见的肿瘤。由子宫平滑肌组织增生而成,其间有少量纤维结缔组织。多见于 30~50 岁妇女,以 40~50 岁最多见,20 岁以下少见。肌瘤原发于子宫肌层,根据肌瘤发展过程中与子宫肌壁的关系分肌壁间肌瘤、浆膜下肌瘤、黏膜下肌瘤 3 类。

1. 病因　确切病因尚不明了,好发于生育年龄妇女,绝经后肌瘤停止生长,甚至萎缩、消失等,提示子宫肌瘤的发生可能与女性激素有关。

2. 护理评估

（1）健康史:多数病人无明显症状,仅在盆腔检查时偶被发现,应注意询问月经史、生育史,是否长期使用雌激素如避孕药,发病后月经变化及以后由于肌瘤压迫所伴随的其他症状。

（2）临床表现

1）症状:与肌瘤部位、有无变性相关,而与肌瘤大小、数目关系不大。常见症状如下:

①经量增多及经期延长:多见于大的肌壁间肌瘤及黏膜下肌瘤,黏膜下肌瘤伴有坏死感染时,可有不规则阴道流血或血样脓性排液。长期经量增多可继发贫血,出现乏力、心悸等症状。

②下腹包块:肌瘤较小时在腹部摸不到肿块,当肌瘤逐渐增大使子宫超过 3 个月妊娠大时可从腹部触及。

③白带增多:肌壁间肌瘤使宫腔面积增大,内膜腺体分泌增多,并伴有盆腔充血致使白带增多;子宫黏膜下肌瘤一旦感染,可有大量脓样白带。若有溃烂、坏死、出血时,可有血性或脓血性、有恶臭的阴道溢液。

④压迫症状:子宫前壁下段肌瘤可压迫膀胱引起尿频、尿急;宫颈肌瘤可引起排尿困难、尿潴留;子宫后壁肌瘤(峡部或后壁)可引起下腹坠胀不适、便秘等症状。阔韧带肌瘤或宫颈巨型肌瘤向侧方发展,嵌入盆腔内压迫输尿管使上泌尿道受阻,形成输尿管扩张甚至发生肾盂积水。

⑤其他:常见下腹坠胀、腰酸背痛、腹痛等,经期加重。可引起不孕或流产。

2）体征:体征与肌瘤大小、位置、数目及有无变性相关。大肌瘤可在下腹部扪及实质性不规则肿块。妇科检查子宫增大,表面不规则单个或多个结节状突起。浆膜下肌瘤可扪及单个实质性球状肿块与子宫有蒂相连。黏膜下肌瘤位于宫腔内者子宫均匀增大,脱出于宫颈外口者,窥器检查即可看到宫颈口处有肿物,粉红色,表面光滑,宫颈四周边缘清楚。若伴感染时可有坏死、出血及脓性分泌物。

（3）辅助检查:B 型超声检查显示子宫肌瘤超声声像图为子宫体积增大,形态不规则,肌瘤常为低回声、等回声或中强回声。通过 B 超检查可与妊娠子宫、子宫腺肌症、卵巢肿瘤、盆腔炎性包块、子宫畸形等鉴别。

（4）心理社会评估:当病人得知患子宫肌瘤时,首先担心是否为恶性肿瘤,随后选择治疗方案显得无助。即将准备手术时,病人存在不同程度的焦虑和恐惧。

（5）治疗原则:治疗必须根据病人年龄、生育要求、症状、肌瘤大小等情况全面考虑。

1）随访观察:若肌瘤小且无症状,通常不需治疗,尤其近绝经年龄病人,雌激素水平低落,肌瘤可自然萎缩或消失,每 3~6 个月随访一次。随访期间若发现肌瘤增大或症状明显时,再考虑进一步治疗。

2)药物治疗:肌瘤在2个月妊娠子宫大小以内,症状不明显或较轻,近绝经年龄及全身情况不能手术者,均可给予药物对症治疗。药物有促性腺激素释放激素类似物、米非司酮等。

3)手术治疗:手术适应证:①月经过多致继发贫血,药物治疗无效;②严重腹痛、性交痛或慢性腹痛、有蒂肌瘤扭转引起的急性腹痛;③有膀胱、直肠压迫症状;④能确定肌瘤是不孕或反复流产的唯一原因者;⑤肌瘤生长较快,怀疑有恶变。手术可经腹、经阴道或宫腔镜及腹腔镜下手术。手术方式有肌瘤切除术和子宫切除术两种。

3. 计划与实施

(1)预期目标

1)病人能找出引起焦虑的因素并演示减轻焦虑的方法。

2)病人自诉术前术后注意事项。

3)病人能列举可利用的资源及支持系统。

4)病人贫血得到纠正。

(2)护理措施

1)对手术病人给予心理支持:手术对所有病人都是一种应激,病人存在恐惧焦虑心理,子宫切除对妇女而言意味着失去生育能力,但许多妇女错误认为切除子宫会引起早衰,影响夫妻生活;另有一些病人担心手术疼痛、术中出血,甚至担心手术会夺去生命。护士有必要了解病人目前承受的心理压力,向病人讲解生殖系统解剖生理知识,使病人明确子宫切除,会引起停经,丧失生育能力,但不会影响性生活或改变妇女形态。家属的支持是十分必要的,护士应与家属取得密切联系,共同帮助病人度过心理关。

2)提供信息,增强信心:详细评估病人对子宫肌瘤相关知识的认知及错误概念,讲解有关知识,帮助病人分析住院期间及出院后可被利用的资源及支持系统,减轻无助感。

3)提供随访指导:随访观察者应3~6个月定期复查。

4)保守治疗时,向病人讲明药物名称、剂量、方法、可能出现的副反应及应对措施。

4. 护理评价　病人自述焦虑减轻,能自述疾病的情况及术前术后注意事项,能列举可利用的资源及支持系统。病人了解子宫肌瘤相关知识,知道定期复查。

(六)功能失调性子宫出血

功能失调性子宫出血,简称功血,为妇科常见病。它是由于调节生殖的神经内分泌机制失常引起的异常子宫出血,而全身及内外生殖器官无器质性病变存在。功血可分为排卵性和无排卵性两类。

1. 病因及分类

(1)无排卵性功能失调性子宫出血:多发生于青春期和绝经过渡期女性,也可发生于育龄期妇女。

1)青春期:青春期无排卵性功血的发生是由于下丘脑-垂体-卵巢轴调节功能尚未健全,使下丘脑-垂体对雌激素的正反馈反应异常所致。

2)围绝经期:围绝经期无排卵性功血的发生是由于卵巢功能逐渐衰退,卵泡几乎耗竭,卵巢对促性腺激素的敏感性降低或下丘脑-垂体对性激素正反馈调节的反应性降低所致。

3)育龄期:育龄期无排卵性功血的发生可因内、外环境中的某些刺激所引起。如可因精神紧张、恐惧、气候和环境骤变、过度劳累、营养不良等引起短暂性的无排卵性功血。也可因肥胖、多囊卵巢综合征、高泌乳素血症等长期存在的因素引起持续性无排卵性功血。

(2)排卵性功能失调性子宫出血:多发生于育龄期妇女。病人卵巢虽有排卵,但黄体功能异常。

1)黄体功能不足:黄体功能不足时,卵泡期的卵泡刺激素(FSH)分泌不足,卵泡发育迟缓,雌激素分泌减少,从而对垂体及下丘脑的正反馈不足,致使黄体期黄体生成素(LH)分泌不足,黄体发育不全,孕激素分泌减少,使子宫内膜分泌反应不足,造成黄体功能不足性排卵性功血。

2)子宫内膜不规则脱落:子宫内膜不规则脱落病人中,病人虽有排卵,且黄体发育良好,但由于下丘脑-垂体-卵巢轴调节功能紊乱或黄体机制异常,造成黄体萎缩过程延长,导致子宫内膜不能如期完整脱落,发生子宫内膜不规则脱落性排卵性功血。

2. 护理评估

(1)健康史:询问病人年龄、月经史、婚育史,详细询问出血病史,如出血时间、出血量、出血持续时间、出血性状,包括出血前是否有停经史等。评估病人的工作、学习生活是否满意,以掌握是否因发生意外事件、精神紧张、忧虑、考试竞争、环境骤变、过度劳累等对性腺轴不良刺激的情况。了解病人是否由此病史,是否有其他慢性病史如血液病、肝病、糖尿病、甲状腺功能亢进或减退等,以往曾治疗此病的治疗方案、疗效和副作用等。

(2)临床表现

1)无排卵性功能失调性子宫出血:主要表现为月经周期或经期长短不一,出血量异常。有时,先有数周或数月停经,然后有大量阴道流血,持续2~3周或更长时间,不易自止。也有长时间少量出血,但淋漓不尽。经期无下腹痛,常伴有贫血,妇科检查无异常。

2)排卵性功能失调性子宫出血:一般表现为月经周期正常或缩短,但经期延长。黄体功能不足时,月经周期可缩短至3周,且经期前点滴出血。有时月经周期虽在正常范围,但卵泡期延长,黄体期缩短,以致病人不易受孕或在孕早期流产。子宫内膜不规则脱落时,月经周期正常,但经期延长达9~10日,且出血量较多,后几日常表现为出血量少但淋漓不尽。

(3)辅助检查

1)诊断性刮宫:为排除子宫内膜病变和达到止血目的,全面刮宫。子宫内膜的病理变化:①宫内膜增长过长:分为简单型增生过长和复杂型增生过长;②增生期子宫内膜:在月经周期后半期甚至月经期,仍表现为增生期形态;③萎缩型子宫内膜。

2)基础体温测定:基础体温测定是观察排卵最简易可行的方法。基础体温呈单相型,提示无排卵(图6-9)。基础体温呈双相型,但排卵后体温上升缓慢且幅度偏低,升高时间较短,9~10日即下降,提示黄体功能不全(图6-10)。基础体温呈双相型,但下降缓慢,提示黄体萎缩不全,子宫内膜不规则脱落(图6-11)。

3)宫颈黏液结晶检查:经前出现羊齿植物叶状结晶提示无排卵。

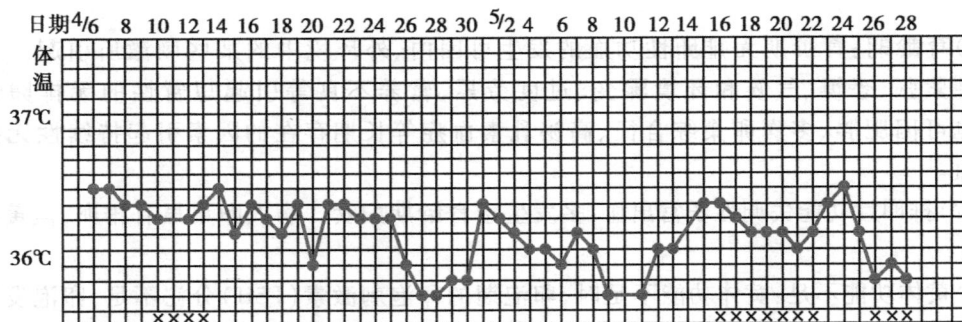

图 6-9　基础体温单相型（无排卵性功血）

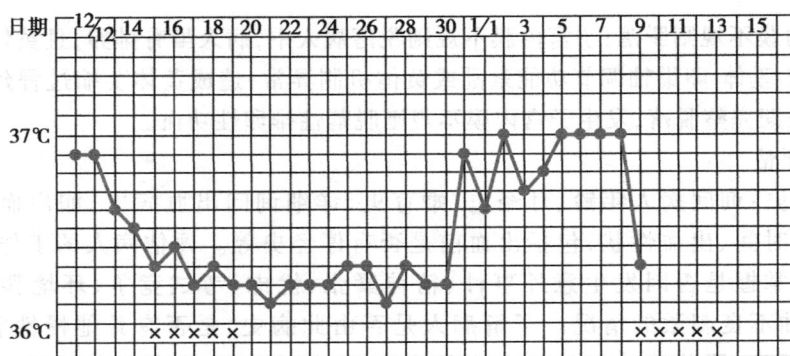

图 6-10　基础体温双相型（黄体功能不全）

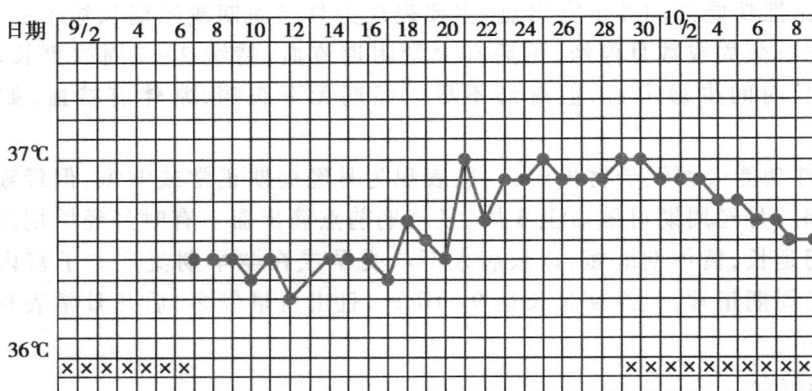

图 6-11　基础体温双相型（黄体萎缩不全）

4）激素测定：通过血测定体内性激素和神经内分泌激素，了解下丘脑-垂体-卵巢轴的功能。

5）宫腔镜检查：宫腔镜检查可见到子宫内膜的情况，宫腔表面的光滑程度。宫腔镜直视下活检，比盲目刮取内膜的诊断方法价值更高。

6）其他检查：血常规、凝血功能、妇科 B 超等检查，用来判断有无贫血、凝血功能有无异常、子宫内膜厚度等。

(4)心理社会评估:青春期病人一怕影响学业,二可能因为害羞而不及时就诊,反而因长期出血产生焦虑和无助感。育龄期病人总认为下次会好转而一拖再拖,往往是严重贫血才来就诊。更年期病人则可能因担心是否会恶变而到处咨询就医。

(5)治疗原则

1)一般治疗:可补充铁剂,增加营养,贫血严重时可输血,抗生素预防感染。

2)药物治疗:青春期以止血、调整周期、促使卵巢排卵治疗;围绝经期妇女止血后以调整周期、减少经量为原则。

①止血:孕激素:补充孕激素停药后撤药性出血。雌激素:主要用于青春期功血。可口服微粒化17β雌二醇,或苯甲酸雌二醇肌注,以达到快速止血。血止后2周开始加用孕激素,雌、孕激素的同时撤退性出血。雄激素:雄激素有拮抗雌激素作用,减轻盆腔充血而减少出血量。其他非激素类止血药。

②调整周期:止血后控制周期。一般连续用药3个周期。常用的调整周期方法有:雌、孕激素序贯疗法:即人工周期;雌、孕激素合并应用:可服避孕药;后半周期孕激素疗法:适用于更年期功血。

③促进排卵:适用于青春期功血和育龄期功血尤其不孕病人。氯米芬:于出血第5天起,每晚服50mg,连续5日。一般连用3个月,不宜长期应用。人绒毛膜促性腺激素(hCG):B超监测卵泡发育接近成熟时,可大剂量肌内注射hCG 5000~10 000IU以诱发排卵。尿促性素(HMG):刺激卵泡发育成熟。促性腺激素释放激素激动剂。

3)手术治疗:刮宫术,既能明确诊断,又能迅速止血。可在宫腔镜下行分段诊断性刮宫,以排除子宫内膜器质性病变。

3.计划与实施

(1)预期目标

1)通过向病人讲解本病的知识,使病人摆脱精神困扰,愿意配合治疗。

2)病人家属愿意给予支持,鼓励病人安心治疗。

3)经过积极治疗,保证营养的摄入,病人未出现因失血导致的并发症。

4)加强会阴护理,教会病人自我清洁卫生技能,未发生生殖道感染。

(2)护理计划与实施

1)针对不愿使用性激素治疗的病人,让其明白短期性激素治疗不同于糖皮质激素治疗,不会引起发胖,以及接受正规治疗的重要性。

2)针对害怕自己得癌症的病人,详细讲解本病的发病,指导病人阅读化验报告,讲解报告的临床意义,并帮助其识别排除恶变。或请医生与病人讲解病情和诊断依据。

3)对于出血量大,出现严重贫血的病人,需密切观察病人的血压、脉搏、呼吸、尿量等情况,并协助全科医生安排转诊。

4)指导病人遵医嘱正确服药,尤其是大剂量雌激素止血的病人,需按医嘱止血后逐渐缓慢减量,以防再次大出血。应用孕激素止血的病人,需告知病人撤药后会出血,避免过度紧张。

5)预防感染,做好会阴护理,教会病人使用消毒的卫生巾或会阴垫,保持内裤和床单清洁。每晚用1:5000高锰酸钾液清洁外阴,以防逆行感染。

6)补充营养,功血病人应增加铁剂摄入量。推荐铁剂丰富的食谱。如青春期病人可多食猪肝、禽蛋类食品;更年期病人则可多食鱼虾、新鲜水果和蔬菜等低胆固醇高铁的食品。同时注意摄入维生素 C 和蛋白质。

4. 护理评价 青春期病人愿意接受治疗,育龄期病人得到家庭、社会支持后,愿意配合治疗。围绝经期病人能了解本病的发病机制,积极配合治疗。病人了解饮食中高铁的食物,并愿意调整饮食配合治疗。病人未发生失血性休克,未发生生殖道感染。

(董建琴 訾 靖 孙艳格 闫 岩)

第七章

慢性非传染性疾病社区管理

慢性非传染性疾病,简称慢性病。慢性病是指一类起病隐匿、病程长、病情迁延不愈、病因复杂且发病机制尚未明确、需要持续性治疗和护理的疾病的总称。在社区中加强慢性疾病的干预和预防,对促进社区慢性病人群的健康、控制慢性病的发病率和死亡率、提高病人的生存质量、降低医疗费用具有积极的作用。

根据慢性疾病的自然病程,社区慢性病管理中涵盖以下几个不同的人群:健康人群、高危人群、已发病的慢性病人群、合并并发症的慢性病人群。社区护士应根据不同疾病发病特点,以三级预防为基础,抓住慢性病人的主要健康问题,采取有效的护理措施,提高病人自我护理能力,最终达到降低致残及死亡率、改善生活质量的目标。

第一节　高血压管理

高血压是常见的慢性病,对于高血压病人的规范管理和预防是基层卫生的工作重点。社区护士应该扮演什么角色,承担哪些工作呢? 请看来自某城市社区卫生服务站案例。

【案例 1】

三女士来到某社区卫生服务站,取其丈夫的血生化检查结果,当看到血脂异常,就和站上韩护士抱怨道:丈夫刚刚退休,整天待在家里,情绪烦躁。最近血脂、血压都高了。社区护士通过与老人进一步沟通了解到以下内容:张先生,61 岁,某机关干部,去年刚退休。大学学历,身高 165cm,体重 75kg,BMI 27.5,高血压病史 15 年,最高达 170/110mmHg,规律服药(硝苯地平控释片 60mg,每日 1 次),血压控制在(120~139)/(80~89)mmHg,无其他合并症。爱好读报、看电视,无规律运动,情绪不稳定,急躁易怒,对于高血压非药物治疗的知识和重要性了解不够。喜食厚味油炸、嗜咸(酱菜、腌制食品)、肉食。膳食结构不合理(每日主食 5~7 两,但脂肪和蛋白质摄入比例过高,总热量超标,食盐量每日 15g 左右)。近日血生化检查总胆固醇及低密度脂蛋白高于正常值,测血压 150/90mmHg。

1. 社区护理问题

1)对高血压的非药物治疗知识不了解。

2)超重。

3)不良饮食习惯:膳食总热量超标,高脂肪、高蛋白、低纤维素、高盐。

4)不运动,静坐生活方式。

5)不良情绪:急躁易怒,与刚退休不适应角色转换有关。

6)血脂异常,血压控制不理想。

2. 干预计划 对老年慢病病人制定干预目标不应强求其在短时间内发生巨大变化,尤其是减重的目标,不一定达到标准体重。具体而容易达到的短期目标会使其很快看到自身的变化,从而增强坚持下去的信心。

1)讲解高血压非药物治疗的重要性和不良生活方式的危害,一周后能复述非药物治疗的意义,并产生改变不良生活方式的愿望。

2)制订运动计划,两周后,运动频率达 2~3 次/周,每次 30 分钟。一个月后每周运动达 5 次以上。

3)讲解科学膳食的益处。两周后,能分辨高胆固醇和高脂肪食物,一月后能基本按照 1500kcal 食谱进餐。蛋白质摄入不超过总摄入量的 20%,脂肪摄入不超 30%,食用油 25g/d 以下。

4)讲授控盐方法,两周后,掌握低盐膳食的烹饪方法,会用盐勺控制用盐量,1 月后食盐量<6g/d。

5)介绍老人参加社团活动,每月至少参加 2 次社团活动,不良情绪缓解。

6)一月后减重 0.5~1kg。

3. 干预措施

1)讲解非药物治疗(建立健康的生活方式)的意义在于可以有效降低血压,减少降压药物的使用量,降低并发其他慢性病的危险。使病人建立改变不良生活方式的信心。

2)设计膳食处方:强调减少总热量的摄入并减少膳食中脂肪和蛋白质所占比例。

计算理想体重:身高 165(cm)－105＝标准体重 60(kg),每日所需热量＝25kcal/kg× 60kg＝1500kcal,其中碳水化合物占每日总热量的 50%~60%,蛋白质占 12%~20%,脂肪占 25%~30%。按照食品交换份法设定每日各种食物的摄入量(详细方法见本章第二节糖尿病管理),发放 1500kcal 的各种食物组合膳食单以供参考。

3)教会病人及家属辨别高胆固醇和高脂肪食物(见本节中"控制脂肪的摄入量"),发放有关宣传资料。多采用蒸、煮、炖、拌的低脂烹调方法,发放定量油勺,控制每日食用油摄入量在 25g 以下。

4)控制食盐摄入量:<6g/日,发放 2g 盐勺,指导分辨食物中看不见的盐。

5)运动处方:为了病人能够真正走出家门参与运动并且长期坚持,社区护士介绍干预成功的"慢病骨干"居民,采取"一帮一"的同伴教育形式,鼓励其参与社区健身活动。每日上午,打太极拳 30 分钟(在"慢病骨干"居民的带领下),晚餐后与老伴快步走 30 分钟,鼓励与老伴建立共同的运动爱好,有利于长期保持。

高血压病人运动处方

姓名:<u>张某</u> 性别:<u>男</u> 年龄:<u>61 岁</u>

血压波动范围:120~139/80~89mmHg。

病人病史、运动史、身体检查、静息心电图未发现明显异常,该病人可以进行运动干预。

合并其他情况:□糖尿病□脑卒中□缺血性心脏病□血脂异常□骨关节病□肾功能不全□左室肥厚□外周血管疾病□失明□无√,其他_____

适宜运动方式及运动时间:①太极拳:20~30 分钟/次,1 次/日,上午 9~10 点;②快步走:按慢-快-慢原则,慢 5~10 分钟,快 20~30 分钟,再慢 5~10 分钟,每周>3 次,晚餐后或下午 4~6 点。

适宜运动量:在运动中最大心率 103 次/分。(计算方法:(170-年龄)/分,即 170-67= 103 次/分)

停止活动 10 分钟后,心率基本恢复安静时水平。

运动注意事项:循序渐进、量力而行,开始时运动量少一些,逐步增加,以不过度疲劳为度,并要长期坚持。运动中出现头晕、胸闷等不适症状,应立即停止,必要时去医院检查,以免发生意外。

4. 干预效果

1)近期效果:张先生两周后能复述非药物治疗的意义,在同伴的带动下积极参加社团活动,运动频率达 2~3 次/周,每次 30 分钟。测血压 140/85mmHg。能说出哪些是高胆固醇和高脂肪食物,多采用蒸、煮、炖、拌的烹调方式,基本按照 1500kcal 食谱进餐。一月后,运动频率达 4~5 次/周,减重 1kg。不良情绪缓解,乐于并主动参加社区活动。

2)远期效果:鼓励病人保持现有生活状态,制定远期目标:一年后减重 5kg,血压控制在 130/80mmHg 以下。半年后复查血脂,总胆固醇及低密度脂蛋白指标正常。嘱病人血压、血脂正常后不能自行减少用药剂量,应在医生指导下调整用药。目前老人已建立了健康的生活方式,找到了退休后的生活重心,成为单位里老干部活动骨干。

通过上述案例,大家一定对社区护士的慢病管理工作有了一些认识,那么,做好高血压的社区护理工作还需要哪些知识呢?下面我们一一介绍。

一、高血压概述

(一)流行病学特点

1. 患病率、致残率、致死率高

(1)患病率:高血压病患病率和发病率在不同国家、地区或种族间有差别。欧美等国家高于亚非国家,工业化国家高于发展中国家,美国黑人为美国白人的 2 倍。我国曾进行的 4 次(1959 年、1979 年、1991 年、2002 年)成人血压普查结果显示:中国的高血压患病率虽较西方国家低,但总体呈上升趋势(分别为 5.1%、7.73%、13.58%、17.65%);2014 年有调查显示我国高血压患病率已达 29.6%,北方高于南方,东部高于西部,城市高于农村,高原少数民族地区患病率高。血压随年龄增长而上升,35 岁以后上升幅度较大,高血压在老年人群中较常见,尤其是收缩期高血压;男性发病率高于女性,但 60 岁以后性别差异缩小。

(2)致残率:随着血压水平升高,心血管发病危险持续增加。血压升高是中国人群脑卒中发病的最重要危险因素,是导致高血压病人致残的主要原因。中国七城市脑卒中预防研究表明,血压水平与脑卒中发生危险密切相关,收缩压每升高 10mmHg,脑卒中危险就增加 25%。社区针对高血压的干预治疗可使脑卒中危险下降 31%。血压升高是中国人群冠心病发病的危险因素,血压急剧升高可诱发心肌梗死。有高血压病史者患心力衰竭的危险比无高血压病史者高 6 倍。脉压增大是反映动脉弹性差的指标。它与总死亡率、心血管性死亡、脑卒中和冠心病发病率均呈显著正相关。舒张压每降低 5mmHg,可使发生终末期肾病的危险减少 1/4。

(3)致死率:高血压是脑血管病和心脏病的主要危险因素。2005 年原卫生部对全国 30 个市和 78 个县(县级市)进行的统计数据表明,由脑血管病和心脏病所导致的死亡率在城市分别为第 2 位和第 3 位,在农村分别占第 2 和第 4 位。

2. 知晓率、治疗率、控制率低 2000 年美国民众对高血压病的知晓率、治疗率和控制率分别达 70%、59% 和 34%。1991 年、2002 年和 2012 年我国抽样调查收集了有关城乡人群高血压的"三率",1991 年分别为 26.3%、12.1% 和 2.8%,2002 年上升为 30.2%、24.7%、6.1%。2012 年上升为 46.5%、41.1%、13.8%。我国"三率"虽有上升,但仍然较低,明显低于美国等发达国家。

(二) 病因及危险因素

高血压的病因未完全阐明,可能是遗传易感性和环境因素相互作用的结果,一般认为前者约占 40%,后者约占 60%。高血压危险因素分为不可改变因素、可改变因素以及伴随病变。

1. 不可改变因素

(1) 遗传:高血压的发病以多基因遗传为主,有较明显的家族聚集性。

(2) 年龄:心血管发病随年龄而升高;年龄 ≥55 岁心血管发病率高,绝对危险很高。

(3) 性别:男性发病率高于女性,但 60 岁以后性别差异缩小。

2. 可改变的行为危险因素

(1) 超重:体重超重(BMI:24.0~27.9kg/m²)和肥胖(BMI≥28kg/m²)或腹型肥胖(腰围:男性>90cm;女性>85cm)是高血压发病的重要危险因素,同时也是其他多种慢性病的独立危险因素。[体重指数 BMI = 体重(kg)/身高(m)²]

(2) 膳食高钠盐:2007 年 WHO 建议不超过 5g。高钠摄入可使血压升高,而低钠可降压。我国北方人群每人每天食盐量 12~18g,高于南方 7~8g,北方人群血压水平也高于南方。高钠是中国人群高血压发病的重要因素。

(3) 过量饮酒:每日饮白酒≥100ml。

(4) 高蛋白质,饱和脂肪酸或饱和脂肪酸/不饱和脂肪酸比值较高,属于升压因素。

(5) 缺少体力活动。

(6) 吸烟。

(7) 精神应激:体力活动少,精神紧张度高,长期受视觉和听觉刺激,焦虑或抑郁者易患高血压。

3. 中间危险因素　又称伴随病变,包括疾病病史,如心血管病史,糖尿病史;其他如血脂、血糖异常和胰岛素抵抗等。

二、高血压诊断与治疗原则

(一) 诊断

1. 高血压病人的筛查渠道　见图 7-1。

(1) 机会性筛查:全科医生在诊疗过程中,对到基层卫生机构就诊者测量血压时,如发现血压增高应登记,并嘱病人进一步检查确诊;在各种可能利用的公共场所,如老年活动站、单位医务室、居委会血压测量站等随时测量血压,如发现血压增高,应建议到医疗卫生机构进一步检查。

(2) 重点人群筛查:为各级医疗门诊 35 岁以上的首诊病人测量血压;高血压高危人群筛查。

(3) 健康体检筛查:通过各类从业人员体检、单位健康体检时测量血压,如发现血压增高者,应建议进一步检查确诊。

(4) 其他:建立健康档案、进行基线调查、高血压筛查等工作中进行血压测量,发现病人;

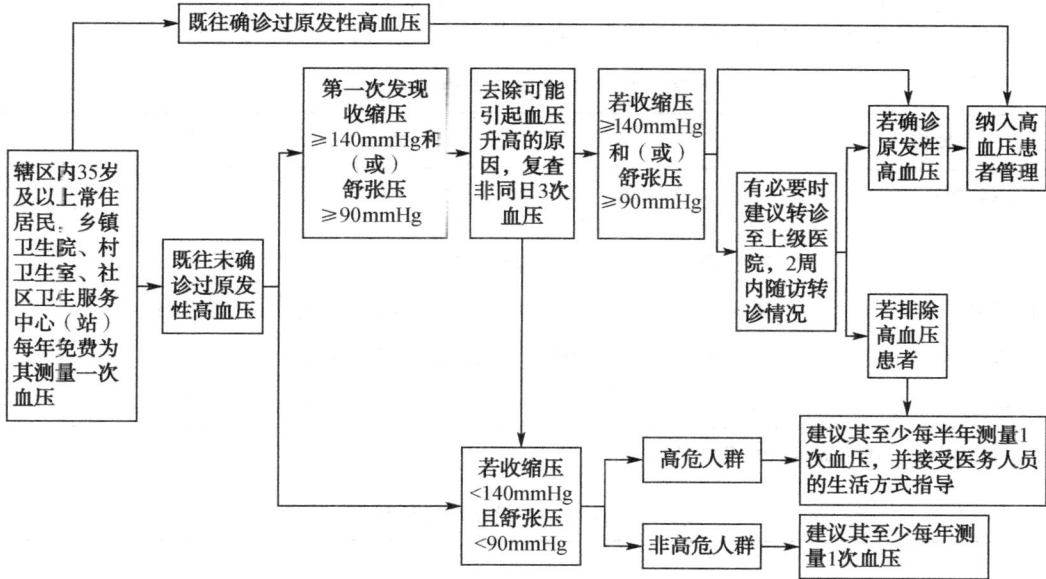

图 7-1　社区高血压筛查流程图
源自:国家基本公共卫生服务规范(第三版)

通过健康教育使病人或高危人群主动测量血压。

2. 高血压诊断分级标准　见表 7-1。

表 7-1　血压水平的定义和分类

类别	收缩压(mmHg)		舒张压(mmHg)
正常血压	<120	和	<80
正常高值	120~139	和(或)	80~89
高血压	≥140	和(或)	≥90
1 级高血压(轻度)	140~159	和(或)	90~99
2 级高血压(中度)	160~179	和(或)	100~109
3 级高血压(重度)	≥180	和(或)	≥110
单纯收缩期高血压	≥140	和	<90

源自:中国高血压防治指南 2015 版

3. 高血压的治疗目标　高血压病人的血压(收缩压和舒张压)均应严格控制在 140/90mmHg 以下;糖尿病及肾病病人的血压应降至 130/80mmHg 以下;老年高血压病人收缩压降至 150mmHg 以下,如能耐受,还可进一步降低。

4. 心、脑血管事件危险度分层及相应的治疗策略

(1)从指导治疗和判断预后的角度,将高血压分为低危、中危、高危三层,分别表示 10 年内将发生心、脑血管病事件的概率为<15%、15%~20%、20%~30%。

(2)不同心血管危险层的治疗策略:根据患者血压水平、现存的危险因素、靶器官损害、伴发临床疾患进行危险分层(见表 7-2)。将患者分为低危、中危、高危三层(表 7-3)。

高危:无论经济条件如何,必须立即开始对高血压及并存的危险因素和临床情况进行药物治疗。

中危:先观察血压及其他危险因素数周,然后决定是否开始药物治疗。

低危:观察 3~6 个月,然后决定是否开始药物治疗。

表 7-2　简化危险分层项目内容

项目	内容
高血压分级(mmHg)	1 级:收缩压 140~159 或舒张压 90~99
	2 级:收缩压 160~179 或舒张压 100~109
	3 级:收缩压 ≥180 或舒张压 ≥110
危险因素	年龄;吸烟;血脂异常;早发心血管病家族史;肥胖或腹型肥胖
靶器官损害	左室肥厚;颈动脉内膜增厚或斑块;血肌酐轻度升高
临床疾患	脑血管病;心脏病;肾脏病;周围血管病;视网膜病变;糖尿病

源自:中国高血压防治指南 2014 年基层版

表 7-3　危险分层,量化地估计预后

其他危险因素和病史	血压		
	1 级	2 级	3 级
无其他危险因素	低危	中危	高危
1~2 个危险因素	中危	中危	高危
≥3 个危险因素	高危	高危	高危
靶器官损害、并存临床疾患			

源自:中国高血压防治指南 2014 年基层版

(二)治疗原则

1. 药物治疗　初诊低危高血压病人,应在全科医生的指导下首先采取强化非药物治疗至少 3 个月,然后根据效果确定是否采取药物治疗。

药物治疗要从单一药物、小剂量开始,效果不佳时可考虑联合其他药物或增加剂量;为使降压效果提高而不增加不良反应,可采用两种或多种降压药物联合治疗,实际治疗过程中多数高血压病人需要联合用药才能使血压达标;为了有效地防止靶器官损害,要求每天 24 小时内血压稳定于目标范围内,最好使用一天一次给药而有持续 24 小时作用的药物(降压谷峰比值>50%)。

(1)高血压药物的种类及不良反应

利尿剂:不良反应为失钾、失镁,血尿酸、血糖、血胆固醇增高,糖耐量降低和低血钠等,这些不良反应随剂量增大和应用时间延长而增多;过度作用可致低血压、低血钾;高血钾病人、老年人和肾功能不全者更易发生,不宜与血管紧张素转换酶抑制剂(ACEI)合用。

β 受体阻滞剂:阿替洛尔、美托洛尔。不良反应为头晕、心动过缓、心肌收缩力减弱,血甘油三酯增加,高密度脂蛋白降低,末梢循环障碍加重,气管痉挛,胰岛素敏感性下降。

钙通道阻滞剂:①维拉帕米;②地尔硫䓬;③二氢吡啶类:如硝苯地平,其长效制剂包括:硝苯地平、非洛地平、氨氯地平、拉西地平。不良反应为①、②组药抑制心肌收缩性、自律性、传导性较强,对心衰和传导阻滞者不宜用;③组短效制剂有心率增快、潮红、头痛等反射性交感激活作用,对冠心病事件的预防不利,不宜长期服用;长效制剂使上述副作用明显减少,可长期应用。

血管紧张素转换酶抑制剂(ACEI)：卡托普利、依那普利、贝那普利、西拉普利。ACEI有6种强适应证(冠心病、心急梗死、心衰、糖尿病、慢性肾病和卒中)的唯一降压药物。不良反应为干咳，是该类药物最突出的副作用，还有味觉异常、皮疹、蛋白尿，可出现体位性低血压，对肾功能不全者应慎用，高钾、妊娠者禁用。

血管紧张素Ⅱ受体拮抗剂(ARBs)：氯沙坦为代表。不良反应可出现体位性低血压，首次服药可出现"首次剂量现象"，可有耐药性。

α受体阻滞剂：制剂有哌唑嗪。不良反应可出现体位性低血压，首次服药可出现"首次剂量现象"，易出现耐药性。

其他：可乐定、甲基多巴、胍乙啶、肼苯达嗪、米诺地尔(长压定)等。不良反应较多，缺乏心脏、代谢保护，不宜长期服用。

(2)提高高血压病人用药依从性的技巧

监测服药与血压的关系：鼓励家庭自测血压，指导病人及家属如何测量血压，应注意在固定的时间、条件下测量血压，并作血压与服药关系的记录。

强调长期药物治疗的重要性：用降压药使血压降至理想水平后，应继续服用维持量，以保持血压相对稳定，对无症状者更应强调。

按时按量服药：如果病人根据主观感觉增减药物、忘记服药或在下次吃药时补服上次忘记的剂量，都可导致血压波动。如果血压长期过高会导致靶器官损害，出现心、脑、肾并发症；如果血压下降过速、过快，会导致心、脑、肾等重要脏器供血不足，出现头晕，甚至发生休克、急性脑血管病、肾功能不正常等。

不能擅自突然停药：经治疗血压得到满意控制后，可以逐渐减少药物剂量，甚至可考虑停药。但如果突然停药，可导致血压突然升高，出现停药综合征，冠心病病人突然停用β受体阻滞剂可诱发心绞痛、心肌梗死等。

体位性低血压的预防和处理：①体位性低血压的表现为乏力、头晕、心悸、出汗、恶心、呕吐等，在联合用药、服首剂药物或加量服药时特别注意。②预防方法：避免长时间站立，尤其在服药后最初几个小时；改变姿势、特别是从坐、卧位起立时动作宜缓慢；服药时间可选在平卧休息时，服药后继续休息一段时间再下床活动；如在睡前服药，夜间起床排尿时应注意；避免用过热的水洗澡，更不宜大量饮酒。③体位性低血压发生时取头低足高位平卧，屈曲股部肌肉和摇动脚趾，以促进下肢血液回流。

正确认识药物说明书中的副作用，打消病人长期服药的顾虑。几乎所有的药物在其说明书中都提到了许多可能出现的副作用，但这并不意味着在每个病人身上都可发生，只是提醒注意有出现的可能，需要在用药过程中密切观察。相当一部分病人常常过分在意可能出现的副作用而放弃治疗危害更大的高血压病，这是不可取的。

2. 非药物治疗　高血压需要终身治疗，治疗的手段可以包括非药物治疗和药物治疗，非药物治疗是基础。无论是血压偏高的个体还是被确诊的高血压病人，都应立即采取非药物治疗(表7-4)。初诊低危高血压病人，应在医生的指导下首先采取强化非药物治疗至少3个月，然后根据效果确定是否采取药物治疗。

(1)非药物治疗内容：包括合理搭配膳食、限制钠盐、减轻体重、戒烟、加强体育锻炼、控制饮酒和保持良好的心理状态。非药物治疗不仅是高危对象和轻型病人的主要防治手段，而且是药物治疗的基础。非药物治疗的意义在于：可有效降低血压、减少降压药物的使用量、最大限度地发挥降压药物的治疗效果、降低其他慢性病的危险。

表 7-4　非药物治疗的降压作用

干预手段	平均收缩压降低(范围)
减重	5~20mmHg/10kg
合理膳食	8~14mmHg
膳食限盐钠<2.4g	2~8mmHg
增加身体活动 30min/d	4~9mmHg
限酒酒精摄入<25g/d	2~4mmHg

源自:杜雪平,席彪.全科医生基层实践.人民卫生出版社,2013.5.

(2)非药物治疗目标

控制体重:BMI(kg/m^2)<24,腰围:男性<90cm;女性<85cm。

合理膳食:减少钠盐,每人每日食盐量逐步降至 5g。

控制总热量:减少膳食脂肪,多吃蔬菜水果,增加膳食钙和钾的摄入。

戒烟限酒:白酒<50ml/日,葡萄酒<100ml/日,啤酒<250ml/日。

适量运动:每周 3~5 次,每次持续 30 分钟左右。

心理平衡:减轻精神压力,保持心理平衡。

三、高血压社区护理管理

(一)饮食疗法

1. 控制总热量的摄入　根据病人不同的年龄、性别、身高体重、劳动强度,计算出每日能量的供给量,按照《中国居民膳食指南》指导的各类膳食比例设计一定热卡的食谱。对于超重或肥胖的高血压病人,力争做到热卡负平衡,即实际热卡摄入为理论需求量的 80% 左右为宜。

2. 控制脂肪的摄入量　成人每日摄入脂肪总热量小于总热量的 30%,其中饱和脂肪的热量小于 10%。对于 BMI 在 24 以上、血脂异常者以及膳食调查结果显示脂肪摄入量高者应给予特别指导,选择低脂饮食(含饱和脂肪酸和胆固醇低的食物),每日食用油用量小于25g。避免食用高脂肪、高胆固醇食物,富含饱和脂肪的食物,如猪油、牛油、肥肉、全脂奶等动物性油脂;以及人造奶油、各种乳酪、巧克力奶、椰子油、氢化植物油;含高胆固醇的食物,如动物脑、脊髓、卵黄、鱿鱼、鱼子、动物内脏、动物油脂。

可选择低胆固醇含量的优质动物蛋白,如鳗鱼、鲳鱼、鲤鱼、猪牛羊瘦肉、去皮禽类。指导病人多食用新鲜蔬菜水果,五谷粗粮、豆类及豆制品,增加膳食纤维的摄入。核桃、杏仁等坚果类食品可适当少食。

3. 控盐补钾　食盐摄入过多,会导致体内钠的潴留,体液增多,使心肾负担过重,可引起高血压等各种疾病。钾可以缓冲钠盐升高血压的作用并抑制血管平滑肌增生,对脑血管有独立的保护作用。

应让每位居民知道过多用盐的危害,减少食盐至每日 5~6g 以下不会有不良影响(如不会出现无力等现象),而对预防和控制高血压是有利的,人的口味咸淡是可以改变的。帮助居民计算家庭中的合理用盐量(如以每周或每月为计算单位),如有条件,发给并指导使用定

量盐勺。医学专家建议,高血压、心血管病病人和有高血压家族史者,每日应减少到5g以下,以1.5~3g为宜。具体措施如下:

(1)减少烹调用盐:烹调用盐定量化,最好使用定量化的盐勺加盐,使烹调者心中有数。为了减轻减盐带来的口味不适,可以适当改变烹调方法,如炒菜时后放盐(此时蔬菜表面的盐较多,使口感较咸),或将菜肴烹调成以甜、酸、辣为主的口味。减少其他高盐调味品的使用。不喝剩余菜汤。少食各种咸菜及盐腌食品。

(2)限制酱油的用量:每10g酱油中约含食盐1.5g。减盐的同时也应该控制酱油的用量。烹调时,不放酱油或少放酱油,可以通过其他方法改变菜肴的颜色。

(3)警惕看不见的盐(表7-5):调味品(味精、酱油、番茄酱、甜面酱、黄酱、辣酱、腐乳等);腌制品(咸菜、酱菜、咸蛋等);各种熟食(香肠、火腿、豆制品、烧鸡等);方便快餐食品(方便面调料、速冻食品、罐头食品等);零食(甜点、冰激凌、饮料、话梅、果脯、肉干等,它们虽然以甜味为主,里面也同时含有很多盐)。

(4)多吃富含钾的食物,尤其是新鲜蔬菜和水果:绿叶菜如菠菜、苋菜、雪里蕻、油菜等含钾较多;豆类含钾也丰富,如黄豆、毛豆、豌豆;水果有苹果、橘子、香蕉、葡萄等;菌类如蘑菇、紫菜、海带、木耳、香菇等;山药、马铃薯也是钾的重要来源。建议还可以选择食用含钠低钾高的"低钠盐",能达到限盐补钾的双重作用。

表7-5　常见食物含盐量速查表[每100g中的含盐量(g)]

分类	食物名称	含盐量(g)	分类	食物名称	含盐量(g)
速食食品	方便面	2.9	肉类	酱牛肉	2.2
	油条	1.5		叉烧肉	2.1
	咸大饼	1.5		广东香肠	2.0
	咸面包	1.3		火腿肠	2.0
	麦胚面包	1.2		生腊肉	1.9
	法式面包	1.2		小红肠	1.7
	牛奶饼干	1.0		红肠	1.3
	苏打饼干	0.8		宫保鸡丁	1.2
肉类	咖喱牛肉干	5.3	鱼虾类	咸鱼	13.5
	保健肉松	5.3		虾皮	12.8
	咸肉	4.9		虾米	12.4
	牛肉松	4.9		鱼片干	5.9
	太仓肉松	4.8		鱿鱼片	2.5
	福建肉松	3.6		龙虾片	1.6
	火腿	2.8		虾油	2.4
	午餐肉	2.5	禽类	烧鹅	6.1

续表

分类	食物名称	含盐量（g）	分类	食物名称	含盐量（g）
禽类	鸡肉松	4.3	酱菜类	萝卜干	10.2
	盐水鸭	4.0		酱黄瓜	9.6
	酱鸭	2.5		腌雪里蕻	8.4
	扒鸡	2.5		乳黄瓜	7.8
	北京烤鸭	2.1		酱瓜	6.4
	肯德基汉堡	1.9	坚果	炒葵花籽	3.4
	烤鸡	1.2		小核桃	1.1
豆制品	臭豆腐	5.1		花生米	1.1
	五香豆	4.1		腰果	0.6
	素什锦	1.7	调味品	味精	20.7
	豆腐干	1.6		豆瓣酱	15.3
	兰花豆	1.4		酱油（平均）	14.6
	素鸡	1.0		辣酱	8.2
蛋类	咸鸭蛋	6.9		花生酱	5.9
	皮蛋	1.4		五香豆豉	4.1
酱菜类	酱萝卜	17.5		陈醋	2.0
	苔条	12.6	乳腐	红腐乳	7.9
	酱莴苣	11.8		桂林乳腐	7.6
	酱大头菜	11.7		白乳腐	6.2
	榨菜	10.8			
	什锦菜	10.4			

源自："盐与高血压"2009 年高血压日宣传读本——原卫生部疾病预防控制局心血管病防治研究中心

食品含盐量的计算：

评估：对于食盐量的评估不能仅凭病人复述每人的口味不同，对于咸与不咸的标准也不一样，要深入家庭实际评估

第一步：根据家庭日常烹饪菜肴含盐量，计算出个人食盐基础数评估每月食盐、酱油、味精的总用量，再根据在家用餐的频率及人口数，计算出平均每人每日食盐量

第二步：加上某日食用外购食品含盐量：熟食、酱菜、各种含盐零食、饮料等

【案例 2】

张女士一家 2 人，每日在家中烹饪午餐、晚餐，早餐外购。一个月食用盐量约 480g，一瓶酱油（约 500ml），味精 2 袋（约 100g）。爱吃咸鸭蛋、腐乳、泡菜，各种豆制品、外购火腿、酱鸭等熟食。今日每人食用外购食品为：咸鸭蛋一个（约 50g）、素什锦 100g、油条 100g。

计算：

家庭每月食盐量＝盐 480g＋酱油 500ml×15%＋75＋味精 200g×20%

$$= 480g + 75g + 40g$$
$$= 595g$$

每人每日基础食盐量：595g÷30 天÷2 人≈10g

今日外购含盐食品：每人一天吃咸鸭蛋一个（约 50g）、素什锦 100g、油条 100g

$$3.5g + 1.7g + 1.5g = 6.7g$$

今日每人食盐总量：10+6.7=16.7g

限盐措施：

1. 告知低盐饮食对高血压的意义：膳食限盐，钠<2.4g/d，收缩压能降低 2~8 mmHg。

2. 警惕食物中看不见的盐，介绍清淡少盐的烹调方法：酱油可选老抽增加颜色深度和鲜味，降低含盐量。适当选用其他不含盐的调味品提味：醋、花椒、糖等。炒菜时后放盐，可减少用盐量。早餐选择凉拌菜代替咸菜，减少食用外购熟食，不喝碳酸饮料含盐果蔬汁。发放"辨别食物中的隐形盐"宣传手册，指导学习。

3. 发盐勺，每人每餐一勺盐（2g，用酱油要酌减用盐量），建议使用低钠高钾的"低钠盐"。

4. 限盐计划　两人每月食盐总量：盐 250g+酱油 250ml（37.5g）= 287.5g；287.5g ÷30天÷2 人 = 4.79g/（人·天）；若食用了其他含盐食品，要适当减少当日烹调用盐量。

（二）运动疗法

有规律的体育锻炼可有效降低血压，也是控制体重的重要措施。

1. 锻炼原则

1）病人可根据年龄、身体状况及爱好决定适宜的运动项目，如快步行走、慢跑、游泳、健身操、太极拳等，但不宜选择激烈的运动项目。

2）适当的体育活动可考虑"1、3、5、7 方案"，即每日至少活动 1 次，每次至少活动 30 分钟，每周至少活动 5 天，活动后心率不要超过"170-年龄（岁）"。

3）锻炼强度因人而异，以运动后不出现疲劳或明显不适为度。如果运动后感觉良好，且保持理想体重，则表明运动量和运动方式是适宜的。

2. 注意事项

1）循序渐进：从小运动量开始，逐渐增加，使运动量在能承受范围之内。

2）量力而行：对于年龄较大者，中、重度高血压病人或有其他严重合并症者，应减少运动强度，避免运动中发生意外。

3）持之以恒：制订出适合的计划，长期坚持下去。

4）急性期或严重心脑血管疾病病人，暂不进行体育锻炼。

3. 运动时间的选择　最佳时间一般在上午 8~10 点左右或者下午 4~6 点左右；饭后不要立即活动，先休息 20~30 分钟左右再活动。

4. 不同期高血压运动指导举例

1）血压波动范围 120~139/80~89mmHg 或收缩压>140mmHg 且无合并症。

①适宜运动方式及运动时间

太极拳（剑）：20~30 分钟/次，1~2 次/日。

步行：慢快慢原则，慢 5~10 分，快 20~30 分，慢 5~10 分，每周>3 次。

慢跑：准备 5 分钟，跑步时采取快慢结合或跑走结合的方式，慢 5 分，稍快 20~25 分，再慢或走步 5~10 分，每周≥3 次。

　　爬山:可快慢交替,可选择市内或小区内公园的小土坡,房屋里的楼梯也能达到类似登山的效果,用时 60~90 分钟,每周≥2 次。合并有膝骨关节病不宜。

　　游泳:准备活动 5 分钟,连续游≥30~45 分钟,或游 10 分钟休息 1~2 分钟,用时 45~60 分钟,每周≥3 次。

　　舞蹈:每次≥45 分钟,每周≥3 次。

　　其他:自行车、扭秧歌、乒乓球、体操、健美操、瑜伽等训练均可。

　　(以上有氧运动方式可依据个人兴趣、爱好选择 2~3 项交替进行)

　　②适宜运动量:在运动中最大心率 105~145 次/分,停止活动后 10 分钟左右基本恢复安静时水平,即为适宜运动量。或年龄>50 岁的病人活动时心率应控制在(170-年龄)次/分以内。

　　2)血压波动范围 140~159/90~99mmHg,无心、脑、肾并发症。

　　①适宜运动方式及运动时间

　　太极拳(剑):20~30 分钟/次,1~2 次/日。合并膝骨关节病病人注意将重心升高些,减轻膝关节负担和磨损。

　　步行:慢-快-慢原则,慢 5~10 分,快 20~25 分,再慢 5~10 分,每周≥3 次。

　　慢跑:准备 5 分钟,跑步时采取快慢结合或跑走结合的方式,慢 5 分钟,稍快 15~20 分钟,再慢或走步 5~10 分钟,每周≥3 次。

　　爬山:可快慢交替,可选择市内或小区内公园的小土坡,房屋里的楼梯也能达到类似登山的效果,用时 60~70 分钟,每周≥2 次。合并有膝骨关节病的病人不宜。

　　游泳:准备活动 5 分钟,连续游≥25~35 分钟,或游 10 分钟休息 1~2 分钟,用时 40~50 分钟,每周≥3 次。

　　舞蹈:每次≥35 分钟,每周≥3 次。

　　其他:行车、扭秧歌、乒乓球、体操、健美操、瑜伽等训练均可。(以上有氧运动方式可依据病人个人兴趣、爱好选择 2~3 项交替进行)

　　②适宜运动量:在运动中最大心率 100~140 次/分,停止活动后 10 分钟左右基本恢复安静时水平,即为适宜运动量。或年龄>50 岁的病人活动时心率应控制在(170-年龄)~(180-年龄)次/分以内。

　　3)血压 160~179/100~109mmHg,心、脑、肾已有一定影响,处于代偿期。

　　①适宜运动方式及运动时间

　　太极拳(剑):20~30 分钟/次,1~2 次/日。合并膝骨关节病病人注意将重心升高些,减轻膝关节负担和磨损。

　　步行:慢-快-慢原则,慢 5~10 分,快 15~20 分,再慢 5~10 分,每周≥3 次。

　　徒手体操:每次 20~30 分,每日 1~2 次。

　　其他:瑜伽、气功、各种放松训练等均可。

　　以上有氧运动方式可依据个人兴趣、爱好选择 1~2 项交替进行。

　　②适宜运动量:运动中最大心率 100~120 次/分,停止活动后 15 分钟左右基本恢复安静时水平,即为适宜运动量。或年龄>50 岁的病人活动时心率应控制在(170-年龄)次/分以内。

　　4)血压持续维持在≥180/110mmHg,并已产生多个靶器官的损害。

　　①适宜运动方式:仅适合进行各类放松性活动。如具备主动活动能力,在准人陪同

下可小范围散步、做徒手操等。如已经丧失主动活动能力,需别人对其肢体进行被动运动。

②适宜运动量:心率 90~100 次/分内,隔天一次或每天一次,每次 15~20 分。

5)血压超过 220/110mmHg 的病人应禁止运动,若通过服用降压药后血压下降了,可考虑轻度活动。

（三）其他非药物疗法

1. **体重控制**　减重目标:保持 BMI<24(kg/m^2);男性腰围<85cm(相当于 2 尺 6 寸),女性腰围<80cm(相当于 2 尺 4 寸)。

（1）措施:控制膳食脂肪和热量的摄入;增加体力活动,增加热量的消耗;必要时在专科医生指导下用减肥药物(不是保健品)辅助治疗。

（2）注意事项:减重速度要因人而异,以每周 0.5~1kg 为宜;初步减重不要超过原来体重的 15%;不要采取极度饥饿的方法达到快速减重的目的。

2. **戒烟**　宣传吸烟的危害,让病人产生戒烟的愿望;采取突然戒烟法,一次性完全戒烟;对烟瘾较大者逐步减少吸烟量;戒断症状明显的可用尼古丁贴片或安非他酮;避免被动吸烟;告诫病人克服依赖吸烟的心理及其怕戒烟不被理解的心理;家人及周围同事应给予理解、关心和支持;采用放松、运动锻炼等方法改变生活方式,辅助防止复吸。

3. **限酒**　宣传过量饮酒的危害,过量饮酒易患高血压,如饮酒则少量;不提倡高血压病人饮酒,鼓励限酒或戒酒。酗酒者逐渐减量,酒瘾严重者,可借助药物戒酒。家庭成员应帮助病人解除心理症结,使之感受到家庭的温暖。成立各种戒酒协会,进行自我教育及互相约束。

4. **减轻精神压力、保持平衡心理**　长期的精神压力和心情抑郁是引起高血压等慢性病的重要原因之一。高血压病人应心胸开阔,避免紧张、急躁和焦虑状态,同时还要劳逸结合、心情放松。对于精神压力大、心情抑郁的病人,社区护士应尽量了解其压力的来源,配合家属有针对性地对其进行心理疏导,使之保持乐观积极的心态,缓解精神压力。还应建议他们参与社交活动,提倡选择适合个人的体育、绘画等文化活动,增加老人的社交机会,在社团活动中倾诉心中的困惑,得到同龄人的劝导和理解,从而提高生活质量,达到良好的心理状态。

（四）血压自我监测

1. **自我测量血压**　高血压病人自测血压,可为医师制订或调整治疗方案提供重要参考。监测过程还可以促使高血压病人更加关注治疗和保健。

自我测量血压简称自测血压。是指受试者在诊所以外的其他环境所测的血压。一般而言,自测血压值低于诊所血压值。自测血压可获取日常生活状态下的血压信息,在排除单纯性诊所高血压(即白大衣性高血压)、增强病人诊治的主动性、改善病人治疗依从性等方面具有独特的优点,已作为诊所测量血压的重要补充内容。但对于精神焦虑或根据血压读数常自行改变治疗方案的病人,不建议自测血压。推荐使用符合国际标准的[英国高血压学会(BHS)和美国医疗仪器协会(AAMI)]上臂式全自动或半自动电子血压计。正常上限参考值 135/85mmHg(家庭自测血压 135/85mmHg 相当于诊所血压 140/90mmHg)。

血压监测的时间安排:建议在下列时间自测血压:每日清晨睡醒时,6~10 点;下午 16~20 点;当有头痛、头晕不适症状时,应及时自测血压,倘若发现血压升高超过 180/110mmHg,应该及时到医院看医生。具体测量方法、测量频度以及测量时的注意事项还需根据降压药的半衰期、服药方法、生活习惯、血压计的类型等因素决定。

2. 测量血压标准方法

(1)选择符合标准的水银柱式血压计(标准汞柱式血压计以每小格 2mmHg 为单位、刻度范围 0～300mmHg)或符合国际标准(BHS 和 AAMI)的电子血压计进行测量。

(2)袖带的大小适合病人的上臂臂围,袖带宽度至少覆盖上臂臂围的 2/3。

(3)被测量者测量前半小时内避免剧烈运动、进食、喝咖啡及茶等饮料、吸烟、服用影响血压的药物;精神放松、排空膀胱;至少安静休息 5 分钟。

(4)被测量者应坐于有靠背的座椅上,裸露右上臂,上臂与心脏同一水平,如果怀疑外周血管病,首次就诊时应测量四肢血压。特殊情况下可以取卧位或站立位。老年人、糖尿病病人及出现体位性低血压者,应加测站立位血压。

(5)将袖带紧贴缚在被测者上臂,袖带下缘应在肘弯上 2.5cm。将听诊器胸件置于肘窝肱动脉处。

(6)在放气过程中仔细听取柯氏音,观察柯氏音第 I 时相(第一音)和第 V 时相(消失音)。收缩压读数取柯氏音第 I 时相,舒张压读数取柯氏音第 V 时相。12 岁以下儿童、妊娠妇女、严重贫血、甲状腺功能亢进、主动脉瓣关闭不全及柯氏音不消失者,以柯氏音第 IV 时相(变音)作为舒张压读数。

(7)确定血压读数:所有读数均以水银柱凸面的顶端为准;读数应取(0、2、4、6、8)。电子血压计以显示数据为准。

(8)应相隔 1～2 分钟重复测量,取 2 次读数平均值记录。如果收缩压或舒张压的 2 次读数相差 5mmHg 以上应再次测量,以 3 次读数平均值作为测量结果。

3. 血压计的种类及特点

(1)水银柱式血压计:是由 Riva-Roci 在 1896 年发明的,它与柯氏音听诊法一起组成了目前临床测量血压的标准方法。水银柱式血压计应有校准服务,每年应检测一次。成人和儿童应选择不同的袖带,测量者需经过规范血压测量方法的培训。测量结果可能会因为测量者实际操作的不同造成一定的人为差异。操作中还需经常警惕水银外溢,避免汞中毒。

(2)电子血压计:为了保护环境,减少水银的污染,提高血压测量的准确和便利。目前欧美等发达国家,已部分淘汰了水银柱血压计,推广使用经国际标准认证的自动血压计。

一般推荐使用符合国际标准[BHS、AAMI、欧洲高血压学会(ESH)]的上臂式全自动或半自动电子血压计。HYVET 临床试验等采用 OMRON 705 CP,其测量结果与水银柱血压计比较无明显差别。电子血压计的使用避免了使用水银柱血压计的人为影响因素(判断柯氏音和放气速率等),如果有条件可以推广使用。缺点是价格较昂贵,使用费率高(测量千次要更换电池)。

电子血压计的选择:不推荐使用手腕式和手套式电子血压计;推荐使用国际标准认证的电子血压计:主要有 BHS、AAMI 和 ESH。

电子血压计的使用方法:让受试者脱去紧身的衣服袖子,休息 3 分钟以上,将受试者上臂穿过血压计袖带环,袖带底边在肘上方约 1～2cm 的位置,袖带上的绿色标志置于肱动脉上,让受试者保持不动,直到测量结束。首次血压不计数,如果后 2 次收缩压读数相差 8mmHg 以上,或舒张压相差 4mmHg 以上时,应再次测量,取后两次平均值。

4. 家庭血压计的选择和维护　建议普通家庭首选正规厂家生产的全自动或半自动臂式电子血压计。水银柱式血压计操作较复杂,但经过培训也可在普通家庭使用。无论哪种血压计,都应根据其产品说明进行保养和维护。原则上,血压计应定期校准。正规厂家的产品可在当地的办事机构校准(通常免费);在质量技术监督部门校准花费通常很大;普通诊所医师一般不具备校准能力。如果仅是自己使用,在没有明显损坏或异常情况下,可使用多年。

(五) 动态血压监测

动态血压监测(ABPM)是通过仪器自动间断性定时测量日常生活状态下血压的一种检测技术。由于 ABPM 克服了诊室血压 24 小时内测量次数较少、观察误差和白大衣效应等局限性,因此能较客观地反映 24 小时血压的实际水平与波动状况。分析数据包括:收缩压、舒张压、24 小时平均动脉压、心率、日间平均血压、夜间平均血压、血压最高值和最低值、每小时平均血压、血压负荷、24 小时昼夜节律及变异性等数据。

1. 优点和缺点　①ABPM 的优点:无观察误差和读数选择偏差;有较多血压读数,可获得 24 小时、白昼、夜间和每小时的血压均值,24 小时血压均值有较好重复性;无白大衣效应;无安慰剂效应;可评估长时血压变异;可评估昼夜血压节律;可评估降压治疗后 24 小时血压控制状况。②ABPM 的缺点:每次测得的血压读数可能欠准确,尤其在活动时;睡眠质量影响夜间血压读数;每小时血压均值的重复性较差;需要更多与预后关系的证据,需要降压治疗循证证据;费用较高,很难长期频繁使用。

2. 仪器选择　ABPM 采用无创性携带式动态血压计。动态血压计内的电动泵使上臂袖带自动充气,根据压力示波法或柯氏音听诊法测压原理拾取信号并记录贮存收缩压、舒张压和心率值。监测结束后,贮存的数据可通过计算机或专用分析仪打印出每次测量的血压读数和一些初步的统计分析结果。推荐使用经 BHS(1993)、AAMI(1993)和(或)ESH(2002)验证合格的动态血压计。动态血压计至少每年 1 次与台式水银血压计进行读数校正,采用 Y 或 T 型管连通袖带,二者的血压平均读数差异应该<5mmHg。

3. 测量方法　由经过培训的医护及技术人员负责管理、使用和维护动态血压计。佩戴袖带前,向受测者说明测压的注意事项。强调自动测量血压时,佩戴袖带的上臂要尽量保持静止状态。ABPM 期间,保持以往平常生活或工作状态,避免佩戴袖带肢体大幅度的活动,如握拳、提重物、驾驶汽车、骑自行车、手工劳作等,以防袖带位置移动或松动而影响测压的结果。袖带佩戴方法同上臂式血压计。测压间隔时间可选择 15、20 或 30 分钟。一般而言,为了提供诊断性资料,夜间测压间隔时间可适当延长为 30 或 60 分钟。为了考核降压疗效或观察血压昼夜节律状况,应进行整个 24 小时血压监测,白昼与夜间的测压间隔时间尽量保持一致,记录开始睡眠和清醒的时间。

4. 注意事项　自动测量血压时,佩戴袖带的上臂要尽量保持静止状态。袖带位置移动或松脱可导致较大的数据误差或测不出。如果发生袖带位置明显移动或松脱,则应及时纠正。睡眠时上臂位置变化或被躯干压迫可影响血压读数的准确性。部分数据因可信度较差,分析时应该舍弃。一般采用下述舍弃标准:收缩压>260 或<70mmHg;舒张压>150 或<40mmHg;脉压>150 或<20mmHg。有效的血压读数次数应该达到监测次数的 80% 以上,每小时至少有 1 次血压读数,否则结果的可靠性与重复性较差。

(六) 高血压三级预防

1. 高血压一级预防　针对高血压危险因素开展健康教育、改变不良行为和生活习惯,防止发病和延缓发病。

2. 高血压二级预防　早期发现、早期诊断、早期治疗。卫生行政部门要求:门诊为 35 岁以上所有初诊病人常规测量血压。

3. 高血压三级预防　积极治疗高血压(药物治疗与非药物治疗并举),控制血压,控制并发症及并发症再发,预防靶器官损害,减缓高血压及并发症造成的功能障碍,降低致残率、死亡率,提高生活质量。

4. 社区高血压防治策略　重视一级预防、加强二级预防、落实三级预防。控制高血压危险因素,做到高血压的早诊、早治,规范化管理;重点是加强公众健康教育(表7-6)、高血压社区管理;目的在于提高高血压病知晓率、治疗率、控制率。

(1)全人群管理:分层分类开展健康干预、控制危险因素。

(2)高危人群:早诊断、血压分级、危险分层、及时治疗。

(3)患病人群:监督指导、规范治疗、定期随访。

表7-6　不同人群健康教育内容

正常人群	高危人群	高血压病人
高血压定义	高血压定义	高血压定义
高血压的危害	哪些人是高危人群	高血压分级
哪些人易患高血压	哪些是心血管危险因素	靶器官损害和并存临床情况
高血压是可预防的生活方式病	心血管危险因素的危害	治疗原则和目的
健康生活方式指导	纠正不良生活方式	非药物干预内容
定期监测血压的意义	降低心血管疾病的危险因素	常用药物种类、用法、禁忌证
每半年测一次血压	至少3个月监测一次血压	高血压急症识别、处理
	鼓励家庭自测血压	配合社区医护人员做好分级管理,定期随访
		高血压病人自我监测
		鼓励每周自测血压至少2~3次

(七)高血压社区护理程序

高血压治疗是终身性的,要把高血压病人很好地管理起来,让广大病人真正认识到控制血压的重要性,认识到现存的危险因素,自觉定期随诊,规律服药,正确运用非药物治疗手段巩固治疗效果。社区护士应利用自身善于沟通、深入社区、勤于组织的特点,抓住每一个机会对高血压病人进行健康宣教,并以家庭为单位,开展对高血压病人个体化,综合性的干预管理,重点是健康理念的灌输、健康生活方式的采纳、提高药物治疗依从性和自我监测管理技能。从而提高高血压知晓率、治疗率、控制率,提高高血压病人的生活质量。

对高血压病人的干预管理强调以家庭为单位,不仅仅是因为此病的家族聚集性,更是因为一个人的健康观念、生活方式、从医行为的改变往往离不开家庭的支持。社区护士在这方面有极大的优势:深入社区了解每个家庭,有条件了解哪一位家庭成员负责主持家里饮食起居,哪一位是家庭权利(生活)核心,改变他们的健康理念,教授其高血压监测管理技能,受益者将是所有家庭成员。家庭的核心人物往往也是社区中的活跃分子,他们的改变将辐射到整个社区,带动全社区居民的健康行为。

为了扩大成本效益比,以最小的投入得到最大的效果,在对高血压人群的干预管理中,建议建立高血压培训网络:纳入网络的可以是高血压病人本人,也可是高血压病人的家庭核心成员或照顾者;成立高血压俱乐部,建立成员基本资料库;制订培训计划,定期举办培训活动;年终考评并展示学习成果,提供成员交流学习经验的平台,从而大大提高高血压病人治疗依从性和治疗效果,丰富业余生活,提高生活质量。作为高血压社区管理的有益补充。高血压社区护理程序见图7-2。

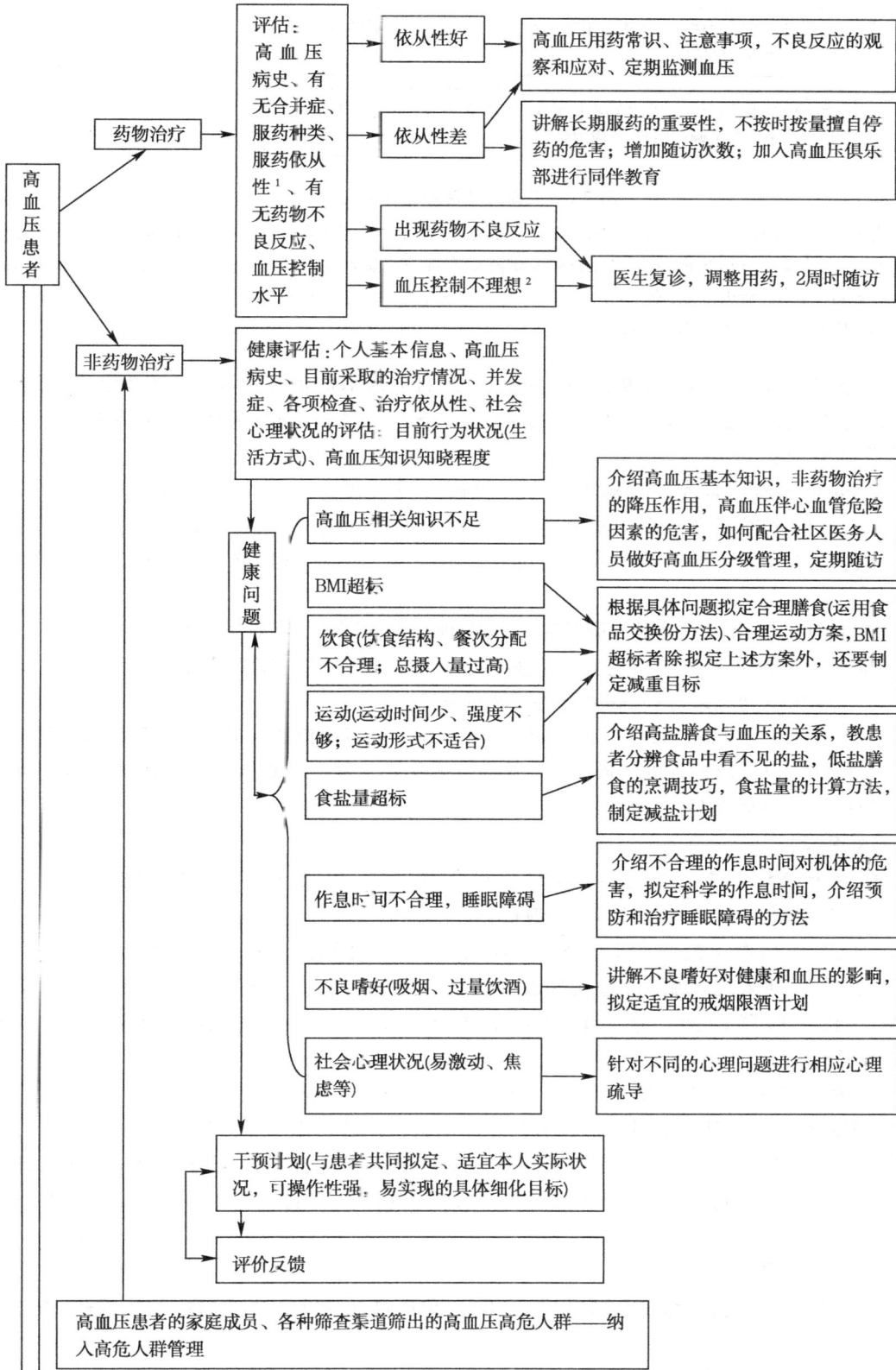

```
                                    ┌──────────────┐      ┌──────────────────────────────────┐
                              ┌────▶│   依从性好    │─────▶│高血压用药常识、注意事项，不良反应的观│
                              │     └──────────────┘      │察和应对、定期监测血压              │
                  评估：       │                           └──────────────────────────────────┘
                  高血压       │     ┌──────────────┐      ┌──────────────────────────────────┐
                  病史、有     │────▶│   依从性差    │─────▶│讲解长期服药的重要性，不按时按量擅自停│
     ┌────────┐  无合并症、    │     └──────────────┘      │药的危害；增加随访次数；加入高血压俱乐│
     │药物治疗│─▶服药种类、    │                           │部进行同伴教育                      │
     └────────┘  服药依从      │                           └──────────────────────────────────┘
         ▲       性[1]、有    │     ┌──────────────┐
         │       无药物不      │────▶│ 出现药物不良反应│──┐   ┌──────────────────────────┐
┌────┐  │       良反应、      │     └──────────────┘  ├──▶│医生复诊，调整用药，2周时随访│
│高  │  │       血压控制      │     ┌──────────────┐  │   └──────────────────────────┘
│血  │  │       水平          │────▶│ 血压控制不理想[2]│──┘
│压  │──┤                                              
│患  │  │
│者  │  │       ┌────────────────────────────────────┐
└────┘  │       │健康评估：个人基本信息、高血压        │
        │       │病史、目前采取的治疗情况、并发        │
        │ ┌────┐│症、各项检查、治疗依从性、社会        │
        └▶│非药││心理状况的评估；目前行为状况(生       │
          │物治│▶活方式)、高血压知识知晓程度          │
          │疗  │└────────────────────────────────────┘
          └────┘
```

高血压相关知识不足 → 介绍高血压基本知识，非药物治疗的降压作用，高血压伴心血管危险因素的危害，如何配合社区医务人员做好高血压分级管理，定期随访

BMI超标 / 饮食(饮食结构、餐次分配不合理；总摄入量过高) / 运动(运动时间少、强度不够；运动形式不适合) → 根据具体问题拟定合理膳食(运用食品交换份方法)、合理运动方案，BMI超标者除拟定上述方案外，还要制定减重目标

食盐量超标 → 介绍高盐膳食与血压的关系，教患者分辨食品中看不见的盐，低盐膳食的烹调技巧，食盐量的计算方法，制定减盐计划

作息时间不合理，睡眠障碍 → 介绍不合理的作息时间对机体的危害，拟定科学的作息时间，介绍预防和治疗睡眠障碍的方法

不良嗜好(吸烟、过量饮酒) → 讲解不良嗜好对健康和血压的影响，拟定适宜的戒烟限酒计划

社会心理状况(易激动、焦虑等) → 针对不同的心理问题进行相应心理疏导

健康问题

干预计划(与患者共同拟定、适宜本人实际状况，可操作性强，易实现的具体细化目标)

评价反馈

高血压患者的家庭成员、各种筛查渠道筛出的高血压高危人群——纳入高危人群管理

随访或应诊时发现高血压患者出现危急情况[3]，紧急处理后转诊，2周内主动随访转诊情况
血压控制不理想[2]，出现药物不良反应，出现新并发症或原有并发症加重，全科医生调整用药，2周内随访

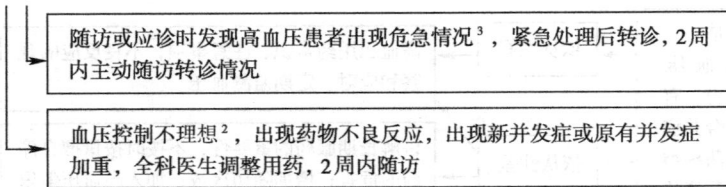

图7-2　高血压社区护理程序流程图

说明:1. 服药依从性:是否遵医嘱按时、按量服药,有无擅自停药或增减药,是否遵医嘱定期复诊;2. 血压控制不理想:收缩压≥140mmHg、舒张压≥90mmHg;3. 存在下列症状之一即为危急情况:收缩压≥180mmHg、舒张压≥110mmHg;意识改变;剧烈头痛或头晕;恶心呕吐;视力模糊、眼痛;心悸胸闷;喘憋不能平卧;心前区疼痛;血压高于正常的妊娠期或哺乳期妇女

1. 健康评估　个人基本信息、高血压病史、目前采取的治疗情况(药物治疗、非药物治疗)、并发症、各项检查、治疗依从性、社会心理状况的评估;目前行为状况(生活方式)、高血压知识知晓程度。

2. 健康诊断　首先列出病人现存的可改变危险因素、伴随病变、检查异常值、不良从医行为、所掌握健康知识的不足点、心脑血管事件危险度分层。再根据危险因素对机体的危害程度、可干预性及病人本人的性格和工作生活状态分析,哪些应优先纳入干预计划。

3. 制订干预计划　根据健康诊断制订干预计划,原则上计划应切实可行、易操作。具体目标制定应细化,计划内容适宜本人实际状况,可操作性强,易实现的短期目标。这样让病人在短期内看到成果,激发病人坚持不懈的信心。

4. 干预评价、反馈　按照计划规定的目标、时间定期评价执行效果,根据实际情况及时调整干预计划以适应病人的实际需要,提高干预效果。执行计划期间遇到困难也可随时沟通,实时反馈,调整方案。

【案例3】

张女士,65岁,初中文化,身高155cm,体重60kg,BMI 25,照顾老伴主持家庭日常事务,每日晨练。高血压病史2年,最高达150/90mmHg,诊断初期服用降压零号1片,1次/日,半年后血压控制在130/80mmHg以下,自行停药,坚持每天晨练(早餐前6~7点爬山)。近期未规律服药,想通过锻炼达到降压的目的。未定期监测血压。感觉不适时服用老伴的降压药。今日晨练后头晕不适,恶心呕吐,来社区站测血压180/110mmHg。

1. 紧急情况处理　给予吸氧、卡托普利25mg口服,30分钟后,血压降至160/100mmHg,经医生查体排除其他急性并发症。病情稳定后转诊上级医院进一步治疗。

2. 2周内随访　了解上级医生诊断治疗方案,排除其他合并症,给予口服硝苯地平缓释片30mg、1次/日,厄贝沙坦150mg、1次/日,规律服药两周,血压维持在120~130/70~80mmHg。

3. 护理问题

(1)对高血压药物治疗相关知识了解不足,诊断高血压2年未按医嘱规律服药,未监测血压。

(2)运动时间和方式选择不适宜。

（3）高盐膳食。

4. 干预计划

（1）一周内能复述高血压规律服药的意义，擅自停药的危害。

（2）一周内学会自测血压（采用电子血压计），并按要求记录血压值。

（3）即日起规律服药，无停服漏服，并持续保持，血压维持在 130/80mmHg 以内。

（4）按运动处方选择适宜的规律运动，一月内达运动处方要求。

5. 干预措施　讲解长期药物治疗的重要性，擅自突然停药造成血压波动的危害。指导自我血压监测的方法和频率，推荐使用符合国际标准的（BHS 和 AAMI）上臂式全自动或半自动电子血压计。由于病人刚刚进行有规律的用药治疗，每日测量两次，两周后随访，血压控制稳定后一周中选择两天进行监测。指导病人填写自我血压监测表（表 7-7），为全科医生制订治疗方案提供重要参考。

表 7-7　自我血压监测表

日期	时间	服药情况	血压值（mmHg）	此时段自我感觉	备注

注：监测频率（每日两次）测量时间（清晨睡醒时 6～10 点；下午 16～20 点），当有头痛、头晕不适症状时，应及时自测血压，倘若发现血压超过 180/110mmHg，及时就诊。若有药物漏服或补服的情况，请在"备注"栏注明

运动处方：讲解血压的生理波动曲线，清晨是每天血压的高点，爬山运动强度较大，易诱发血压骤然升高，晨起空腹运动还会引起低血糖。建议选择相对舒缓的运动方式，每日上午 9～10 点夫妻一起练太极拳，晚餐后快步走 30～45 分钟，90～100 步/分钟，3～5 次/周。设定运动时有效心率：170-年龄（65）=105 次/分钟，此为参考值，应循序渐进，不必强求，运动后微微出汗，不感到非常疲劳为宜。

【案例 3 分析】

以家庭为单位进行健康行为的干预指导。社区护理的特点，贴近百姓，深入家庭，发现问题，结合家庭的实际情况制订切实可行的干预方案，提高家庭功能的作用，彻底改变不良生活方式。

张女士一家喜食各种酱菜腌菜，食盐量超标；烹饪方法多为煎炒油炸，男主人喜食肥甘厚味，不爱运动，体重超重。女主人喜爱运动，但方式不当。全家人高血压危害性认识不足，缺乏科学健康知识。女主人为家庭生活核心人物，主持一家人的饮食起居。

鼓励女主人（家庭日常生活决策者）参加"家庭保健员"培训项目，接受慢病防治的系统学习。指导其如何建立健康生活方式，参加健康烹饪的实践活动，学习清淡少盐饮食的烹饪技巧，发放盐勺、油勺，教会其运用食品交换份的方法控制家人膳食摄入量；进入社区老年保健队学习太极拳，鼓励建立与老伴能共同参与的运动项目，以便长期坚持；纳入高血压社区规范管理，定期随访、体检。

半年后，张大妈经过慢病防治知识的系统培训，考试合格拿到了卫生局发放的"家庭保健员"证书。她家的餐桌变成了社区绿色餐桌的典范，老两口都成了社区老年保健队的活跃人物。

四、高血压高危人群干预

随着人们物质生活水平的提高、生活节奏的加快、各种不良生活方式充斥着人们生活，大批高危人群充当着高血压的后备军，做好这部分人群的健康宣教、干预管理，对于有效降低高血压的发病率、提高人群的健康水平意义深远。

社区护士在工作中要善于发现和挖掘高血压的高危个体，及时给予适宜的干预指导；要加大高血压危险因素的宣传力度和范围：可以在社区卫生服务站、村卫生室、小区宣传栏等醒目且人流量多便于居民驻足观看的地点设置展板，张贴有关"高血压高危人群识别标准，采用何种健康生活方式可远离高血压"等内容的宣传海报。提高居民高血压相关知识知晓度及高血压高危个体的自我识别能力，以便其自觉采纳健康行为，降低高血压的发病率。

（一）高血压高危个体的确定标准

具有以下 1 项及 1 项以上的危险因素，视为高血压高危人群：

1. 血压测量为正常高值　收缩压 120~139mmHg 和（或）舒张压 80~89mmHg。

2. 超重　$BMI \geqslant 24kg/m^2$ 和（或）腰围男 $\geqslant 85cm$，女 $\geqslant 80cm$。

3. 高血压家族史　一、二级亲属有高血压病史。

4. 长期过量饮酒　每日饮白酒 $\geqslant 100ml$ 且每周饮酒在 4 次以上。

5. 长期膳食高盐

（二）高血压高危人群筛选渠道

高血压病人的一、二级亲属或与其有共同生活习惯的人，如高血压病人的配偶、子女；日常就诊居民中发现的高危个体；周边功能社区职工集中体检中筛查出危险因素的人群；社区公益活动、健康促进活动中以及各种健康调查中可能筛出的高危人群。

（三）高血压高危个体干预管理程序

1. 高血压高危个体评估　基本信息；计算 BMI、腰/臀比；各项检查值；其他疾病史；行为状况（饮食、运动、不良嗜好、睡眠等）；社会心理状况的评估；高血压知识知晓程度。

2. 高危因素的诊断　根据评估内容列出高危个体现存的危险因素，对机体的危害程度、可干预性及本人的性格和工作生活状态分析哪些应优先纳入干预计划。

3. 制订干预计划　根据高危因素的诊断制订高危个体干预计划，原则上计划应切实可行、易操作。具体目标制订应细化，计划内容适宜个人实际状况，可操作性强，有易实现的短期目标。这样可在短期内看到成果，激发坚持不懈的信心。

4. 评价、反馈　按照计划规定的目标时间定期评价执行效果，根据实际情况及时调整干预计划以适应实际需要，提高干预效果。执行计划期间遇到困难也可随时沟通，实时反馈，调整方案。

5. 高血压高危群体干预　确诊的高血压病人，已在社区卫生服务机构建立健康档案，纳入社区规范管理，定期随诊。而高危人群遍布各个年龄段，散落分布在生活社区和部分功能社区，或是企事业单位的在职职工，甚至是中小学生，忙于学习和工作，高危知晓率低，没时间到基层卫生机构听取指导建议，不便于个体干预管理。对于这部分群体的高危干预，建议基层卫生机构服务人员与附近功能社区企事业单位的健康管理部门合作，抽取职工年度体检数据，筛选高危人群，与单位协商工间集体培训计划，发放高血压预防知识手册，建议企业采纳科学的作息时间，教授工间保健操，食堂工作人员营养膳食搭配知识培训；与中小学校协商开办健康班会，健康生活方式指导等。对于筛查出的高危人群除个别指导外，有条件的可参加高血压俱乐部的培训活动,集体培训。

五、高血压病人随访管理

（一）社区高血压的随访管理（图 7-3）

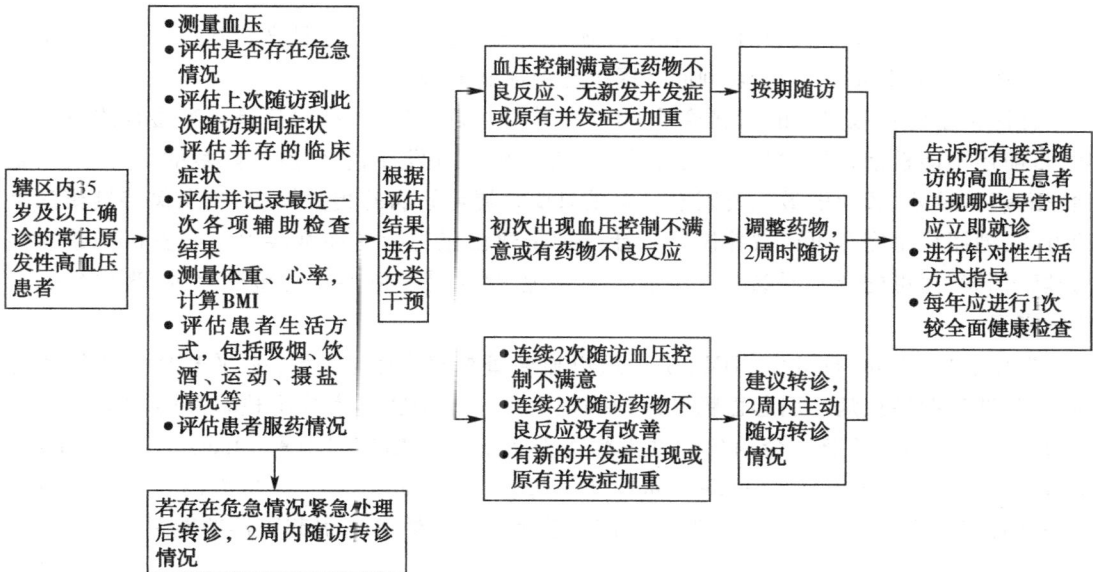

图 7-3　社区高血压病人随访流程图

源自:国家基本公共卫生服务规范(第三版)

（二）社区高血压病人的双向转诊

1. 转诊原则　确保病人的安全和有效治疗;减轻病人经济负担;最大限度地发挥基层医生和专科医生各自的优势和协同作用。

2. 转诊的条件与内容

（1）社区初诊高血压转出条件

1）合并严重的临床情况或靶器官的损害。

2）病人年龄小于 30 岁且血压水平达 3 级。

3）怀疑继发性高血压病人。

4）妊娠和哺乳期妇女。

5）可能有"白大衣高血压"的存在,需明确诊断者。

6）因诊断或调整治疗方案需要到上级医院进一步检查。

（2）社区随诊高血压转出条件。

1）按治疗方案用药 2~3 个月,血压仍不能达标。

2）血压控制平稳的病人,再度出现血压升高并难以控制者。

3）血压波动较大,临床处理有困难者。

4）随访过程中发现新的严重临床情况或靶器官损害。

5）病人服降压药后出现不能解释或难以处理的不良反应或合并症。

第二节　糖尿病管理

【案例 4】

张先生,49 岁,因体检发现空腹血糖异常,经综合医院进一步检查诊断为 2 型糖尿病,现口服阿卡波糖片 50mg,3 次/日,二甲双胍肠溶片 0.25,3 次/日;今日来到基层卫生服务站检测餐后血糖为 8.5mmol/L,反复询问社区护士糖尿病能否治愈。

社区护士针对张先生的困惑给予了解答:首先告诉张先生,糖尿病是一种慢性终身性疾病,目前还不能根治,对人类健康危害最大的是其慢性并发症,它们就像隐蔽的无声杀手,是糖尿病病人致残、致死的最主要因素。但是只要掌握糖尿病的相关知识,长期保持健康的生活方式,糖尿病是完全可以被控制的。社区护士建议张先生可在基层卫生服务机构建立慢病健康档案,医患配合共同参与连续的系统管理,将血糖控制在正常范围之内,张先生表示非常满意。

糖尿病(diabetes mellitus,DM)是一组以血浆葡萄糖(简称血糖)水平升高为特征的慢性、全身性代谢性疾病。引起血糖升高的病理生理机制是胰岛素分泌缺陷和(或)胰岛素作用缺陷。糖尿病可危及生命的急性并发症主要为糖尿病酮症酸中毒(diabetic ketoacidosis,DKA)及高渗性高血糖状态(hyperosmolar hyperglycemic state,HHS)。慢性高血糖可导致人体多器官组织损害(包括眼、肾、神经、周围血管及心脑血管等),引起脏器功能障碍或衰竭。

一、糖尿病概述

(一)流行病学特点

糖尿病是一组以慢性血糖增高为特征的代谢性疾病。全球糖尿病的整体发病情况呈快速上升趋势。2013 年,国际糖尿病联盟(IDF)发布数据表明,全球有 3.82 亿人患有糖尿病,且在未来 25 年内患病人数将超过 5.92 亿。目前,80%的糖尿病病人生活在中低收入国家,我国糖尿病人数居全球首位,而西方国家,如美国则列于第三位。1980 年我国糖尿病的患病率(全人群)仅为 0.67%,1994—1995 年患病率为 2.5%,2002 年城市人口患病率为 4.5%,农村人口患病率为 1.8%。2007—2008 年中华医学会糖尿病学分会在全国 14 个省市开展的糖尿病流行病学调查(采用 WHO 诊断标准)结果显示,我国 20 岁以上的人群糖尿病患病率为9.7%。2010 年,在全国范围内开展的另外一项流行病学调查(采用 ADA 诊断标准,即对血糖和 HbA1c 进行糖尿病联合诊断标准)结果显示,我国 18 岁以上成人糖尿病患病率为11.6%。因此,我国糖尿病流行形势十分严峻。经济的快速增长、人口老龄化,城市化进程带来的生活方式的改变,饮食结构西方化,超重和肥胖比例增加,以及医疗条件的改善,病人的生存期增加等可能是我国糖尿病患病率急剧增加的原因。

(二)病因及危险因素

1. 不可改变危险因素

(1)家族史或遗传倾向:国内外报道普遍认为糖尿病有遗传易感性,表现为糖尿病有明显的家族、种族集聚现象。有糖尿病家族史者的患病率比无糖尿病家族史者高。

(2)年龄:人口老龄化。

(3)种族。

(4)妊娠糖尿病史或巨大儿生产史(出生体重≥4kg)。

（5）多囊卵巢综合征（PCOS）。

（6）宫内发育迟缓或早产。

2. 可改变危险因素

（1）糖尿病前期（糖耐量减低或合并空腹血糖受损是最重要的危险因素）。

（2）代谢综合征。

（3）超重、肥胖、抑郁症。

（4）饮食热量摄入过高，体力活动减少。

（5）可增加糖尿病发生风险的药物：如长期应用糖皮质激素可引起糖尿病。

（6）致肥胖或糖尿病的社会环境。

二、糖尿病诊断与治疗原则

（一）糖尿病病人的筛查渠道

1. 机会性筛查　基层医生和护士，通过检测血糖发现或诊断糖尿病。

2. 重点人群筛查　年龄 45 岁以上人群；超重或肥胖者；高危人群筛查：定期血糖检测、筛查。

3. 健康体检　通过定期或不定期的从业人员健康体检、单位体检、居民健康体检等，发现血糖增高者。

4. 其他　通过建立健康档案、基线调查、糖尿病筛查等方式进行血糖检测，发现糖代谢异常病人；通过健康教育使糖尿病病人或高危人群主动检测血糖。

（二）诊断标准

中华医学会糖尿病学分会建议在我国人群中采用 WHO（1999 年）糖尿病诊断标准如下：

1. 典型糖尿病症状（多饮、多尿、多食、体重下降）＋任意时间血浆葡萄糖水平 ≥ 11.1mmol/L（200mg/dl）。

2. 空腹血浆葡萄糖（FPG）水平 ≥ 7.0mmol/L（126mg/dl）。

3. OGTT 试验中，2 小时血浆葡萄糖水平（2hPG）≥ 11.1mmol/L（200mg/dl）。

4. 糖尿病症状不典型者，一次血糖值达到糖尿病诊断标准，必须在另一日复查核实。

注：空腹状态指至少 8 小时未进食热量；随机血糖指不考虑上次用餐时间；一天中任意时间的血糖，不能用以诊断空腹血糖受损或糖耐量减低。

（三）分型

根据目前对糖尿病病因的认识，将糖尿病分为四型，即 1 型糖尿病、2 型糖尿病、其他特殊类型糖尿病及妊娠糖尿病。其他特殊类型糖尿病包括 8 个亚型，详见《中国糖尿病防治指南》（2013 年版）。

1. 1 型糖尿病　胰岛 β 细胞数量显著较少和消失导致胰岛素分泌显著下降或缺失。

2. 2 型糖尿病　胰岛素抵抗伴胰岛素分泌不足。

3. 其他类型糖尿病　因糖代谢相关基因异常的遗传性糖尿病或其他疾病导致的继发性糖尿病。

4. 妊娠糖尿病　妊娠期间被诊断的糖尿病或糖调节异常，已有糖尿病又合并妊娠者不包括在内。

（四）综合控制目标

糖尿病综合控制目标见表 7-8。

表 7-8 糖尿病综合控制目标

项目		目标值
血糖（mmol/L）*	空腹	4.4~7.2
	非空腹	<10.0
糖化血红蛋白（%）		<7.0
血压（mmHg）		<140/90
体重指数（kg/m²）		<23.0
总胆固醇（mmol/L）		<5.7
甘油三酯（mmol/L）		<1.7
高密度脂蛋白胆固醇（mmol/L）	男性	>1.0
	女性	>1.3
低密度脂蛋白胆固醇（mmol/L）	未合并冠心病	<1.3
	合并冠心病◆	<1.8
尿白蛋白/肌酐比值（mg/mmol）◆	男性	<2.5（22.0mg/g）
	女性	<3.5（31.0mg/g）
尿白蛋白排泄率（μg/min）◆		<20.0（30.0mg/d）
主动有氧活动（分钟/周）		≥150.0

源自：ADA 糖尿病医学诊疗标准，2017.

◆源自：《中国糖尿病防治指南》（2013 基层版）；中国 2 型糖尿病指南修订更新内容介绍（整理版本），2017.

注：* 毛细血管血糖

（五）慢性代谢紊乱表现

典型的"三多一少"症状（即多饮、多食、多尿、体重减轻），仅见于部分病人。2 型糖尿病病人如出现典型的"三多一少"症状常提示已发病至少 5~10 年，可能已合并不同程度慢性并发症。

（六）急性代谢紊乱表现

1. **低血糖反应** 可出现心慌、大汗、无力、手抖等交感神经兴奋表现；也可出现头痛、头晕，表情淡漠、意识障碍、精神失常甚至昏迷等中枢神经系统症状，以致死亡。多见于 1 型糖尿病病人，尤其是接受强化胰岛素治疗者。老年病人及肾功能不全者在夜间出现低血糖的危险性最高。

2. **糖尿病酮症酸中毒（DKA）** 口渴、多饮、多尿加重，恶心、呕吐、食欲下降等消化道症状，意识障碍及酸中毒表现；呼吸常加深加快，可闻及"烂苹果味"。1 型糖尿病病人，在胰岛素应用不当、严重感染以及其他应激情况下；2 型糖尿病病人常见诱因有感染、胰岛素治疗中断或剂量不足、饮食失调、妊娠和分娩、创伤、手术、精神紧张或严重刺激引起应激状态等。

3. **高血糖高渗综合征（HHS）** 多见于 50~70 岁老年人，约 2/3 病人于发病前无糖尿病病史或仅为轻症,常见诱因有感染、急性胃肠炎、脑血管意外、不合理限制饮水等,少数未诊断糖尿病者可因输入葡萄糖液或口渴大量饮用含糖饮料诱发。

(七) 慢性并发症及伴发疾病

1. 大血管病变　动脉粥样硬化主要引起冠心病、缺血性或出血性脑血管病、肾动脉和肢体动脉硬化。下肢动脉硬化者可有下肢疼痛、感觉异常和间歇性跛行,严重缺血不足可致肢端坏疽。

2. 微血管病变

(1)糖尿病肾病:包括肾小球硬化症、肾动脉硬化等。典型临床表现为蛋白尿、水肿和高血压,晚期出现氮质血症,最终发生肾衰竭。

(2)糖尿病性眼病:视网膜病变,是重要表现,是失明的主要原因之一。此外,有白内障、青光眼、屈光改变等。

3. 神经病变　表现为对称性肢端感觉异常,分布如袜子或手套状,伴麻木、针刺、灼热感,继之出现肢体隐痛、刺痛或烧灼痛。后期累及运动神经可出现肌力减弱、肌萎缩和瘫痪。自主神经病变,表现为排汗异常、腹泻或便秘、体位性低血压、尿失禁或尿潴留等。

4. 感染　反复发生疖、痈等皮肤化脓性感染,严重者可致败血症或脓毒血症。皮肤真菌感染也较常见。糖尿病可合并肺结核、肾盂肾炎、膀胱炎、胆囊炎、牙周炎等。

5. 糖尿病足　足部疼痛、皮肤深溃疡、肢端坏疽等病变,统称为糖尿病足。

6. 伴发疾病　代谢综合征、高血压、冠心病等。

(八) 治疗原则

1. 口服降糖药物治疗

(1)口服降糖药种类及主要不良反应和服药方法见表7-9。

表 7-9　口服降糖药不良反应和服药方法

分类	名称	不良反应	服药方法
双胍类	二甲双胍	胃肠道反应、乳酸性酸中毒	进餐中服
磺脲类	格列本脲	低血糖、体重增加	餐前半小时服
	格列齐特	较少低血糖	
	格列喹酮	较少低血糖,适于轻中度肾功能不全者	
	格列美脲	较少低血糖	
格列奈类	瑞格列奈	低血糖	餐时服
	那格列奈	低血糖	
噻唑烷二酮类(TZDs)	罗格列酮	水肿、定期查肝功能	每日一次或分次服
	吡格列酮		
DPP-4 抑制剂	西格列汀	体重增加	可与或不与食物同服
	沙格列汀		
	维格列汀		

续表

分类	名称	不良反应	服药方法
α-糖苷酶抑制剂	阿卡波糖	腹胀、排气	进食第一口饭嚼服
	伏格列波糖	腹胀	
SGLT2-抑制剂	坎格列净	生殖泌尿道感染、酮症酸中毒	每日一次服
	达格列净		
	依格列净		
GLP-1 激动剂	艾塞那肽	胃肠道反应	皮下注射
	利拉鲁肽		

源自:ADA 糖尿病医学诊疗标准,2017.

　　如果没有禁忌证且能够耐受,二甲双胍是 2 型糖尿病起始治疗的首选药物;长期使用二甲双胍或许与生化维生素 B_{12} 缺乏有关,尤其是那些伴有贫血或周围神经病变的病人,应该考虑定期监测维生素 B_{12} 的水平;对于新诊断的 2 型糖尿病病人,如有明显高血糖症状和(或)HbA1c 水平≥10%和(或)血糖≥16.7mmol/L,考虑开始胰岛素治疗(用或不用其他药物);在 HbA1c≥9%的初诊 2 型糖尿病病人考虑起始两药联合治疗;在没有动脉粥样硬化性心血管疾病的病人中,如果单药治疗或两药联合治疗在 3 个月内没有达到或维持 HbA1c 目标,则根据药物特性和病人因素加用另外一种降糖药物。

　　(2)2 型糖尿病合并血脂异常:2 型糖尿病病人的血脂谱以混合型血脂异常 多见,常见的血脂异常是甘油三酯升高及 HDL-C 降低,总胆固醇水平和 LDL-C 正常或轻度升高,且 LDLC 发生质变,小而致密的低密度脂蛋白胆固醇水平升高。LDL-C 是动脉粥样硬化性心血管疾病(ASCVD)最重要的危险因素,在动脉粥样硬化形成过程中扮演重要角色。对于血脂管理,现有的指南一致强调 LDL-C 仍然是主要的血脂管理目标,他汀则是一线的降胆固醇药物。根据危险因素分层进行降脂治疗是当前血脂管理的趋势。因此,糖尿病病人同样需要根据危险分层进行调脂治疗,专家共识应采取中等强度他汀治疗。中等强度的他汀用药剂量:每日辛伐他汀 20~40mg;阿托伐他汀 10~20mg;氟伐他汀 80mg;洛伐他汀 40~80mg;匹伐他汀 2~4mg;普伐他汀 40mg;瑞舒伐他汀 10mg。

　　2. 胰岛素的治疗　2006 年 8 月美国糖尿病学会(ADA)和欧洲糖尿病研究学会(EASD)联合发布的"非妊娠成年 2 型糖尿病病人的高血糖管理"共识和 2007 年 ADA"糖尿病治疗建议",对胰岛素治疗给予了前所未有的重视,将胰岛素作为降糖治疗最主要的组成部分。而且提出积极起始胰岛素治疗是治疗达标最有效的手段,在 2 型糖尿病诊断初期,胰岛 β 细胞功能是部分可逆的,胰岛素强化治疗不仅可逆转 β 细胞功能,也可改善胰岛素抵抗。

　　(1)胰岛素治疗的指征:①1 型糖尿病病人;②2 型糖尿病病人经治疗,血糖未达标;③难以分型的消瘦糖尿病病人;④妊娠糖尿病和糖尿病伴妊娠;⑤部分特殊类型糖尿病;⑥糖尿病酮症酸中毒和高渗性非酮症糖尿病昏迷;⑦糖尿病合并感染、手术、急性心肌梗死、脑卒中等应激状态和严重糖尿病血管并发症以及活动性肝病等。

　　(2)胰岛素的使用方法:1 型糖尿病病人常采用中效或长效胰岛素制剂提供基础胰岛素,采用短效或速效胰岛素来提供餐时胰岛素。如无其他的伴随疾病,1 型糖尿病病人每日的胰岛素需要量约为 0.5~1.0U/kg。2 型糖尿病病人包括短期强化治疗、补充治疗、替代治疗。方法有:①采用短期的胰岛素强化治疗使血糖得到控制后,多数 2 型糖尿病病人仍可改用饮食控制和口服降糖药治疗;②大多数的 2 型糖尿病病人补充胰岛素使血糖控制。在口服降糖药疗效逐渐下降的时候,可采用口服降糖药与中效或长效胰岛素联合治疗;③当上述联合治疗效果仍不理想时,完全停用口服降糖药,改用每日多次胰岛素注射或持续皮下胰岛素输注治疗(胰岛素泵治疗)。

【案例 5】

李女士,75 岁,患糖尿病 15 年,胰岛素治疗 2 年。来基层卫生服务站测餐后血糖,16.1mmol/L。询问:最近一周自测餐后血糖总在 15mmol/L 以上(原 10mmol/L),用药剂量没有变动,也没进食过多高热量食品。考虑自测血糖仪坏了,来基层医疗卫生机构咨询。

遇到胰岛素治疗病人,社区护士应评估哪些因素?

评估因素:①注射部位皮肤的评估,注意注射部位的轮换(注射部位可选择上臂外侧、腹部、大腿外侧、臀部);②胰岛素储存方法是否正确、是否在有效期内、储存的温度是否适宜(冰箱保存,温度在 2~8℃)、笔芯有无裂痕、药液是否变质;③胰岛素笔使用方法(一般短效胰岛素在餐前 15~30 分钟注射,注射 30 分钟内一定要进餐,注射部位不能按摩,避免剧烈运动,以免加速胰岛素吸收而引起胰岛素抵抗)、剂量是否正确等,排除以上因素后再决定是否找医生调整治疗方案。

同时应指导病人观察如下反应:①低血糖反应:用药后观察,防止低血糖发生;②胰岛素过敏反应:表现为局部过敏反应,多见于应用动物胰岛素者,可更换胰岛素制剂的批号;③胰岛素性水肿:胰岛素治疗初期可因钠潴留作用而发生轻度水肿,可自行缓解而无需停药;④脂肪营养不良:注射部位呈皮下脂肪萎缩或增生,更换注射部位后可缓慢自然恢复;⑤屈光失常:胰岛素注射后病人自感视力模糊,为晶状体屈光改变,常于数周内自然恢复;⑥胰岛素抗药性:应改用单组分人胰岛素速效制剂,可用糖皮质激素及口服降糖药联合治疗。

根据对李女士的护理评估,发现她的照顾者是具有小学文化水平的家政嫂,每次由她来协助注射胰岛素,用胰岛素治疗 2 年的时间没有更换注射部位,使李女士左上臂三角肌下缘产生了硬结,造成胰岛素吸收不良,使血糖水平升高。了解到这一情况,社区护士将李女士的家政嫂发展为"家庭保健员"定期培训慢性病相关知识以及基本护理技能并进行考核,直到拿到合格证书。在维持胰岛素原有剂量情况下,连续跟踪、监测李女士血糖 1 周,均在正常范围。

三、糖尿病社区护理管理

糖尿病社区护理流程见图 7-4。

(一) 病情评估(以案例 4 为例)

张先生,49 岁,2 型糖尿病,身高 160cm,体重 65kg,公司职员,自驾车上下班,四肢关节正常,无运动习惯,爱好看电视、上网、打麻将;喜肉食、油炸食品,睡眠 6~7 小时/日,吸烟 3~4 根/周、偶尔饮酒;体检 1 次/年,对糖尿病知识部分了解;母亲患冠心病 10 年,父亲患有骨关节病。目前血压:130/80mmHg,甘油三酯:1.7mmol/L(正常<1.7mmol/L),胆固醇:5.2mmol/L(正常<5.18mmol/L),低密度脂蛋白:3.24mmol/L(正常<3.37mmol/L)高密度脂蛋白:1.23mmol/L(正常≥1.04mmol/L),空腹血糖:6.7mmol/L,餐后血糖:8.5mmol/L。

(二) 饮食疗法

1. **目的**　纠正不良生活方式,减轻胰岛负担,改善整体健康水平。

2. **理想体重计算**　标准体重(kg)=身高(cm)−105,理想体重=标准体重±10%;超过标

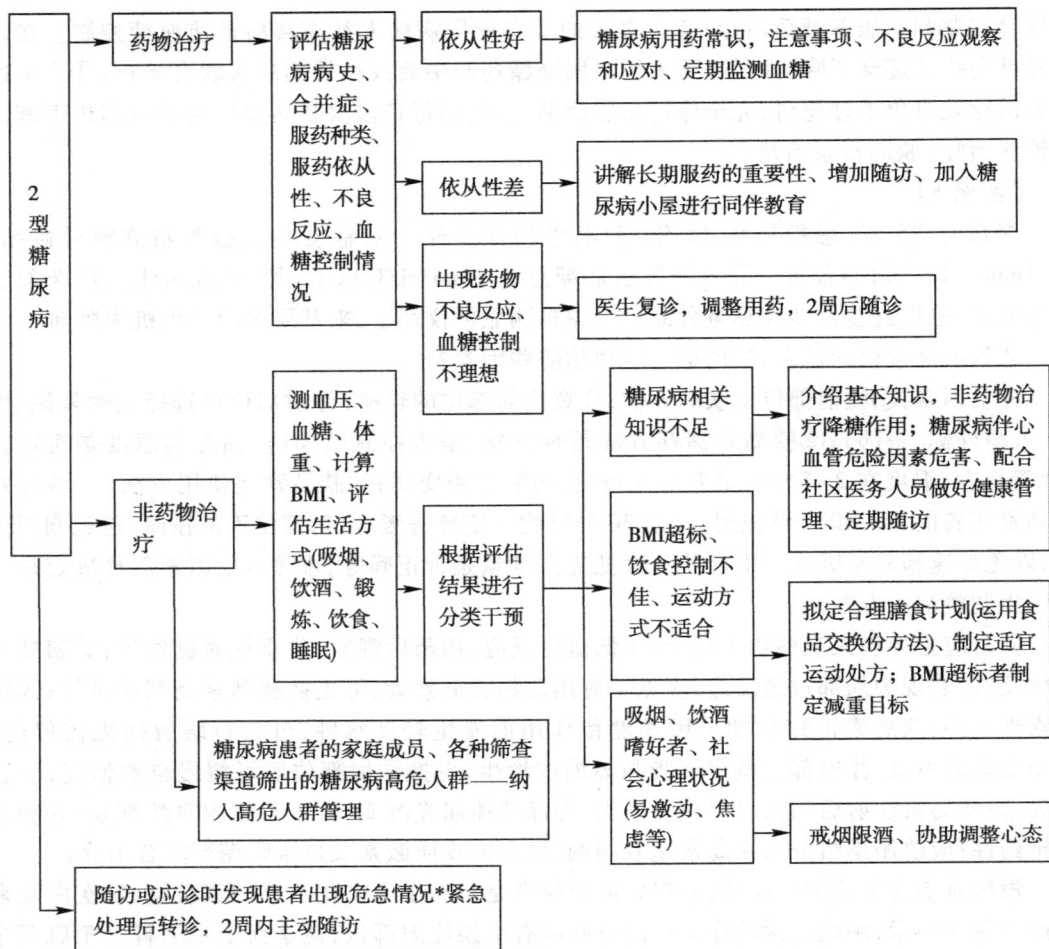

图 7-4　糖尿病社区护理流程

源自:国家基本公共卫生服务规范(第三版)

注:*存在症状之一即为危急情况:血糖>16.7mmol/L 或<2.8mmol/L;收缩压>180mmHg 和(或)舒张压>110mmHg;妊娠期或哺乳期妇女;有不能处理的其他健康问题

准体重 20% 为肥胖;低于标准体重的 20% 为消瘦。

第一步:计算标准体重:160-105＝55(kg),实际体重 65kg,BMI 25.4kg/m²,属超重,公司职员属轻体力劳动。

第二步:计算每日所需热量:按照表 7-10,每日应摄入量热能标准为 20~25kcal/(kg·d),则每天所需总热量:55×25kcal/(kg·d)＝1375kcal。

表 7-10　不同人群每日热能供给量(kcal/kg 标准体重)

劳动(活动)强度	消瘦	理想	肥胖/超重
重体力(如搬运工)	45~50	40	35
中体力(电工安装)	40	35	30
轻体力(坐式工作)	35	25~30	20~25
休息状态(如卧床)	20~25	15~20	15

源自:杜雪平,席彪.全科医生基层实践.北京:人民卫生出版社,2013:173.

3. 饮食疗法的基本原则

(1)平衡膳食,选择多样化、营养合理的食物。可多吃:作为每餐的基础,如小麦、大米、扁豆、豆荚、蔬菜、新鲜水果(不甜的)。适量吃:少量富含蛋白质的食物,如鱼、海产品、瘦肉、去皮鸡肉、坚果、低脂奶制品。少吃:尽量少摄入脂肪、糖和酒精,如肥肉、黄油、油料等。

(2)限制脂肪摄入量:膳食中由脂肪提供的能量不超过饮食总能量的 30%。饱和脂肪酸摄入量不应超过饮食总能量的 7%,尽量减少反式脂肪酸摄入。胆固醇摄入量应控制在每日 300mg 以下。

(3)适量选择优质蛋白质:糖尿病病人每日蛋白质消耗量大,摄入应接近正常人的标准,蛋白质占总热能的 12%~15%,其中至少 1/3 来自动物类优质蛋白和大豆蛋白。

(4)放宽对主食类限制,碳水化合物应占总热能的 50%~60%。如喜欢甜食,可用蛋白糖、糖精、甜菊糖等。

(5)无机盐、维生素、膳食纤维要充足合理:补充 B 族维生素;对于高血压病人,限制钠盐,每日食盐 5g,老年病人,保证每日补钙 1000~1200mg,防止骨质疏松。提倡膳食中增加纤维量,每日 20~35g,天然食物为佳,与含高碳水化合物的食物同时食用。同时补充铬、锌、锰等微量元素。

(6)限制饮酒:特别是肥胖、高血压和(或)高甘油三酯的病人。酒精还可引起用磺脲类或胰岛素治疗的病人出现低血糖。

(7)餐次安排要合理:每日保证三餐。按早、午、晚餐各 1/3 的热量;或早餐 1/5,午、晚餐各 2/5 的主食量分配,要求定时定量。

4. 关于食品交换份相关知识

(1)概念:每产 90kcal 热量的食物为“一份”,先算出每日需要的热量,折合多少份,按算出的份数吃,各种食物可以按份互换,分数不变,每日食物相互调剂,此为“食品交换份的概念”。

(2)每种食物中碳水化合物、蛋白质、脂肪的比例:按每产 90kcal 热量为一份,列出每种食物三种成分重量(表 7-11)。

表 7-11　每 1 份食物的成分

食物种类	谷薯类	蔬菜类	水果类	大豆类	奶类	蛋类	肉类	油脂类
每份重量(g)	25	500	200	25	160	50	50	10
每份热量(kcal)	90	90	90	90	90	90	90	90
碳水化合物(g)	19.0	18.0	18.0	4.0	7.0	–	–	–
蛋白质(g)	2.0	4.0	4.0	8.0	4.0	9.0	9.0	–
脂肪(g)	0.5	–	–	5.0	5.0	6.0	6.0	10

源自:杜雪平,席彪.全科医生基层实践.北京:人民卫生出版社,2013:173.

(3)每份食物的各种成分所产热量的份数:按产 90kcal 热量的食物为一份,就能算出各类食物每一份中的碳水化合物、蛋白质、脂肪等成分各占的份数。

以奶类为例,从表 7-11 查出一份奶中(160g≈160ml)含碳水化合物 7g、蛋白质 4g、脂肪 5g。各自热量份数为:

$$碳水化合物 = 7g×4kcal/g = 28kcal÷90kcal/份 = 0.3 份$$

$$蛋白质 = 4g \times 4kcal/g = 16kcal \div 90kcal/份 = 0.18 \ 份$$
$$脂肪 = 5g \times 9kcal/g = 45kcal \div 90kcal/份 = 0.5 \ 份$$

以此类推,分别算出每份其他食物碳水化合物、蛋白质、脂肪热量的份数(表7-12)。

表 7-12　每份食物碳水化合物、蛋白质、脂肪的份数

食物种类	谷薯类	蔬菜类	水果类	大豆类	奶类	蛋类	肉类	油脂类
每份重量(g)	25	500	200	25	160	50	50	10
每份热量(kcal)	90	90	90	90	90	90	90	90
热量总份数	1	1	1	1	1	1	1	1
碳水化合物热量份数	0.84	0.8	0.8	0.18	0.3	–	–	–
蛋白质热量份数	0.09	0.2	0.2	0.36	0.18	0.4	0.4	–
脂肪热量份数	0.05	–	–	0.5	0.5	0.6	0.6	1.0

(4)按产生 90kcal 热量为一份,食物每份重量:按照食物三种成分热量总和 90kcal 为一份,将重量列表(表7-13~表7-22)

表 7-13　主食类

每份重量(g)	食品
25	粮食:大米、小米、糯米、玉米、高粱米、面粉、玉米面、荞麦面、燕麦片、莜面
25	豆类:绿豆、红小豆、熨斗、蚕豆、黑豆、干粉条
25	挂面类、饼干类
25	油炸食品:油条、炸糕、麻花
30	熟食品:米饭、馒头、烙饼、面条
100	湿粉皮
350	鲜玉米棒(中等大小的一个)

表 7-14　蔬菜类

每份重量(g)	食品
500	所有绿叶菜、西葫芦、西红柿、黄瓜、丝瓜、茄子
350	倭瓜、南瓜、菜花、白萝卜、青椒、水发海带
200	胡萝卜、蒜苗、凉薯、扁豆、豇豆
100	土豆、鲜豌豆、山药、芋头、藕、荸荠、菱角、慈菇、百合
75	毛豆

表 7-15 水果类

每份重量(g)	食品
100	香蕉
150	柿子
200	梨、苹果、桃、橘子、橙子、鲜荔枝、杏、葡萄
300	草莓
500	西瓜

表 7-16 大豆类

每份重量(g)	食品	每份重量(g)	食品
20	干腐竹	50	豆腐丝、豆腐干
25	大豆、大豆粉	100	北豆腐
30	油豆腐	150	南豆腐、豆腐脑

表 7-17 奶类

每份重量(g)	食品	每份重量(g)	食品
20	全脂奶粉、奶酪	60	冰激凌、雪糕(各1个)
25	脱脂奶粉	160	牛奶、羊奶、无糖酸奶

表 7-18 肉类

每份重量(g)	食品	每份重量(g)	食品
20	熟火腿、香肠	30	熟酱鸭
25	肥瘦猪肉	70	鸡肉、鸭肉、鹅肉
35	熟叉烧肉	120	兔肉
40	熟酱牛肉		
50	瘦猪肉、牛肉、羊肉		
65	带骨排骨		

表 7-19 蛋类

每份重量(g)	食品
60	鸡蛋(1大个带壳)、鸭蛋(1大个带壳)、鹌鹑蛋(6个带壳)
200	鸡蛋清

表 7-20   鱼类

每份重量(g)	食品	每份重量(g)	食品
65	带鱼	115	大黄鱼、青虾、鳝鱼
80	草鱼、鲤鱼、甲鱼	130	鲢鱼、鲫鱼、水发海参
100	牡蛎、比目鱼、对虾		

表 7-21   坚果类

每份重量(g)	食品
15	芝麻酱、花生米、核桃仁、杏仁
25	葵花子(带壳)、南瓜子(带壳)
40	西瓜子(带壳)

表 7-22   油脂类

每份重量(g)	食品
10	植物油、猪油、牛油、羊油、黄油
18	奶油

表 7-13 ~ 表 7-22 源自:杜雪平,席彪. 全科医生基层实践. 北京:人民卫生出版社,2013:180-181.

5. 饮食疗法计算原理和步骤

第一步:已计算出每日所需热量 = 25kcal/kg×55kg = 1375kcal

第二步:按每个食品交换份 90kcal 计算,每日需要多少份食物

1375kcal÷90kcal/份 = 15.28 份

第三步:设定每日各种食物摄入量(份数)

碳水化合物释放的热量为总热量的 50% ~ 60%,蛋白质 12% ~ 20%,脂肪 25% ~ 30% 计算,三种成分所需份数为:

碳水化合物:15.28 份×(0.5 ~ 0.6) = 7.64 ~ 9.17 份

蛋白质:15.28 份×(0.12 ~ 0.20) = 1.83 ~ 3.06 份

脂肪:15.28 份×(0.25 ~ 0.30) = 3.82 ~ 4.58 份

根据三种食物的比例份数,可以制定食谱(表 7-23)。

表 7-23   食谱表

计算顺序		食品份数	碳水化合物(份数)	蛋白质(份数)	脂肪(份数)
	蔬菜类	1.5	1.2	0.3	–
	水果类	0.5	0.4	0.1	–
	奶类	1.5	0.45	0.27	0.75
	大豆类	–	–	–	–
	蛋类	1	–	0.4	0.6
	肉类	1.5	–	0.6	0.9
	油脂类	1.5	–	–	1.5
	合计	7.5	2.05	1.67	3.75

续表

计算顺序	食品份数	碳水化合物（份数）	蛋白质（份数）	脂肪（份数）
谷薯类份数 = 15.28 份 - 7.5 份 = 7.78 份				
谷薯类的重量 = 25g/份×7.78 份 = 194.5g（≈4 两）				
谷薯类	7.78	6.5352	0.7002	0.389
总计	15.28	8.5852	2.3702	4.139
与食物成分比例对照	7.64~9.17	1.83~3.06	3.82~4.58	

结论	符合食物中碳水化合物、蛋白质、脂肪的比例

由表 7-23 可见，这个食谱的安排，各种食物的三种成分之和均在科学饮食的比例范围中。

第四步：以食品交换份的方法选择食物。

食品交换有两种形式：

一种是本类食物的相互交换：以选择蔬菜为例，蔬菜 1.5 份，通过查表 7-14，今日预计芹菜 0.5 份（250g）、黄瓜 0.5 份（250g）、菜花 0.5 份（175g），总共 1.5 份；明日预计西红柿 0.5 份（250g）、茄子 0.5 份（250g）、青椒 0.5 份（175g），总共 1.5 份。

另一种是不同种类食物的相互交换：蔬菜类和水果类以碳水化合物为主，可以互换，少吃 1 份蔬菜可以多吃 1 份水果。奶、豆制品、蛋类、肉类以蛋白质为主，可以互换，少吃 1 份鸡蛋可多吃一份肉。坚果类食物超量了，应适时减少炒菜油的用量。

每日变换食物不会单调，总份数不变，这就是"食品交换份"的概念。

（三）运动疗法

适量的运动可促进血液循环，缓解轻中度高血压，减轻体重，提高胰岛素敏感性，减轻胰岛素拮抗，改善血脂和心功能，促进全身代谢。

1. 运动适宜对象

（1）血糖在 16.7mmol/L（300mg/dl）以下的肥胖者。

（2）1 型糖尿病病人。

（3）糖耐量异常或糖尿病高危人群。

2. 不宜运动者

（1）严重空腹高血糖（>16.7mmol/L）或血糖波动明显者。

（2）急性感染、酮症酸中毒。

（3）较重肾病者，运动会增加蛋白尿，加重肾病的发展。

（4）严重高血压和缺血性心脏病者，运动会加重心脏负担，诱发心绞痛甚至心肌梗死。

（5）严重视网膜病变者，运动量过大可眼底出血。

（6）伴有心功能不全、心律失常及肺功能障碍者。

（7）糖尿病足部溃疡及有严重神经病变者。

3. 运动方式的选择与强度

（1）有氧运动：强度小，节奏慢，运动后心跳不过快，呼吸平稳的一般运动。如慢跑、快走、健身操、游泳、骑自行车、打太极拳、打球等。

（2）无氧运动：强度大，节奏快，运动后心跳大于 150 次/分，呼吸急促的剧烈运动。如拳击、快跑、踢足球等，不主张采取此种运动。

张先生可选择每周少开一天车，每天晚饭后步行 30~40 分钟，每周不少于 3 次有氧运动；同时指导其运动注意事项。

4. 运动前的注意事项

（1）详细询问病史和体格检查，如血压、血糖、糖化血红蛋白、心电图、心功能、眼底、肝肾功能、足部感觉、足背动脉搏动。

（2）与全科医生、护士共同讨论制订运动方式、运动量。

（3）自我监测血糖，掌握自我识别与处理低血糖方法。

（4）选择合适的鞋和棉织袜，鞋要有良好通气性，以保护足踝部免受损伤。

（5）运动场地平整安全，锻炼前多饮水，运动要有规律，强度应循序渐进。

（6）运动时最好有人陪伴，随身携带糖尿病卡片（姓名、住址、电话、用药等）、水、糖果或含糖饮料、果汁。

（7）运动前需要热身 5~10 分钟。

5. 运动过程

（1）自觉身体不适时，如心慌、出冷汗、头晕、四肢无力，应立即停止运动并找他人救助。如不能缓解时，尽快到医院。

（2）运动结束时，需做 5~10 分钟运动调整放松操。

（3）注射胰岛素的病人，选择注射部位应该在腹部，不要注射在大腿、上肢活动较剧烈的部位。

6. 运动后注意事项

（1）立即更换衣服，以防感冒。

（2）及时补充水分（白开水、矿泉水）。

（3）做运动记录，监测血糖变化。

（4）如有不适，请全科医生或护士进行运动处方相应调整。

7. 运动效果评价

（1）运动量适宜：运动后有微汗、发热感，轻松愉快，稍有乏力，休息后即消失，血糖下降。

（2）运动量过大：大汗，胸痛、胸闷，乏力，休息后未缓解，血糖升高。

（3）运动量不足：无汗、无发热感，脉搏、血糖无改变。

（四）戒烟

糖尿病病人吸烟会加速大血管病变的发展，冠心病患病率明显增加；吸烟也是糖尿病卒中的独立危险因素。因此，劝说张先生，使其产生戒烟的愿望，并帮助其制订计划，提供一些必要的专业支持，创造戒烟的环境，防止复吸。

（五）血糖自我监测

所有糖尿病病人均适用血糖自我监测，尤其是使用胰岛素的病人。

1. 影响血糖控制的因素

（1）精神紧张、情绪变化、失眠、生活不规律、过度疲劳。

（2）饮食量增加或吃含糖食物；剧烈强刺激的运动，或停止日常合理运动。

（3）忘记服药或剂量不足；忘记注射胰岛素或注射部位未吸收；合并其他疾病，尤其是感染；外伤、手术等。

（4）妇女妊娠或月经期；频繁发生低血糖后。

2. 定期监测的意义

（1）判定并掌握病情控制程度。

（2）调整治疗方案，以使病情获得最佳控制。

（3）预防、发现、治疗各种急、慢性并发症。

（4）改善生活质量，延长寿命。

3. 监测内容

（1）症状监测：症状、体征。

（2）代谢控制指标：血糖、尿糖、糖化血红蛋白、血脂。

（3）慢性并发症监测：尿蛋白与肾功能、眼底检查、神经、肌电图等。

（4）其他：血压、体重。

4. 监测时间

（1）每日一次：血糖、尿糖。

（2）每月一次：体重、血压。

（3）每季度一次：糖化血红蛋白。

（4）每半年一次：血脂、眼底、神经系统检查、肾功能和心电图检查。

（5）必要时：胸部 X 线检查、口服葡萄糖耐量。

5. 监测注意事项

（1）血糖监测：定期检查，病情不稳定时每日检查血糖，病情稳定后，1 个月至少查 2 次空腹血糖和餐后血糖；如有不适随时检查血糖；餐后 2 小时血糖应控制在 79～144mg/dl（4.4～8.0mmol/L）之间。

（2）糖化血红蛋白：每 2~3 个月检查 1 次，控制在 < 7%的范围。

（3）尿糖与尿酮体监测：1 型糖尿病每日检查尿糖和酮体；2 型糖尿病每日检查尿糖；2 型糖尿病感染、发热、大量出汗及自觉虚弱时监测尿酮体。

（六）减轻精神压力、保持平衡心理

糖尿病是一种慢性终身性疾病，漫长的病程及多器官、多组织结构和功能障碍对病人身心产生的压力易使病人产生焦虑、抑郁等不良情绪，对疾病缺乏信心。社区护士应耐心地向病人及其家属讲解糖尿病相关知识，配合家属及时进行心理疏导，培养其战胜疾病的信心，使之保持乐观积极的心态，缓解精神压力。应建议他们多参与社交活动，提倡选择适合自己的体育、绘画等文娱活动，增加社交机会，在社团活动中倾诉心中的郁闷，得到同龄人的劝导和理解，从而提高生活质量，达到良好的心理状态。

（七）以家庭为单位的健康指导

鼓励糖尿病病人的家属（家庭日常生活决策者）参加基层医疗卫生机构的"家庭保健员"培训项目，接受慢性病防治的系列学习。指导其如何建立健康的生活方式，参加健康烹饪的实践活动，学习清淡少盐的饮食烹饪技巧，发放盐勺、油勺，教会其运用食品交换分的方法控制家人膳食摄入量；协助他们选择适宜的有氧运动方式，做到 4~5 次/周、每次 30~40 分钟的运动，并督促糖尿病病人规律运动，以便长期坚持；同时纳入糖尿病高危人群管理，定期随访、体检。

（八）糖尿病教育

对糖尿病病人进行教育的内容如下：

1. 糖尿病的性质和定义 糖尿病对健康的影响;糖尿病的诊断;血糖水平、饮食摄入和体力活动之间的关系;糖尿病控制欠佳的短期和长期后果;慢性并发症的性质及预防;对并发症自我监测的重要性。

2. 糖尿病日常治疗 包括健康生活方式的重要性,尤其是体力活动,平衡饮食和不吸烟;自我管理的重要性;长期血糖控制的重要性;常用降糖药的特点与注意事项;调整胰岛素用量(对用胰岛素的人)及规律地用不同注射部位的重要性;胰岛素的贮存,注射用具的处理;定期进行眼科检查(视敏度和眼底检查)的重要性;足部护理、鞋和袜子的选择、足部卫生;口腔护理和口腔检查的重要性。

3. 特殊问题

(1)低血糖:可能的原因、酒精的作用、急救处理、如果进行高危险活动(例如驾驶或进行危险的机器作业)则需要特殊指导。

(2)合并其他疾病时的注意事项。

(3)应对糖尿病病人进行免疫接种,例如针对流感或肺炎球菌肺炎。

(4)怀孕前建议了解受孕和怀孕期间良好代谢控制的重要性。

4. 重点提示 携带个人身份说明和糖尿病卡片的重要性,卡片包括姓名、联系地址和家人的电话号码。在驾驶时避免低血糖很重要;注意糖尿病与职业、生活保险和驾驶保险之间的联系。

(九) 急慢性并发症的护理

1. 低血糖反应

(1)出现低血糖反应的原因

1)进食量不够或延迟、因呕吐或腹泻导致碳水化合物吸收不足。

2)运动量较平时大,如外出、大扫除、搬运、热水浴,而未及时加餐或减少降血糖药物用量。

3)胰岛素剂量过大。

4)使用了纯度低的胰岛素。

5)长期服用长效磺脲类口服降血糖药物,或剂量过大,服用格列本脲者尤为多见;同时应用普萘洛尔、阿司匹林、磺胺或抗抑郁药等。

6)过量饮酒,尤其是空腹大量饮酒。

7)患有肾上腺、垂体、甲状腺疾病或严重肝病、肾疾病。

8)情绪骤然发生变化者。

9)2 型糖尿病病人因胰岛素释放延迟,可有餐前低血糖发作。

10)老年及肾功能不全者,尤其是在夜间易于出现低血糖。

(2)低血糖症状:低血糖症状多种多样,每位病人的低血糖症状各不相同。与血糖水平以及血糖的下降速度有关,可表现为交感神经兴奋(如心悸、焦虑、出汗、饥饿感等)和中枢神经症状(如神志改变、认知障碍、抽搐和昏迷)。但老年病人发生低血糖时常可表现为行为异常或其他非典型症状。夜间低血糖常因难以发现而得不到及时处理。有些病人屡发低血糖后,可表现为无先兆症状的低血糖,因此,每位病人要密切注意自己的低血糖症状,并多与其他病人交流,这样就会早期发现低血糖,并采取措施避免低血糖造成的严重后果。

(3)低血糖分类

1)严重低血糖:需要他人帮助,常有意识障碍,低血糖纠正后神经系统症状明显改善或消失。

2）症状性低血糖：血糖≤3.9mmol/L，且有低血糖症状。

3）无症状性低血糖：血糖≤3.9mmol/L，但无低血糖症状。此外，部分病人出现低血糖症状，但没有检测血糖（称可疑症状性低血糖），也应及时处理。

（4）低血糖反应的处理原则和预防

1）清醒的病人：可口服高糖食品，一般口服15~20g葡萄糖；果汁、可乐、雪碧等饮料，约150ml；馒头、饼干等碳水化合物，约25g；每15分钟监测血糖1次，若血糖仍≤3.9mmol/L，再给予葡萄糖口服或静脉注射，巧克力不作为低血糖急救的首选食品，因为其中的脂肪成分会延缓葡萄糖的吸收使血糖回升缓慢。意识不清的病人：可先静脉推注50%葡萄糖20~40ml，并观察到病人意识恢复，15分钟后症状不缓解、血糖仍低于正常可以重复一次。应用长效磺脲类药物或长效胰岛素引起的低血糖可能会持续很长时间（须至少监测48~72小时），应给予紧急处理后及时转诊；对应用胰岛素治疗的病人及家庭照顾者，应进行防治、识别、处理低血糖反应的基本知识教育、指导。

2）低血糖反应的预防：①胰岛素或降糖药物过量：在开始治疗时，医生应从小剂量开始，并逐渐加量，谨慎地调整剂量；②减少、延迟或忘记进食：病人应定时、定量进食，如不能进食常规食量，应相应减少药物剂量；③体力活动增加：活动前应额外进食复杂的碳水化合物类食物，避免过量运动；④过量饮酒：尤其是空腹饮酒病人应尽量减少；⑤在老年人中，低血糖常表现为行为异常及其他一些不典型的症状，单单进行饮食控制，服用糖苷酶抑制剂或双胍类药物时，不发生低血糖，而与其他降糖药或胰岛素合用时就有可能导致低血糖。不要盲目限制饮水。平时应随身携带糖果，以备急需。

2. 糖尿病酮症酸中毒的处理原则　怀疑糖尿病酮症酸中毒，病人应立即检测血糖、尿酮体；绝对卧床休息、吸氧；建立静脉通路（大剂量补液，小剂量胰岛素，见尿补钾，慎补钠）；严密观察和记录，及时留标本送检，必要时呼叫"120"救护车，及时转送病人。

3. 糖尿病足的预防和护理　糖尿病足是由多种因素综合引起的糖尿病慢性并发症。即由下肢大血管病变引起的供血不足，累及神经、皮肤、骨骼、肌肉组织，因缺血、缺氧和营养而发生病变，又有神经病变使足部感觉缺失，容易发生外伤、溃疡，若继发感染就形成了糖尿病足。

（1）足部检查：每天检查双足有无皮肤破溃、裂口、水疱、小伤口、红肿、鸡眼、脚癣，如有鸡眼，千万不要用剪刀去剪，应请专职修脚师修剪或用化学方法去除，因为可能诱发感染且伤口也不易愈合，尤其要注意足趾之间有无红肿、皮肤温度是否过冷或过热、足趾间有无变形，触摸足部动脉搏动是否正常，如发现减弱或消失，立即就诊。检查方法：病人自我检查，若无法仔细看到足底，可用镜子辅助，若视力欠佳，可由家人帮助。

（2）洗足：养成每日洗足的良好习惯，水温不宜太冷或太热（水温<37℃）；洗前用手腕掌侧测试水温，若以对温度不太敏感，应请家人代劳；用柔软和吸水性强的干毛巾轻轻擦干足部，尤其是足趾间，并可在趾间撒些爽身粉等以保持趾间干燥，切莫用力以免擦破皮肤。

（3）鞋与袜的选择：鞋的选择：鞋面的质量要柔软透气、大小合适、能够系带的平跟厚底鞋；购鞋最合适的时间是下午或黄昏，因一天活动后，双脚会比早上略大，鞋不致过紧；新皮鞋要当心，因为它最容易使足损伤，可以在家先穿新皮鞋走动，感到不舒服时换拖鞋，使足逐渐适应新鞋；穿前检查鞋的内面。袜子的选择：柔软而透气，选棉袜，避免穿尼龙袜；不宜穿着弹性过强的袜子，以免影响血液循环；冬天选较厚的羊毛袜保暖；袜子要每天更换，保持足部清洁；不可穿破袜，因破口可能套住脚趾或经缝补的袜子高低不平,既不舒服又影响血液循环。

（4）运动足部:每日反复运动约 1 小时,年老体弱者由他人协助完成。

四、糖尿病高危人群干预

（一）成年人中高危人群界定标准

在成年人(>18 岁)中,具有下列任何一项及以上的糖尿病危险因素者:

1. 年龄≥40 岁。

2. 有糖调节受损史。

3. 超重(BMI≥24kg/m²)或肥胖(BMI≥28kg/m²)和(或)中心型肥胖(男性腰围≥90cm,女性腰围≥85cm)。

4. 静坐生活方式。

5. 一级亲属中有 2 型糖尿病家族史。

6. 有巨大儿(出生体重≥4kg)生产史或妊娠糖尿病史的女性。

7. 高血压[收缩压≥140mmHg 和(或)舒张压≥90mmHg(1mmHg=0.133kPa)],或正在接受降压治疗。

8. 血脂异常[高密度脂蛋白胆固醇(HDL-C)≤0.91mmol/L(≤35mg/dl)、甘油三酯≥2.22mmol/L(≥200mg/dl)],或正在接受调脂治疗。

9. 动脉粥样硬化性心脑血管疾病病人。

10. 有一过性类固醇糖尿病病史者。

11. 多囊卵巢综合征(PCOS)病人。

12. 长期接受抗精神病药物和(或)抗抑郁药物治疗的病人。

（二）高危人群健康教育的内容和形式

1. 群体性健康教育内容　①通过社区宣传和相关危险因素评价等活动,提高高危人群识别自身危险因素的能力;②通过健康教育,提高高危人群对糖尿病及危险因素的认知;③针对肥胖、缺乏体力活动、不合理膳食等危险因素,开展针对性的社区宣传和群体干预,改变不良行为和生活习惯。

2. 个体健康教育内容　利用基层医疗卫生机构的诊疗、家庭访视等渠道,针对高危个体进行糖尿病患病危险的评估,给予个体化生活行为指导。

（三）高危人群的健康指导和干预内容

1. 通过社区健康教育活动,宣传糖尿病相关知识,使高危人群了解自身危险因素和疾病的关系。

2. 普及早期发现的知识,让高危人群知晓自身存在的糖尿病危险因素。

3. 控制危险因素,结合高危人群特点给予有针对性的生活方式指导:提供合理膳食、经常性体力活动、控制体重、戒烟限酒的指导,开展心理平衡的咨询、劝导等服务。

4. 建议高危人群应进行周期性体检,定期监测血糖。

5. 有条件的社区应建立糖尿病高危人群信息库,进行定期检测和管理。

（四）糖尿病高危人群干预案例介绍

【案例 6】

王某,男,24 岁,身高 173cm,体重 100kg,大学文化,公务员,曾尝试过节食减重,但都以失败告终。其祖父患有糖尿病 20 年,冠心病 20 年,其父亲患有冠心病 8 年。

1. 健康评估 糖尿病家族史;身高 173cm,体重 100kg,BMI 33.4kg/m²;腰围 98cm,臀围 117cm;空腹血糖 5.6mmol/L,劳动强度为轻体力劳动;运动方式为每周打篮球 90 分钟,其余时间无运动;文娱爱好为电脑上网;睡眠 6~7 小时/天,无睡眠障碍、入睡困难等;情绪正常;食盐量 7~8g/d;主食 10 两/日;饮食嗜好为甜食、零食;对糖尿病危险因素完全不了解;不吸烟,偶尔饮酒(量少);能保证每年体检一次。高危个体主观愿意减重。

2. 健康诊断(主要危险因素)

(1)糖尿病家族史。

(2)BMI 33.4kg/m²(正常 18.5~23.9kg/m²,≥28kg/m² 为肥胖),属肥胖;腰围 98cm;臀围 117cm。

(3)不合理膳食习惯:高脂、高糖、低纤维素饮食。

(4)运动频率少:1 次/周。

(5)知识缺乏:缺乏糖尿病危险因素的知识。

3. 制订干预计划

(1)一周内掌握糖尿病危险因素相关知识,改变不良的饮食嗜好。

(2)计划在 3 个月内减重 10%,则每周减重 0.825kg。

4. 干预措施

(1)发放印有糖尿病危险因素的宣传资料,并讲解,使干预对象理解接受;发放盐勺、油勺,并指导家属合理控制盐、油用量。

(2)减重

第一步:算出每月减重的具体克数,3 个月减重 10%,即 100kg×10% = 10kg,每月减重为 10kg÷3 = 3.3kg = 3300g。

第二步:计算每日应消耗的热量,1g 脂肪 = 9kcal 热量,减少 3300g 脂肪需消耗热量为 3300g×9kcal/g = 29 700kcal,每日计划要多消耗的热量 29 700kcal÷30 = 990kcal/d。

第三步:每日减食物摄入需要减少的能量和运动消耗的能量按各承担一半为 990kcal÷2 = 495kcal。设每日需少吃粮食的量为 Xg,查表知每 100g 粮食(按稻米计算)产能量 338kcal,那么 X = (100g×495kcal)÷338kcal = 146.4g(换算成居民习惯的计量单位为每日可少食约 3 两粮食,或根据食品交换份概念,改成每日少食 2 两粮食,1 两瘦猪肉或牛肉)。

第四步:计算每日食物摄入量(见表 7-10、表 7-24),干预对象的标准体重 = 173-105 = 68kg,属于轻体力劳动:每公斤体重需热量为 30kcal/kg×68kg = 2040kcal,给干预对象发放印有相同热量的各种膳食单以供参考。

第五步:运动计划,每日上下班走路需 80 分钟可消耗热量 320kcal(表 7-25),每日晚饭后 1 小时慢跑 40 分钟,消耗热量 300kcal。

第六步:家庭支持,要求其祖父每周详细记录干预对象的体重变化,其父母详细记录每日膳食详情。

5. 干预效果评价

(1)1 周后对于糖尿病危险因素能完全复述;食盐量下降,并且对减重信心十足。

(2)15 日后回访干预对象已减重 3kg,精神状态良好;45 日后回访干预对象的体重由 100kg 降至 94kg,血压 120/70mmHg;100 日后回访,干预对象体重降至 88kg,血压 120/70mmHg,空腹血糖 4.8mmol/L,腰围 86cm,完全达到预期目标。半年后回访干预对象体重 72.5kg。

表 7-24   食物类能量和产能营养素（每 100g 食物）

项目	热量（kcal）	蛋白质（g）	脂肪（g）	碳水化合物（g）
谷类	341	9.3	1.2	73.0
稻米	338	7.4	0.8	75.0
肉、鱼类	126	19.1	5.2	0.8
鸡肉	167	19.3	9.4	1.3
蛋类	146	12.7	10.0	1.4
豆腐干	121	16.2	3.6	6.0
油菜	23	1.8	0.5	3.0
芹菜	20	1.2	0.2	3.0
圆白菜	27	0.5	1.2	4.0
苹果	50	0.2	0.1	12.0
柑橘	39	0.7	0.1	9.0
牛乳	55	3.0	3.2	3.0

表 7-25 各种运动和体力活动 30 分钟的能量消耗（kcal）

运动项目	30 分钟能量消耗	运动项目	30 分钟能量消耗
静坐、写字、清扫房间	30~40	打羽毛球、打太极拳、跟孩子玩（走、跑）	150
跳舞、体操、骑车（8.5km/h）	100	擦地板、快速跳舞、中等强度打网球	180
步行上班、打乒乓球	120	一般跑步、跳绳、游泳	200~250
快步走	175	上楼、骑车（22~26km/h）	300

五、糖尿病病人随访管理

（一）原则

1. 个体化管理   根据病情确定管理级别、随访计划，定期随访、记录。

2. 分类管理常规

（1）管理对象：血糖水平相对稳定者；无并发症或并发症稳定的病人；应强化管理但因各种原因不能纳入强化管理的病人。

（2）规范管理：已有早期并发症的病人；血糖控制情况差的病人；自我管理能力差的病人；有其他特殊情况（妊娠、围术期、1 型糖尿病等）的病人；相对年轻、病程较短的病人；治疗上有积极要求的病人。

3. 综合性管理   包括非药物治疗、药物治疗、相关指标和并发症监测、健康教育及行为干预、病人自我管理等综合性措施。

4. 连续性管理   对登记管理的病人进行连续的动态管理。

（二）随访管理方式

1. 门诊随访（包括电话随访）。

2. 家庭随访。

3. 集体随访（健康教育活动场所、老年活动站、居委会等）进行集体随访。

（三）随访管理的内容（表7-26）

表7-26　随访管理的内容

项目	初访	随访	每季度随访	年随访
症状（多饮、多食、多尿、视物模糊、手足麻木、疼痛、下肢水肿、体重明显下降）	√	√	√	√
体重	√	√	√	√
BMI	√			√
血压	√	√	√	√
生活方式指导（吸烟、饮酒、运动、饮食、心理调整、遵医行为）	√	√	√	√
空腹/餐后血糖	√	√		√
糖化血红蛋白（HbA1c）	√		√	√
尿常规	√	√		√
胆固醇、高/低密度脂蛋白胆固醇、甘油三酯	√			√
尿白蛋白/尿肌酐	√			√
血肌酐/尿素氮	√			√
肝功能	√			√
心电图	√			√
眼：视力及眼底	√			√
脚：足背动脉搏动、神经病变	√		√	√
服药依从性	√	√	√	√
药物不良反应	√	√	√	√
低血糖反应	√	√	√	√
用药情况（名称、用法用量）	√	√	√	

源自：杜雪平，吴永浩，王和天.全科医学科诊疗常规.北京：中国医药科技出版社.2012：81-82.

（四）转诊

1. 转出指标　从基层医疗卫生机构转至综合医院的转诊标准如下：

（1）初发血糖增高。

（2）妊娠和哺乳期糖尿病；糖尿病伴发感染。

（3）无并发症，规律治疗3个月，血糖降低效果不满意，不能达标。

（4）血糖控制平稳后，再度出现血糖增高并难以控制。

（5）血糖波动大，临床处理困难。

（6）有慢性并发症,需要调整治疗方案。

（7）急性并发症（低血糖、酮症等）进行必要的处理后尽快转诊。

（8）分类随访管理中出现以下情况:微量白蛋白尿、水肿、高血压;下肢疼痛、感觉异常、间歇性跛行、肢端坏疽等;视力模糊;上肢或下肢感觉异常或疼痛;合并发生冠心病、脑血管病。

（9）服用降血糖药物后出现不能解释或不能处理的不良反应。

（10）病情稳定,按照随访要求到综合医院做相关的检查和治疗。

2. 转回指标　从综合医院转回的标准是诊断明确、治疗方案确定且血糖及伴随临床情况控制稳定者。

（五）管理效果评价

每年年终对社区糖尿病分类管理情况进行当年综合防治效果评价。

1. 糖尿病管理覆盖率　是指基层医疗卫生机构已登记管理的糖尿病病人人数在管辖区域糖尿病患病人数的比例。计算公式:糖尿病管理覆盖率=已登记管理的糖尿病人数/辖区糖尿病患病人数×100%。

2. 糖尿病规范管理率　指实施规范管理的糖尿病病人人数占年初登记管理的糖尿病病人人数的比例。计算公式:糖尿病规范管理率=规范管理的糖尿病病人人数/年初登记管理人数×100%。

3. 糖尿病防治知识知晓率　指社区居民中对糖尿病防治知识了解掌握的比例。计算公式:糖尿病防治知识知晓率=被调查社区居民糖尿病防治知识正确人数/被调查总人数×100%。

4. 糖尿病知晓率　是指糖尿病病人中知道自己患糖尿病与实际患糖尿病总人数之比。计算公式:糖尿病知晓率=被调查者中知道自己患糖尿病人数/被调查的实际患糖尿病人数×100%。

5. 血糖控制率　是指规范管理病人中血糖控制效果为"理想"和"良好"的糖尿病病人人数占分类管理病人人数的比例。计算公式:血糖控制率=（血糖控制"理想"人数+血糖控制"良好"人数）/规范管理人数×100%。

第三节　脑卒中管理

【案例7】

宋女士,女,68岁,退休职工,2015年6月14日无明显诱因突然出现视力模糊,言语不清。能听懂别人讲话,能表达,症状呈持续性,无头痛、头晕,无恶心、呕吐,无饮水呛咳及吞咽困难,在某三甲医院急诊入院。诊断:急性脑梗死（双侧小脑半球、双侧枕叶）,脑动脉狭窄,高脂血症。既往"高血压"病史5~6余年,未服药治疗,血压最高190/120mmHg;"2型糖尿病"病史5~6年,未服药治疗。经系统治疗一个月后转回社区卫生服务机构继续社区管理。平时爱吃油炸、肉食,脾气易躁,母亲过世后情绪激动。近日病人不能言语,吞咽功能障碍,不能坐立行走。

1. 社区护理问题

（1）不注重血压血糖的控制,对疾病的危险意识淡薄。

（2）血压、血糖控制不稳,不经常监测血压、血糖的变化,遵医行为差。

（3）不良饮食习惯：膳食总热量超标，高脂肪、高蛋白、低纤维素、高盐。

（4）不良情绪：急躁易怒，与家庭变故情绪激动不稳有很大关联。

（5）血脂异常，血压控制不理想。

2. 干预计划　　对病人制定干预目标不应强求其在短时间内发生巨大变化，尤其是各器官功能的恢复。具体而容易达到的短期目标会使其很快看到自身的变化，从而增强坚持下去的信心。

（1）讲解高血压、糖血糖治疗的重要性，高血压、糖尿病引起脑卒中的危害性，控制好血压、血糖的必要性，一周后让病人包括家属能够具有预防意识。

（2）加强心理护理，减轻病人思想压力，一周后建立康复的信心和毅力。

（3）根据康复评定结果，制订康复计划，一个月后各项机能能够得到有效恢复。

3. 干预措施

（1）讲解高血压、糖尿病是增加脑卒中发病率的危险因素，血压与脑出血或脑梗死的发病均成正相关，高血糖可进一步加重脑卒中后的脑损害。使病人充分认识控制好血压、血糖的必要性。

（2）在护理中处处给予尊重和照顾，多一些安慰和鼓励，主动热情地与他们接近。每天与病人有定时沟通，做好积极引导，空闲时多与病人进行思想交流，使病人感受到在基层卫生机构一样有安全感，有信心，保持平和快乐的心态，促进疾病的早日康复。

（3）康复治疗方案：为了使病人能够尽早恢复，社区采用"家庭医生签约服务"，指定签约医生和护士，"一对一"对病人进行康复治疗。根据病人病史，以及现状制定康复处方进行干预。

脑卒中病人康复处方

姓名：宋女士　　性别：女　　年龄：68 岁

血压：105/70mmHg　　心率：70 次/分

合并其他情况：□高血压　□心脏病　□糖尿病　□血脂异常　□短暂性脑缺血发作（TIA）□吸烟和饮酒　□无√，其他＿＿＿＿＿＿＿＿。

（1）肢体功能锻炼：利用康复器械每天进行 40 分钟肢体功能锻炼。

1）利用站立架，辅助站立每次 10 分钟。

2）协助患肢做牵拉屈伸，每次 10 分钟。

3）股四头肌及腹股肌肉运动锻炼，每次 10 分钟。

4）床上移动、侧身、坐起训练，每次 10 分钟。

（2）语言功能训练

1）指导家属耐心与病人交流，并给予病人充分思考与反应时间，每天进行简单语言对话不少于 20 分钟，与病人讲话时，尽量简短、易懂，一次只说一件事。

2）维持双眼接触，利用手势等肢体语言代替言语沟通，病人回答问题时可让病人回答"是"或"否"，空闲时间家属辅助进行。

3）数数练习，从 1~10，对病人采用发音练习，强化刺激，反复矫正，时间 20 分钟。

（3）饮食动作的训练：病人需要坐起吃饭，逐项练习。

1）从仰卧位变为坐位 10 次，维持坐的平衡先是 1 分钟随着恢复能力逐渐增加时间。

2）咀嚼练习，用牙胶辅助练习每天 3 次，一次 5 分钟。

3)吞咽练习,首先将喉部肌肉按摩放松5分钟,让病人做吞咽练习10次。

4)抓握餐具,使用餐具摄取食物,将食物送入口腔,咀嚼和吞咽动作,每次饮食时重复练习。

注意事项:①食物及用具放于方便使用的位置上,如病人为视空间失认、全盲的情况,则食物要按固定方向摆放,如顺时针摆放。②进行抓握餐具的训练时,开始可抓木条和橡皮,继而用勺、筷子。还可对餐具加以改良,如将碗碟固定在桌子上,使用防洒碗、长把可调角度的勺子、食具持物器等。③有吞咽障碍的病人必须先做吞咽动作的训练后,再进行进食训练。肯定没有误咽发生并能顺利喝水时,可试行自己进食。根据其咀嚼吞咽能力,选择流质、半流质或普通食物。每次量不宜过多,并尽量放在舌后部。有面瘫者,食物应送到健侧。

(4)维持排泄功能训练

1)提肛缩阴运动,每次100下,一天3组练习。

2)保持水量充足,以防泌尿系感染,晚间适当减少饮水,以免干扰夜间睡眠,指导家属在夜间协助病人排尿;保持会阴部清洁,让病人定时排尿。

3)增加饮水量及粗纤维食物的摄入,养成定时排便的习惯,每日早餐后30分钟排便。

(5)采用中医针灸穴位刺激,运动针法,醒脑开窍针法,激活语言中枢、神经中枢。每天一次,针刺不少于45分钟,每隔10分钟快速捻转200次。

4. 干预效果

(1)近期效果:病人家属一周后能够讲出高血压、糖尿病对身体造成的影响,并通过药物控制,血压、血糖稳定,在病人和家属的共同努力下,愉快地接受治疗和康复,并有信心坚持下去。康复一周以后病人明显流口水减少,吞咽动作有明显成效。

(2)远期效果:病人、家属继续配合接受康复治疗,一个月以后能够复述出简单的数字和简单的对话,下肢有明显活动迹象,有了自主排便能力。目前,病人还在进行康复。

一、脑卒中概述

脑卒中,又称脑血管意外、中风,是指急性起病,由于脑局部血液循环障碍所导致的神经功能缺损综合征,症状持续时间至少24小时。按脑组织的病理改变可分为缺血性卒中和出血性卒中,前者包括脑血栓形成和脑栓塞,后者包括脑出血和蛛网膜下腔出血。在社区加强脑卒中的干预和预防,对促进社区脑卒中人群的健康、控制脑卒中人群的发病率和死亡率、提高病人及家庭成员的生存质量、降低医疗费用具有积极作用。

根据脑卒中的自然病程,社区脑卒中管理涵盖以下几个不同的人群:健康人群、高危人群、已发病的慢性病人群、合并并发症的脑卒中人群。社区护士应根据不同阶段的人群,以三级预防为基础,抓住各阶段人群的主要健康问题,采取有效的护理措施,提高病人自我护理能力,最终达到降低致残及死亡率、改善生活质量的目标。

(一) 流行病学特点

脑卒中是社区常见病、多发病,与心血管疾病、恶性肿瘤成为多数国家的三大致死疾病。在我国居民死因中,脑卒中高居第二位,脑卒中还是严重威胁居民健康的致残疾病之一。据统计,在存活的脑卒中病人中,约3/4不同程度的丧失劳动能力,其中重度致残者达40%以上,给社会和家庭带来极大的负担。

1. 死亡率　我国原卫生部统计中心来自全国各省市数千万人的死亡监测资料显示,自20世纪80年代起,脑卒中在一些大城市和北方中等城市的死因顺位中已位居1~3位。

1985—2009 年间，我国城市居民脑卒中标化死亡率在 94/10 万~137/10 万之间波动，农村在 76/10 万~134/10 万之间，城市高于农村，男性高于女性。自 1998 年开始，城市死亡率持续下降，到 2001 年死亡率与农村持平，2005 年起农村脑卒中死亡率超过城市，但随后又有上升趋势。

2. 发病率 我国脑卒中发病率处于高水平。20 世纪 80 年代初期全国性流行病学调查显示，脑卒中发病率在 136/10 万~441/10 万之间，哈尔滨（441/10 万）最高，其次是北京（337/10 万）。遗憾的是近二三十年来，我国未开展全国性调查，目前还在使用上述数据。但是，我国有几项来自局部地区的脑卒中流行病学监测资料，这些研究中最有代表性的为"脑卒中干预试验"和"中国 MONICA 研究"，前一项研究为全人群全年龄人口的社区研究，包括北京、上海、哈尔滨、长春、银川、长沙和郑州，这 7 个城市 1986—1990 年男性脑卒中发病率为 188/10 万~314/10 万，女性为 167/10 万~202/10 万。而 MONICA 研究则覆盖了全国 16 个省（直辖市、自治区），监测人群的年龄范围为 25~74 岁，1987—1993 年男性发病率为 63/10 万~646/10 万，女性为 45/10 万~368/10 万。

3. 脑卒中亚型的流行病学研究及变化趋势 在脑卒中亚型的流行病学研究中，以发病率和死亡率研究最有价值。目前，在神经影像检查普及的情况下，关于脑卒中各亚型发病与死亡情况的流行病学研究已很多见。我国 20 世纪 80 年代起对于脑卒中分型诊断的准确度已大大提高。据统计，目前国内一些大城市脑卒中病人经 CT 或 MRI 检测，诊断率已达 90% 以上，但农村地区由于交通和经济条件等所限，诊断率仍普遍较低。我国近年来两项大规模人群流行病学监测发现出血性卒中发病率和死亡率有下降趋势，缺血性卒中发病率有上升趋势。

4. 脑卒中的分布特点

（1）性别与年龄分布：我国的研究显示无论是何种亚型的脑卒中，随着年龄增长，脑卒中发病率和死亡率均呈明显升高。35 岁以后，年龄每增加 5 岁，脑卒中发病率、死亡率增加接近 1 倍。随着人口老龄化，80 岁以上的高龄人群快速增加，这部分老年人的脑卒中流行病学特点已经引起了关注。由于女性寿命长于男性，高龄女性脑卒中发病率明显高于男性，且高龄女性脑卒中病人的伴随疾病、致残率高于同龄男性，其生活质量包括功能恢复与精神状况低于同龄男性。

（2）地理分布：世界不同区域脑卒中发病率和死亡率不同，各国之间也有很大差异。

（3）民族分布：我国脑卒中的发病率也存在民族差异。1985 年的中国农村及少数民族地区神经疾病的流行病学调查包括朝鲜族、蒙古族、维吾尔族、回族、布依族、白族、彝族和壮族 8 个少数民族，是目前国内唯一涵盖少数民族最多并将其单独分析的流行病学调查。其结果显示，北方各少数民族脑卒中发病率高于南方，各民族之间存在明显差别。

（二）病因、诱发因素及危险因素

1. 脑卒中的病因

（1）血管性危险因素：脑卒中发生的最常见原因是脑部供血血管内壁上有小栓子，脱落后导致动脉栓塞，即缺血性卒中。也可能由于脑血管或血栓出血造成，为出血性卒中。冠心病伴有房颤病人的心脏瓣膜容易发生附壁血栓，栓子脱落后可以堵塞脑血管，也可导致缺血性卒中。其他因素有高血压、糖尿病、高血脂等。其中，高血压是中国人群卒中发病的最重要危险因素，尤其是清晨血压异常升高。研究发现清晨高血压是卒中事件最强的独立预测因子，缺血性卒中在清晨时段发生的风险是其他时段的 4 倍，清晨血压每升高 10mmHg，卒中风险增加 44%。颈内动脉或椎动脉狭窄和闭塞的主要原因是动脉粥样硬化。另外,结缔组织病、高血压病动脉改变、风湿性心脏病或动脉炎、血液病、代谢病、药物反应、肿瘤等引起的动脉内膜增生和肥厚,颈动脉外伤,肿瘤压迫颈动脉,小儿颈部淋巴结炎和扁桃体炎伴发的颈动脉血栓,以及先天颈动脉扭曲等,均可引起颈内动脉狭窄和闭塞,或因血管破裂出血引发脑卒中。颈椎病骨质增生或颅底陷入压迫椎动脉,也可造成椎动脉缺血。

(2)性别、年龄、种族等因素:研究发现我国人群脑卒中发病率高于心脏病,与欧美人群相反。

(3)不良生活方式:通常同时存在多个危险因素,比如吸烟、不健康的饮食、肥胖、缺乏适量运动、过量饮酒和高同型半胱氨酸;以及病人自身存在一些基础疾病如高血压、糖尿病和高脂血症,都会增加脑卒中的发病风险。

2. 脑卒中的诱发因素

(1)血压波动:血压过高,血压过低或者血压不稳定。

(2)情绪波动:情绪激动、悲伤、紧张、烦躁。

(3)气候变化:血压会随着天气的变化而出现波动不定诱发脑卒中。

(4)过度劳累:熬夜、旅游、加班也是脑卒中的诱发因素。

(5)自行停药:对于长期服用降压或降糖药、阿司匹林、华法林、他汀类药物的病人,停药后都会诱发脑卒中。

(6)其他诱因:感染、腹泻、外伤均与发生脑卒中有关。

3. 主要危险因素

(1)高血压:是最重要、独立的脑卒中的危险因素。无论收缩期或舒张期血压增高都会增加脑卒中的发病率,而且,血压与脑出血或脑梗死的发病危险性均成正相关。

(2)心脏病:如心脏瓣膜病、非风湿性心房颤动、冠心病、心肌梗死、二尖瓣脱垂、心脏黏液瘤和各种原因所致的心力衰竭均会增加脑卒中(特别是缺血性)的发病率。

(3)糖尿病:是缺血性卒中的主要危险因素。高血糖可进一步加重脑卒中后的脑损害。

(4)血脂异常:高脂血症可增加血液黏稠度,加速脑动脉硬化的发生。低密度脂蛋白(LDL)水平增加,与缺血性脑卒中的发生有关。

(5)短暂性脑缺血发作(TIA):TIA 为各型脑卒中特别是缺血性脑卒中的危险因素。约 20% 脑梗死病人有 TIA 史,TIA 病人脑卒中的年发生率为 1%~5%;TIA 发作愈频繁,发生脑卒中的危险率越高。

(6)吸烟和饮酒:吸烟可提高血浆纤维蛋白原的含量,增加血液浓度及血管壁损伤;尼古丁刺激交感神经可使血管收缩、血压升高;脑卒中的危险性与吸烟量及持续时间有关。酗酒者脑卒中的发病率是一般人群的 4~5 倍,特别是能够增加出血性卒中的危险。

(7)其他因素:包括体力活动减少,饮食(高盐、高脂肪、高胆固醇食物),肥胖,药物滥用,长期服用含雌性激素的避孕药,高龄,遗传,寒冷的环境气候及社会心理因素等,亦与脑卒中的发生有关。

二、脑卒中诊断与治疗原则

(一)临床表现

脑卒中的最常见症状为一侧脸部、手臂或腿部突然感到无力,猝然昏倒、不省人事,其他症状包括,突然出现一侧脸部、手臂或腿麻木或突然发生口眼歪斜、半身不遂;神志迷茫、说话或理解困难;单眼或双眼视物困难;行路困难、眩晕、失去平衡或协调能力;无原因的严重头痛;昏厥等。根据脑动脉狭窄和闭塞后,神经功能障碍的轻重和症状持续时间,分三种类型。

1. 短暂性脑缺血发作(TIA)　约占全部脑卒中的80%,脑血栓形成最常见,多在安静或睡眠中发病,约25%病例有TIA前驱症状(如肢麻、无力等)。神经系统损害症状和体征多在数小时或1~2天达到高峰,病人通常意识清楚,多无头痛、呕吐等高颅压症状。临床症状主要取决于病变部位、血栓形成速度及大小、侧支循环状况等。颈内动脉缺血表现有突然对侧偏瘫,偏身感觉障碍,偏盲,肢体运动和感觉障碍、失语,单眼短暂失明等,少有意识障碍。椎动脉缺血表现为,眩晕、耳鸣、听力障碍、复视,眼球震颤,交叉性瘫痪,构音障碍,吞咽困难,共济失调,交叉性感觉障碍,闭锁综合征等。症状持续时间短于2小时,可反复发作,甚至一天数次或数十次,可自行缓解,不留后遗症,脑内无明显梗死灶。

2. 出血性脑卒中　占全部脑卒中的10%~30%。多有高血压病史,冬春季易发。通常在活动、情绪激动、突然用力时发生,多数无预兆,少数有头痛、头晕、短暂肢体麻木无力等前驱症状。起病急,多在数分钟至数小时达到高峰。常表现为头痛、呕吐等急性颅内压增高症状,神经系统临床表现与出血部位及出血量有关。早期呼吸深沉带鼾声或呈潮式呼吸,血压增高,脉搏慢而有力,面色潮红或苍白,全身大汗,大小便失禁。重症者迅速转入意识障碍,呼吸不规则,脉搏快速,血压下降,中枢性高热。有的病人还可出现脑疝,常见的有小脑幕切迹疝、枕骨大孔疝。局灶症状与出血部位有关。

3. 可逆性缺血性神经功能障碍(RIND)　与TIA基本相同,但神经功能障碍持续时间超过24小时,有的病人可达数天或数十天,最后逐渐完全恢复。脑部可有小的梗死灶,大部分为可逆性病变。

4. 完全性卒中(CS)　症状较TIA和RIND严重,不断恶化,常有意识障碍。脑部出现明显的梗死灶。神经功能障碍长期不能恢复,完全性卒中又可分为轻、中、重三型。

5. 脑卒中预兆　研究发现脑卒中常见预兆依次为:

(1)头晕,特别是突然感到眩晕。

(2)肢体麻木,突然感到一侧面部或手脚麻木,有的为舌麻、唇麻。

(3)暂时性吐字不清或讲话不灵。

(4)肢体无力或活动不灵。

(5)与平时不同的头痛。

(6)不明原因突然跌倒或晕倒。

(7)短暂意识丧失或个性和智力的突然变化。

(8)全身明显乏力,肢体软弱无力。

(9)恶心呕吐或血压波动。

(10)整天昏昏欲睡,处于嗜睡状态。

(11)一侧或某一侧肢体不自主地抽动。

(12)双眼突感一时看不清眼前出现的事物。

(二)检查

1. 一般检查　通过测量人体身高、体重及血压,科学判断体重是否标准、血压是否正常。

2. 内科检查　通过视、触、叩、听,检查心、肺、肝、脾等重要脏器的基本状况,发现常见疾病的相关征兆,或初步排除常见疾病。

3. 脑血管造影　显示不同部位脑动脉狭窄、闭塞或扭曲。颈动脉起始段狭窄时，造影拍片时应将颈部包含在内。

4. 头颈部磁共振血管造影(MRA)或高分辨磁共振成像(HRMRI)　HRMRI 可以显示颈动脉全程，对粥样斑块病理成分的分析更有助于诊断。

5. 颈动脉 B 型超声检查和经颅多普勒超声(TCD)探测　为无创检查，可作为诊断颈内动脉起始段和颅内动脉狭窄、闭塞的筛选手段。颈动脉彩超可检测颈动脉结构和动脉粥样硬化斑形态、范围、性质、动脉狭窄程度等；早期发现动脉血管病变，为有效预防和减少冠心病、缺血性脑血管病等心脑血管疾病发病提供客观的血流动力学依据。经颅多普勒超声了解颅内及颅外各血管、脑动脉环血管及其分支的血流情况，判断有无硬化、狭窄、缺血、畸形、痉挛等血管病变，可对脑血管疾病进行动态监测。

（三）诊断与鉴别诊断

1. 诊断技术　包括神经学检查，电脑断层扫描(多数情况下没有对比增强)或磁共振，多普勒超声和造影，主要靠临床症状，辅以成像技术。成像技术也可帮助确定卒中的亚型和原因。此外血液检测也可以帮助诊断。

2. 症状判别　脑卒中的典型症状仅为头痛、呕吐，很容易与其他疾病混淆，可以通过"FAST"判断法进行判别：

F 即 Face(脸)，要求病人笑一下，看看病人嘴歪不歪，脑卒中病人的脸部会出现不对称，无法正常露出微笑。

A 即 Arm(胳膊)，要求病人举起双手，看病人是否有肢体麻木无力现象。

S 即 Speech(言语)，请病人重复说一句话，看是否言语表达困难或者口齿不清。

T 即 Time(时间)，明确记下发病时间，立即送医。

（四）治疗原则

1. 药物治疗

（1）急性期药物治疗

1）缺血性脑卒中：针对病因采用溶栓、抗凝等治疗，防止并发症的出现。急性缺血性脑卒中溶栓前血压应控制在<185/110mmHg。急性缺血性脑卒中发病 24 小时内血压升高的病人应谨慎处理，除非收缩压>180mmHg 或舒张压>100mmHg 或伴有严重心功能不全、主动脉夹层、高血压脑病者，一般不予降压。降压的合理目标是 24 小时内血压降低约 15%。有高血压病史且正在服用降压药物者，如神经功能平稳，可于脑卒中后 24 小时开始使用降压药物。

2）出血性脑卒中：针对阻止继续出血及稳定出血导致的急性脑功能障碍，采用控制脑水肿，降低颅内压，止血，处理并发症等综合治疗措施。

一般应卧床休息 2～4 周，保持安静，避免情绪激动和血压升高。严密观察体温、脉搏、呼吸和血压等生命体征，注意瞳孔变化和意识改变。

保持呼吸道通畅，清理呼吸道分泌物或吸入物。必要时及时行气管插管或切开术；有意识障碍、消化道出血者：应禁食 24～48 小时，必要时应排空胃内容物。

水、电解质平衡和营养，每日入液量可按尿量+500ml 计算，如有高热、多汗、呕吐，维持中心静脉压 5～12mmHg 或肺动脉楔压在 10～14mmHg 水平。注意防止水电解质紊乱，以免加重脑水肿。每日补钠、补钾、糖类、补充热量。

调整血糖，血糖过高或过低者，应及时纠正，维持血糖水平在 6～9mmol/L 之间。

明显头痛、过度烦躁不安者,可酌情适当给予镇静止痛剂;便秘者可选用缓泻剂。

降低颅内压,脑出血后脑水肿约在48小时达到高峰,维持3~5天后逐渐消退,可持续2~3周或更长。

一般来说,病情危重致颅内压过高,内科保守治疗效果不佳时,应及时进行外科手术治疗。

(2)恢复期服药原则

1)第一,必须坚持长期服药。随着医疗水平的不断提高,脑卒中急性期如果治疗及时,措施得当,绝大部分病人都能度过急性期,再经过1~3个月的康复治疗,大都可以不留或仅留有轻微的后遗症,从而进入恢复期。因此,脑卒中病人的服药时间,最好能坚持5年,这样复发率就可以明显降低。

2)第二,脑卒中恢复期病人应该选用什么样的药物,许多人由于缺乏这方面的知识,往往只能从报纸、电视等媒体广告中选择药物,这种不能根据自身的具体情况,盲目依据广告宣传用药的做法是非常不科学的,也是十分有害的。

3)第三,不能奢望有特效药。不少脑卒中病人及其家属求愈心切,总想能找到一种或几种特效药,使用后能在短期内得到康复,或有效防止复发。脑卒中病人及其家属需要特别注意的是,病人在用药预防脑卒中复发和治疗后遗症的同时,不能忘记采取必要的措施控制血压、降低血脂和血黏稠度、控制血糖等容易引起脑卒中复发的原有疾病,只有这样,才能有效地预防脑卒中复发和治疗脑卒中后遗症。

2. 非药物治疗　非药物治疗内容包括控制高血压,避免情绪激动,生活要规律,饮食要适度,预防和治疗便秘以及危险因素的控制。

(1)戒烟:吸烟是卒中的一个独立危险因素,同时还是很多其他疾病如癌症、心脏病、高血压及动脉粥样硬化等的危险因素。对于卒中或TIA病人来说,如果仍在吸烟,就应该开始戒烟。另外也要注意排除周围人群的吸烟,减少被动吸烟。医生和吸烟者互相交流,适当调整戒烟计划,鼓励和监督戒烟。

(2)限酒:人群研究证据已经显示,酒精摄入量对于出血性卒中有直接的剂量相关性。但对于缺血性卒中的相关性目前仍然有争议。长期大量饮酒和急性酒精中毒是导致青年人脑梗死的危险因素。同样在老年人中大量饮酒也是缺血性卒中的危险因素。对不饮酒者不提倡用少量饮酒来预防心脑血管病;孕妇更应忌酒。饮酒者一定要适度,不要酗酒;成年男性每日饮酒的酒精含量不应超过25g,相当于啤酒750ml,或葡萄酒250ml,或38°白酒75g,或高度白酒50g;成年女性在男性基础上减半即可。

酒精含量=容积×容积比×密度

示例:一瓶500ml的啤酒,容积比是4%vol,密度按照100%酒精的平均密度是0.802g/ml来计算,酒精含量就是16g。

(3)控制体重:劝说超重者和肥胖者通过采用健康的生活方式、增加体力活动等措施减轻体重,降低脑卒中发病的危险。

(4)非药物治疗目标

控制体重:BMI(kg/m^2)<24、腰围:男性<90cm;女性<80cm。

合理膳食:减少钠盐,每人每日食盐量逐步降至5g。

控制总热量;减少膳食脂肪,多吃蔬菜水果,增加膳食钙和钾的摄入。

戒烟限酒:白酒<50ml/日,葡萄酒<100ml/日,啤酒<250ml/日。

适量运动:每周 3~5 次,每次持续 30 分钟左右。

心理平衡:减轻精神压力,保持心理平衡。

三、脑卒中社区管理与护理

(一)饮食疗法

脑卒中病人应维持足够的营养和水分的摄入。摄食时,护理人员应先评估病人呕吐反射与吞咽功能,病情许可则让病人采取半坐卧位,将食物由病人健侧放入口中,避免呛咳或吸入。如果无法吞咽,应协助鼻饲。鼓励病人早期自行进食。

饮食注意以下几点:

1. 控制总热量的摄入　根据病人不同的年龄、性别、身高体重、劳动强度,计算出每日能量的供给量,对于超重或肥胖的脑卒中病人,力争做到热卡负平衡,即实际热卡摄入为理论需求量的 80% 左右为宜。

2. 控制脂肪的摄入量　成人每日摄入脂肪总热量小于总热量的 30%,其中饱和脂肪的热量小于 10%。对于 BMI 在 24 以上、血脂异常者以及膳食调查结果显示脂肪摄入量高者应给予特别指导,选择低脂饮食(含饱和脂肪酸和胆固醇低的食物),每日食用油用量小于 25g。

避免食用高脂肪、高胆固醇食物如:猪油、牛油、肥肉、全脂奶等动物性油脂;人造奶油、各种乳酪、巧克力奶、椰子油、氢化植物油;含高胆固醇的食物如:动物脑、脊髓、卵黄、鱿鱼、鱼子、动物内脏、动物油脂。

指导病人多食用新鲜蔬菜水果,五谷粗粮、豆类及豆制品,增加膳食纤维的摄入。核桃、杏仁等坚果类食品可适当少食。

3. 控盐补钾　食盐摄入过多,会导致体内钠的潴留,体液增多,使心肾负担过重,可引起高血压等各种疾病。钾可以缓冲钠盐升高血压的作用并抑制血管平滑肌增生,对脑血管有独立的保护作用。

(1)减少烹调用盐:烹调用盐定量化,最好使用定量化的盐勺加盐,使烹调者心中有数。

(2)限制酱油的用量:每 10g 酱油中约含食盐 1.5g。减盐的同时也应该控制酱油的用量。烹调时,不放酱油或少放酱油,可以通过其他方法改变菜肴的颜色。

(3)多吃富含钾的食物,尤其是新鲜蔬菜和水果:绿叶菜如菠菜、苋菜、油菜等含钾较多;豆类含钾也丰富,如黄豆、毛豆、豌豆;水果如苹果、橘子、香蕉、葡萄等;菌类如蘑菇、紫菜、海带、木耳、香菇等;山药、马铃薯也是钾的重要来源。

【案例 8】

王先生,男,60 岁,既往脑梗死病史,突发意识不清 4 小时,精神烦躁,肝肾糖脂生化:甘油三酯:2.11mmol/L,白蛋白:37.4μmol/L,钠:141mmol/L,钾:4.50mmol/L,低密度胆固醇:2.57mmol/L,脂蛋白 a:10.14mg/L;平时爱吃五花肉,家属介绍过年一人买了近二百块钱的五花肉,过节期间一人吃完,每天喝酒 3~4 两,突发疾病。

针对病人的饮食习惯,做出平时饮食指导和控酒控肉措施:

(1)混合奶:配料为:奶 500ml,蛋黄 1 个,糖 15g,植物油 9g,食盐 1g。先将蛋黄加盐搅碎,滴入植物油,搅匀;再将牛奶加糖煮沸,冲入蛋黄碗中即成。每 500g 含热量 500kcal。

(2)混合粉:配料为:面粉 50g,豆粉 5g,植物油 5g,食盐 1g。先将面粉与豆粉混合炒黄,冷却后调入植物油与盐即成。每 100g 含热量 500kcal。

（3）米汤：即米粥上层的原汤。

（4）菜水：即将各种蔬菜切碎、加盐煮汤取汁而成。然后将以上四种食物按适当比例混合，分 4~6 次从鼻饲管注入，每次注入量 400~500ml，温度为 40~50℃，注入速度为每次 10~15 分钟。

（5）戒酒，每天控制脂肪摄入，限制总热量，达到或维持理想体重。选择复合碳水化合物，限制单糖和双糖的摄入，粗细粮搭配；限制动物内脏、脂肪、忌食肥肉，烹调用物油，以增加不饱和脂肪酸的摄入，每天食用油摄入不能超过 25g；适当限制胆固醇摄入，高胆固醇血症者，每日摄入量约 80g，合并高胆固醇血症者应低于 30g，每天不能超过一个蛋黄；适当增加蛋白质量，多食鱼类和豆类及其制品，摄入优质蛋白的同时增加不饱和脂肪酸，降低胆固醇；每天吃新鲜蔬菜和水果，适当选吃香菇、木耳、紫菜、海带等食物，以补充维生素和矿物质，对降低血脂有益。

（二）康复疗法

脑卒中缓解期或有后遗症的病人，常出现脑卒中后偏瘫、失语、意识障碍等，因此，在社区中注重脑卒中的康复显得尤为重要。

1. 康复目的

（1）对病人的身体功能、家庭状况、社会环境等资料进行收集。

（2）对病人的身体功能及残存能力进行量化。

（3）分析病人障碍程度与正常标准的差别。

（4）为制订康复治疗方案提供依据。

（5）对判定康复治疗效果提供客观指标。

（6）为残疾等级的划分提出标准，为回归社会的目标提供依据。

2. 康复评定　康复评定是指在临床检查的基础上，对伤、残、病病人的功能状况进行客观的定性和/或定量的描述（评价），并对结果作出合理解释的过程，是为了准确地评定功能障碍的性质、部位、范围、严重程度、发展趋势、预后和转归，为康复治疗计划打下牢固的科学基础，并且至少在治疗的前、中、后各进行一次，根据评定的结果，制订、修改治疗计划和对康复治疗效果作出客观的评价。康复评定的内容包括：

（1）运动功能

（2）感觉功能

（3）言语、吞咽功能

（4）认知功能

（5）心理功能

（6）日常生活能力

（7）社会参与能力

3. 康复方法

（1）肢体功能锻炼：①保持卧床病人各关节的功能位，注意偏瘫患肢的摆放，防止关节变形而失去正常功能；②系统地进行患肢运动，逐渐增加活动量，由他人或病人健肢帮助患肢做被动运动，鼓励多使用患肢，多做股四头肌及腹股部肌肉运动，以加强肌力；③鼓励病人完成力所能及的生活自理，如床上的移动、翻身、坐起、吃饭、梳头等，循序渐进，坚持锻炼，逐渐恢复自理。

（2）语言功能训练：①指导家属与失语症病人说话时应耐心，并给予病人充分思考与反应时间;②与病人讲话时,尽量简短、易懂,一次只说一件事;③交流病人最关心的问题,鼓励病人讲话;④维持双眼接触,并可利用手术等肢体语言代替言语沟通。病人回答问题时可让病人用"是"或"否"作答,并给予鼓励,减轻病人的挫败感;⑤对失语的病人可采用发音练习,强化刺激,反复矫正,直至病人理解。

（3）饮食动作的训练:方法原则是将复杂动作分解成多项简单动作来完成。如卧床病人需要坐起吃饭,应逐项练习从仰卧位变为坐位,维持坐的平衡,抓握餐具,使用餐具摄取食物,将食物送入口腔,咀嚼和吞咽动作。

注意事项:①食物及用具放于方便使用的位置上,如病人为视空间失认、全盲的情况,则食物要按固定方向摆放,如顺时针摆放。②进行抓握餐具的训练时,开始可抓木条和橡皮,继而用勺、筷子。还可对餐具加以改良,如将碗碟固定在桌子上,使用防洒碗、长把可调角度的勺子、食具持物器等。③有吞咽障碍的病人必须先做吞咽动作的训练后再进行进食训练。肯定没有误咽发生并能顺利喝水时,可试行自己进食。根据其咀嚼吞咽能力,选择流质、半流质或普通食物。每次量不宜过多,并尽量放在舌后部。有面瘫者,食物应送到健侧。

（4）维持排泄功能训练:①保持入量充足,以防泌尿道感染,晚间适当减少饮水,以免干扰夜间睡眠,知道家属在夜间协助病人排尿;保持会阴部清洁,让病人定时排尿。尿失禁病人应勤换衣裤和床单,注意预防压疮。可间歇导尿,以增强膀胱括约肌的控制功能;③便秘病人应增加饮水量及粗纤维食物的摄入,养成定时排便的习惯,利用胃结肠反射,如每日早餐后 30 分钟排便,使训练有成效。

（5）个人卫生动作的训练:包括洗脸、洗手、沐浴、刷牙等。指导偏瘫病人将脸盆放于前方、用健侧手洗脸、洗手。拧毛巾时,可将毛巾绕在水龙头上或患侧前臂上,用健侧手将其拧干。洗健侧手时,需将脸盆固定住,患侧手贴脸盆边放置,擦过香皂后,健侧手及前臂在患侧手上搓洗;沐浴时可借助长柄的海绵刷协助擦洗身体远端和背部;旋牙膏盖时,可借助身体将物体固定的方法(如两膝夹住)用健侧手将盖旋开。

（三）中医非药物疗法

中医康复治疗是脑卒中治疗的重要组成部分。

1. 针灸治疗　此种方法最为常见。取穴时主治穴位为气海、百会,取双侧风池,臂臑、肩井、曲池、合谷、血海、足三里、丰隆、三阴交(均取患测穴位)。

口眼歪斜者加地仓与颊车穴;上肢活动受限者加外关、肩三针;下肢不遂者加太冲、阳陵泉以及悬钟穴;言语不利者加头皮针语言区、玉液与金津穴。具体操作为嘱病人取仰卧位,选用 1.5 寸毫针,穴位定位后先消毒,再进行针刺,得气后留针 30 分钟。

进行温针灸治疗的穴位为气海、曲池、足三里,将 2cm 长的艾柱套于要进行针灸穴位的针柄上,点燃艾柱的下端,注意要根据艾条的燃烧程度和病人的耐受度进行适度调整,在进行温针灸的穴位皮肤上方垫一块小纸片,以免燃烧过的艾绒掉落烫伤病人皮肤,每个穴位温灸 30 分钟。

针灸应用注意事项:

（1）掌握好适应证:有出血倾向或损伤后出血不止者,要慎施针;对年老、体弱、脑出血早期的病人,不宜强刺激。

（2）注意针刺部位:对于胸、背、腰、胁、腹、头面、颈、脊椎、眼等内部有重要器官的部位,针刺时要严格掌握针刺的角度、深度方向,并注意不要大幅度的提插捻转和长时间的留针以免刺伤内部的脏器;对于尿潴留的病人在针刺小腹部的穴位时,要掌握适当的针刺方向、角度、深度等,以免误伤膀胱等器官出现意外事故;针刺时要避开血管、毛孔,以免增加病人的痛苦及出血。

（3）注意针刺体位及手法:在施针前就要让病人摆好体位,一般以病人舒服又方便施针为度,针刺后不宜改变体位,以免造成弯针、滞针和断针;针刺时尽量采取卧位,并要避免在过饥、过劳、过度紧张时施针,以减少晕针;对于出现晕针、气胸、断针、血肿等异常情况,必须马上出针并对症处理;对于弯针、滞针,不能强行出针,要消除紧张因素,使肌肉放松后顺着方向缓慢出针。

（4）针刺时间及疗程:一般根据病情不同可采用速刺或留针,留针时间是 20~30 分钟。通常是 10 次为一个疗程,然后停 3 天左右继续第二个疗程;也可连续治疗两个疗程后停 5~7 天再继续;或每周治疗 5 天停 2 天。

2. 中药熏蒸法　应用熏蒸治疗机,上肢以局部熏蒸肘关节、腕关节为主,下肢以局部熏蒸踝关节为主。处方:桂枝 30g、鸡血藤 15g、伸筋草 15g、麻黄 10g、牛膝 10g、丹参 15g、黄芪 15g。

【案例 9】
中医康复帮助病人恢复基本机能

吴先生,男,65 岁,2015 年 10 月,因呕吐 15 小时入院检查,意识清,精神差,运动性失语,被动卧位,既往有脑梗死、高血压病（3 级,极高危）,脑动脉多发硬化并狭窄、双侧颈动脉粥样斑块形成、高同型半胱氨酸血症病史,在某三级医院检查,确诊急性脑梗死、脑萎缩,并住院治疗近一个月,因效果不佳出院自行康复。经介绍 2017 年 9 月开始来我中心康复科进行系统中医康复治疗。

1. 查体　病人生活不能自理,全身肌肉萎缩,肌力紧张,下肢变形呈屈膝状不能伸直,不能言语,表情呆滞,时而哭泣。

2. 制订中医康复方案介入治疗

（1）第一次治疗,中枢神经调衡,采用小针刀疗法,对枕后肌群、颈椎、胸椎、腰椎、骶椎进行筋膜、肌肉、组织松解,每周进行一次。

（2）用"醒脑开窍针法",对穴位进行留针捻转刺激,每天一次,每次 30 分钟。

"醒脑开窍"针刺法在选穴上以阴经和督脉穴为主,并强调针刺手法要规范,有别于传统的取穴和针刺方法。对于各种并发症,配用相应的穴位。具体方法如下:

1）选穴

主穴:内关（手厥阴心包经）、人中（督脉）、三阴交（足太阴脾经）。

辅穴:极泉（手少阴心经）、委中（足太阳膀胱经）、尺泽（手太阴肺经）。

配穴:吞咽障碍加风池、翳风、完骨;手指握固加合谷;语言不利加上廉泉,金津、玉液放血;足内翻加丘墟透照海。

2）手法

内关:直刺 0.5~1 寸,采用捻转提插结合泻法,施手法 1 分钟。

人中:向鼻中隔方向斜刺 0.3~0.5 寸,用重雀啄法,至眼球湿润或流泪为度。

三阴交:沿胫骨内侧缘与皮肤呈 45°角斜刺,进针 1~1.5 寸,用提插补法,使患侧下肢抽动 3 次为度。

极泉:原穴沿经下移 1 寸,避开腋毛,直刺 1~1.5 寸,用提插泻法,以患侧上肢抽动 3 次为度。

委中:仰卧直腿抬高取穴,直刺 0.5~1 寸,施提插泻法,使患侧下肢抽动 3 次为度。

尺泽:屈肘成 120°角,直刺 1 寸,用提插泻法,使病人前臂、手指抽动 3 次为度。

风池、完骨、翳风:针向结喉,进针 2~2.5 寸,采用小幅度高频率捻转补法,每穴施手法 1 分钟。

合谷针向三间穴:进针 1~1.5 寸,采用提插泻法,使病人第二手指抽动或五指自然伸展为度。

上廉泉:针向舌根 1.5~2 寸,用提插泻法。

金津、玉液:用三棱针点刺放血,出血 1~2ml。

丘墟透向照海穴:约 1.5~2 寸,局部酸胀为度。

3)治疗时间:每日针 1 次,10 天为 1 疗程,持续治疗 3~5 个疗程。

(3)肢体活动练习

1)上部躯干屈曲和旋转:首先使病人健侧肩胛前伸,逐渐使上部躯干旋转。治疗师站在患侧,面向躯干将病人前臂放在自己的肩上,然后治疗师双手重叠放在患侧肩胛上。患手放在治疗师的肩上,治疗师用手或侧屈自己的颈部来固定患手,逐渐使上部躯干旋转,需要防止患手向下滑落。

2)下部躯干的屈曲和旋转:病人仰卧,双上肢平放在身体两侧,治疗师将病人双下肢屈曲(髋、膝关节均屈曲 80°),治疗师将一只手放在病人骶尾处,用上臂或身体支撑病人屈曲的双下肢,然后侧移体重使病人腰椎屈曲;另一只手保持胸廓向上。

3)摆髋训练:病人仰卧立膝位,双膝一同从一侧向另一侧摆动。当患侧跟上健侧髋由外旋位向内旋位摆动时感觉困难,可给予适当帮助。

4)分夹腿运动:病人仰卧立膝位,两髋同时作外旋到中立位的反复运动,回位困难时可在健膝内侧施加阻力,加强联合反应来促进患髋由外旋回到中立位,应注意避免分腿时髋外旋过猛,进一步可进行患腿分合运动。

5)仰卧位屈膝运动:病人仰卧位。下肢由伸展位开始做屈膝运动,足跟不能离开床面。初期有困难可在稍屈膝位开始,治疗者可帮助控制足跟不离床或稍给予助力。

6)桥式运动:病人仰卧,双上肢放在身体两侧。治疗师帮助病人将双髋关节、双膝关节屈曲,双足平放在治疗床上。教病人先收腹,骨盆向上向后倾斜,治疗师用另一只手向下压脐周,病人把臀部抬离床面,控制住,尽可能达到充分伸髋,保持 5~10 秒。

每个动作持续 5 分钟,一天一次。

通过 20 天的中医康复治疗,该病人已经可以跟着清晰简单数数说词语,病人僵硬的右手变软,病人坐轮椅上可以慢慢往前移步。

(四)心理疗法

脑卒中系脑血管病变引起脑局灶性血液循环障碍所导致的脑损害。脑卒中病人与其他慢性疾病一样,由于病程长,恢复慢,有的病人丧失了工作能力,失去生活自理能力,加上长期的疾病折磨,病人易产生痛苦、情绪不稳定、抑郁、悲观甚至绝望等心理现象。

1. 疾病早期表现出对疾病的不理解和否认的病人,在护理中我们处处给予尊重和照顾,先将治疗的目的、意义、疗效和注意事项等告诉病人,并征求其意见,尊重和保护他们的自尊心,取得合作,使病人感受到在医院社区应有的安全感,避免使病人产生忧郁、失望等严重问题。

2. 对性情急躁,情绪易波动的病人要积极的引导。这类病人情绪易受客观因素的影响,易产生波动、急躁情绪,不益于控制病情。社区护理人员应鼓励病人积极参加文体活动,如听轻松音乐(每天一次,每次 30~50 分钟,音量一般为 60~65dB,7~15 次为一疗程)、打球、跳舞等,缓解焦虑症状。

3. 对于缺乏信心,疑虑重重的病人,应给予真诚的安慰和鼓励。对待这样的病人,要积极帮助他们认识和了解疾病发生、发展的因素,消除其紧张、焦虑情绪。

4. 对于抑郁型病人,社区护理人员主动热情地与他们接近,每天与病人有定时的沟通时间,耐心地倾听他们讲述自己的生活挫折和精神创伤,并给予必要的安慰、开导和照顾,鼓励病人多做一些力所能及的事,如家务劳动,有利于情绪的改善。使病人感受到大家庭的温暖。

5. 对于各种类型的病人,采取家庭沟通法,护理人员应主动与病人家属联系交流,告诉家属病人的病情及目前存在的一些问题,建议他们经常探望病人,空闲时多与病人进行思想交流。

6. 注意病人在不同时期的心理变化,有针对性地做好心理护理,偏瘫病人在发病初期,由于突然发生偏瘫不久,仍处于坚持否认病情,情绪激动,急躁阶段康复的欲望极为强烈,促使病人变悲观失望为主观努力,树立战胜疾病的信心和勇气。

(五)其他疗法

1. **体重控制** 减重目标:保持 BMI<24(kg/m²);男性腰围<85cm(相当于 2 尺 6 寸),女性腰围<80cm(相当于 2 尺 4 寸)。

(1)措施:控制膳食脂肪和热量的摄入;增加体力活动,增加热量的消耗;必要时在专科医生指导下用减肥药物(不是保健品)辅助治疗。

(2)注意事项:减重速度要因人而异,以每周 0.5~1kg 为宜;初步减重不要超过原来体重的 15%;不要采取极度饥饿的方法达到快速减重的目的。

2. **戒烟** 宣传吸烟的危害,让病人产生戒烟的愿望;采取突然戒烟法,一次性完全戒烟;对烟瘾较大者逐步减少吸烟量;戒断症状明显的可用尼古丁贴片或安非他酮;避免被动吸烟;告诫病人克服依赖吸烟的心理及惧怕戒烟不被理解的心理;家人及周围同事应给予理解、关心和支持;采用放松、运动锻炼等方法改变生活方式,辅助防止复吸。

3. **限酒** 宣传过量饮酒的危害,过量饮酒易患高血压,如饮酒则少量;不提倡高血压病人饮酒,鼓励限酒或戒酒。酗酒者逐渐减量,酒瘾严重者,可借助药物戒酒。家庭成员应帮助病人解除心理症结,使之感受到家庭的温暖。成立各种戒酒协会,进行自我教育及互相约束。

4. **减轻精神压力、保持平衡心理** 长期的精神压力和心情抑郁是引起高血压等慢性病的重要原因之一。高血压病人应心胸开阔,避免紧张、急躁和焦虑状态,同时还要劳逸结合、心情放松。对于精神压力大、心情抑郁的病人,社区护士应尽量了解其压力的来源,配合家属有针对性地对其进行心理疏导,使之保持乐观积极的心态,缓解精神压力。还应建议他们参与社交活动,提倡选择适合个人的体育、绘画等文化活动,增加老人的社交机会,在社团活动中倾诉心中的困惑,得到同龄人的劝导和理解,从而提高生活质量,达到良好的心理状态。

(六)脑卒中三级预防

1. **一级预防** 在脑卒中尚未发生时,对其易感和高危人群,包括肥胖者、饮酒过多者等,通过有针对性地改变和减少不利的环境和行为因素,采用非药物或药物干预措施,最大限度地减少脑卒中的发生。

2. 二级预防   对已患脑卒中病人采用药物或非药物的措施以预防复发或病情加重。对已经发生了脑卒中的病人采取预治措施,目的是改善症状降低病死病残率,同时防止脑卒中复发。

3. 三级预防   主要是对已发生的脑血管病进行及早诊断、治疗及早期康复。预防已患脑血管病病人的再复发,从而减低脑血管病的致残率、致死率。

4. 社区对脑卒中防治策略   脑卒中是可以预防的,只要能够改变不健康的生活方式,适度增加体力活动,控制高血压、糖尿病、高血脂、肥胖、戒烟等主要危险因素,即可收到明显的效果。社区应重点做好:

(1)政策保证:针对我国脑血管病的现状,社区管理部门亟须制定合理的政策和策略,在脑血管病防治和研究方面给予持续稳定的政策支持以及必要的经费支持。政策方面应出台有利于鼓励和稳定从事脑血管病防治和研究的人员,特别是长期在社区和基层从事预防工作的医务人员。

(2)培训队伍:包括专业医师队伍和社区全科医生队伍两个层面。使专业医师了解国内外"脑血管病治疗指南"要求的内容;社区医生也应不断提高专业知识水平,有能力承担起社区人群心脑血管病的防治工作。既方便群众,又可分担减少大医院的压力。

(3)强调一级预防:一级预防是指发病前的预防,只有一级预防能减少人群发病率,也是最积极的防治策略。脑血管病一旦发病,治愈困难,致残率很高。所以,重视一级预防极其重要。应制订以社区人群为基础的脑血管病一级预防规划和策略,营造各种支持性环境,针对脑卒中的主要危险因素积极开展干预活动。

(4)健康教育和健康促进:目前人们对防治脑血管病的知识普遍缺乏。有些人虽然了解一些保健知识,但改正吸烟、酗酒、少运动等不良生活习惯和不健康的生活方式很困难。很多高血压病人不能坚持服药。因此,需要社区卫生服务单位制订积极的健康教育和健康促进计划,并且要常抓不懈。采用激励政策,鼓励更多的社会团体参加,针对不同人群开展形式多样的健康教育和健康促进活动。当人们的知、信、行水平普遍提高时,预防脑卒中就会达到理想的效果。

(七)脑卒中社区管理模式

社区防控能力相对薄弱,社区卫生服务还处在发展完善阶段,对脑卒中管理的认识及利用程度不高,重医疗、轻预防,重药物治疗、轻健康教育等情况仍然存在。居民在脑卒中防治方面的健康知识知晓率和健康行为实施率需要提高。

1. 建立预防网络   整合辖区内现有的医疗资源,社区卫生服务中心与上级医院神经内科合作,建立梯度管理模式,形成脑卒中三级预防网络。

2. 窗口建设   试点社区卫生服务中心建立"卒中服务窗口",与上级医院神经内科双向转诊。

3. 人员培训   医院脑血管病诊疗中心定期对社区医务人员进行培训,着力提高临床服务水平和业务素养,"卒中服务窗口"专职人员的筛查、防控能力得到提高,使社区卫生服务中心在脑血管病的防治方面做到合理、高效。

4. 干预   国内外研究已经证明,通过采取积极的群体预防措施,可使卒中的人群发病率、死亡率有明显的下降。同时,除了采取一级预防外,对血管已有基础性病变的人群来讲,及早筛查出病因病变程度,并给予适当的干预,即脑卒中的二、三级预防,仍是一项重要的防控措施。

（1）干预目标

1）提高居民脑卒中防治知识的知晓率。

2）改变不良的生活方式。

3）降低脑卒中的发病率。

4）增加脑卒中病人治疗康复的依从性。

5）增加脑卒中的规范管理率。

（2）目标人群：一般人群、脑卒中高危人群、脑卒中病人及家属。

（3）干预措施

1）社区卫生服务中心成立以中心主任为组长、全科医生、康复医生为小组成员的慢病管理领导小组，建立慢病防治的网络组织，把高血压、糖尿病、脑卒中等慢性病的管理作为预作为日常工作的重要内容之一，从方案制订、人员培训、质量控制以及预防、治疗、转诊、康复等全方位着手来抓好脑卒中的干预。

2）综合评估脑卒中的危险度：全面建立家庭健康档案，从中筛查出有脑卒中高危因素（高血压、糖尿病、高血脂、风湿病、房颤、冠心病等）的个体和病人，然后进行分级管理。

3）分级管理和干预治疗：对正常人群和高危人群采取的是一级预防，以健康教育为主，改变不良的生活方式，治疗原发病，防止脑卒中的发生；对脑卒中病人采取的是二级和三级预防，要求输入系统，实行脑卒中的系统管理。

4）康复训练指导：由中心康复医生对病人进行评估，制订康复训练计划和阶段评估，病人可以免费使用中心的康复训练室的康复器具，康复医生还定期上门对病人进行家庭指导，对病人生活方式、心理、家庭康复环境、康复训练进行指导。

5）社区资源转介：对需要转院的病人，中心及时转诊到康复医院和市级医院。

【案例10】

康复医生干预指导康复治疗

焦女士，女，退休职工，2016年6月无明显诱因出现胸闷、喘憋，端坐呼吸，右侧肢体无力，头昏视力模糊，在市中医院经检查心功能Ⅳ级，左侧脑梗死，住院治疗一个月效果不佳，回家自行康复，经介绍来社区卫生服务中心进行康复治疗，康复医生与病人进行"家庭医生签约"，一对一对病人进行干预治疗。

（1）首先对病人的既往史病史，以及服用的药物咨询。

（2）对现在病人病情进行评估：肢体运动障碍，言语障碍，视力障碍。

（3）制订康复治疗方案

1）针灸头皮语言区、运动区、视力区，并辅助病人发声练习，一天一次，每次30分钟。

2）肢体运动训练：

患脚站立练习，每天3次，每次10分钟；患手拉力练习，每天3次，每次200下。

单车蹬圈练习，每天5次，每次50圈。

20天一个疗程。

（4）指导病人家属在家帮助病人家庭锻炼，养成良好的饮食习惯，掌握更多的锻炼方法，使病人一个月之内，自己可自主肢体运动、视力偏差恢复正常。

通过每天的治疗，加上病人自身康复，达到预期治疗效果，病人家属很高兴，病人对生活又重新充满信心，继续坚持跟进治疗。

5. 健康教育 定点开展社区卒中预警的公众教育，定期举办脑卒中健康讲座。引导居民远离吸烟、饮酒、不良饮食习惯、活动过少等与疾病的死因密切相关的危险因素,并采取预防措施以降低脑卒中发病率和死亡率。

6. 急症处置　对疑似 TIA 或早期脑卒中病人,及时联系脑血管病诊疗中心,并在 24 小时内完成转诊评估(图 7-5)。对明确诊断的急性卒中病人,转至脑血管病诊疗中心进行急救(图 7-6)。

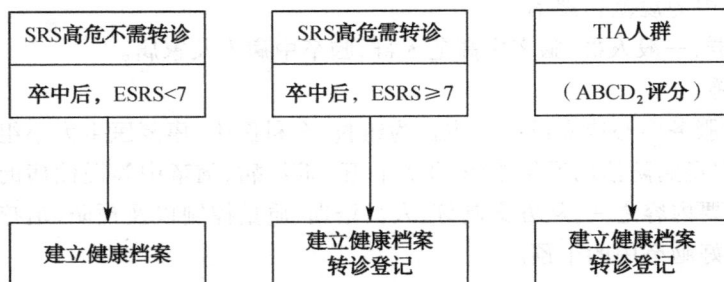

SRS高危不需转诊	SRS高危需转诊	TIA人群
卒中后,ESRS<7	卒中后,ESRS≥7	(ABCD$_2$评分)

↓	↓	↓
建立健康档案	建立健康档案 转诊登记	建立健康档案 转诊登记

图 7-5　脑卒中高危人群的处置流程

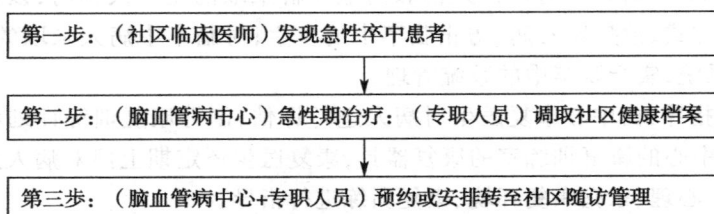

第一步:(社区临床医师)发现急性卒中患者
↓
第二步:(脑血管病中心)急性期治疗;(专职人员)调取社区健康档案
↓
第三步:(脑血管病中心+专职人员)预约或安排转至社区随访管理

图 7-6　明确急性卒中病人流程

7. 病人干预　对社区脑卒中病人以防复发、促康复为工作重点,将符合条件的病人纳入项目管理,监督指导病人的后期治疗并提供双向转诊等服务。

8. 健康人群干预　制订脑卒中高危人群筛查与防控工作方案,社区卫生服务中心依据相关工作流程,根据被调查居民卒中风险评分结果,对符合高危或者疾病诊断的人群开展早期干预、双向转诊和康复指导等工作(图 7-7)。

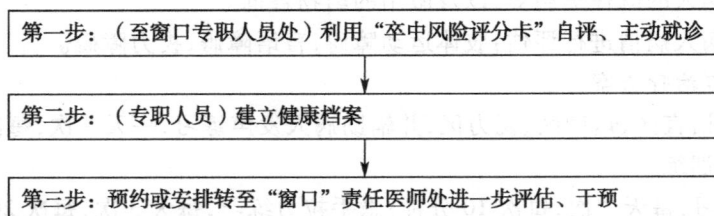

第一步:(至窗口专职人员处)利用"卒中风险评分卡"自评、主动就诊
↓
第二步:(专职人员)建立健康档案
↓
第三步:预约或安排转至"窗口"责任医师处进一步评估、干预

图 7-7　居民自评、自查流程

9. 提升脑卒中管理

(1)提高双向转诊效率和质量,提高健康教育影响力,使社区卫生服务中心能够提供既符合脑血管病防治指南又令居民满意的医疗服务。

(2)病人在脑卒中后的病残程度直接与生活质量相关,我们在加强以社区或家庭为中心的康复治疗的同时,要增进对于脑卒中病人的人文关怀,改善他们的心理状态,从而使病人在身心两方面得到有效的管理。

（3）结合家庭医生签约。率先对签约居民开展防治工作，提供健康指导；对辖区内40岁以上签约居民开展调研，以危险因素及实验室检查结果等为依据，对筛查出的高危人群进行风险评估，实施早期干预。对于非脑卒中高危人群，倡导健康生活方式。

（4）加强信息化应用。利用社区卫生信息系统，以居民电子健康档案为基础，完善高危人群及脑卒中病人数据库，通过区域信息平台实现动态管理，提高社区脑卒中防治工作效率。

四、社区脑卒中高危人群干预

1. 脑卒中高危人群确定　具有一种及一种以上危险因素者，即被认为是脑卒中的高危人群。这些危险因素包括高血压、糖尿病、心脏病、血脂代谢异常、肥胖、吸烟、久坐生活方式、脑供血动脉狭窄、血高凝状态。除以上可干预危险因素之外，具有脑卒中家族史和（或）年龄超过60岁等不可干预危险因素者，即被认为是脑卒中潜在高危人群，建议此人群也参与规范化管理。疾控中心将高危人群进行了再次分类，分为含有1~2个危险因素人群和含有3~4个危险因素的人群，对符合条件人群根据高危人群筛查流程进行筛查干预（图7-8）。

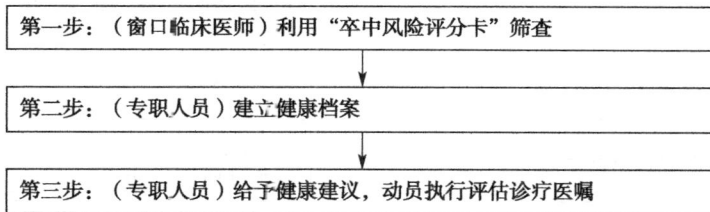

图7-8　高危人群筛查流程

2. 具体实施办法

（1）对符合筛查条件的人员开展初筛工作，进行问卷调查，填写"脑卒中高危人群风险初筛评估简表（表7-27）"，开展风险评估。

表7-27　脑卒中高危人群风险初筛评估简表

高血压		
A1	高血压（血压≥140/90mmHg或正在服用降压药）	1)有,疾病分型:1:原发性 2:继发性 诊断日期:____年____月 2)无
A2-1	收缩压（mmHg）	____
A2-2	舒张压（mmHg）	____
A3	是否服用降压药物	1)是　　2)否
A4	最近一次同型半胱氨酸值（μmol/L）	____
A5	是否服用降压药与叶酸固定复方制剂	1)是　2)否

血脂		
A6	血脂异常 （甘油三酯 ≥ 2.26mmol/L，或总胆固醇 ≥ 6.22mmol/L，或低密度脂蛋白胆固醇 LDL≥ 4.14mmol/L，或高密度脂蛋白胆固醇 HL< 1.04mmol/L）	1)有→A6-1 诊断日期：___年___月 2)无→A7
A6-1	异常类型	1)总胆固醇高 2)甘油三酯高 3)低密度脂蛋白胆固醇高 4)高密度脂蛋白胆固醇低
A7	是否服用降脂药	1)是　2)否
A8	最近一次低密度脂蛋白（mmol/L）	_____ 检验日期：___年___月___日
糖尿病		
A9	糖尿病	1)有，诊断日期__年___月 2)无
A10	是否服用降糖药	1)是　2)否
A11	最近一次糖化血红蛋白	_____ 检验日期：___年___月___日
房颤		
A12	心房颤动（房颤）	1)有　2)无
A13	是否服用抗凝药	1)是　2)否
吸烟		
A14	吸烟	1)现在每天吸 2)现在吸，但不是每天 3)过去吸，现在不吸 4)从不吸
超重或肥胖		
A15	体重（kg）	_____
A16	身高（cm）	_____
A17	BMI	_____
运动		
A18	运动缺乏或轻体力劳动者（运动次数<3 次/周且<30 分钟/次；参与农业、体力劳动视为有运动）	1)是　2)否

续表

卒中家族史		
A19	脑卒中家族史	1)有→A19-1 2)无
A19-1	与本人关系	1)子 2)女 3)父亲 4)母亲 5)祖父母或外祖父母 6)兄弟姐妹
既往卒中和 TIA 史		
A20	既往脑卒中	1)有→A20-1 发生日期:＿＿年＿＿月＿＿日 2)无
A20-1	卒中类型	1)蛛网膜下腔出血 2)脑实质内出血 3)脑室内出血 4)脑梗死→A20-2 5)TIA(短暂性脑缺血)→A20-3 6)其他诊断:＿＿
A20-2	脑梗死类型	1)脑栓塞 2)脑血栓形成 3)脑梗死后出血
A20-3	既往短暂性脑缺血发作次数	1)1 次,发作或确诊日期＿＿年＿＿月 2)2 次,首次发作或确诊日期＿＿年＿＿月, 末次发作或确诊日期＿＿年＿＿月 3)≥3 次,首次发作或确诊日期＿＿年＿＿月,末次发作或确诊日期＿＿年＿＿月
筛查结果		
B1	危险分级	1)脑卒中/TIA 2)n≥3 高危 3)非高危
B2	初筛评估医生	＿＿＿＿＿
B3	初筛评估医疗机构	＿＿＿＿＿
B4	初筛评估日期	＿＿年＿＿月＿＿日

(2)对经风险评估为非脑卒中高危人群或无慢病史者,倡导健康生活方式,对有慢病史者,根据相关疾病诊治指南给予干预和定期随访。

(3)对筛查出的脑卒中高危人群或有短暂性脑缺血发作或既往有脑卒中病史者,进一步开展相关项目的实验室检查、体格检查及颈动脉超声检查,开展针对性的干预指导和定期随访。

(4)对筛查出的疑似脑卒中、短暂性脑缺血发作病人或颈动脉狭窄≥50%的病人,转诊到定点医院进行规范化诊治;治疗结束后,转至社区卫生服务机构开展定期随访和规范化干预管理。

五、脑卒中病人随访管理

(一)原则

1. 社区医生在首次随访时,应根据个体的危险因素情况和发病风险,制订个体化随访管理方案。

2. 对于每一例登记管理的脑卒中高危者,应建立社区脑卒中高危人群管理卡,由社区医生在首次随访高危人群时负责填写。

3. 社区医生在随访时,应监测各种危险因素和临床情况的改变,认真填写随访记录单,同时社区医生要让个体了解自己的健康状况,包括危险因素存在情况,知晓控制危险因素和治疗脑卒中的重要性。

4. 对于所有高危人群,包括给予药物治疗者,均应进行健康教育,同时采取非药物干预措施,改变不良生活方式。

5. 社区卫生服务机构将符合转诊条件的脑卒中病人及时转向综合医院。

(二)内容

对脑卒中高危者进行定期随访,要求为:

1. 开展健康教育　至少每2个月一次。讲授脑卒中防治知识和技能,帮助高危者形成健康的生活方式。

2. 监测血压　至少每月一次,了解血压控制情况,针对存在的高血压危险因素进行健康教育以改变不良生活方式,将血压水平控制在<140/90mmHg。对于已患高血压的脑卒中高危者,进行健康教育的同时考虑药物治疗,加强规范降压治疗,强调按时服药,密切注意病人的病情发展和药物治疗可能出现的副作用,及时发现异常情况,并督促到医院进一步治疗。

3. 监测血糖、血脂　至少每6个月一次,针对存在的危险因素进行健康教育以改变不良生活方式,并建议定期检测血糖、血脂,以求控制在正常范围内。对于已患高血糖、高血脂者,除进行健康教育外,应了解其用药情况,建议其定期复查血糖、血脂,根据检查结果调整用药。

4. 颈部血管超声检查　建议每年一次,颈部血管超声检查为一种安全无创的检查手段,可以检测颈内动脉的狭窄程度、病灶位置、斑块类型及血流状况等,有利于脑卒中前期病人的早发现、早诊断、早治疗和早干预。

高危者的随访内容和频率见表7-28,将每次的监测结果均记录在随访记录单上。

表 7-28　脑卒中高危人群的随访内容和频率

随访内容	随访频率
血压监测	1 次/月
健康教育	1 次/2 月
血糖监测	1 次/6 个月
血脂监测	1 次/6 个月
颈部血管超声检查监测	1 次/年

高危人群随访频率要求：

对于含有 1~2 个危险因素的人群每年只随访一次，要求在 9~12 月份之间完成；对于含有 3~4 个危险因素的人群每季度随访一次，一年随访 4 次。

（三）管理效果评估

每 6 个月对脑卒中高危人群的管理效果进行评估。按照危险因素的控制情况，分为优良、尚可、不良三个等级。优良指有 3/4 以上时间危险因素保持在现有水平或风险降低；尚可指有 1/2 以上时间危险因素保持在现有水平或风险降低；不良指有 1/2 或以下时间危险因素保持在现有水平或风险降低。此外，还可针对管理人群知信行改变方面的短期效果和脑卒中发病率等指标的长期效果进行评估。

（韩文苓　苏秀玉　杨　华　赵明阳）

第八章

基层常见急症的护理

第一节 基层如何紧急救护

【案例1】

74岁的郭先生是某社区的常住居民,患有高血压,糖尿病20余年。在居住的社区卫生站建立了健康档案。持续在社区卫生站获得医务人员提供的药物和非药物管理,病情控制得很好。一天早上8点,郭先生来到社区卫生站,说自己晨练回来的路上一直恶心,胃部很不舒服,想取点胃药。大夫询问了病人情况后,没有马上开药,而是给他测了血压,同时做了心电图检查,结果显示:S-T段弓背抬高,T波倒置。医护人员立即将病人安抚,并给予吸氧,舌下含服硝酸甘油,同时开通静脉通道,做好急救记录,呼叫了救护车,并通知上级医院专科医生和病人家属迅速转诊。由于及时发现了问题,病人得到了有效的救治,挽回了生命。

基层医疗机构紧急救护是指伤、病者发生了危及生命的各种情况后,在院前专业急救医务人员到达现场前,在基层医疗机构获得的及时有效的初步医疗救护。基层医疗机构急救要求以基层医疗机构卫生服务机构为基础,全科医生、社区护士为主力,以社会为范围,以家庭为单位,以应对急危重症伤病者,在社区实施紧急救护的任务。基层医疗机构急救在日常急救中具有非常重要的地位与作用。

一、社区突发事件特点

(一)突发性强

突发急症(如急性心肌梗死、急性中毒等),尤其是灾害性事故,往往是人们预料之外,突然发生。病情多为急性病或慢性病的急性发作,在基层医疗机构急救过程中必须充分体现"时间就是生命"的理念,做到分秒必争。

(二)病种复杂

疾病的种类涉及临床各科,如脑出血、气道梗阻、急性心肌梗死等,且病情复杂、严重,一个病人身上可能有多个系统,多个器官同时受累。需要在短时间内进行初步诊断和紧急处理。

(三)环境条件差异性大

发生现场急救的环境条件大多较差,如空间狭窄、纷乱拥挤、光线暗淡等,有时甚至存在人身伤害风险,如毒气泄漏、火场、塌方等。医疗设备、人员技术相对有限,运送途中,车辆颠簸、震动也给一些必要的医疗操作如听诊、测量血压、吸痰、注射等带来困难。

(四)社会性强

基层医疗机构急救通常只有1~2名医护人员,如进行现场心肺复苏,既要进行胸外心脏按压、人工通气、又要建立静脉通道,进行心电监护。有时急救工作范围往往超出医学护理领域,涉及社会各个方面,需要与社会各界沟通,如病人家属、邻居、时间目击者等,体现出较强的社会性。

二、紧急救护的目的及意义

(一)紧急救护的目的

1. 尽快将伤员撤离危险现场,使其免遭进一步的伤害。
2. 及时正确处理危及病人生命的严重急症,如大出血、休克、窒息等。
3. 防止创伤感染及合并症的发生,尽量减轻伤病员的痛苦和不适。
4. 安全可靠的运送、转移伤病员到医院。

(二)紧急救护的意义

1. 在急救医学领域有"黄金1小时"和"白金10分钟"的急救理念。研究表明,危重的多发伤和(或)失血性休克病人伤后1小时内的现场死亡率约占50%,而最初的10分钟又是死亡率最高的时间段。在这段时间内,如果伤者的出血能够被控制住、预防了窒息的发生,就可使一部分病人避免死亡。同样,脑组织在常温缺血缺氧下只能耐受4~6分钟,进行心肺复苏(cardiopulmonary resuscitation, CPR)后可以延长至20分钟;早期除颤,即5分钟以内的除颤可以提高存活率;10分钟以内对于严重失血、窒息、气道梗阻者进行正确救治,可以挽回2/5的猝死者。

2. 目前被呼叫的"120"或"999"等院前急救人员由于各种客观条件限制,往往不能在10分钟以内到达事发地点。所以,在专业院前急救人员到达之前,急救"白金10分钟"的时效性是由基层医务人员、家属、目击者和社区居民所拥有的。这个时间段的抢救时效性远远大于其后的专业人员的抢救。所以,建立基层急救和社区居民的自救互救网络,让社区居民拥有紧急救护的能力,是社区卫生服务机构医护人员一项非常重要的任务。

3. 从病人的发病地点和频率看,大约80%的院外突发事件发生在社区。社区居民基本能在10~15分钟到达社区卫生服务机构。当社区居民发生危及生命的紧急情况时,社区居民最容易将病人就近送到社区卫生服务机构,或者是将社区医护人员呼叫到事发现场。因此,社区医务人员往往是最先到达现场的急救人员,他们施救或处理得正确与否,直接关系到病人的生死存亡。同时,在"120"到来之前的这段时间是抢救生命的最佳时间,为专业人员到达后的进一步急救赢得更多的宝贵时间。而且,由于社区医务人员对病人的既往健康状况比较了解,他们对疾病的初步诊断和处理针对性更强,可以减少盲目性。可见,基层医疗机构紧急救护在时间方面具有得天独厚的优势,它能最大限度地减少病人治疗的空白时间,为专业的院前急救赢得时间,为病人后续治疗打下坚实的基础。

第二节　基层医疗机构的急救护理

一、心脏骤停的急救护理

【案例2】

2006年12月某著名相声演员在家中突发心脏病,经抢救无效身亡。现场判断其死亡原因为心源性猝死。由于猝死可以随时随地发生,一般认为,超过6分钟,即使心脏复苏,也可能有中枢神经系统的不可逆性损害。一旦发现猝死能立即就地抢救,对挽救病人生命有重要的意义。基层卫生服务机构的医护人员必须人人掌握心脏骤停的临床表现以及心肺复苏的技能。

（一）心脏骤停的临床表现

1. 意识丧失或抽搐,病人当即倒地,对各种刺激均无反应。

2 大动脉搏动消失。

3. 其他　呼吸停止,瞳孔散大,心音、脉搏、血压消失,皮肤苍白或发绀,呼吸呈叹气样并在数十秒内停止等。

（二）心脏骤停急救流程及措施

1. 现场评估　在抢救病人前,要先判断周围环境,若处在火灾现场、马路上、海边等危险地点,请先保证自身安全,然后把病人转移到安全,易于施救的场地。

2. 判断意识、呼吸　不要遇到有人昏倒就立刻采取心肺复苏术,要先判断病人是否意识丧失,呼吸停止,确定病人无呼吸后再施救。

3. 呼救　在为病人实施心肺复苏术之前,千万不要忘记让身边的人迅速拨打120/999急救电话。取来自动体外除颤仪(AED)(如果有条件)。

4. 尽早实施心肺复苏　具体方法详见第十二章第二节。

5. 打开静脉通道（建立循环）　条件许可时,迅速打开静脉通道,静点0.9%生理盐水,以便遵医嘱输入复苏等急救药物。尽量选择粗大、直行而易于固定的上肢静脉。

6. 迅速使用自动体外除颤仪(automatic external defibrillator, AED)除颤　室颤是成人心脏骤停的最初发生的较为常见而且是较容易治疗的心律。对于室颤病人,如果能在意识丧失的3~5分钟内立即实施CPR及除颤,存活率是最高的。对于院外心脏骤停病人或在监护心律的住院病人,迅速除颤是治疗短时间室颤的好方法。

（三）心肺复苏有效指征

1. 恢复自主循环　病人面色、口唇、甲床颜色苍白、青紫变红润;上肢收缩压≥60mmHg,可触到病人动脉搏动,听到心音。

2. 恢复自主呼吸。

3. 散大的瞳孔缩小。

4. 有眼球活动、手足抽动、呻吟等意识好转表现。

（四）转运

待救护车赶到,应向随车医生简明扼要叙述病史、抢救经过、用药情况、目前生命体征等,必要时随车护送至附近医院急诊科进一步诊治。途中应密切观察病人神志、生命体征。必要时进行不间断持续心肺复苏。心肺复苏流程见图8-1。

心肺复苏抢救流程

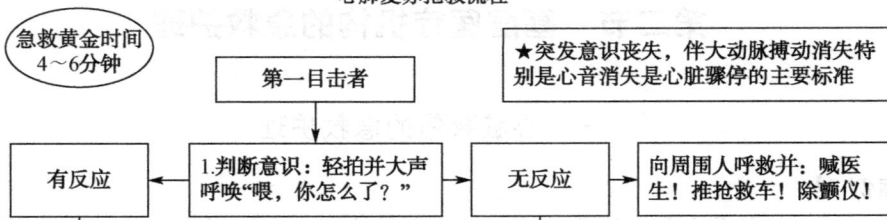

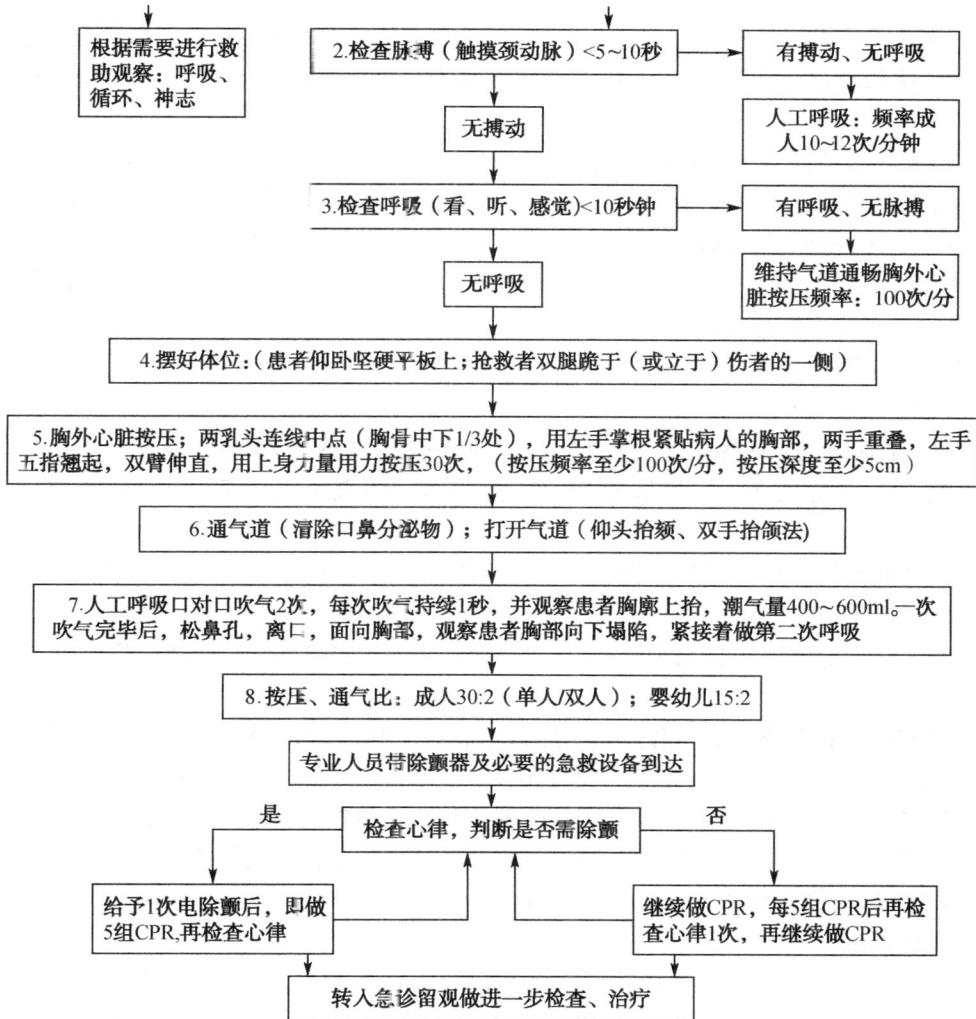

图 8-1 心肺复苏流程

二、意识障碍的急救护理

（一）意识障碍的临床分级

意识是指人们对自身和周围环境的感知状态，可通过言语及行动来表达。意识障碍系指人们对自身和环境的感知发生障碍，或人们赖以感知环境的精神活动发生障碍的一种状态。

【案例3】

老陈今年 70 岁，平时每天睡眠时间 6 小时。但近几个月来，睡眠时间明显增多，白天也常常睡不醒。而且有几次即便被唤醒也处于糊涂状态，反应迟钝。家人带他去医院，做 B 超、X 线、CT 检查都没有发现问题。结果空腹血糖为 10.6mmol/L，餐后血糖为 16.2mmol/L，诊断为糖尿病。这是因为糖尿病病人血糖高于正常，大量糖分由尿排出，引起体力减退、精神萎靡，甚至使中枢神经系统的氧化应激反应减退，引起嗜睡。如果没有引起重视，任其病情发展,那么后期会出现昏睡、甚至昏迷。

1. 嗜睡　是程度最浅的一种意识障碍,病人经常处于睡眠状态,给予较轻微的刺激即可被唤醒,醒后意识活动接近正常,但对周围环境的鉴别能力较差,反应迟钝,刺激停止又复入睡。

2. 昏睡　较嗜睡更深的意识障碍,表现为意识范围明显缩小,精神活动极迟钝,对较强刺激有反应。不易唤醒,醒时睁眼,但缺乏表情,对反复问话仅作简单回答,回答时含混不清,常答非所问,各种反射活动存在。

3. 昏迷　意识活动丧失,对外界各种刺激或自身内部的需要不能感知。可有无意识的活动,任何刺激均不能被唤醒。

(二) 意识障碍常见原因

1. 颅脑损伤

(1)脑血管意外:突然昏迷、瘫痪。脑出血多在活动或激动时急骤发生,昏迷较重,呼吸深慢。而安静时发病,起病较慢,头晕、头痛,四肢无力,流口水,多考虑脑血栓形成。

(2)蛛网膜下腔出血:多见于青壮年。起病急骤,剧烈头痛伴恶心、呕吐,极少有肢体瘫痪,重者可出现昏迷。

(3)脑占位性疾病:主要见于脑肿瘤。发病缓慢,症状逐渐加重,昏迷亦逐渐加深,多见于疾病后期。

(4)高血压脑病:昏迷前先有突然剧烈头痛、呕吐、抽搐、血压骤升,重症可出现昏迷,无瘫痪,可有眼底动脉痉挛、出血或视乳头水肿。

(5)癫痫:意识丧失是其主要临床表现,发作具有突然性、暂时性和反复性。

(6)颅脑外伤:是常见原因之一。有明确颅脑外伤史,随即出现意识改变,严重者可即出现昏迷。可有神经系统定位体征,颅压增高等。

2. 其他原因

(1)低血糖昏迷:可见于应用胰岛素的糖尿病病人,或内分泌异常,昏迷前常有心慌、出冷汗、头晕、乏力等,继之出现意识障碍或昏迷。血糖在 3.4mmol/L 以下,注射高渗糖后即苏醒。

(2)甲状腺危象:有甲亢病史或明显甲亢表现,主要表现心率加快、高热、气促、食欲缺乏、恶心呕吐、烦躁、谵妄、嗜睡甚至昏迷。

(3)中毒。

(4)水、电解质紊乱或酸碱平衡失调:见于肾功能不全、肾小管性酸中毒、充血性心衰等应用利尿剂所致。

(5)各种原因所致心排出量减少、血压下降、热射病(体温过低、癌性脑病等)。

(三) 常见意识障碍的救护

1. 使病人去枕平卧,解开其领扣,注意保暖。保持安静、镇静,尽快通知急救中心呼叫"120"。

2. 保持气道通畅,头偏向一侧,清除口腔、鼻腔内异物,防止因分泌物和呕吐物堵塞呼吸道而加重脑缺氧,甚至引起窒息,危及生命。必要时给予吸氧。

3. 定时监测生命体征、瞳孔大小及对光反射,并做好记录。

4. 遵医嘱打开静脉通道,维持水电及酸碱平衡,给予药物以降低颅内压,准确记录出入量。

5. 心搏呼吸骤停者立即给予复苏。血压低者注意抗休克治疗。

6. 尽快呼叫急救车转送到医院进一步救治。担架转运时，由于病人神志不清，特别是躁动或有精神症状的病人，应以约束带分别固定下肢、腰部、胸部，以防止病人从担架上坠落。

三、外伤与骨折的急救护理

外伤与骨折是指机械性致伤因素作用于机体所造成的组织结构完整性破坏或功能障碍。其中四肢损伤在人体各部位的损伤中，发生率占第一位。

【案例4】

68岁的魏阿姨，家住三楼，一天清晨下楼时突然脚下踏空，连续跌落几个台阶后，头部撞墙且血流不止，倒地不起。邻居发现后急忙拨打了就近社区卫生服务站电话。当基层医护人员到达后立即对头部进行简单包扎，并通过初步检查确认骨盆及脚踝两处骨折。给予肢体固定后立即呼叫救护车，快速转诊到专科医院进行救治。

（一）现场救护

1. 判断伤情　在最短时间内初步检查或边抢救边检查呼吸、循环、神志情况以及头、颈、胸、腹、脊柱、骨盆和四肢伤情，然后针对性的运用通气、止血、包扎、固定和搬运五项急救技术。

2. 保持呼吸道通畅　窒息是现场和转送途中病人死亡的主要原因。因此必要时应及时清除呼吸道异物。

3. 有效止血　伤口止血有多种方法，应根据具体情况选用止血方法。常用压迫止血的方法，加压包扎抬高患肢以控制出血，避免滥用止血带。

4. 包扎、固定　包扎固定有保护创面、压迫止血、固定骨折等作用。包扎伤口时可用无菌敷料覆盖创面，若条件有限，可用清洁布单、毛巾等覆盖创面，外用绷带或布条包扎固定。注意创面中外露的骨折端、内脏，原则上不应在现场还纳，以免污染物带入伤口深部。

5. 抗休克　严重外伤后，强烈的疼痛刺激可引起休克，因此应给予必要的止痛药。如开放性骨折伤员伤口处可有大量出血，一般可用敷料加压包扎止血。严重出血者若使用止血带止血，一定要记录开始使用止血带的时间，每隔30分钟应放松1次（每次30~60秒），以防肢体缺血坏死。注意保温，必要时建立静脉通道。

（二）转送

病人经急救处理后，应迅速转送到附近医疗单位进一步处理。

1. 转运途中要注意动作轻稳，防止震动和为了及时安全地护送病人，途中应严密观察生命体征和伤情变化。

2. 保持呼吸道通畅，继续进行抗休克等抢救，如输液、吸氧等。

3. 病人送到医院后，务必向接收医护人员提供现场及途中的详细情况。

由于大部分中老年人骨质疏松，所以在外力作用下容易引起骨折，医护人员应及时到达，果断地判断，及时、准确、有效地应用止血、包扎、固定的基本技术，防止病人病情恶化，减轻痛苦，以便快速转诊后得到进一步的有效救治。

四、烧伤和烫伤的急救护理

（一）烧伤和烫伤的评估

烧伤严重程度的判断，主要依据烧伤的面积、深度、部位、年龄、有无合并伤、伤前的体质强弱、有无内脏器质性疾患等因素综合判断。

（二）社区常见烧伤和烫伤的原因

烧伤、烫伤在日常生活、生产劳动中常见，研究表明有 80% 在家庭中发生，其中 50% 发生在儿童和老年人。家用氧气罐、氧气瓶、制氧机的不正确使用；热水瓶、电熨斗、刚烧的饭菜和洗澡水；家中存放易燃物、电源老化、电褥子等都是烧伤、烫伤的诱因。它包括火焰、蒸汽、热水、热汤、强酸、强碱、高压电等引起的损伤。严重的烧伤、烫伤不仅损伤皮肤，还可深达肌肉、骨骼甚至引起全身变化，危及生命。

（三）烧伤和烫伤的救护

1. 脱离致伤因素　无论何种烧烫伤，都要迅速脱离致伤现场。因火焰烧伤的，要立即脱去着火的衣物，无法在短时间内脱掉者应就地翻滚扑灭火焰。化学物质烧伤的，迅速将残留化学物质清除，包括脱去被污染、浸渍的衣物，用大量清水反复冲洗。

2. 保持呼吸道通畅　清除口、鼻腔分泌物和异物，注意有无呼吸道烧伤。

3. 创面处理　可用各种现成的敷料做初期包扎，或用清洁的衣被覆盖创面，避免再污染或损伤。

4. 镇静止痛　烧伤后疼痛是剧烈的，必须及时给予止痛剂，遵医嘱给予口服止痛片或注射哌替啶。呼吸道烧伤或颅脑损伤忌用吗啡，以免抑制呼吸。

5. 补充液体　口服淡盐水。如病情严重，应及早静脉输入生理盐水、右旋糖苷、血浆等。切忌口服大量无盐茶水或单纯输入大量 5% 葡萄糖溶液，以免加重组织水肿。

6. 病人经现场救护，伤口经过紧急处理后，需用无菌纱布包扎伤口，呼叫 120 迅速转至上级医疗单位或专科医院救治。

现在患有慢性病的家庭中，部分家庭拥有制氧设备。在日常家庭访视以及健康教育活动中，及时准确地普及安全使用知识和注意事项，避免因在家庭吸氧而引起火灾。烧伤发生后，及时的逃离现场，科学的处理伤口，也是避免并发症和后遗症的主要措施。

五、中暑的急救护理

【案例 5】

一个炎热夏天的中午，社区卫生服务站接到辖区居民请求出诊的电话，76 岁的迟阿姨刚刚买菜回到家中，突然发热，精神萎靡，呼吸急促。当社区医护人员到达其家里时，看到其居室门窗紧闭，屋内空气不流通，室温高达 36℃。老人躺在床上，身穿长衣长裤，面色潮红，额头满是汗水。经询问病情和体格检查后，初步判断其为轻度中暑。立即将迟阿姨转移至客厅，并开窗通风，同时用温水擦裕，冲服 200ml 淡盐水。症状逐渐得到了缓解。

（一）中暑的表现

1. 先兆中暑有头痛、眩晕、口干、舌燥、出汗、疲劳、注意力不集中和动作不协调等症状。

2. 轻度中暑除先兆中暑表现外，还有肌肉痉挛疼痛或直立性晕厥，体温轻度升高、面色潮红、皮肤灼热、脉搏增快、呼吸急促和血压下降等脱水表现。

3. 中暑又称热射病或日射病,表现为高热、昏迷、惊厥和多器官衰竭。患有慢性疾病的老年病人,发生重度中暑后,皮肤常干燥无汗。重度中暑是一种致命性急症,病死率极高。

(二)中暑的急救措施

1. 立即脱离高温环境将病人转移到阴凉通风处。有条件时,可用电扇通风或空调降温。

2. 促进散热,让病人平卧,解开衣扣,松开或脱去衣服,按摩躯干和四肢的皮肤肌肉,加速外周血液循环,促进散热。

3. 物理降温,因中暑导致的高热,服解热镇痛药是无效的,应用冰袋置于病人的头、颈、腋下、腹股沟处,或用酒精擦拭病人的头、颈、腋下、腹股沟等处,都可达到迅速降温的效果。如无低血压或休克表现,可指导或协助病人浸入 27~30℃ 水中 15~30 分钟,也可达到迅速降温效果。

4. 补充液体和电解质清醒病人可饮淡盐水(0.2%~0.3% 氯化钠溶液)或清凉含盐饮料。对神志不清的病人,切忌喂水,以防误吸。可遵医嘱给予静脉输注 5% 葡萄糖生理盐水或复方氯化钠溶液。

5. 对于重度中暑者,在采取上述措施的同时,应立即拨打"120",将病人迅速送往有条件的上级医院治疗。

6. 人工复苏现场抢救和转运病人过程中,密切观测病人神志、呼吸和脉搏。对昏迷者,将其头后仰,保持呼吸道通畅。一旦发现病人呼吸、心跳停止应立即进行胸外心脏按压,进行及时有效的复苏。

夏季,老年人会因新陈代谢和体温调节功能差,造成体热平衡失调,甚至诱发一些疾病。特别是天气炎热,使得血液黏稠度增高,导致血流缓慢,血管阻力增大,当血液黏度增高到一定程度时,就可能出现心、脑等重要器官的血管栓塞,引起心脑血管缺血性疾病。室温应控制在 27℃ 或 28℃ 左右。选择通气性好、轻薄、棉质衣裤,外出时应携带遮阳伞或遮阳帽,并尽量避免中午外出。

六、气道异物梗阻的排除方法

【案例 6】

75 岁的李阿姨,是一位脑梗死后遗症病人,卧床多年。平时子女工作忙,一直由保姆照顾她的生活起居。一天早餐时,保姆匆匆将一大块年糕送入李阿姨口中。李阿姨突然出现刺激性剧烈咳嗽,声音嘶哑,继而,口唇发绀,呼吸困难。保姆顿时慌了手脚,不知所措,急忙叫来位于隔壁社区卫生服务站的医务人员,经医护人员现场采取紧急措施,迅速排除了异物,及时挽回了病人的生命。

气道是外界气体进出体内的必经之路,由于气管吸入异物引起气道堵塞,造成通气障碍、窒息、缺氧,时间长者可引起不可逆的脑功能损害,重者死亡。气管异物多发生于儿童和吞咽功能差的老年人,成年人中也偶有病例。常见异物有花生米、瓜子、枣核、纽扣、硬币等。由于异物吸入气管,致使气管受到刺激,突然出现剧烈呛咳、啸鸣。较大异物如果堵塞主气管,可有憋气、声嘶、面色苍白或青紫、呼吸困难、甚至窒息。由于气道梗阻往往突然发生在家中,如未及时处理可引起窒息、继而心搏呼吸骤停。因此,社区医务人员不仅要掌握异物排出方法,也应在社区进行健康教育活动中,安排避免气道异物梗阻的发生和排除异物技能的培训。特别是针对有幼儿或高龄老人的家庭照顾者。

（一）气道异物常见原因

1. 饮食不当 成年人大多发生在进餐时,因进食急促、过快,尤其是摄入大块食物（如鸡块、排骨、鲍鱼）时速度过快,咀嚼不全,吞咽过猛,或进食时说笑,很易使食物滑入呼吸道。

2. 酗酒 大量饮酒后,由于血液中酒精浓度升高,使咽喉部肌肉松弛而吞咽失灵,食物团块容易滑入呼吸道。

3. 个别老年人因咳嗽、吞咽功能差,或不慎将义齿或牙托吸入呼吸道。

（二）成人气道异物排除法

1. 抢救者站在病人背后,用两手臂环绕病人的腰部。

2. 一手握空心拳,将拇指侧顶住病人腹部正中线肚脐上方两横指处、剑突下方。

3. 用另一手抓住拳头、快速向内、向上挤压冲击病人的腹部。

4. 约每秒一次,直至异物排出。

（三）儿童气道异物排除法

【案例7】

一名两岁男孩,在医院门诊接受静脉输液治疗,家长为防止孩子哭闹,买来孩子喜爱的果冻,哄逗着孩子。突然患儿面色青紫,四肢挣扎。家长大声呼叫,值班护士立即赶来头朝下抱起孩子,压腹,拍背数秒钟后,一大块果冻从孩子嘴里喷了出来,孩子得救了。

儿童气管异物是常见的凶险性意外事故,7岁以内儿童多见,尤其以刚学会走路到两岁间的小儿发生多,死亡率高。当小儿口中含物说话、哭笑和剧烈活动时,容易将口含物吸入气管内引起气管阻塞,导致窒息。加之小儿好奇心强,常常将手中的物品送到口中。因而在这种意外发生时,及时采取急救措施至关重要。

1. 推压腹部法 适用于昏迷晕倒的患儿。仰平卧,抢救者面对患儿,骑跨在患儿的髋部;抢救者用一手置于另一手上,将下面一手的掌根放在胸廓下脐上腹部,抢救者用身体的重量,快速冲击压迫患儿的腹部,重复此动作,直至异物排出。

2. 拍打背部法 患儿头朝下,在肩胛骨连线中点部位,快速拍击背部。

3. 环绕腹部法 抢救者站在患儿背后,用两手臂环绕患儿的腰部。一手握拳,将拳头的拇指一侧放在患儿的胸廓上和脐上腹部。用另一只手抓住拳头、快速向上重击压迫患儿的腹部。重复以上的手法直到异物排出。

（四）气道异物梗阻的预防

要避免此类事件,预防是关键。年老体弱者和儿童吃东西时,每口食物要少量、细嚼、慢慢吞咽,尤其进食有一定大小的硬物和有弹性的食物时,如鸡肉、排骨、水果及果冻等更要注意。老年人还要注意活动义齿脱落后卡在咽喉。同时应将果冻、豆类、糖果、药丸、药片放在安全地方,避免儿童误服。避免酗酒、进食时大笑,吞咽过量或体积过大的食物。

七、急性心肌梗死的急救护理

急性心肌梗死是冠心病的严重类型,是在冠状动脉病变的基础上发生冠状动脉血供急剧减少或中断,以致相应的心肌发生持久而严重的心肌缺血,引起部分心肌缺血性坏死。常并发心衰、休克与心律失常,是心脏猝死的主要元凶。

【案例8】

张先生48岁,是某公司经理,工作十分繁忙,经常在外吃喝应酬。近日间断感到胸前有烧灼感,持续几分钟后可自行缓解,自以为是胃病没放在心上。一天突感胸闷、上腹烧灼1小时,伴左臂麻木,于是来到社区卫生服务站,要求开些胃药。候诊时,张先生突然晕倒、面色青紫、从椅子上跌到地上。医务人员立即将其平卧,测量生命体征,进行心电图检查,提示为急性下壁心肌梗死、室性心律失常。立即给予吸氧、打开静脉通道,遵医嘱给予扩冠治疗。同时呼叫救护车和家属,几分钟后将病人转诊至上级医院进一步治疗。

（一）监测生命体征

将病人就地平卧,立即给予吸氧、心电图检查,观察有无病理性Q波以及有无ST-T改变;询问病史,测量血压、脉搏、体温及呼吸;给予病人精神安慰,以稳定其情绪。

（二）镇静止痛

急性心肌梗死的病人均有心前区疼痛伴濒死感,如不及时止痛,会加重心肌缺血。应立即给予硝酸甘油0.5mg舌下含服,如不缓解可遵医嘱给予肌注哌替啶50~100mg。

（三）快速建立有效的静脉通道

为保证一次穿刺成功,我们常选用粗大且直的肘正中静脉,用敷贴妥善固定,便于静脉给药及搬运时不易脱出及外渗。

（四）立即给予吸氧

因病人心肌耗氧量增加,表现为不同程度的心肌缺氧,所以吸氧不但可以提供心肌的需氧量,而且可以预防心肌进一步损伤,控制梗死面积。

（五）安全转运

对病人进行初步的现场急救处理后,应尽快转入院内进一步治疗,病人转运途中发生心律失常及心性猝死者占院前死亡的10%~20%。因此,安全转运十分重要。

八、急性脑血管意外的急救护理

脑血管疾病,是发生在脑部血管,因颅内血液循环障碍而造成脑组织损害的一组疾病。分为缺血性脑血管疾病和出血性脑血管疾病。

缺血性脑血管疾病因脑部供血障碍而造成局灶性损害,如脑血栓、脑梗死、缺血性脑卒中等。

出血性脑血管疾病是一种无创伤性的脑组织之内的自发性的出血,如脑出血、出血性脑卒中。

（一）脑出血的急救护理

脑出血是指非外伤性脑实质内血管破裂引起的出血,占全部脑卒中的20%~30%,急性期病死率为30%~40%。发生的原因主要与脑血管的病变有关,即与高血脂、糖尿病、高血压、血管的老化、吸烟等密切相关。

【案例9】

史先生,47岁,诊断原发性高血压多年,一直不愿意服用降压药。平时喝一些降压茶,自我感觉良好。一天和朋友下棋时,突然倒地,并出现呕吐,随即言语不清,鼾声大作,出现意识障碍。当救护车将病人送往医院进行CT检查,提示有高密度出血阴影,诊断为脑出血。

基层医疗急救措施：

1. 当发现病人发病后，家属或周围的人应保持安静，不可大声呼唤或摇晃病人，使其保持安静，采取平卧位，且头偏向一侧。及时拨打急救电话。

2. 基层医务人员到达现场后，应对病人的生命体征、病史及临床症状进行简单有效地评估。

3. 尽可能快捷、安全地转运病人到医院，将延误时间降至最低。

4. 转运途中，要对病史及体征进行进一步的核实，通知医院做好相关的抢救准备。

5. 保持呼吸道通畅，及时清理呼吸道分泌物，必要时吸氧。头偏向一侧，避免呕吐物误吸入气管内。

6. 建立静脉通道，第一瓶液体给生理盐水。对疑似脑卒中者，如有条件，予以脑保护措施。

7. 给予必要的稳定生命体征的治疗。

（二）脑血栓形成急救护理

脑血栓形成是脑血管疾病中最常见的一种，是脑动脉主干或皮质支动脉粥样硬化导致血管增厚、管腔狭窄闭塞和血栓形成，引起脑局部血流减少或供血中断，脑组织缺血缺氧导致软化坏死，出现局灶性神经系统症状体征。其最常见的病因为脑动脉粥样硬化，常伴高血压病，与动脉粥样硬化互为因果，糖尿病和高脂血症也可加速动脉粥样硬化的过程。

【案例10】

62岁的吕大爷近日便秘，一天清晨，进入厕所半个小时都不见出来，呼之不应，家属赶紧撞开门，发现老人晕倒在厕所内，而且已经出现右侧肢体活动障碍，言语不利等症状。家属立即呼叫社区卫生服务机构医护人员。

院前急救措施：

1. 当发现病人发病后，应保持镇静，尽快通知急救中心或其他紧急救护人员，及时转诊。

2. 重点询问病人有无高血压史或脑动脉硬化史及起病前有无明显诱因。

3. 其他同脑出血的院前急救措施。

（三）警惕脑卒中的几个预警信号

首先，吸烟、肥胖及糖尿病、高血压、高胆固醇血症、心脏病等都是脑卒中的危险因素，有以上情况的人们应当积极预防，避免脑卒中的发生。其次，脑卒中发生时人体或会出现以下表现，我们应当多观察病人出现的改变，从而快速作出判断。

1. 脸下垂　如果病人的脸一侧下垂、失去感觉，或者病人无法完成笑的动作时，我们应当立刻带其去医院检查，这很可能就是脑卒中的征兆。

2. 手臂无力　脑卒中病人会感到手臂麻木无力，当你将病人的手臂举高并松开，如果病人的手臂立刻下垂，那么就要提高警惕，病人已有明显的脑卒中前兆。

3. 讲话困难　脑卒中病人有口齿不清。询问一些简单的问题，他们一般无法正确回答，检查其是否有脑卒中迹象。

4. 失去平衡　脑卒中病人难以平衡自己的身体，如果病人出现运动困难和动作不协调的情况，就要提高警惕。

5. 搏动性头痛　如果人们出现了无缘无故的搏动性头痛症状，可能是出血性脑卒中发出的信号。

6. 其他症状　包括短期记忆丧失、眼前黑矇或视觉障碍、眩晕或失去平衡等症状也是脑卒中的症状。当认识了脑卒中的症状，就能更好地帮助病人发现卒中预警信号，从而为病人争取到最佳治疗时间。

总之，秋、冬季为老人脑血栓高发季节，尤其是在清晨如厕时，久蹲厕所会导致大脑供血、供氧不足，诱发脑血栓，所以一定要警惕。

第三节　基层医疗机构急救技术、设备的使用及指导

自动体外除颤器（AED）

2017年5月上海浦东机场一名外籍游客突发心脏骤停，6月上海某地铁站一名年轻小伙同样因心脏骤停而倒地，但他们都得到了成功救治。因为他们都在倒地第一时间获得了有效救助，除了做心肺复苏，关键还使用了AED对病人心脏进行除颤，才保住了性命。心脏骤停中80%为室颤，快速除颤是心肺复苏中重要环节。由此可见，普及、学习AED，提高急救技术才能把更多心源性猝死的人在生命危急时刻救回来。

我国配备的AED数量较少，与发达国家差距大。AED进入中国已11年，但公众对AED的熟知度并不高。目前，北京已配备几百台AED，首都机场是分布最密集的地方，共76台，安排在8个不同区域。随着社会的进步，AED将遍布全国各地重要公共场所。

自动体外除颤器（automated external defibrillator, AED）是一种可携带式的医疗设备（图8-2）。

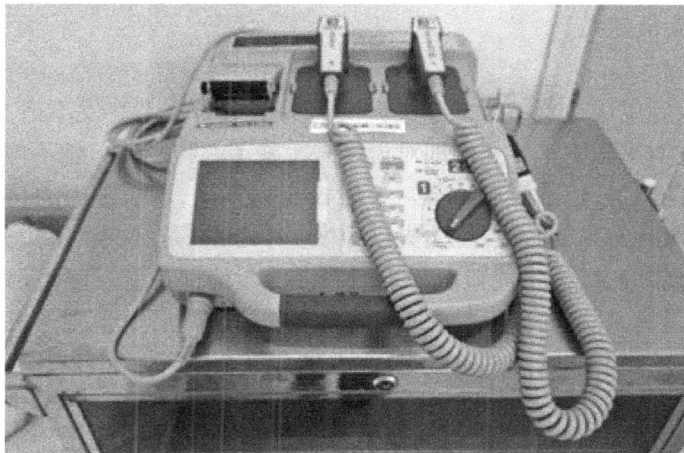

图8-2　自动体外除颤器

作用：可以诊断特定的心律失常，并且给予电击除颤，被誉为"救命神器"。

操作要点：

1. 开启AED，打开AED的盖子，依据视觉和声音的提示操作（有些型号需要先按下电源）。

2. 电极板面涂导电糊，给病人贴电极，在病人胸部适当的位置上，紧密地贴上电极。通

常而言,两块电极板分别贴在右胸上部和左胸左乳头外侧,具体位置可以参考 AED 机壳上的图样和电极板上的图片说明(图 8-3)。

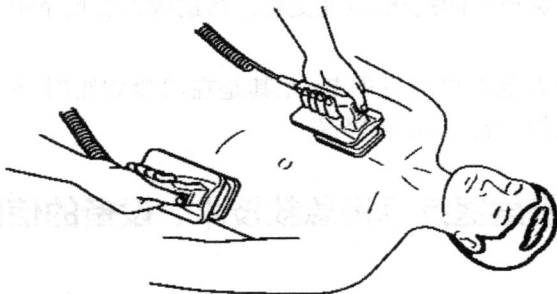

图 8-3   贴片位置

3. 将电极板插头插入 AED 主机插孔。

4. 开始分析心律,在必要时除颤,按下"分析"键(有些型号在插入电极板后会发出语音提示,并自动开始分析心率,在此过程中请不要接触病人,即使是轻微的触动都有可能影响AED 的分析),AED 将会开始分析心率。分析完毕后,AED 将会发出是否进行除颤的建议,当有除颤指征时,不要与病人接触,同时告诉附近的其他任何人远离病人,由操作者按下"放电"键除颤。

5. 设置非同步除颤,并选择能量,单项波除颤首次应予 360J,双向波除颤首次电击能量为 200J,第二次为 300J,第三次为 360J。

6. 一次除颤后未恢复有效灌注心律,进行 5 个周期 CPR。除颤结束后,AED 会再次分析心律,如未恢复有效灌注心律,操作者应进行 5 个周期 CPR,然后再次分析心律,除颤,CPR,反复至急救人员到来。

【案例 11】

在美国一个家庭里居住着一对老年夫妇。一天早上男主人突发不适,猝然倒地。当老妇人发现后立即呼叫了救护车。并随即对男主人实施了心肺复苏。她不停地按压丈夫的胸廓,当她筋疲力尽的时候,仍然没有放弃。手臂没有力气了,就用常用的马桶揣子不停地按压丈夫的胸廓,当救护车来的时候,她丈夫已经恢复了心跳,是她挽救了丈夫的生命。

由此可见,开展社区居民急救知识和技能的宣传与培训是基层卫生部门日常工作中的一项重要任务,也是提升院前急救水平的一项重要措施。基层卫生服务机构要在加强对社区居民进行慢性病的预防和管理的基础上,大力推广普及群众性的自救、互救基本知识和技能,例如:立足本社区,充分利用对本社区人群和社会环境较熟悉的优势,走进社区开展调查研究和社区卫生诊断,发现薄弱环节,主动组织居民开展急救技能培训。通过进行急救科普宣教、急救演示、案例分析、急救演练等方式,使社区居民认识到基层医疗机构急救的重要性,对基层医疗机构急救志愿者进行正规的初级心肺复苏训练,使尽可能多的居民掌握基层医疗机构急救的基本技能。

【案例 12】

负责北京机场治安的刑侦支队的一名副队长,由于持续工作加上劳累,在单位突发心肌梗死。年仅 40 岁,就离开了人世。在此之前,他曾多次向家人和同事诉说后背部经常隐隐作痛,但大家都以为是旧伤引起的后遗症,没有引起重视。而且在发病时,同志们惊慌失措,没有积极采取心肺复苏,当救护车赶到时已经无法挽回他的生命。如果他的同事或家人对急性心梗有初步的认识,对猝死有初级复苏的技能,也许他会有一线生机。可见通过对以单位、家庭、学校等功能单位进行宣教意义非凡。

积极开展功能社区工作:功能社区是指由学校、企业、事业单位、机关等相同处境人群的社会群体,是青少年和劳动力人群聚集的场所。首先为职业人群建立健康档案,采取各种干预手段,并定期进行慢病防治和急症急救宣传指导,采用发放宣传册、板报、现场初级急救培训等方法。在逐步改善职业人群健康状况的同时普及初级急救技能。

(王　昕)

第九章

社区安宁疗护护理

【案例1】

病人袁某,女,64岁,乳腺癌根治术后5年。入住基层医疗卫生机构时,癌肿已扩散至肺、胸壁、胸椎并发截瘫,白细胞下降到$3.0×10^9/L$以下,病人疼痛剧烈、极度衰竭,情绪抑郁、低落(家有丧失生活自理能力的先天愚型女儿),入院时疼痛评分法(NRS)疼痛:7分,卡氏(KPS)评分:46.5分。汉密顿焦虑量表提示中度焦虑。产生厌世情绪。入院后,由全科医生、心理咨询师、护理人员、志愿者等组成的安宁疗护团队给予悉心照料,镇痛、心理疏导,抗焦虑药物治疗,日夜守护在她的身边,在她弥留之际给副市长写信,她说自己是幸福的,因为有了安宁疗护团队,让她可以有尊严的离去。

第一节　安宁疗护概述

完整的生命终结过程包括临终和死亡。临终者,特别是在综合性痛苦(图9-1)之中的临终病人及其家属,比任何时候更需要关怀和照顾。安宁疗护经常发生在医院、专门的安宁疗护机构中,但最多发生在社区的家庭里。安宁疗护(hospice care)以临终病人为中心,以其家庭为单位的整体护理,通过精神、心理和身体上的护理,让病人能尽快地进入角色,接受现实,稳定情绪,使其在尊严、舒适、平静之中度过人生的最后过程,关怀病人及家属,使其在情感上得到满足,以达到维持或提高身心健康,提高生活质量的目的。

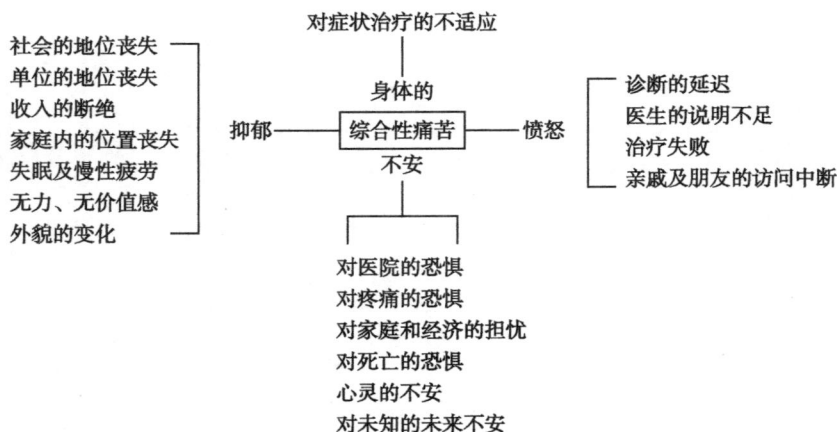

图 9-1　综合性痛苦

一、临　　终

(一) 临终的定义

指临近死亡的阶段,临终的病人在接受医疗和护理之后,病情仍继续恶化,尽管意识还清醒,然而各种征象已显示生命即将结束。目前,关于临终的时间范围,各个国家都有不同的界定标准,世界上尚未统一标准。例如,美国的界定标准定为无治疗意义,存活时间在 60日以内者;日本以 2~6 个月存活期为临终阶段;英国以预后在 1 年之内视为临终期。在我国,大部分学者认为,当病人无法治愈,死亡在 2~3 个月内发生时属临终期,此时可实施安宁疗护护理。

(二) 临终的轨迹

死亡是一个遵循临终轨迹的过程,并不是突然发生的,而是一个由量变到质变逐渐发展的过程。临终轨迹分为突然死亡,可预计死亡和在家与医院多次往返、反复出入的死亡三种形式。其中可预计死亡,分为短时间可预计死亡(如临终疾病)和延迟可预计死亡(如衰老)。死亡可能发生在几小时或几天内,前驱症状包括嗜睡症、定向障碍、呼吸不规则、分泌物过多,出现视听幻觉、视力下降、尿量减少、皮肤斑、四肢冰冷、躯干温暖等。

二、安 宁 疗 护

(一) 安宁疗护的定义

现代的安宁疗护概念来源于有着护士背景的英国医学专家桑德斯(Saunders,1967),美国安宁疗护协会(NHO)定义"为临终病人及家属提供连续性的入院护理和居家护理的工作"为安宁疗护,指针对各种疾病晚期治疗不再生效、不易治愈,以延长病人生命为目的,由多学科人员共同组成的安宁疗护团队,向临终病人及家属提供的生理、心理、精神和社会等方面的一种全面性支持和照护。

世界卫生组织对安宁疗护的定义是:安宁疗护是一种照护方法,他通过运用早期确认、准确评估和治疗身体疼痛及心理和精神疾患等其他问题来干预并缓解临终病人的痛苦,使病人及其家属正确面对患有威胁生命的疾病所带来的问题,从而提高临终病人及其家属的生活质量。

安宁疗护尊重生命、接纳死亡,认为死亡是一种自然过程;避免不适当的、有创伤的无效治疗;注重减轻病人的痛苦症状,给予人性化、个体化的整体照护;满足病人需求,维护其尊严;提供使病人尽可能地积极生活直至生命最后一刻的支持;减轻家属的医疗经济负担并提供居丧帮助和哀伤辅导。

(二) 安宁疗护服务哲理

安宁疗护体现整体(holism)观念,强调全面照护,包含着对护理对象的怜悯(compassion),使病人舒适地度过有价值的人生最后阶段。安宁疗护服务哲理可归纳为如下:以照护为中心,给予临终病人及其家属最适宜的关心与照护。

1. 提高生命质量　尽可能减轻痛苦和满足需求,使临终病人在平静安宁中度过余生,通过安宁疗护体现生的意义和死的价值。

2. 与病人共同面对临终死亡　通过社区护理提供安宁疗护,以护理人员的人生观和对死亡的态度影响病人,帮助临终病人将死亡视为人生的一部分。

3. 尊重临终病人的权利　尊重和强调临终的权利,利用一切可利用的资源,满足和支持病人及其家属的要求,使他们自然地迎接死亡。

4. 临终病人的家属也是安宁疗护对象   应帮助家属顺利度过居丧期。

(三) 安宁疗护的类型

安宁疗护的类型可分为居家安宁疗护型、入院型、居住安宁疗护机构型和混合型。

1. 居家安宁疗护型(hospice home care)   是护士或安宁疗护专门人员访问家庭护理病人的形式,是目前世界上最普及的类型。具有节省经费、在熟悉的家庭环境中接受护理的优点,但同时具有增加家庭成员负担的缺点。

2. 医院入院型

(1)医院中的散在型安宁疗护(inpatient scattered-bed consultative hospice):是 1975 年始于 St. Luke's Roosevelt 医院。病人可与其他病人同住在内科或肿瘤科,接受医院安宁疗护小组的照料。但具有与其他病人在一起生活的难处。

(2)医院安宁疗护疗区(hospice unit within a hospital):具有在医院固定的疗区接受照料的优点,同时有被误认为是死亡场所的可能。

3. 居住安宁疗护机构型(free standing hospice)   指专门的安宁疗护机构,如安宁疗护护理院(nursing home for hospice),是为那些很难在医院或家庭接受照料的病人提供服务的机构。采用护士 24 小时常驻,医生定期访问的形式。

4. 混合型   是上述任何 3 种类型混合利用的方式,如在医院设安宁疗护疗区的同时,提供安宁疗护服务等。

(四) 安宁疗护的发展过程

安宁疗护,最早出现于公元 4 世纪,英国虔诚的朝圣者们艰难而又漫长的旅途中,连病带饿倒在路边教堂的门前,教徒把他们抬进教堂里,为有生存希望的人喂食喂水。到了 1842 年,法国有位女士在里昂盖了一所医院,专收久病不治的人,成为安宁疗护护理院的雏形。

20 世纪 60 年代,英国的桑德斯(Saunders)医生于 1967 年在英国伦敦创建了世界上第一个服务专业化、设备齐全的现代化安宁疗护机构——圣克里斯多佛安宁疗护医院,体现了临终病人的生活照料和心理治疗相结合的精神。它的创建很快得到了世界上许多国家的认可,并纷纷投入其建设,全世界现已有近百个国家和地区建立了安宁疗护服务和科研机构,并正规培训志愿者,为临终病人服务。同时,成立了安宁疗护学术团体,有多种安宁疗护杂志发行,还有大量安宁疗护学术专著出版,安宁疗护在世界已发展成为一个新的相对独立的学科。

据调查,一些国外的安宁疗护已趋制度化。据美国安宁疗护协会 1986 年数据统计,美国当时已有 1400 多个服务项目;据日本 1990 年数据统计,日本当时已有 34 个安宁疗护机构和一个享受医疗保险的缓解疗法中心;1990 年韩国也有 41 个各种类型的安宁疗护机构、14 个安宁疗护服务者教育机关及 5 个咨询机构。

在我国,1988 年天津医学院安宁疗护研究中心成立。1992 年,前国家卫生部部长陈敏章在首届东西方安宁疗护国际研讨会开幕式上强调“对临终病人的完善照护,不仅体现对人的尊严维护,而且在一定程度上可以减轻家庭和单位的负担,也是发展社会生产力的一部分内容,是一种有百利无一害的善举”,促进了我国的安宁疗护服务,特别是全面开展社区卫生服务以来,它成了一项重要的社区护理服务内容。安宁疗护是社会卫生保健体系的一大重要组成部分。

（五）安宁疗护与传统治疗的差异

安宁疗护的实质是提高病人尚存生命的质量为中心,保持病人的尊严。它包括止痛、基础护理、心理护理及改善环境以利舒适,并对病人家属给予关怀。安宁疗护的重要内容是控制症状、支持性的治疗与护理,是对人生的临终期提供不同于生命其他时期的特殊服务,是护理学医学、社会学、法律学、伦理学、心理学、宗教及社会各个机构共同研究和服务的实践活动。因此,安宁疗护是一项涉及多学科、多手段,并强调社会共同参与的一项综合性服务,与传统的医疗相比安宁疗护具有特殊的意义。

1. 安宁疗护认为死亡是人生的一个过程,护理病人和家属尽可能在平静和安宁中度过,鼓励病人和家属参与治疗和疼痛、症状的管理。

2. 安宁疗护强调病人的潜在能力,认为缓解疼痛和其他症状的管理是病人和家属强烈的欲望。

3. 提供个别化的护理,不仅提供症状管理的治疗,同时根据个人的需要利用镇痛剂调节疼痛。

4. 把病人和家属作为护理对象,病人死亡后为家属继续提供特别的护理。

5. 由相对固定的人员持续、一贯性的护理一个病人。

6. 有更多的时间为病人服务,给予尊重人格、沟通和支持的时间。

（六）安宁疗护活动的标准

关于安宁疗护的活动标准,美国安宁疗护协会(NHO)和美国议员合同评价委员会(JCAH)制定了如下原则和标准。

1. 安宁疗护活动由专业人员来完成。

2. 安宁疗护提供持续的护理。

3. 安宁疗护提供居家护理。

4. 安宁疗护应保管医疗记录文件。

5. 安宁疗护应有控制机构。

6. 安宁疗护应管理和维持行政业务。

7. 安宁疗护应及时了解和掌握资源的利用情况。

8. 安宁疗护应确立安宁疗护质量检查制度。

第二节　安宁疗护护理

一、安宁疗护护理学

（一）基本概念

安宁疗护护理学是一门以临终病人生理、心理、社会和灵性特征为研究对象,研究有关临终人文关怀与照顾的理论知识、实践技能及其发展规律的综合性、应用性学科。安宁疗护护理学是安宁疗护学的一个分支,是人文与自然学科的结合,是建立在安宁疗护学和护理学基础上,运用心理学、伦理学、死亡学、社会学、行为科学及宗教学等理论与实践知识的一门交叉性和实践应用性学科,以解除临终病人和家属痛苦为目的,以提高其生活质量和死亡质量为目标。

（二）服务对象和范围

1. 服务对象　是临终病人及家属。临终病人包括老年人、成年人和儿童。临终病人家属包括配偶、子女、父母及亲属，也可以包括病人亲密的朋友。

2. 服务范围　是目前医学诊断明确、治愈无望、预计生存期在6个月以内的病人。包括恶性肿瘤临终病人；高龄（年龄≥80岁）久病，有重要脏器持续衰竭，且卧床一年以上生活完全不能自理者；多脏器衰竭，病情危重者；脑部或神经系统疾病病情恶化者；渐行性运动神经元性疾病晚期，严重心、肺、肝、肾疾病失代偿期病危者；疾病急性发作或疾病危象致生命危险者；意外事故伤害处于不可逆转昏迷状况、不可逆转永久植物人状态；长期卧床伴有危重并发症者；艾滋病临终病人等。

（三）目的和意义

1. 维护生命尊严　生命是短暂的，值得我们珍惜和敬畏。临终病人的生命屈指可数且痛苦难捱，需要采取"生理关怀"和"心理关怀"相结合的原则，维护他们的生命、权益、人格和尊严。

2. 倡导人文关怀　树立以人为本，以临终病人及家属为中心的服务理念。通过人文关怀和优质护理来彰显人道主义精神，培养良好的职业道德和职业情感，推动社会主义精神文明建设。

3. 树立科学的生死观　临终和死亡是生命发展的必然趋势和结果，接纳死亡是辩证唯物主义和历史唯物主义的世界观，代表人类对自身和外部世界的认识发展到一个新水平。

4. 提高临终病人护理质量　针对临终病人这一特殊群体的需求，提供个体化、专业化、整体化和优质化的护理服务。

5. 提升临终病人及家属的生活质量　通过减轻痛苦、心理支持、精神关怀和舒适护理，满足临终病人"善终"和临终病人家属"善后"的服务需求，提高其生活质量。

6. 推动和发展我国安宁疗护护理专业人才的培养　在医学类院校建立完善的教学体系，配备专业的师资力量、制订课程设置和考核评定标准，提高医学生安宁疗护护理的理论和实践专业技术水平，培养适合我国安宁疗护护理发展的专业人才。

7. 发展和完善我国安宁疗护护理学理论和实践体系　建立完整的安宁疗护护理学理论与实践体系，促进我国安宁疗护的护理学的学科建设。

8. 促进我国安宁疗护服务事业的发展　随着安宁疗护护理学的理论研究和实践探索的深入，有助于提高安宁疗护团队与服务对象的互动和安宁疗护服务水平，必将推动和促进我国安宁疗护服务事业的大发展。

二、临终病人的精神心理变化

美国精神病学家库勃乐·罗斯（Kubler Ross，1969）指出临终病人对死亡的心理变化经过五个阶段。

（一）否认期（denial）

病人获知自己的病情，对死亡深感恐惧和不安，认为这是"不可能的事"，"他们一定弄错了"，拒绝接受死亡的事实，不相信诊断是正确的。继而病人抱着一线希望，尽可能多找几个医生诊治，渴望有新的疗法或奇迹出现。也有的病人怕家人悲伤，表面上装出一副若无其事的样子以掩饰内心极度的痛苦。此期，护士应理解和接受病人的否认表现，并认真倾听，帮助病人面对自己的病情，使病人逐渐增加勇气来面对死亡。

（二）愤怒期（anger）

是对自己的命运和周围的人表示愤怒的时期。经过短暂的否认而确实了解求生无望时，怨恨、愤怒等情感都表现出来，怨恨世道对自己太不公平，有的病人还认为是家属、医务人员贻误了病情，经常斥责接近他的医护人员和亲属。这些现象是病人的正常的适应性反应，需要护士耐心倾听，让病人尽量倾吐自己的情感，使病人能够被尊重、理解和关怀，并认识到自己还是有价值的，是受人们关怀的人。由于病人暴躁的脾气，家属一时也感到忧郁、悲伤和负罪感，这时护士应理解家属的这种心情，并予以劝说。

（三）协议期（bargaining）

病人承认已存在的事实，但祈求奇迹发生。认为许愿或做善事能扭转死亡的命运，再延长一些生命，可有时间来完成未竟的事业和家事。因此愿意接受治疗，显得较为平静，并提出一些相应要求。社区护士应理解面临死亡的病人的这些正常表现，并设法满足病人的要求和缓解病人的症状。

（四）抑郁期（depression）

对自己的病情感到焦虑、不安和悲伤。觉得与家人的协议未能实现，从而心情忧郁，深感悲哀和痛苦，此时病人关心自己死后家人的情境，想留下遗言，希望见到亲近的家属和朋友。这时护士应给病人提供表达自己情感的机会，尊重病人的遗嘱，并耐心倾听病人诉说，使病人有时间做迎接死亡的准备。

（五）接受期（acceptance）

病人平静地接受死亡的来临，身体越来越虚弱，关心的范围变窄，喜欢安静，讨厌吵闹，这是临近感情的空白阶段，病人和家属都特别需要照料和安慰。护理人员守护病人，可使病人在无言中感到自己在被爱护和被关怀。

库勃乐·罗斯指出以上5个阶段并不一定按顺序发展，各阶段之间的界限不是非常明显，他们彼此重叠，有时交错，个体差异性很大。影响临终病人对死亡的态度和反应的因素有年龄、人格、心灵、宗教、社会文化背景、对失落和死亡的经历等个人特点，以及病人的人际关系特性、疼痛、精神和身体虚弱程度等疾病特点。研究结果显示，由于中国传统文化的影响和中国人含蓄、内向的性格，中国大部分临终病人在否认阶段之前存在着一个回避期，即病人和家属为安慰对方而彼此隐瞒内心感受、回避现实。

三、安宁疗护护理原则

1. 症状的控制　　以控制症状为主，在使用镇痛剂时，以能够使病人感到舒适为标准，给予规则、足够的剂量，并以个人的抚慰护理为辅。

2. 连续性的照料　　要使安宁疗护达到连续性，社区安宁疗护护理必须与医院附属的安宁疗护病房或独立的安宁疗护机构建立联网，做到当病人和家属需要时，24小时都可与安宁疗护小组取得联系。

3. 以病人及其家属为护理的基本单位

4. 提供多学科的团队护理

四、安宁疗护护理

安宁疗护护理工作可根据临终病人的状态分为终末期、临终期和死亡期，各时期护理对象的需求和护理内容都有所差异。

（一）终末期护理

1. 身体护理

（1）控制疼痛

1）疼痛评估：60%～85%的病人终末期都有疼痛，而疼痛本身常诱发食欲缺乏、呕吐、身体衰弱、睡眠障碍等症状。疼痛的评估是通过病人的表情和主诉（complain）以及家属的说明，常利用数字分级法 NRS 评分（图 9-2）或 Wong-Banker 面部表情疼痛测量法（图 9-3）或 WHO 对疼痛的分级标准，为疼痛控制前选择止痛药的种类和量提供依据。

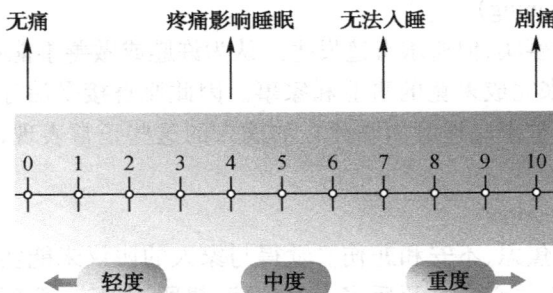

图 9-2　数字分级法 NRS 评分

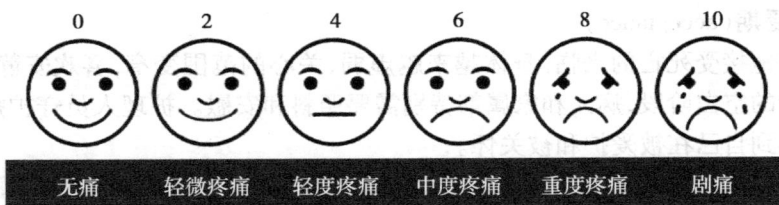

图 9-3　Wong-Banker 面部表情疼痛测量法

2）实施镇痛护理：常用的疼痛控制方法分为药物镇痛和非药物镇痛。

药物镇痛：是指社区护士以世界卫生组织建议的"三级阶梯药物镇痛方案"为依据，指导镇痛护理工作。

1 级：一般性疼痛，使用非麻醉性镇痛剂，如阿司匹林、阿尼利定（安痛定）等。

2 级：中等度的疼痛，使用弱麻醉性镇痛剂，如布桂嗪（强痛定）、美撒痛等。

3 级：对严重的疼痛，使用强麻醉性镇痛剂，如哌替啶（杜冷丁）、吗啡等。

安宁疗护病人应有规则地使用镇痛药，因为病人是在家里接受安宁疗护，所以应尽可能提供既不刺激病人又能起到止痛作用，既方便又可行的口服药为宜，必要时与社区医生取得联系后，可用一些辅助镇痛剂，同时注意预测和控制用药过程中产生的副作用。

社区护士使用镇痛剂时，应及时评估病人或家属有无对镇痛剂特别是吗啡类药物的不正确认识，以免耽误疼痛的控制。终末期病人用镇痛剂是以镇痛为目的的短期用药，不会产生麻醉药中毒，调节其用量也不会产生耐药性。

非药物镇痛：提倡根据疼痛的病因、机制开展有针对性多模式、多学科联合治疗。非药物疗法或结合止痛药物，是疼痛整体护理计划中的一部分。包括需要医嘱的放射治疗及辅助治疗，必要时还可采用介入治疗手段止痛。目前社区护理以辅助治疗为主，主要借由非侵入性的措施，促进血液循环，精神放松，减轻紧张、疼痛和其他症状，使病人可以感受到有能力协助自我控制疼痛而减少消极反应,也可降低治疗风险和不良反应的发生。常见的辅助治疗有:物理方法如热冷敷、按摩、运动等;认知方法如深呼吸、分散注意力、想象疗法、音乐疗法及祈祷等。

(2)解决基本生理需求:社区护士充分利用家庭的资源,缓解各种不适症状,满足病人生理需求。终末期病人出现的各种症状或不适,如恶心、呕吐、睡眠障碍、食欲缺乏或畏食、呼吸困难、腹泻或便秘、尿潴留或尿失禁、虚弱、褥疮、水肿等问题,如果是癌症病人可出现疼痛、呼吸困难、与放疗或化疗有关的免疫功能降低、营养障碍(口腔炎、恶心、呕吐、食欲缺乏)、水分不足和由于使用利尿剂而引起的电解质紊乱、运动不足和排泄障碍等。社区护士应积极主动地开展针对各种症状的护理活动,达到满足终末期病人生理需求且缓解症状,最终使其得以舒适的目的。

(3)其他护理内容:除上述内容外,社区护士指导家属完成终末期病人的症状调节和预防性的护理工作,包括皮肤的清洁和保护,口腔清洁和黏膜损伤的预防,外貌的整洁,祛除臭味等。

2. 情绪护理 关于终末期病人的心理变化,库勃乐·罗斯提出了否认、愤怒、协议、抑郁和接受等5个变化过程。这种心理变化过程与个体、宗教文化、社会背景有密切的相关。根据病人的精神心理变化可提供在旁守护、倾听病人说话、注重病人感情变化、努力理解和提供心灵护理等。

3. 心灵护理 一些疾病终末期病人有心灵、宗教方面的需求。社区护士应尊重病人的需求并尽可能给予满足。

4. 家属的护理

(1)基本需求的评估:终末期病人的家属和病人一样,经历着震惊-混乱-适应的阶段。Walters(1984)指出了疾病终末期病人家属三个方面的需求:①寻求能够给病人及家属提供帮助的人或机构;②照料病人的同时,尽可能维持作为家庭成员的角色和生活;③要维持家庭体系的平衡。

(2)护理措施:为终末期病人家属提供的护理措施如下:①确认家庭成员中主要照顾者;②确认家庭主要照顾者与病人的关系、家庭动态、沟通程度和对应方法、社会支持系统以及主要照顾者的照顾病人的水平和潜在能力;③针对照顾病人及家属自己的健康有关问题,给予咨询和教育;④社区护士应认识到家属是安宁疗护护理小组的一员,应支持和关怀他们,鼓励家属的主动参与,并为病人尽最大的努力;⑤倾听和咨询家属的精神、心理需求,并给予支持和鼓励;⑥适时开展死亡教育,帮助家属很好地理解死亡的价值和意义,正确接纳死亡。

社区的临终病人与家庭的联系非常密切,病人对家属的依赖性更为明显,家属在家中参与病人的护理机会也更多。因此,社区护士应始终把为家属提供照料与关怀放在重要位置。

(二)临终期的护理

疾病终末期病人临近死亡时出现特有的症状,此时期称临终或最后阶段。一般为临终前48小时,但根据个体可长可短。死亡准备一般包括两个方面:一方面是身体的准备过程,另一方面是精神、心理上的准备过程。此时期社区护士为病人和家属提供的护理服务是帮助他们为死亡过程做准备。利用家访,鼓励和支持病人为离世前做一些准备,并指导家属了解在病人身上可发生的事情和症状,以及对待和处理这些问题的方法。这样可使病人在家庭的支持和理解中平静的离开,这也是作为家属能给病人的最后礼物。临终的过程随着个体的特性因人而异。临终病人常见的护理问题如下：

1. 生理症状及护理　常见的症状有从手脚开始逐渐变冷、睡眠时间的延长、混乱、尿或便失禁、淤血、不安定和重复动作、摄入量减少、尿量减少、呼吸形态变化等，应给予减轻症状的基本护理。

2. 精神心理问题及护理

（1）常见精神心理问题和需求：临终病人常见的精神心理问题有对死亡的恐惧、不适应、失落与悲伤、孤立和绝望等。常见心理需求有要完成但还未能完成的事情；希望能在保持自尊并熟悉的环境中迎接死亡；无痛感或尽可能减轻痛感；希望有时间回忆过去愉快的事情；维持良好的人际关系；计划对家庭变化的应对；需要有人与自己交谈；恐惧并回避社会上的孤立；希望周围的人对自己采取真实的态度；希望有情感的照料。另外，存在一些心灵需求等问题。

（2）护理目标：针对上述的护理问题具有共性的护理目标是：接受死亡；共享悲伤；适应变化；缓解症状等。

（3）护理策略：接纳死亡，通过死亡教育帮助临终病人正视死亡，理解生命意义和价值，使之坦然面对死亡，安然接受死亡；正确引领，通过真诚的关心、耐心的解释及专业的心理疏导技术，帮助临终病人解决负性的心理问题与情绪反应，使之平安度过临终阶段；有效控制，及时观察和发现临终病人的心理变化，有效控制心理问题的发生和发展，帮助其解脱痛苦，消除烦闷、焦虑、厌世等不良心理；深度沟通，促进病人、家属、医护人员的深度沟通，了解临终病人的心理需求和愿望并尽力满足和达成，使逝者心安，生者无憾。

（三）家属的护理问题及护理

1. 家属的护理问题及需求　一个家庭里有一个病人，特别是临终病人，会使全家经受巨大压力。常见的压力有由于长时间护理病人而引起照看者生理上的健康问题；由于疲劳、负担、孤立及挫折等引起的精神和心理负担；给家庭其他成员增加负担；与医务人员沟通有困难；为治疗所需要的时间和费用；由于角色变化而引起生活方式的变化；不能满足家庭其他成员的需求，产生对未来的不安；与病人的沟通障碍和对临终病人的护理的困难等都可造成病人家属的痛苦。但他们同时具有始终陪伴病人；想帮助临终病人；想了解病人精神上是否安宁；想了解临终病人的状态；想知道临终时期等心理需求。

2. 护理计划及措施　最主要的是对家属的支持。在安宁疗护护理中，病人家属既是关怀小组的成员又是关怀对象。因为病人是家属的亲人，所以家属也和病人一样遭受痛苦，与病人一起经历否认、愤怒、协议、抑郁和接受的过程。因此，社区护士应对家属和病人一样理解和照护，促使他们之间关爱、和睦。要让家属参与治疗，真心倾听家属的意见，共享情感，努力在多次接触中，解决实际问题。家属之间也需要支持和帮助，具有类似问题的家庭聚在一起交流信息和分享感情是必要的。另外，个别咨询也有助于减轻家属的负担。

护士应理解家属及亲人的悲痛，故在病人弥留之际，应做到以下工作：安排动员家属陪伴，让家属参与病人护理，以表达家属的全部感情，这对临终者及家属都是极大的安慰；对家属说明病情，接受事实，并对他们进行心理疏导和劝说，节哀自重；让家属与病人讨论病人死亡后的有关事项，如遗产的安排，子女的抚养问题，使病人安下心来；与家属共同研究对后事的处理，尽量满足家属的要求，协助做好善后处理等。

第三节 居丧期家属的护理

居丧期是指病人死亡后 6~12 个月的时间。病人安静地、有尊严地死去,是安宁疗护的结果,但并不是终点。安宁疗护护理的最终目的是做好家属居丧期的护理。社区护士可通过电话、家访、信件、邀请参加社区活动等形式和家属保持联系,抚慰家属,疏导悲痛和重建生活的信心,并对家属面临的实际问题给予帮助。

一、居丧期护理目的

帮助家属缓解失去亲人后的痛苦和悲伤,直至适应日常生活和参加社会活动,预防居丧期家属的情感危机和疾病的发生,引导他们开始新的生活。

二、居丧期过程护理

居丧期一般分为回避、面对、调节等阶段,但没有明显的界线。常见的护理问题有震惊和无感觉、思念、混乱等。

(一)回避期

1. 护理评估 以主要照顾者为中心,评估家属的危机(crisis)程度。

2. 确定护理问题 震惊和无感觉是回避期常见的护理问题,见于病人死亡后几小时或几天。开始可出现震惊、不相信,甚至发呆持续数天等心理反应。即使是预料中的死亡,也回避现实,表现为痛哭、哀叹、胸痛、口干舌燥等症状。

3. 护理措施 帮助处理善后事宜并参加葬礼,与家属分担悲痛。同时,必要时给予力所能及的帮助,如尸体料理、遗体整容、开死亡诊断书、照看孩子、接电话和帮助家务等,减轻家属为操办丧事耗费精力等。

社区护士接到病人去世通知后,应立即赶往死者家中深切安慰家属,聆听家属哭诉,让其充分发泄内心的悲痛。同时,护士亲自动手或协助家属认真做好遗体料理,并依死者生前遗愿或家庭的风俗习惯与宗教信仰,为死者整容和穿戴服饰,帮助家属联系安排遗体存放处和丧葬服务机构。

(二)面对期

1. 护理评估 常见于病人去世 2 周~8 个月,评估家属是否脱离回避阶段,有无特别需要帮助。

2. 确定护理问题

(1)对死者的思念:常见于病人去世后 2 周~4 个月之间。表现为坐立不安、易发怒和负罪感,想念死者的声音、体味、面貌等。时而感到自己快要疯,时而感到死者已回到身边。

(2)混乱:病人去世后 4~8 个月时最明显。抑郁、觉得对不起死者、对现实和自己角色感到混乱、食欲缺乏、口干、疲劳、无法集中精力和判断障碍,有时出现类似感冒的症状,睡眠障碍等。

思念和混乱是面对期常见的精神心理反应。

3. 护理措施 面对期是居丧期家属最需要安宁疗护的时期。

(1)提供知识:提供有关"悲伤的正常反应"的小册子,一般以病人去世后 3、6、9 个月定期提供一些有助于经历死别过程的资料为宜。

（2）组织小组活动：条件许可时，可与死者原单位取得联系，定期或不定期的组织与家属、安宁疗护工作者的聚会，一起回忆死者。另外，组织由死者家属组成的支持小组，目的是交流死去亲人后的情感或角色变化等，从中获得抚慰和勇气。具体方法是：①大约 1 个月聚一次，组织各种为死别家属交流情感的活动；②根据活动对象、死别种类、时期、年龄分别组织活动；③受过有关训练的护理人员或其他安宁疗护服务者一起参与活动；④人数大约 10 人为宜。

（3）个别咨询或治疗：如果出现一些病理性的反应时，应与精神科专家取得联系，并给予必要的服务。

死别后过 12 个月，无非正常的死别征兆时，可结束对死别家属的安宁疗护护理。

总之，护士在社区提供安宁疗护护理时，根据死别的类型和特点要实施的护理措施归纳见表 9-1。

表 9-1　死别的类型、特点和护理

类型	特点	护理措施
与子女死别	具有最严重的社会、心理问题 克服负罪感和失落感有障碍 对健在的子女具有敌对感和愤怒或强迫子女替代死者的角色，使他们受心理和精神打击	教育家属预知死别后的悲伤，帮助他们适应对健在子女的父母角色 帮助适应与配偶的夫妇关系
与配偶死别	死别者很可能具有更多的问题 男性比女性更容易接受死亡，面对现实 由于经济、社会舆论等影响，女性受各种压力多于男性，死亡、精神疾病发病率可能高于男性	掌握死者的角色和技能，帮助解决或介绍支持小组 死别者感到脆弱，可产生不正常想法，应帮助与子女建立良好的关系 帮助、创造社会活动或就业机会预防第二次失落感
与父母死别	儿童对父母的死亡表现各种反应，不易控制自己的感情，根据年龄的不同，表现出不同反应 由于缺乏成长与安定所需的保护和相互作用，易受创伤 由于家庭的角色变化和新的责任，他们受到各种影响	根据儿童水平，坦率地告诉父（母）亲的死亡，也可通过儿童熟悉的人告诉 教育儿童悲伤或其他感觉是正常的、自然的，但它会渐渐淡漠或消失

第四节　社区安宁疗护护理管理

一、安宁疗护与死亡教育

对于安宁疗护来说，死亡教育是实施安宁疗护的首要条件，是贯穿安宁疗护全过程的重要工作内容之一。安宁疗护护士、临终病人及其家属是直接面对死亡的人，也是最迫切需要接受死亡教育相关知识指导的。针对社区人群，特别是对临终病人及其家属提供死亡教育服务是社区护理工作之一。

（一）死亡教育的目的

1. 让病人准备死亡、面对死亡和接受死亡,让生命发挥出应有的效率和价值。死亡教育能缓解临终病人的心理和精神上的压力、痛苦,减轻、消除其失落感或自我丧失的恐惧,建立适当的心理适应能力,能自然、平静地接受死亡,满意地走完人生的旅途。

2. 帮助病人家属缩短悲痛过程,减轻悲痛程度。通过死亡教育,帮助病人家属适应病人病情的变化,接受死亡现实,了解悲伤与居丧,也可尽快适应亲人去世后的生活,缩短悲伤过程,顺利度过居丧期,维护身心健康。

3. 提高护士对死亡的认识。接受死亡教育的护士,可提高自身对死亡的认识,又可提高对临终病人及其家属实施身心整体护理的能力,理解并根据临终病人及其家属面对死亡不同阶段的身心特点,实施最适宜的安宁疗护照料。因此,通过死亡教育,使护士具备对死亡的良好心理承受能力和树立正确的死亡观是开展安宁疗护的基础。

（二）死亡教育内容与方式

1. 内容

（1）介绍死亡相关知识:包括生命历程、死亡与濒死的各方观点与理论、死亡文化、死亡相关的特殊议题(如安乐死等)。

（2）改变信念和态度:包括建立的死亡态度,以正确的态度面对死亡,以恰当、温和及舒适的态度与临终病人沟通,省思个人价值和人生意义。

2. 方式

（1）知识为主型:包括主讲人讲授与解答问题,提供文字材料的文学语言教育,提供视听材料的电化教育,提高照片、模型或示范表演等的形象化教育及综合教育。

（2）活动为主型:以受众为主,用体验和分享的方式来探索死亡和濒死的各种情绪和感情,包括生命叙事法、亲身体验法、模拟想象法和情景教育法等。

二、安宁疗护护理的工作方法

为了真正实现安宁疗护的工作目标,对临终病人与家属提供整体护理,必须以科学的护理程序为解决问题的基本工作方法。

（一）护理评估及确定护理问题

包括病人及其家属的评估。社区护士要认真评估临终病人的精神、心理状况和社会文化背景,如对死亡的态度、性格特征、心理需求、家庭资源、休养环境、医疗费用等情况,找出符合病人实际的有关心理、社会方面的护理问题。同时,做好病人家庭资源(家庭成员、类型、职业、文化背景、宗教信仰、居住条件、和睦状况)和功能情况(经济承受力,成员之间情感程度,对病人照顾能力,对待死亡的认识与心理承受力)的评估与利用,充分发挥家庭成员的主观能动性。

（二）制订护理计划

社区护士应注意所制定的护理预期目标(包括长期目标和短期目标)要简明、清楚、能测量,所制订的护理措施要具体、能操作、能落实。此外,护士特别要听取病人和家属的意见,尊重他们的意愿和要求,并让他们了解护理计划,愿意接受,主动配合。

（三）护理实施

社区护士在实施护理计划的过程中,必须尊重病人及家属的人格、权利,做到热心、耐心、细心。同时注意充分地、灵活地组织和利用好家庭及社区的资源,最大限度地调动、发挥家庭功能的作用。社区护士要学习和掌握有关失落心理反应和悲痛过程的知识,同情和理解家属,利用适当时机和有效交流方式,鼓励家属诉说内心痛苦和真实的想法;尽量满足家属提出的合理要求;尽可能地对家属遇到的实际困难提供咨询意见和建议;对于家属过激言行,多给予宽容和谅解、避免纠纷。同时,护士应向家属传授一些保存精力、保持健康和自我心理疏导的方法,帮助他们合理安排作息时间。如果家属愿意,护士可以教他们学会一些护理知识与技术,以便参与临终病人的照料,同样会使家属得到心理慰藉。

（四）护理评价

社区护士重点要评价病人和家属对护理计划执行的反应和护理预期目标实现的程度,评价还要注意科学性,对病人行为和护理行为两方面都要评价。方法也应多样化,如问答法、观察记录法、病人和家属自评法等。

三、签订居家临终护理协议书

社区临终病人的护理不同于医院内的护理,需要家属与社区护士的积极配合。因此,从管理角度来讲,签订"居家护理协议书"是有必要的。这既是社区护士对病人和家属的一种服务承诺,也是病人和家属对社区护士的一种认可和监督。在出现医疗纠纷或其他不可预测的问题时,也可作为一种法律依据。因此,社区护士须在签订之前充分向家属解释协议书内容,耐心解答问题和听取意见,使其真正知情、同意并能明确双方应承担的责任与义务。

四、沟　　通

（一）安宁疗护与沟通

1. 目的　在安宁疗护中通过沟通达到如下目的:

(1)理解安宁疗护的每一个对象及其家属。

(2)明确临终病人及其家属的需求。

(3)控制生理症状的同时,解决心理问题。

(4)临终病人与家属、邻居以及曾和自己敌对的人的和解。

(5)丰富安宁疗护护士自身的生活。

2. 有效沟通的基本条件

(1)学习治疗性人际关系技术。

(2)树立对生与死的哲理及价值观。

(3)具备关于安宁疗护的知识和技术。

(4)需要对别人及对自己的理解。

(5)掌握家访临终病人及家属时必要的沟通技巧。

(6)掌握解除压力,调节自己情绪的方法。

（二）沟通的类型

1. 与安宁疗护团队成员间的沟通　由于安宁疗护是由多学科的人员共同提供,因此,成员之间的沟通是非常重要的。

(1)定期组织团队活动。一般1~2周聚一次,交流关于新病人、死亡病人及其家属的信息。如果有志愿者,定期组织志愿者会议。

(2)不定期的分别组织活动,交流意见。

(3)书面记录所有安宁疗护活动,这也是沟通的一种方法。

2. 与安宁疗护对象的沟通 安宁疗护对象生理上十分虚弱,心理上也很脆弱。下列几种方法有助于和他们交谈。

(1)坐在床旁(保持0.5~1m距离),与病人视线保持水平。

(2)集中精力倾听,在接触视线的同时,时而点头表态等,使病人感到自己是有价值、被人关爱的人。

(3)以病人的感情和感觉为主,弄清病人的感觉并予以理解,当家属或护士与临终病人有共感的时候,病人会感到满足和舒适。

心理沟通有语言性的和非语言性两种。对20岁以上的成年人来说,语言性效果7%,而非语言性效果55%。与安宁疗护病人的心理沟通中,利用静静的微笑、摆手问候、轻轻拥抱等非语言性沟通方法更有效。但最重要的是对临终病人发自内心深处的爱心。

（孙 伟）

第十章

社区传染病及突发公共卫生事件管理

第一节 概 述

【案例1】

2009年11月底的一天,北京已经进入滴水成冰的季节,某工地的一位民工因为发热(体温39℃)、头痛、呕吐,被工友送去附近的医院就诊,被诊断为流行性脑脊髓膜炎。社区医护人员在接到网报后第一时间赶到工地,了解患者发病过程、工地工作环境、居住情况、密切接触者人员名单和工地是否有类似症状的工友情况,并立即展开了对密接者的医学观察,保持工地宿舍室内通风,对工地凡未患过流脑、3年内未接种过流脑A+C疫苗的全体人员采取了应急接种等一系列控制传染源、切断传播途径、保护易感人群的措施。

近年来,传染病对人类和社会的健康威胁在逐年增加,特别是2003年的急性非典型肺炎(SARS)和2009年的甲型H1N1流感在我国流行,新发传染病、再现传染病的预防控制受到普遍关注。因此社区医护人员应学习传染病的基本知识,了解传染病的预防和控制措施,以更好地保障人民的健康服务。

一、传染病的定义

传染病是指由病原微生物,如朊毒体、病毒、衣原体、立克次体、支原体、细菌、真菌、螺旋体和寄生虫,如原虫、蠕虫、医学昆虫感染人体后产生的有传染性、在一定条件下可造成流行的疾病。

二、传染病的基本特征

(一)病原体
每一种传染病都有特异的病原体,包括微生物和寄生虫等。

(二)传染性
这是传染病与其他疾病的区别,传染性意味着病原体能通过某种途径感染他人。

(三)流行病学的特征
1. 流行性 按传染病流行过程的强度和广度,可分为:
(1)散发:某病在一定地区或国家其发病率维持在历年水平。各个病例在时间和空间上常无联系。

(2)流行:某病在某一地区或某一单位在某一时期内的发病率显著超过历年发病率的水平。

(3)大流行:某病在一个短时期内迅速传播、蔓延,超过一般的流行强度。大流行可超越国界、洲界而波及很多国家。

(4)暴发:指在某一局部地区或集体单位中,短时间内突然出现众多同一种疾病的病人。

2. 地方性　某些传染病或寄生虫病,其中间宿主受地理条件、气温条件变化的影响,常局限于一点的地理范围内发生。如虫媒传染病、自然疫源性疾病。

3. 季节性　传染病的发病率在年度内有季节性升高,此与温度、湿度的改变有关。

(四) 有感染后免疫

人体感染病原体后,体内会产生针对病原体及其产物的特异性免疫。感染后免疫属于自然免疫,通过抗体转移而获得的免疫属于被动免疫。

三、传染病的临床特点

(一) 病情发展的阶段性

按传染病的发生、发展及转归可分为四期。

1. 潜伏期　从病原体侵入人体起,至开始出现临床症状为止的时期,称为潜伏期。不同传染病其潜伏期长短各异,短至数小时,长至数月乃至数年;同一种传染病,各病人之潜伏期长短也不尽相同。通常细菌潜伏期短于蠕虫病;细菌性食物中毒潜伏期短,短至数小时;狂犬病、获得性免疫缺陷综合征其潜伏期可达数年。潜伏期是检疫工作观察、留验接触者的重要依据。

2. 前驱期　从起病至症状明显开始为止的时期称为前驱期。一般1~3天,呈现乏力、头痛、微热、皮疹等表现。起病急骤者,可无前驱期。

3. 症状明显期　急性传染病患者度过前驱期后,某些传染病,如麻疹、水痘患者绝大多数转入症状明显期。在此期间该传染病所特有的症状和体征都通常获得充分的表现,如具有特征性的皮疹、黄疸、肝、脾大和脑膜刺激征等。

4. 恢复期　当机体的免疫力增长至一定程度,体内病理生理过程基本终止,患者的症状及体征基本消失,临床上称为恢复期。

(二) 常见的症状及体征

1. 发热　大多数传染病都可引起发热,发热的高低、持续时间长短和热型与疾病的性质有关。热型是传染病的重要特征之一,如伤寒为稽留热;疟疾可出现间歇热;败血症以及化脓性感染性疾病可见于弛张热;布鲁氏菌病见于回归热;黑热病多为双峰热。

2. 皮疹　许多传染病在发热的同时伴有皮疹,为传染病特征之一。不同传染病有不同的疹形,包括斑疹、丘疹、斑丘疹、红斑疹、玫瑰疹、瘀点、疱疹、脓疱疹、荨麻疹等。皮疹出现的日期、部位、出疹顺序、皮疹的数目等,各种传染病不完全相同。常见出疹性传染病有猩红热、麻疹、水痘、斑疹伤寒、伤寒、流行性脑脊髓膜炎、流行性出血热、败血症等。常见发疹性疾病特点见表10-1。

表 10-1　常见发疹性疾病的特点

	发热与出疹的关系	发疹特点
水痘	发热当日或次日出疹,呈向心性	先为斑疹,而后丘疹、疱疹最后结痂
麻疹	发热 3~4 天出疹,出现麻疹黏膜斑(Koplik 斑)	红色斑丘疹自耳后至面、颈、躯干、四肢、手心足心,3 天出齐
猩红热	高热 1~2 天出疹,面部充血潮红,口鼻周围呈环口苍白圈	自耳后、颈、上胸部出疹,1 天内遍及全身,皮肤弥漫性潮红,其间有红点疹,有巴氏线,持续 3~4 天退疹,有片状脱皮
伤寒	病程第 6~12 天出疹	胸腹部皮肤可出现直径为 2~4mm 小丘疹,淡红色、充血性,稍隆起,一般在 10 个以下,分批出现,约 2~4 日消退
幼儿急疹	发热短暂,热骤降出疹	出疹顺序:面部、躯干、四肢,1 天内遍布全身。斑丘疹,稀少,手掌、足底无皮疹,疹间皮肤正常,2~3 天退疹,无脱屑及色素沉着

第二节　传染病流行过程

【案例 2】

某单位职工小许,每天都去游泳馆游泳,锻炼身体。7 月的一天,小许自觉眼睛疼痛、怕光、有异物感,外观看眼睑肿胀、结膜充血,到医院就诊后诊断为"急性充血性结膜炎"。1 天之后,其妻及儿子相继出现同样症状,社区护士经了解得知小许全家共用一条毛巾擦手,并且不是每天清洗和日晒。为什么小许全家会患同样的疾病呢?

传染病的流行,必须有传染源、传播途径和易感人群三个环节的协同作用。这三个基本环节存在以后,是否发生流行,以及流行过程的性质与强弱,还与当时的自然因素及社会因素有关。

一、传　染　源

传染源是指体内有病原体生长、繁殖,并能排出病原体的人和动物。包括病人、病原携带者和受感染的动物。

1. 病人　病人是重要传染源。通过咳嗽、呕吐、腹泻等促进病原体播散。包括急性期和慢性期病人,尤其是轻型病人数量较多、症状轻而不易被发现,故作为传染源意义更大。在不同传染病中其流行病学意义各异。

2. 隐性感染者　隐性感染者在某些传染病中,如流行性脑脊髓膜炎、脊髓灰质炎等,虽然携带病原体,但并没有任何发病症状。隐性感染者是重要的传染源。

3. 病原携带者　指没有任何临床症状,但能长期排出病原体的人。在某些传染病(如伤寒、细菌性痢疾)中有重要的流行病学意义。

病原携带者作为传染源的意义大小,不仅取决于排出病原体的数量和时间,更为重要的是与他们的职业、社会活动范围、个人卫生习惯及卫生防疫措施等因素关系密切。

4. 受感染的动物 动物作为传染源的危险程度,主要取决于人与受感染动物接触机会和接触的密切程度,与动物种类和密度等因素有关。人感染以动物作为传染源的疾病称为人畜共患病。

二、传 播 途 径

病原体离开传染源后,到达另一个感染者所经历的途径称传播途径。传播途径主要有以下几种。

(一)经空气传播

包括下列 3 种方式:

1. 经飞沫传播 呼吸道传染病的病原体存在于呼吸道黏膜表面的黏液中或纤毛上皮细胞的碎片里,当病人呼气、大声说话、咳嗽、打喷嚏时,可从鼻咽部喷出大量含有病原体的黏液飞沫。飞沫传播的范围仅限于病人或携带者周围的密切接触者。流行性脑脊髓膜炎、流行性感冒、百日咳等均可经此方式传播。拥挤的临时工棚、看守所或监狱、旅客众多的船舱、车站候车室是发生此类传播的常见场所。

2. 经尘埃传播 含有病原体的分泌物以较大的飞沫散落在地上,干燥后成为尘埃,落在衣服、床单、手帕或地板上。当整理衣服或清扫地面时,带有病原体的尘埃飞扬而造成呼吸道传播。凡耐干燥的病原体,皆可经此方式传播,如结核杆菌、炭疽、芽孢等。

3. 经飞沫核传播 飞沫在空气悬浮过程中由于失去水分而剩下的蛋白质和病原体组成的核称为飞沫核。飞沫核可以气溶胶的形式漂流至远处。结核杆菌等耐干燥的病原体可经飞沫核传播。

经空气传播的传染病流行特征为:①传播广泛,传播途径易实现,发病率高;②冬春季高发;③少年儿童多见;④在未免疫预防人群周期性升高;⑤受居住条件和人口密度的影响。

(二)经水传播

包括经饮用水传播和疫水传播:

1. 经饮水传播 常呈暴发或流行,其流行特征为:①病例分布与供水范围相一致,有饮用同一水源的历史;②除哺乳婴儿外,发病无年龄、性别、职业差别;③停止使用被污染的水源或经净化后,流行或暴发即可平息;④在水源经常被污染时,病例可终年不断,发病呈地方性特点。

2. 经疫水(感染水体)传播的疾病 如血吸虫病、钩端螺旋体病等,其病原体主要经皮肤黏膜侵入体内。其流行特征为:①病人有接触疫水史;②发病有季节性、职业性和地区性;③接触方式以游泳、洗澡、捕鱼及收割等多见。

(三)经食物传播

所有肠道传染病、某些寄生虫病及个别呼吸道病(如结核病、白喉等)可经食物传播。引起食物传播有两种情况,一种是食物本身含有病原体,另一种是食物在不同条件下被污染。其流行特征:①发病者吃过污染的食物,不吃者不发病;②易形成暴发,累及人数与吃污染食物的人数有关;③停止供应污染食物后,暴发即可平息。

(四)接触传播

1. 直接接触传播 指传染源与易感者接触而未经任何外界因素所造成的传播。例如性病、狂犬病等。

2. 间接接触传播 又称日常生活接触传播,是指易感者接触了被传染源的排泄物或分泌物污染的日常生活用品而造成的传播。被污染的手在此传播中起着特别重要的作用。

接触传播的传染病的流行特征：①病例多呈散发、亦可形成家庭或同室内传播；②无明显季节性；③流行较缓慢；④卫生习惯不良、卫生条件不佳的情况下病例较多。

（五）经媒介节肢动物传播

指经节肢动物叮咬吸血或机械携带而传播的传染病。可分为机械性传播和生物性传播。经吸血节肢动物传播的疾病为数极多，其中除包括鼠疫、疟疾、丝虫病、流行性乙型脑炎、登革热等疾病外，还包括 200 多种虫媒病毒传染病。其流行特征：①地区性分布特点；②明显的职业性；③一定的季节性；④青壮年发病较多。

（六）经土壤传播

土壤受污染的机会很多，如人粪施肥使肠道病病原体或寄生虫虫卵污染土壤，如钩虫卵、蛔虫卵等；某些细菌的芽孢可以长期在土壤中生存，如破伤风、炭疽、气性坏疽等，若遇皮肤破损，可以经土壤引起感染。经土壤传播的病原体的意义大小，取决于病原体在土壤中的存活力、人与土壤的接触机会及个人卫生习惯。

（七）医源性传播

医源性传播是指在医疗、预防工作中，人为地造成某些传染病传播，称为医源性传播。医源性传播有两种类型，一类是指易感者在接受治疗、预防或检验（检查）措施时，由于所用器械、针筒、针头、针刺针、采血器、导尿管等受医护人员或其他工作人员的手污染或消毒不严而引起的传播；另一类是药厂或生物制品生产单位所生产的药品或生物制品受污染而引起传播。

（八）垂直传播

指在产前期内孕妇将病原体传给她的后代的传播。垂直传播可包括下列几种方式：

1. 妊娠期经胎盘传播　受感染的孕妇经胎盘血液使胎儿受感染，称为经胎盘传播。经胎盘传播的有风疹病毒、肝炎病毒、麻疹病毒、水痘病毒等。

2. 产后传播　产后母亲在护理婴儿（包括喂奶）过程中发生传播。如乙肝、艾滋病等。

3. 分娩引起的传播　胎儿从无菌的羊膜腔穿出而暴露于母亲严重污染的产道内，胎儿的皮肤、呼吸道、肠道均存在受病原体感染的机会。如乙肝病毒、艾滋病等。

（九）多途径传播

传染病流行时其传播途径可能是十分复杂的，一种传染病可同时通过几种途径传播。

三、易 感 人 群

对某种传染病缺乏特异性免疫力的人称为易感者。

1. 导致人群易感性升高的因素　新生儿增加、易感人口的迁入、免疫人口免疫力自然消退、免疫人口死亡。

2. 导致人群易感性降低的因素　计划免疫、流行后免疫人口的增加、隐性感染后免疫人口的增加。

第三节　传染病预防与控制措施

【案例3】

社区护士小李上班后立即浏览大疫情网，发现本地段有一个"猩红热"病例，随即开展传染病访视工作。大疫情网是依据《中华人民共和国传染病防治法》等相关法律、法规的规定，传染病报告实行属地化管理，传染病报告卡由首诊医生或其他执行职务的人员负责填写，由医院专职网报人员收取并在 24 小时内进行网络直报。社区医护人员可以随时从大疫情网上浏览并获取本地段的传染病疫情，及时进行传染病管理。

一、传染病的信息报告

（一）责任报告单位及报告人

各级各类医疗机构、疾病预防控制机构、采供血机构均为责任报告单位；其执行职务的人员和乡村医生、个体开业医生皆为疫情责任报告人。

（二）报告病种

1. 甲类　鼠疫、霍乱。

2. 乙类　传染性非典型肺炎、艾滋病、病毒性肝炎、脊髓灰质炎、人感染高致病性禽流感、麻疹、流行性出血热、狂犬病、流行性乙型脑炎、登革热、炭疽、细菌性和阿米巴性痢疾、肺结核、伤寒和副伤寒、流行性脑脊髓膜炎、百日咳、白喉、新生儿破伤风、猩红热、鲁氏菌病、淋病、梅毒、钩端螺旋体病、血吸虫病、疟疾、甲型 H1N1 流感（原称人感染猪流感）。

3. 丙类　流行性感冒、流行性腮腺炎、风疹、急性出血性结膜炎、麻风病、流行性和地方性斑疹伤寒、黑热病、包虫病、丝虫病，除霍乱、细菌性和阿米巴性痢疾、伤寒和副伤寒以外的感染性腹泻、手足口病。

（三）传染病的报告时限

责任报告单位和责任疫情报告人发现甲类传染病和乙类传染病中的肺炭疽、传染性非典型肺炎、脊髓灰质炎、人感染高致病性禽流感的病人或疑似病人时，或发现其他传染病和不明原因疾病暴发时，应于 2 小时内将传染病报告卡通过网络报告；未实行网络直报的责任报告单位应于 2 小时内以最快的通讯方式（电话、传真）向当地县级疾病预防控制机构报告，并于 2 小时内寄送出传染病报告卡。

对其他乙、丙类传染病病人、疑似病人和规定报告的传染病病原携带者在诊断后，实行网络直报的责任报告单位应于 24 小时内进行网络报告；未实行网络直报的责任报告单位应于 24 小时内寄送出传染病报告卡。

县级疾病预防控制机构收到无网络直报条件责任报告单位报送的传染病报告卡后，应于 2 小时内通过网络直报。

二、传染病的预防与控制措施

传染病的流行依赖于传染源、传播途径和易感者 3 个环节的连接和延续，任何一个环节的变化都可能影响传染病的流行。

（一）管理传染源

1. 病人　应做到早发现、早诊断、早报告、早隔离、早治疗。只有尽快管理传染源，才能防止传染病在人群中的传播蔓延。

传染病疑似病人必须接受医学检查、随访和隔离措施，甲类传染病疑似病人必须在指定场所进行隔离观察、治疗。乙类传染病疑似病人可在医疗机构指导下治疗或隔离治疗。

2. 病原携带者　对病原携带者应做好登记、管理和随访至其病原体检查 2～3 次阴性后。在饮食、托幼和服务行业工作的病原携带者须暂时离开工作岗位。艾滋病、乙型和丙型病毒性肝炎病原携带者严禁做献血员。

3. 对密切接触者　凡与传染源有过接触并有受感染可能者都应接受检疫。检疫期为最后接触日至该病的最长潜伏期。

留验：即隔离观察。甲类传染病接触者应留验，即在指定场所进行观察，限制活动范围，实施诊察、检验和治疗。

医学观察：乙类和丙类传染病接触者可正常工作、学习，但需接受体检、测量体温、病原学检查和必要的卫生处理等医学观察。

应急接种和药物预防：对潜伏期较长的传染病如麻疹可对接触者施行预防接种。此外还可采用药物预防，如服用青霉素预防猩红热等。

4. 动物传染源　对危害大的病畜或野生动物应予捕杀、焚烧或深埋。对危害不大的病畜可予以隔离治疗。此外还要做好家畜和宠物的预防接种和检疫。

（二）切断传播途径

不同传染病的传播途径不同，疫源地污染的途径不同，采取的措施也不相同。其主要措施包括隔离和消毒。

1. 隔离　是指将病人或病原携带者妥善地安排在指定的隔离单位，暂时与人群隔离。积极进行治疗、护理，并对具有分泌物、排泄物、用具等进行必要的消毒处理，防止病原体向外扩散的医疗措施。

种类有：①严密隔离：对传染性强、病死率高的传染病，如霍乱、鼠疫等；②呼吸道隔离：传染性非典型肺炎、流感、流脑、麻疹、白喉、百日咳、肺结核等；③消化道隔离：伤寒、菌痢、甲型肝炎、戊型肝炎等；④血液-体液隔离：如乙型肝炎、丙型肝炎、艾滋病、钩端螺旋体病等；⑤接触隔离：破伤风、炭疽、梅毒、淋病等；⑥昆虫隔离：乙脑、疟疾、丝虫病等；⑦保护性隔离：对抵抗力特别低的易感者，应作保护性隔离。

2. 消毒　根据有无明显的传染源存在，可将消毒分为疫源地消毒和预防性消毒两大类。

（1）疫源地消毒：根据处理时间不同又可分为随时消毒和终末消毒。①随时消毒：根据病情做到"三分开"与"六消毒"。"三分开"指分住室、分饮食、分生活用具（包括餐具、洗漱用具）。"六消毒"是指：消毒分泌物或排泄物、消毒生活用具、消毒双手、消毒衣服、被单、消毒患者居室、消毒生活污水、污物。②终末消毒：指传染源离开疫源地后，对疫源地进行的一次彻底消毒。

（2）预防性消毒：在未发现传染源的情况下，为预防传染病和感染性疾病的发生，对有可能受病原微生物污染的物品、场所和人体等进行的消毒。如日常餐具的消毒。

3. 常用的消毒方法

（1）煮沸消毒法：适用于餐（饮）具、服装，被单等耐湿、耐热物品的消毒。水沸开始计时，持续15~30分钟。

（2）消毒剂溶液浸泡消毒法：适用于餐（饮）具、服装、污染的医疗用品、排泄物和呕吐物等。

消毒剂的配制稀释公式：所需原药量＝（欲配制药液浓度×欲配药液数量）/原液浓度

加水量＝欲配制数量－所需原液量

餐（饮）具：含氯消毒剂浸泡，用量为250~500mg/L，消毒时间15~30分钟；粪便、分泌物：2000mg/L含氯消毒剂，用量为2000ml搅拌放置2小时。

（3）消毒剂溶液擦拭消毒法：适用于家具表面的消毒。250～500mg/L 含氯消毒剂，适量。

（4）消毒剂溶液喷雾消毒法：适用于室内空气、居室表面和家具表面的消毒。消毒剂可选用 0.2%过氧乙酸溶液或有效氯为 200～400mg/L 的含氯消毒剂溶液。喷雾顺序宜先上后下先左后右。地面消毒先由外向内喷雾一次，喷药量为 200～300ml/m²，待室内消毒完毕后，再由内向外重复喷雾一次。以上消毒处理，作用时间不少于 15 分钟。

（三）保护易感人群

1. 提高人群非特异性免疫力的措施

（1）呼吸道传染病的预防：①经常开窗通风，保持室内空气新鲜。每次通风不少于 30 分钟。②搞好家庭环境卫生，保持室内和周围环境清洁。③养成良好的卫生习惯，不要随地吐痰，勤洗手、洗澡、勤换洗衣服。④保持良好的生活习惯，多喝水、不吸烟、不酗酒。⑤经常锻炼身体，保持均衡饮食，注意劳逸结合，提高自身抗病能力。⑥要根据天气变化适时增减衣服，避免着凉。⑦儿童、老年人、体弱者和慢性病患者应尽量避免到人多拥挤的公共场所。⑧如果有发热、咳嗽等症状，应及时到医院检查治疗。当发生传染病时，应主动与健康人隔离，尽量不要去公共场所，防止传染他人。⑨儿童应按时完成预防接种，一般人群可有针对性地进行预防接种。

（2）消化道传染病的预防：①保持室内及环境卫生，消除苍蝇、蟑螂的滋生地。②讲究饮食卫生，食物要新鲜，不吃变质、不洁、生冷、生腌食物，少食海鲜类产品；食物要贮存好，防止苍蝇、蟑螂叮爬；瓜果要洗净或去皮再吃；盛装食物的容器和加工食品的工具要清洁。③注意个人卫生，饭前、大小便后要洗手，不要喝生水。④提高卫生防病意识，尤其是在夏秋季节，尽量减少家庭聚餐、外出就餐的次数，尤其是尽量避免卫生条件差的餐馆就餐。⑤出现腹痛、发热、恶心、呕吐、腹泻等症状应及时就医，病人的污染物品和排泄物要消毒处理，防止传染病传播。

2. 提高人群特异性免疫力的措施　通过预防接种提高人群的主动或被动特异性免疫力，是预防传染病非常重要的措施。

3. 对密切接触者的服药预防　药物预防也可作为一种应急措施来预防传染病的传播。

第四节　常见传染病的护理管理

一、手足口病

【案例 4】

初夏的一天早晨，社区保健医护人员刚刚上班，一位年轻女士领着一个 3 岁样子的小男孩来到诊室："大夫，今天早晨给孩子洗脸时，发现孩子手心儿有水疱，想问问孩子能不能上幼儿园？"社区护士一边安慰家长，一边给孩子查体。发现孩子不仅手心儿有散在的米粒大小的疱疹，脚心也有，但口腔内无疱疹，也无发热、消化系统、呼吸系统和神经系统等相关症状，怀疑是手足口病。

经询问得知，这个小男孩今年 3 岁，上幼儿园小班，社区医护人员让家长直接带孩子去儿童医院就诊。下午，社区医护人员从大疫情网看到信息，孩子确实患了手足口病。孩子的家长打电话来疑惑地问社区护士，手足口病是怎么回事？是怎么传播的？孩子得了手足口病应该注意什么？针对这些问题，社区护士做了详细的解答。

手足口病（hand-foot-mouth disease，HFMD）又叫发疹性口腔炎，是由多种肠道病毒引起的以口腔、手、足等部位疱疹为特点的一种常见传染病，以婴幼儿发病为主，主要为学龄前儿童，尤以≤5 岁年龄组发病率最高。发病高峰主要为 5~7 月，冬季发病较为少见。流行期间，可发生幼儿园集体感染和家庭聚集发病现象。引起手足口病的肠道病毒包括肠道病毒71 型（EV71）和 A 组柯萨奇（CoxA）、埃可病毒（Echo）的某些血清型。

手足口病是由患病的儿童或隐性感染者传播的。感染后 1~2 周可以从咽部排出病毒，约 3~5 周从粪便中排出病毒，疱疹液中含大量病毒，破溃时病毒溢出。

儿童通过接触被病毒污染的手、毛巾、手绢、牙杯、玩具、食具、奶具以及床上用品、内衣等引起感染。也可以通过患儿咳嗽及唾液传播。另外饮用或食入被病毒污染的水、食物，也可发生感染。

社区护士对本案例中儿童所涉及的个人、家庭、幼儿园集体单位开展了大量工作。

1. 针对患病儿童的家庭进行流行病学调查　接到网报后 48 小时内进行初次传染病访视，与儿童家长沟通，核实诊断，进行流行病学调查。了解到这个 3 岁孩子所在的幼儿园内未发现手足口病例，无可疑病例接触史。患病儿童日常卫生习惯较好。发病前 10 天内并无饮用生水及不洁水源清洗食物史，去过公园游玩，接触过有咳嗽症状的孩子。

2. 对患病儿童的家庭进行消毒指导　消毒的主要目的在于切断传染病的传播途径。手足口病的病原体可在粪便、玩具、物体表面等存活一段时间，因此，对这种传染病的病原体就必须进行消毒。患儿的家庭居住高层住宅，面积 69m²，根据患儿的家庭情况，社区护士给予针对性地指导并教会家长配制消毒液。

消毒液选择市场销售的含氯消毒液（84 消毒液）含有效氯 5% 左右，取 1 份消毒液（1ml）加 99 份水（约 99ml）混匀后就配成了 500mg/L 的消毒液，用于消毒生活用具、玩具、书籍、患儿衣服、被单；擦拭桌面、家具、门把手、地面、地垫等。用于食具、饮具的消毒液需将上述消毒液加水稀释 1 倍使用。家里的垃圾在倾倒之前，需用稀释后的含氯消毒剂溶液喷雾作用120 分钟。

3. 针对患儿的健康指导　由于手足口病是多途径传播，因此做好患儿个人、家庭的卫生是预防本病的关键。

（1）患儿应在家休息、治疗，不要接触其他儿童。不带患儿到人群聚集、空气流通差的公共场所，避免交叉感染。嘱家长复园时间为：自发病至症状消失后 1 周，并需地段保健科开具复园证明方可入园。

（2）要求家长每天给患儿的房间应定时开窗通风，保持空气新鲜、流通。

（3）谢绝亲属来家里探视患儿，避免继发感染。

（4）注意患儿个人卫生，勤洗澡，勤换衣。饭前便后、活动后监督、督促患儿用肥皂或洗手液流动水洗手。

（5）讲究饮食卫生，食物要新鲜，不要让患儿喝生水、吃生冷食物。患儿要单独使用水杯、餐具。

4. 针对托幼机构等集体单位的健康指导

（1）教室和宿舍等场所要保持良好通风。

（2）每日对玩具、个人卫生用具、餐具等物品进行清洗消毒。

（3）进行清扫或消毒工作（尤其清扫厕所）时，工作人员应穿戴手套。清洗工作结束后应立即洗手。

（4）每日对门把手、楼梯扶手、桌面等物体表面进行擦拭消毒。

（5）教育指导儿童养成正确洗手的习惯。

（6）每日进行晨检，发现可疑患儿时，要对患儿采取及时送诊、居家休息的措施；对患儿所用的物品要立即进行消毒处理。

（7）患儿增多时，要及时向卫生和教育部门报告。根据疫情控制需要当地教育和卫生部门可决定采取托幼机构或小学放假措施。

（8）5 岁以下儿童可接种 EV71 型手足口病疫苗，免疫程序为 2 剂次，2 针间隔 1 个月。

5. 第 2 次家庭访视　发病后第 7 天社区护士进行了第 2 次访视，重点询问患者病情转归情况，消毒隔离落实情况，有无并发症等，患儿情况良好，家庭消毒到位。

二、乙型肝炎

【案例 5】

2011 年 4 月的一天，某科研机构的技术员张先生（40 岁）来到全科门诊，自述近半个月来感觉乏力、恶心、厌油、食欲减退、上腹部不适。鉴于张先生在 5 年前诊断过慢性肝炎，全科医生建议他做化验检查。张先生遂就诊于北京某医院，化验乙肝五项及转氨酶结果为：HBsAg（+），HBeAb（+），HBcAb（+），ALT 800U/L，诊断为急性乙型肝炎（慢性乙型肝炎急性发作），随即被收入院治疗。社区护士接到传染病报卡后 24 小时内家庭访视，进行流行病调查。据患者之妻王女士介绍，患者首次发病时间是 2006 年 2 月，目前有乏力、恶心、厌油、腹痛、尿黄等症状。无乙肝疫苗接种史。其妻为密切接触者。同时，社区护士还与病人所在单位的卫生管理员进行了沟通。为什么社区护士对乙型肝炎病人这么重视呢？社区护士为此还做了哪些工作呢？

乙型肝炎是由乙型肝炎病毒（HBV）引起的传染病，主要通过血液和血制品、母婴及性途径传播，还可发展为慢性肝炎、肝硬化及肝癌。我国人群普遍对 HBV 易感，我国属于乙型肝炎的高发地区，乙型肝炎的发病无明显季节性，不同职业人群由于其 HBV 暴露率和强度不同而使其感染率不同。

1. 社区护士 3 次对张先生的家庭访视　社区护士与张先生之妻王女士预约家访，进行健康指导，在沟通中消除王女士的顾虑，取得王女士的合作，核实诊断、进行流行病学调查和消毒措施。于发病后半年第 2 次访视，观察病人转归及密切接触者有无续发病例。同时了解未分型肝炎的分型情况。

由于张先生明确诊断急性乙型肝炎，具有一定的传染性，已经住院治疗，需待无明显症状且肝功能正常，无乙肝传染性标志者方可恢复工作。因此减少亲戚朋友的探视与聚会至体内病毒消失。

2. 对共同居住者进行健康指导　嘱其妻应立即注射乙型肝炎免疫球蛋白和乙型肝炎疫苗。日常生活用品与其夫分开放置、单独使用。

3. 对张先生家庭进行消毒指导　张先生家是老式低层住宅，三居室，面积 65m²，平时夫妇 2 人居住。社区护士教会王女士对家庭内部进行消毒的方法。

（1）煮沸消毒：将王先生使用的餐具、茶具、用具、耐热的物品和小件布料衣物浸没水中，加盖煮沸，100℃，1 分钟就可使乙型肝炎病毒失去传染性，煮沸 15~20 分钟（从水沸后计算）可杀灭肝炎病毒。

(2)蒸气消毒法:用家里大一点的高压锅或做饭用的大蒸锅、蒸笼,可以对金属类、玻璃、陶瓷器、餐茶具、钱币及书报的消毒,消毒时间为水沸冒气后 20~30 分钟。

(3)市售的含氯消毒液(84 消毒液)消毒法:配制成 1∶100 的消毒液可以用于擦拭地面、家具、桌面、用品、浸泡餐具和洗手。

(4)对呕吐物、分泌物及粪便应用漂白粉消毒后再冲走;污染容器可放在 3% 漂白粉澄清液中浸泡 2 小时。

4. 对张先生单位访视并开展健康指导　访视的主要目的是切断传播途径、保护易感人群。通过与张先生单位的卫生管理人员沟通,了解与张先生密切接触的同事情况,建议密切接触者自主进行主动免疫和被动免疫。

(1)尽快接受主动免疫:主要针对未自然感染过乙型肝炎者接种乙肝疫苗,尤其高危人群,如密切接触者、表面抗原阳性者配偶及家庭成员等,接种乙肝疫苗程序为三次,每次剂量10μg,第 2 针 1 个月后接种,第 3 针半年接种。

(2)对于已暴露于 HBV 的易感者,尽快接受被动免疫:制剂为高价乙肝免疫球蛋白(HBIg),肌内注射,免疫力可维持 3 周,之后接种乙型肝炎疫苗程序。

三、水　痘

【案例 6】

2013 年 9 月 24 日,北京某小学 3 年级 5 班的刘同学开始发热,25 日晨,发现躯干部及上肢出现红色斑丘疹和红色疱疹,父母于当日在住家附近的某医院就诊,临床诊断为水痘。接着 9 月 24 日至 28 日同班同学里接连出现 5 例水痘病例。

社区医护人员紧急启动传染病应急机制,分别对 5 名同学进行流行病学调查,调查结果为 5 名同学均无可疑病例接触史,但刘同学及另外 2 名同学分别在校外上补习班。并且 3 年级 5 班同学上课、午休、用餐均在教室,同学之间接触密切。

根据《北京市水痘管理规范》的定义:幼儿园、学校等集体单位,1 周内发生 5 例或以上水痘临床诊断或确诊水痘病例,称为暴发疫情。北京某小学该起疫情为水痘暴发疫情。

听到这个消息,许多学生家长急切地向社区护士提出了针对水痘的各种问题,社区护士一一给予解答。

1. 水痘是怎么回事?是如何传染的?

(1)水痘是由水痘-带状疱疹病毒原发感染引起的发热出疹性疾病,属呼吸道传染病。病人是唯一传染源,出疹前一天至疱疹完全结痂均有传染性。主要通过直接或间接接触、空气飞沫。20 岁以下人群易感。

(2)水痘全年皆可发病,以冬春季节多见,是托幼机构、学校等集体单位常见的传染病之一,感染性强,传播快。我国尚未将水痘纳入法定传染病报告和管理,由于水痘暴发疫情占传染病突发公共卫生事件的比重较大,是需要关注的重点疾病之一。

(3)患病学生需在家进行隔离,避免与其他学生接触,凡复课学生,必须持有地段保健科开具的复课证明方可复课。

2. 社区护士对学校集体单位进行隔离督导

(1)学校认真落实晨午检制度,各班班主任要对本班的每名学生进行观察、询问,及时了解学生健康状况,以确保做到传染病病人的早发现,早报告,早隔离。

（2）要求 3 年级 5 班在北楼单独教室上课,避免与其他班级学生在楼道中接触。

（3）要求本小学在检疫期内加强对各班教室及楼道的开窗通风,确保空气流通。

（4）在学校检疫期内,停止一切室内集体活动,各班在共用教室（音乐教室、科技教室、图书馆、形体教室等）上课或活动后做到随用随消毒。

（5）每日学生放学后,学校做好教室楼道内的湿式扫除,用 84 消毒液 1∶100 对门把手及课桌和讲台桌面进行喷洒,做消毒记录并保留记录。

（6）本次水痘疫情自 9 月 28 日起,医学观察 21 天,如在此期间有新发水痘病例,则检疫期间向后顺延。

3. 社区医护人员对全学校学生进行应急接种,保护易感人群

（1）不考虑疫苗接种时间间隔,对全校凡未患过水痘,未接种过水痘疫苗且无疫苗接种禁忌证的 15 岁以下儿童。在 3 天内完成全校学生应急接种,接种率要 ≥95%。

（2）加强全校学生的防病知识宣传,利用课间、午休时通过广播宣传呼吸道传染病的防治,通过《致家长的一封信》提高学生家长对水痘疾病的防病意识和认知程度。

经过一系列干预措施,截至当年 10 月 14 日,该校 3 年级 5 班无新增水痘病例,其他班级无病例报告。

四、麻　　疹

【案例 7】

2017 年 5 月,某局职工李先生（45 岁）发热（38.5℃）3 天,随后耳际、面部出现皮疹,遂去医院就诊,临床诊断为麻疹疑似病例。社区护士接到传染病报卡后立即与李先生沟通,核实诊断并进行流行病学调查,了解到李先生在医院已采集血清标本。无麻疹疫苗接种史。同时社区护士与李先生家属、居住所属的居委会及所在单位取得联系进行消毒与应急接种工作。患者家属及单位同事们纷纷询问社区护士为什么还要给密切接触者应急接种呢？社区护士耐心的解答问题。

麻疹是由麻疹病毒引起的急性呼吸道传染病。病人是唯一的传染源,发病前 2 天至出疹后 5 天均具有传染性,经呼吸道飞沫传播,临床表现为发热、咳嗽、流涕、眼结膜充血、颊黏膜 Koplik 班和皮肤斑丘疹,重者可并发肺炎、心肌炎和脑炎。人群普遍易感,病后可获得持久性免疫力。

1. 社区护士对李先生及家庭进行健康指导

（1）李先生在家隔离至出疹后 5 天,最好单独居住一室,尽量减少与他人的接触。

（2）居室开窗通风,使病毒迅速排除室外。

（3）家庭室内环境消毒,桌面、地面用 1∶100 的 84 消毒液湿式扫除。

（4）嘱其妻子及孩子尽快接种麻疹疫苗。

2. 社区护士对同楼环境消毒,同楼居民及社区的健康指导

（1）李先生居住的是一座 16 层的楼房,保洁员要做好共用电梯及李先生所住楼层楼道内的湿式扫除,用 1∶100 的 84 消毒液擦拭清扫。

（2）对 8 月~14 岁儿童,查验接种证开展含麻疹成分疫苗的查漏补种,对 15 至 45 岁中 5 年内未明确接种过含麻疹成分疫苗且无明确麻疹病史者,无麻疹接种禁忌证的在 3 天内开展应急接种麻疹疫苗。

（3）通过社区报刊栏宣传麻疹等传染病的防病知识,与居委会合作组织开展健康教育,

宣传消除麻疹策略和措施,使居民了解麻疹的危害、传播途径与预防方法。

3. 社区护士对集体单位的健康督导

(1)加强疫情监测,每天核查李先生所在办公室同事及同楼层职工的出勤情况、健康状况并记录。

(2)办公室和楼道每天用 1∶100 的 84 消毒液擦拭桌面、地面及门把手,定时开窗通风,保持空气流通。

(3)麻疹潜伏期为 7~21 天(平均 10 天左右),集体单位医学观察期间应截至最后一例麻疹发病后 21 天,期间禁止集体活动,减少病毒的传播范围。

(4)对本楼层职工开展麻疹疫苗应急接种工作。

(5)向单位职工普及预防控制麻疹知识,提高职工对麻疹疾病的认知和防病措施。

五、肺　结　核

【案例 8】

2017 年 4 月的一天,某单位职工张女士(35 岁)来到全科门诊就诊,自述近三周以来咳嗽咳痰,体温 37.5℃ 左右,全科医生建议胸片检查,结果为右肺上叶斑片结节灶并空洞形成,鉴于张女士症状及胸片结果,全科医生填写"双向转诊单",推荐她到结核病定点医疗机构进行结核病检查。一周后社区护士接到该地区结核病防治研究所管理关于张女士肺结核的通知单后,立即电话联系张女士进行沟通,取得合作,准备第一次入户随访。为什么肺结核病人需要社区护士随访督导呢?

肺结核是结核分枝杆菌引起的呼吸道传染病,健康人主要通过吸入肺结核病人排出的含有结核分枝杆菌的飞沫而感染。

(一)第一次入户随访

1. 确定督导人员　社区护士与张女士协商后确定督导人员为其丈夫。同时确定服药地点和时间,按照化疗方案,告知其丈夫张女士的"肺结核患者治疗记录卡"或"耐多药肺结核患者服药卡"的填写方法、取药的时间和地点,提醒张女士按时取药和复诊。

2. 评估张女士的居住环境　建议最好住在单独的光线充足的房间,并经常开窗通风。

3. 对张女士及家属进行培训及结核病防治知识健康教育

(1)肺结核治疗疗程:服用抗结核药物一个月以后,传染性一般就会消失。初治肺结核病人为 6 个月,复治肺结核病人为 8 个月,耐多药肺结核病人为 24 个月。

(2)服药方法:抗结核药物宜采用空腹顿服的服药方式,一日的药量要在同一时间一次服用。宜放在阴凉干燥的地方。

(3)注意保持良好的卫生习惯,避免将疾病传染他人。

(4)不能随地吐痰,也不要下咽,应把痰吐在纸中包好后焚烧或吐在有消毒液的痰盂中。

(5)不要对着他人大声说话、咳嗽或打喷嚏。

(6)传染期内应尽量减少去公共场所,如需外出应佩戴口罩。

(7)在治疗期间应严格戒烟禁酒,避免重体力活动,加强营养,多吃奶类、蛋类、瘦肉等高蛋白食物,还应多吃绿叶蔬菜、水果及杂粮等富含维生素和无机盐的食品,避免吃过于刺激的食物。

(8)建议张女士的家人、办公室同事或经常接触的好友等密切接触者,及时到定点医疗机构进行结核菌感染和肺结核筛查。

4. 告诉张女士 如出现病情加重、严重不良反应、并发症等异常情况时,要及时就诊,不要自行停药或更改治疗方案。

（二）督导服药和随访管理

1. 家庭成员督导 张女士每次服药要在家属的面视下进行。

2. 随访管理社区护士 在张女士的强化期或注射期内每10天随访1次,继续期或非注射期内每1个月随访1次。

3. 随访评估

（1）评估张女士是否存在紧急情况,如有则紧急转诊,2周内主动随访转诊情况。

（2）如无需紧急转诊,了解张女士服药情况（包括服药是否规律,是否有不良反应）,询问上次随访至此次随访期间的症状,询问其他疾病状况,用药史和生活方式。

4. 分类干预

（1）对于张女士能够按时服药且无不良反应,则继续督导服药,并预约下一次随访时间。

（2）如未按医嘱服药,要查明原因。如出现不良反应,则转诊;如患者漏服药次数超过1周及以上,要及时向上级专业机构进行报告。

（3）提醒并督促张女士按时到定点医疗机构进行复诊。

（三）结案评估

当张女士停止抗结核治疗后,社区护士要对张女士进行结案评估,包括:记录停止治疗的时间及原因;对其全程服药管理情况进行评估;收集和上报"肺结核患者治疗记录卡"或"耐多药肺结核患者服药卡"。同时将张女士转诊至结核病定点医疗机构进行治疗转归评估,2周内进行电话随访,了解是否前去就诊及确诊结果。

第五节 突发公共卫生事件的管理

【案例9】

2003年3月,某实验工厂的赵技术员（男,45岁）出现发热(39.5℃)、头痛、全身酸痛伴乏力、胸痛、咳嗽(无痰)等症状,自认为感冒未去医院就诊。3天后上述症状未缓解并出现憋气、呼吸困难症状,紧急去医院就诊,被诊断为传染性非典型肺炎,住院治疗。与此同时,广东、北京、其他省份以及海外也出现大量类似临床病例,且各地病例数每日不断增加。原卫生部建立了在全国范围内针对传染性非典型肺炎的监测系统,拉开了在人类历史上与传染性非典型肺炎战斗半年的序幕。

一、突发公共卫生事件的定义

突发公共卫生事件是指突然发生并造成或者可能造成社会公众健康严重损害的重大传染病疫情、群体性不明原因疾病、重大食物中毒、职业中毒以及其他严重影响公众健康的事件。

突发公共卫生事件所涵盖的范围应包括:甲类法定传染病在某地首次出现;乙、丙类法定传染病显著增高;新发传染病出现;不明原因疾病暴发;各类自然灾害过程中及灾后疾病的暴发流行;医院感染事件;免疫接种产生的群体性癔症;免疫接种异常反应事件;生物恐怖事件;化学恐怖事件;放射恐怖事件;各类食物中毒;营养缺乏性疾病流行;职业中毒;杀虫灭鼠剂中毒;有毒物质泄漏;核事故;以及其他非常规性公共卫生事件。

二、突发公共卫生事件的特点

（一）突发性和意外性

突发公共卫生事件的发生没有固定的时间、发生方式和发生人群，往往发生突然，始料不及，来势凶猛，有着很大的偶然性和顺势性。

（二）群体性和公共性

突发公共卫生事件往往涉及多人甚至整个工作或生活的群体。由于现代化和城市化进程加快、人口居住密集、公共活动增多、集中供水，使突发公共卫生事件更凸显群体性、公共性特征。

（三）多发性和多元性

突发公共卫生事件涵盖了法定传染病的多发暴发、新发传染病、核物质与放射源污染事故、化学污染事故、食物中毒、生活饮用水事故，涉及众多的行业与领域，因此其表现是多元性的。

（四）危害性和严重性

由于发生突然，累计数众，涉及范围大，损失严重，其结果不仅仅会打乱一定区域内人群的正常生活、生产的秩序，还会造成人员的群死群伤、国家和个人财产的巨大损失及生态环境的严重破坏。

（五）社会性和系统性

调查和处理突发公共卫生事件涉及多系统，多部门，应当在政府领导下，多部门通力合作，大家共同努力，将其危害性降到最低程度。

三、突发公共卫生事件的类型

（一）传染病

1. 传染病暴发　指局部地区和集体单位，在短时间（通常为 1 个潜伏期）内发生多例（超过当地年平均发病率水平）同类病例的情况。

2. 新发或再发传染病或不明原因疾病暴发　发现本县（区）从未发生过的传染病或发生本县（区）近 5 年从未报告的或国家宣布已消灭的传染病。

一个医疗机构或同一自然村寨、社区、建筑工地、学校等集体单位 2 周内发生有相同临床症状的不明原因疾病 3 例以上。

（二）预防接种和预防服药群体性不良反应及医源性感染事件

1. 群体性预防接种异常反应
2. 预防接种引起的群体性癔症
3. 群体预防性服药反应
4. 医源性、实验室和医院感染暴发
5. 职业暴露事件（如实验人员、医疗过程中的职业暴露事件等）

（三）急性中毒事件

1. 食物中毒　一次食物中毒人数 30 人及以上或死亡 1 人及以上；学校、幼儿园、建筑工地等集体单位发生食物中毒，一次中毒人数 5 人及以上或死亡 1 人及以上；地区性或全国性重要活动期间发生食物中毒，一次中毒人数 5 人及以上或死亡 1 人及以上。

2. 职业中毒　发生急性职业中毒 10 人及以上或死亡 1 人及以上。

3. 其他中毒　有毒有害因素污染引起的群体中毒或出现食物中毒、职业中毒以外的急性中毒病例 3 例及以上事件。

（四）环境污染和生物、化学、核辐射恐怖事件以及意外辐射照射事件

自然灾害造成的人员伤亡和疾病流行事件以及发生环境因素改变所致的急性病例 3 例及以上事件；生物、化学、核辐射恐怖事件以及出现意外辐射照射人员 1 例及以上事件；传染病菌、毒种丢失；发生鼠疫、炭疽、非典、艾滋病、霍乱等菌毒种丢失事件。

（五）其他

各级人民政府卫生行政部门认定的其他突发公共卫生事件。

（六）突发公共卫生事件的分级

根据突发公共卫生事件性质、危害程度、涉及范围，突发公共卫生事件划分为四级：

Ⅰ级：特别重大突发公共卫生事件（用红色表示）

1. 肺鼠疫、肺炭疽在大、中城市发生并有扩散趋势，或肺鼠疫、肺炭疽疫情波及 2 个以上的省份，并有进一步扩散趋势。

2. 发生传染性非典型肺炎、人感染高致病性禽流感病例，并有扩散趋势。

3. 涉及多个省份的群体性不明原因疾病，并有扩散趋势。

4. 发生新传染病或我国尚未发现的传染病发生或传入，并有扩散趋势，或发现我国已消灭的传染病重新流行。

5. 发生烈性病菌株、毒株、致病因子等丢失事件。

6. 周边以及与我国通航的国家和地区发生特大传染病疫情，并出现输入性病例，严重危及我国公共卫生安全的事件。

7. 国务院卫生行政部门认定的其他特别重大突发公共卫生事件。

Ⅱ级：重大突发公共卫生事件（用橙色表示）

1. 在一个县（市）行政区域内，一个平均潜伏期内（6 天）发生 5 例以上肺鼠疫、肺炭疽病例；或者相关联的疫情波及 2 个以上的县（市）。

2. 发生传染性非典型肺炎、人感染高致病性禽流感疑似病例。

3. 腺鼠疫发生流行，在一个市（地）行政区域内，一个平均潜伏期内多点连续发病 20 例以上，或流行范围波及 2 个以上市（地）。

4. 霍乱在一个市（地）行政区域内流行，1 周内发病 30 例以上，或波及 2 个以上市（地），有扩散趋势。

5. 乙类、丙类传染病波及 2 个以上县（市），1 周内发病水平超过前 5 年同期平均发病水平 2 倍以上。

6. 我国尚未发现的传染病发生或传入，尚未造成扩散。

7. 发生群体性不明原因疾病，扩散到县（市）以外的地区。

8. 发生重大医源性感染事件。

9. 预防接种或群体预防性服药出现人员死亡。

10. 一次食物中毒人数超过 100 人并出现死亡病例，或出现 10 例以上死亡病例。

11. 一次发生急性职业中毒 50 人以上，或死亡 5 人以上。

12. 境内外隐匿运输、邮寄烈性生物病原体、生物毒素造成我境内人员感染或死亡的。

13. 省级以上人民政府卫生行政部门认定的其他重大突发公共卫生事件。

Ⅲ级：较大突发公共卫生事件（用黄色表示）

1. 发生肺鼠疫、肺炭疽病例，一个平均潜伏期内病例数未超过 5 例，流行范围在一个县

（市）行政区域以内。

2. 腺鼠疫发生流行,在一个县(市)行政区域内,一个平均潜伏期内连续发病 10 例以上,或波及 2 个以上县(市)。

3. 霍乱在一个县(市)行政区域内发生,1 周内发病 10~29 例,或波及 2 个以上县(市),或市(地)级以上城市的市区首次发生。

4. 一周内在一个县(市)行政区域内,乙、丙类传染病发病水平超过前 5 年同期平均发病水平 1 倍以上。

5. 在一个县(市)行政区域内发现群体性不明原因疾病。

6. 一次食物中毒人数超过 100 人,或出现死亡病例。

7. 预防接种或群体预防性服药出现群体心因性反应或不良反应。

8. 一次发生急性职业中毒 10~49 人,或死亡 4 人以下。

9. 市(地)级以上人民政府卫生行政部门认定的其他较大突发公共卫生事件。

Ⅳ级:一般突发公共卫生事件(用蓝色表示)

1. 腺鼠疫在一个县(市)行政区域内发生,一个平均潜伏期内病例数未超过 10 例。

2. 霍乱在一个县(市)行政区域内发生,1 周内发病 9 例以下。

3. 一次食物中毒人数 30~99 人,未出现死亡病例。

4. 一次发生急性职业中毒 9 人以下,未出现死亡病例。

5. 县级以上人民政府卫生行政部门认定的其他一般突发公共卫生事件。

四、突发公共卫生事件管理预案及报告程序

(一)应急预案

1. 目的　有效预防、及时控制和消除突发公共卫生事件及其危害,指导和规范各类突发公共卫生事件的应急处理工作,最大限度地减少突发公共卫生事件对公众健康造成的危害,保障公众身心健康与生命安全。

2. 适用范围　适用于突然发生,造成或者可能造成社会公众身心健康严重损害的重大传染病、群体性不明原因疾病、重大食物和职业中毒以及自然灾害、事故灾难或社会安全等事件引起的严重影响公众身心健康的公共卫生事件的应急处理工作。

3. 应急反应措施

(1)各级人民政府:①组织协调有关部门参与突发公共卫生事件的处理;②根据突发公共卫生事件处理需要,调集本行政区域内各类人员、物资、交通工具等参加应急处理工作;③划定控制区域:甲类、乙类传染病暴发、流行时,县级以上地方人民政府报经上一级地方人民政府决定,宣布疫区范围;④疫情控制措施:可在本行政区域内采取限制或者集市、集会、停工、停课;⑤流动人口管理:对传染病病人、疑似病人采取就地隔离、就地观察、就地治疗的措施。

(2)医疗机构:①开展病人接诊、收治和转运工作,对疑似病人及时排除或确诊;②协助疾控机构人员开展标本的采集、流行病学调查工作;③做好医院内现场控制、消毒隔离、个人防护、医疗垃圾和污水处理工作;④做好传染病和中毒病人的报告。

(3)疾病预防控制机构:①突发公共卫生事件信息报告:国家、省、市(地)、县级疾控机构做好突发公共卫生事件的信息收集、报告与分析工作。②开展流行病学调查:尽快制订流行病学调查计划,开展对突发事件累及人群的发病情况、分布特点进行调查分析,提出并实

施有针对性的预防控制措施;对传染病病人、疑似病人、病原携带者及密切接触者进行追踪调查,查明传播链,并向相关地方疾病预防控制机构通报情况。③实验室检测:按有关技术规范采集足量、足够的标本,分送省级和国家应急处理功能网络实验室检测,查找致病原因。

（二）报告

任何单位和个人都有权向国务院卫生行政部门和地方人民政府及其有关部门报告突发公共卫生事件及其隐患,也有权向上级政府部门举报不履行或者不按照规定履行突发公共卫生事件应急处理职责的部门、单位和个人。

县级以上各级人民政府卫生行政部门指定的突发公共卫生事件监测机构、各级各类医疗卫生机构、卫生行政部门、县级以上地方人民政府和检验检疫机构、食品药品监督管理机构、环境保护监测机构、教育机构等有关单位为突发公共卫生事件的责任报告单位。执行职务的各级各类医疗卫生机构的医疗卫生人员、个体开业医生为突发公共卫生事件的责任报告人。

（肖　虹）

第十一章

社区严重精神障碍病人护理

第一节 严重精神障碍的症状识别及常用药物不良反应

一、社区常见严重精神障碍的症状识别

严重精神障碍病人的临床表现有幻觉、妄想、严重思维障碍、行为紊乱、严重心境障碍等精神病性症状;病人会出现社会功能严重受损,发病时,病人丧失对疾病的部分或全部自知力或对行为的控制能力,可能导致危害公共安全和他人人身安全的行为。

社区常见的严重精神障碍主要包括:精神分裂症、分裂情感障碍、偏执性精神障碍、双相情感障碍、癫痫所致的精神障碍、精神发育迟滞伴发精神障碍。

【案例1】

病人女性,32岁,离异,高中文化程度,超市收银员,因工作中受人欺负后出现无故发呆、傻笑,问她"想什么"、"笑什么",避而不答。自述常常能听到有人对她说,"你现在的苦难是你母亲造成的",遂对其母产生敌意,认为母亲要加害她,经常大骂母亲,甚至拳脚相加。病人性情与前大不相同,生活邋邋遢遢,身上常发出一阵阵浓烈的汗臭味,上班总是迟到早退,工作效率明显下降且总是出差错,对周围的人和事漠不关心。病前个性:孤僻、沉默、敏感。就诊于专科医院诊断为精神分裂症。规律服用利培酮片3mg,1次/日(家属监督)1年余,目前无妄想、幻觉等阳性症状。

精神分裂症是一组病因不明的严重精神障碍。具有思维、情感、意志、行为等方面的不协调和脱离现实。精神分裂症早期表现为对人冷淡、与人疏远、躲避亲人、心怀敌意;寡言少语、独自呆坐、生活懒散、无目的漫游、不守纪律;性格反常、无故发脾气、敏感多疑;沉湎于脱离现实的幻想中;无端恐惧;或类神经症症状,一般不具有特征性,较难识别。

精神分裂症临床主要表现为知、情、意的不协调。

精神分裂症显著期主要表现为:幻觉、妄想症状群,阴性症状群,瓦解症状群,焦虑抑郁症状群及激越症状群。

1. 幻觉 幻听、幻视、幻嗅、幻味、幻触在精神分裂病人中均可出现,幻听最为常见。

2. 妄想 妄想属于思维障碍内容,病人会出现荒谬的想法,并对其坚信不疑。临床上以被害、关系、嫉妒、钟情、非血统、宗教和躯体妄想等多见。

3. 瓦解症状 瓦解症状群包括思维形式障碍、怪异行为、紧张症行为及不适的情感。

思维形式障碍由轻到重可表示为病理性赘述、思维散漫、思维破裂及词的杂拌,其他常

见的思维形式障碍有语词新作、模仿性语言、重复性语言、刻板性语言、思维云集、思维插入等。

病人行为障碍可表示为单调重复、杂乱无章或缺乏目的性的行为,也可表现为仪式化的行为,但旁人无法理喻。有的病人会表现为幼稚愚蠢与现实场景不符合的行为,严重时会出现伤害自己或他人的行为。有的病人还会出现紧张性木僵和紧张性兴奋。

不适当的情感是指病人的情感表达与外界环境和内心体验不协调。表现为暴怒、高兴、焦虑或表现为情感倒错(高兴的事情出现悲伤的体验,悲伤的事情出现愉快的体验)等,病人会表示为持续性的独自发笑或妄想性质的狂喜狂悲。

4. 阴性症状　阴性症状是指正常心理功能的缺失,涉及情感、社交及认知方面的缺陷,病人会出现意志减退、快感缺乏、情感迟钝、社交退缩、语言贫乏。

5. 焦虑、抑郁症状　大多数精神分裂病人在其疾病过程中会体会到明显的抑郁和焦虑情绪,尤以疾病的早期和缓解后期多见。

6. 激越症状　主要表现为攻击暴力和自杀两种情况。

精神分裂症病人一般无意识障碍、无智能障碍,往往自知力缺乏。

【案例 2】

病人男性,35 岁,已婚,营销人员,从小到大一直无法和别人和睦相处,工作能力强,因和同事相处困难经常辞职。总觉得只有他自己正确,别人说什么都是错的,别人对他的行为、语言若有微词,他就勃然大怒,把对方骂得狗血淋头,还不允许对方有任何反驳,经常出现购物讨价还价时不满意就大骂营业员。他没有朋友,在他身边的亲人也不愿接近他。他对侮辱和伤害更不能宽恕,长期耿耿于怀,甚至总想报复,也常常采取报复行为。不承认自己有病,很小的事情也会激怒他,稍有不满就对爱人及孩子恶语相加。经专科医院诊断为妄想性障碍。病人不承认自己有病,未就诊,未治疗。

妄想性障碍,是一组以系统妄想为主要临床症状的精神病。妄想常具有系统化倾向,一般不导致人格衰退及智能缺损,并保持一定的工作与适应社会能力。患者病前多具有特殊的个性缺陷,表现为主观、固执、自负、敏感多疑、易激动、自尊心过强等。

妄想性障碍的临床特征:患者往往衣着整洁,日常活动无异常,可显露奇怪、多疑、偏执或敌意。主要的症状为缓慢发展的系统妄想,并伴有相应的情感和意向活动,人格保持相对完整。患者的认知功能未受损伤,亦无幻觉。患者对妄想坚信不疑,难以听从他人的分析和解释。常见分型有诉讼狂、嫉妒狂、色情狂、夸大狂等。

【案例 3】

患者女性,20 岁,大学二年级,单亲家庭,其父酗酒,经常对她及母亲无故打骂,后父母离异跟随其母生活,母亲对她宠爱有加,患者在家人面前脾气暴躁,稍有不顺心就发火跺脚,情绪不能控制时甚至随手打砸物品。入学后患者感觉无助不自信,自述在宿舍都不知什么时候站着什么时候坐着,做事特别小心,怕人生气,敏感、多疑、爱嫉妒,甚至内心深处都看不起自己。专科医院诊断双相情感障碍,目前规律服用碳酸锂 750mg,1 次/日,定期复查。

双相情感障碍是以心境改变为主要特征的一组精神障碍。通常伴有相应的认知、行为的改变或紊乱。表现为抑郁与躁狂发作。

双相情感障碍临床表现为:

1. 躁狂发作　以心境高涨、思维奔逸、精神运动性兴奋为主,所谓的"三高"症状是躁狂发作的典型症状。

（1）心境高涨：一种强烈而持久的喜悦与高兴。患者终日沉浸在欢乐的心境之中,表现为兴高采烈,眉飞色舞,喜笑颜开,洋洋自得,表情活跃而傲慢。

（2）思维奔逸：思维联想过程丰富而迅速,新的概念接踵而至,内容丰富,语量多、语音高、语速快,可有音联意联。

（3）精神运动性兴奋：精力旺盛,不知疲倦,爱管闲事,挑剔他人,好打抱不平。办事缺乏深思熟虑,整天忙忙碌碌,活动多,但往往虎头蛇尾。

2. 抑郁发作　以心境抑郁、思维迟缓、精神运动性抑制为主,所谓的"三低"症状为抑郁发作的典型症状。

（1）心境抑郁：是抑郁状态的特征症状。轻者高兴不起来,缺少愉快感;重者情绪低沉、苦恼、沮丧、忧伤,甚至悲观、绝望,有度日如年生不如死的感觉。

（2）思维迟缓：患者的思维联想过程受到抑制,反应迟钝。临床表现为主动性言语减少,语速明显减慢,思考问题吃力等。

（3）精神运动性迟滞：整个精神活动呈持久的、普遍的抑制,表现思维迟缓,联想抑制,言语少,交谈困难,兴趣索然、疏远亲友、回避社交。主观感到精力不足,疲乏无力,完成日常小事都感到费力,丧失积极性和主动性。注意力难于集中,记忆力减退。

双向情感障碍多为急性或亚急性,一般称发作性病程,好发于春末夏初。多数患者具有躁狂和抑郁反复循环或交替出现。

二、精神障碍常用药物的不良反应监测

精神药物主要指作用于中枢神经系统,影响精神活动的药物,包括抗精神病药、抗抑郁药、心境稳定剂和抗焦虑药等。

（一）常见抗精神病药及其不良反应

第一代抗精神病药其主要药理作用为阻断中枢多巴胺 D_2 受体,治疗中可产生锥体外系副作用和催乳素水平升高。代表药为氯丙嗪（镇静作用强、抗胆碱能作用明显、对心血管和肝脏毒性较大、锥体外系副作用相对较小、治疗剂量较大）、氟哌啶醇（抗幻觉妄想作用突出、镇静作用较弱、对心血管和肝脏毒性小、锥体外系副作用较大、治疗剂量较小）等。

第二代抗精神病药较少产生锥体外系症状,但少数药物催乳素水平升高仍明显。代表药物有利培酮、奥氮平等。

常见不良反应:

1. 锥体外系副作用

（1）急性肌张力障碍：出现最早,男性和儿童比女性更常见,表现为痉挛性斜颈、眼上翻、角弓反张、动眼危象、面部怪相和扭曲、吐舌、张口困难、躯干或肢体的扭转性运动等。

（2）类帕金森综合征：最为常见,治疗的最初 1~2 个月发生,发生率可高达 56%,具有运动缓慢或运动不能、静止性震颤及肌张力增高三大特征。

（3）静坐不能：在治疗后 1~2 周后最为常见,发生率约为 20%,表现为无法控制的激越不安,不能静坐,反复走动或原地踏步。

（4）迟发型运动障碍：多见于持续用药几年后,极少数可能在几个月后发生,是以不自主的、有节律的刻板式运动为特征。

2. 心血管系统反应

（1）体位性低血压。

（2）窦性心率过速。

（3）QT 间期延长。

（4）少数病人发生心律失常，个别病人发生猝死。

3. 抗胆碱能副作用　中枢性：兴奋、焦虑，严重者可有意识障碍；外周性：口干、心悸、眼花、尿潴留、便秘等。

4. 恶性综合征　表现为持续高热、表情淡漠、震颤、肌强直、心悸、出汗等，多伴有意识障碍，可迅速并发感染、心衰、休克而死亡。

5. 肝功能障碍

6. 其他　如内分泌及代谢改变、体重增加、皮疹、粒细胞减少、诱发癫痫发作等。

（二）常见抗抑郁药物及其副作用

目前常用的新型抗抑郁药物包括：

1. 选择性 5-羟色胺再摄取抑制剂（SSRIs）　氟西汀、帕罗西汀、氟伏沙明、舍曲林、西酞普兰。

2. 非 SSRIs 的新型抗抑郁药物　文拉法辛、度洛西汀、安非他酮、瑞波西汀、曲唑酮、米氮平、阿戈美拉汀。传统抗抑郁药包括三环类抗抑郁药（TCAs）：丙咪嗪、氯米帕明、阿米替林、多塞平；选择性单胺氧化酶抑制剂：吗氯贝胺。

选择性 5-羟色胺再摄取抑制剂常见不良反应：副作用主要包括恶心、腹泻、失眠、不安和性功能障碍，多数副作用持续时间短、一过性、可产生耐受；非 SSRIs 的新型抗抑郁药物低剂量时副作用和 SSRIs 类似，中至高剂量可出现失眠、激越、恶心以及头痛和高血压。

三环类抗抑郁药常见不良反应：

1. 抗胆碱能副作用　是三环类抗抑郁药治疗中最常见的副作用，表现为口干、便秘、视物模糊等。

2. 中枢神经系统副作用　震颤最为常见，出现时可以减少剂量或换用其他抗抑郁药物或采用 β 受体阻滞剂（如普萘洛尔）治疗。

3. 心血管副作用　是主要的不良反应。可发生体位性低血压、心动过速、引起危险的 Ⅱ 度和 Ⅲ 度传导阻滞等。

4. 性功能方面副作用　与抗抑郁药物有关的性功能障碍包括勃起功能障碍、射精障碍、男性和女性性趣和性快感降低。性功能障碍会随抑郁症状的好转和药量的减少而改善。

5. 胃肠症状　与体重增加胃肠症状最常见副作用，如厌食，胃痛，消化不良，恶心，呕吐，腹泻或便秘。体重增加可能与组胺受体阻断有关。

6. 过敏反应　轻度皮疹，经过对症治疗可以继续用药；偶有粒细胞缺乏发生，一旦出现应立即停药，且以后禁用。

7. 过量中毒　超量服用或误服可发生严重的毒性反应。

（三）常见心境稳定剂及其副作用

常见心境稳定剂主要包括碳酸锂和某些抗癫痫药如卡马西平、丙戊酸盐以及某些新型抗精神病药物：如奥氮平、利培酮等。

锂盐作为最常用的心境稳定剂，治疗剂量与中毒剂量接近，易发生中毒反应，治疗过程中，注意监测血锂浓度，密切观察药物反应，出现下述情况要与社区医师、患者家属及患者协商，到精神专科医师处调整治疗方案、积极对症治疗。

1. 早期的副作用　无力、疲乏、思睡、手指震颤、厌食、上腹不适、恶心、呕吐、稀便、腹泻、多尿、口干等。

2. 后期的副作用　由于锂盐的持续摄入,患者持续多尿、烦渴、体重增加、甲状腺肿大、黏液性水肿、手指细震颤。粗大震颤提示血药浓度已接近中毒水平。锂盐干扰甲状腺素的合成,女性患者可引起甲状腺功能减退。类似低钾血症的心电图改变亦可发生,但为可逆的,可能与锂盐取代心肌钾有关。

3. 锂中毒先兆　表现为呕吐、腹泻、粗大震颤、抽动、呆滞、困倦、眩晕、构音不清和意识障碍等。

(四) 常见抗焦虑药及其副作用

目前应用最广泛的为苯二氮䓬类,其他还有丁螺环酮、β 受体阻滞剂如普萘洛尔。三环类抗抑郁药、新型抗抑郁药以及部分抗精神病药(小剂量使用)均有抗焦虑作用。

苯二氮䓬类药物常见的为地西泮、氯硝西泮、三唑仑、罗拉、艾司唑仑等,副作用较少,一般能很好地耐受。最常见的副作用为嗜睡、过度镇静、智力活动受影响、记忆力受损、运动协调性减低等。

第二节　严重精神障碍病人的社区生活和护理

一、严重精神障碍病人在社区生活中存在的问题

【案例 4】

病人男性,46 岁,未婚,无业,大学文化程度。诊断精神分裂症 20 余年,目前规律服用利培酮 2mg,每日一次。(病人自己不承认有病,服药需家属暗中投放),拒绝出门,饮食起居无常,个人卫生习惯差,简单家务劳动不能胜任,对邻居与家人、朋友的关心、询问不理不睬,不论谁问他问题,均回答极为简单,邻里关系差。病人独子,监护人为其父母,均为七旬老人,自认为监管能力不够。针对此类病人目前主要存在以下问题:

(一) 严重精神障碍病人需要长期治疗或持续照顾

严重精神障碍病人,经治疗后仍约有三分之一的病人有残余症状,病情往往呈不稳定状态,在职业及社会生活上有某种程度的障碍,需要被外力支持与照顾。严重精神障碍病人的主要症状,如幻听、妄想、多疑、无组织的言语等,需要抗精神病药物的持续治疗,而病人服药后的副作用常影响其生活质量及依从性。除了长期的药物治疗外,健康照顾系统需监测并协助病人处理药物副作用。

(二) 无法独立生活

严重精神障碍患者缺乏日常生活所需技巧,如购物、交通、准备食物、金钱管理、卫生照顾等。需依患者的功能受损程度给予生活技巧的训练以适应生活。

(三) 人际关系差

严重精神障碍病患的阴性症状致使患者常缺乏表达意愿、缺乏眼神的接触、缺乏言语反应,或言语内容贫乏、反应延迟等,使其人际交流技巧较差,易导致退缩、社交隔离、无法建立亲密的友谊等问题。

(四) 缺乏社会支持及运用资源的能力

患者由于缺乏解决问题的能力与技巧,无法有效地利用资源。再者,普通人对精神障碍的认识不足与歧视,往往在患者身上贴上"疯人"标签,用异样眼光看待患者及其家属,患者

及家属并未得到公平的待遇及社会支持。

（五）缺乏动机与责任感

由于疾病的阴性症状及药物产生的副作用,患者可能呈现缺乏动机、动作迟缓,影响患者在社区生活各方面的活力。

（六）药物依从性问题

因接受自己是严重持续性精神病患者的事实,需经历悲伤、失落、生活型态改变、面对症状干扰与治疗疾病等过程,大部分重性精神障碍患者否认自己有病。由于缺乏对疾病的认知及药物知识,常有未按医嘱服药或不规则服药的问题,导致疾病复发或反复住院。

（七）自尊心低落、自我认同感差及缺乏个人成就感

大部分严重精神障碍患者病期较长,由于精神症状的残留、衰退趋势、能力退化等因素影响,导致患者社区生活适应能力上出现许多障碍。这就要求照顾者需要了解重性精神病的本质特征,具备足够的耐心,以温和的语言,让病患接受自己已有技能可能减退的事实,鼓励患者将旧有功能重新逐渐拾起。

二、严重精神障碍病人的社区护理

严重精神障碍病人可能无业、病情不稳定、个人卫生、自我照顾能力、自我管理、人际关系差、社交处理、语言表达、学习与娱乐安排等能力下降,甚至无法自立,因而造成病人日常生活功能退化至中等以上程度障碍,若缺乏完善持续的社区医疗与社区康复措施,病人可能无法适应社会生活,乃至于给他人带来很多困扰。重性精神障碍复发率高达 30%~50%,为预防疾病复发、维持病人既有的功能且发挥潜能、增强适应社区生活的能力,进而提升其生活品质,社区精神卫生服务的发展与完善成为精神医疗中不可忽视的一环。

（一）社区精神病防治保健科护士应具备的素质

1. 具备良好的职业道德和人道主义精神　高度的责任感和对社区精防事业的献身精神,能克服在精神病患的社区康复工作中可能遇到的意想不到的困难。

2. 健康的心理素质和组织管理能力　丰富的专业知识和文娱体育技能。

3. 敏锐的观察力　敏捷的思维和判断能力,良好的记忆和冷静沉着的应变能力。

4. 较好地掌握心理治疗技术尤其是行为治疗技术　较好地掌握精神障碍病人的临床表现,有很好的与精神障碍病人沟通的能力,有较强的社会交往能力,并对训练工作充满热情,能够耐心细致地逐步引导病人认识自身缺陷并逐步予以矫正和提高。

（二）社区精防护理工作重点

精神障碍患者受精神症状的影响,对个人精神状态的改变缺乏自知力,社会功能的各个方面受到不同程度的影响。社区精防护理的重点是尽可能地减轻患者的精神障碍残疾程度,使其更好地适应社会,恢复劳动能力,能够监督患者治疗,观察病情变化,及时发现患者的暴力行为,避免造成对患者本人、家庭及社会的危害。精神障碍患者阳性症状控制及自知力的灰复需要在精神科医师的指导下进行药物治疗、症状教育及认知功能方面的训练,而患者阴性症状和认知功能的改善,需要依靠社区精防护士以及家庭和社会持续不断的关爱,逐渐恢复社会功能。社区精防科护士可以在严重精神障碍患者的社会功能康复训练及家庭护理指导方面给患者提供更多的帮助。

1. 社区精神康复训练

（1）社区精神康复训练的特点

1）政府支持,全民参与:在政府的统一领导下,卫生、民政、公安、残联等部门密切配合,通力合作。社区康复是一种政府行为和专业工作相结合的组合,应有固定的资金投入和固定的人员编制。

2）制订精神康复社区培训计划,明确任务和目标,积极推行和落实,做好检查评比工作。

3）推行社会化、开放式、家庭化的治疗康复模式,全面开展精神病人社区康复工作。

（2）精神障碍社区康复的目的

1）预防精神障碍的发生。

2）尽可能减轻精神障碍残疾程度。

3）提高精神障碍患者的社会适应能力。

4）恢复劳动能力。

（3）社区康复训练的常见形式

1）工娱治疗:工娱治疗是通过安排病人参加某些工作、学习、娱乐、音乐、体育及社交等活动,塑造充满活力的社区康复环境,是协助药物治疗促进病人精神康复的治疗方法。

2）社会技能训练:指用训练的方法和学习的原则,提高患者生活、学习、工作等方面的行为技能,尽可能恢复参与社会及独立生活的能力;辅以适当的维持性药物,使精神活动异常获得控制或缓解,以尽量提高社会技能训练的效果。

社会技能训练包括:①用药;②休闲娱乐;③个人仪表和卫生;④钱财管理;⑤良好的会谈;⑥使用交通工具;⑦待客与约会;⑧准备食品;⑨保持生活环境整洁;⑩外出购物与遵守社会规范等。

在训练过程中,主要应训练患者如何正确表达自己的感受,学习在不同场合的社交礼节,鼓励患者通过语言、书信等方式表达自己的愿望,并与家庭成员保持情感的联系。灵活采用矫正、情景模仿、示范指导、作业练习等多种措施,长期坚持,就能收到理想的效果。

3）职业康复:是为患者修复或重建职业技能,谋求或维持适当职业的过程。目的是使患者充分发挥个人的潜能,恢复为社会做贡献的能力,以实现他们的人生价值和人格尊严,取得独立的经济能力并服务于社会。社区和患者的家庭应当承担起对患者的职业康复任务。职业康复不是以盈利为目的,不能全让患者长期从事机械、简单、枯燥的劳动,而是有计划、有目标地通过有针对性的、从简到繁、从易到难、循序渐进的康复训练,使患者恢复或建立一定的职业技能。在患者掌握了一些职业技能的时候,还必须考虑和解决他们的社会就业问题,这样才能达到真正的康复目的。

每一位精神病患者需要的职业康复不一样。慢性衰退期的病人,往往需要从最初阶段开始康复,如简单、机械的手工作业,而且他们可能会很长时间停留在康复的中间阶段,很难达到理想的程度;而有良好技能、病情迅速控制的病人,可能很快就进入康复的最后阶段。职业康复的目的是为了使患者能够回归家庭和社会,重新恢复原有的工作能力。

职业康复包括以下过程:工作技能评估,职业定位,工作适应性训练,庇护性就业,过渡性就业,工作安置,职业保持。

①工作技能评估:即实施职业康复前,对照病人的病前职业情况、所患病种、目前精神状态、家庭支持情况、原单位支持情况等,对其当前工作技能进行评估。工作技能评估的先决条件是维持期药物治疗的患者,病情稳定、听从指挥、合作程度好。

②职业定位:根据评估结果考虑工作安排。a. 社区内定岗职业康复治疗:如室内卫生、室内手工、理发师、炊事、户外环境卫生、绿化、养殖、庇护所做工、菜园果园劳动、图书馆、洗

衣工等;b. 联合康复治疗:医院、社区、家庭、原工作单位联合培训。

③工作适应性训练:稳定期病人由于发病期脱离现实生活,立即上岗不现实,需经过一个过渡期,完成心理功能、社会功能、体能的恢复过程。严重精神障碍患者受疾病影响,与正常人比较,进入工作状态较慢,在工作安排的时间、工作内容、范围上采取逐步深入的方法,使其逐渐适应。

④庇护性就业:由于疾病的影响,当病人掌握了一定的职业技能以后,并不一定能够立即像正常人那样工作和生活。他们并没有真正摆脱病人的角色,还需要继续治疗,需要别人的照顾和宽容,因此,为病人建立具有这种功能的机构是非常必要的。目前,国内一些地区的精神障碍患者工疗站也具有这样的功能,如设立在济南市精神卫生中心的"我的兄弟姐妹庇护所"。

⑤过渡性就业:当病人具有了较好的职业技能,病情长期稳定时(一般3~5年以上),应该考虑其就业问题。在正式就业前,需要一定的就业过渡期,以保证其对职业的适应。在这个过渡期,他们仍需要得到别人的关照,有些大型企业创办的"康复车间"就具有一些这样的作用。

⑥工作安置:精神障碍患者的工作安置是他们回归社会的具体体现,需要根据其工作能力等因素来考虑,而且并非越简单越好,然而在现实生活中,人们并不是都能接纳精神障碍患者的,往往自觉不自觉设置障碍,这需要全社会的重视和对精神障碍患者的关心。

⑦职业保持:精神障碍患者的职业保持需要两个方面因素来决定:一是患者在工作安置以后能否胜任;二是对精神障碍患者职业的保护性政策。前者在很大程度上取决于病人的病情能否持续稳定,因此,他们在任何情况下都不应该拒绝医疗咨询和接受抗复发措施,后者需要政策和社会的帮助,以扩大精神残疾者的就业机会。

(4)社区康复训练实施步骤

1)严重精神障碍患者社区康复训练前评估

原则:尽量吸收各类相关人员,医生、护士、心理医生、职业治疗师、社会工作者、监护人、患者等,进行全面的不同观察背景下多次评估,及时调整目标。

评价工具:由 WHO 提供的社会功能缺陷筛选表(SDSS)。

评分标准:

0:为无异常或仅有不引起抱怨或问题的极轻微缺陷。

1:为确有功能缺陷。

2:为严重的功能缺陷。

评估内容:

①职业和工作:指工作和职业活动的能力、质量和效率,遵守劳动纪律和规章制度,完成生产任务,在工作中与他人合作等。

1:水平明显下降,出现问题,或需减轻工作。

2:无法工作,或在工作中发生严重问题,可能或已经被处分。

②婚姻职能:指夫妻间相互交流,共同处理家务,对对方负责,相互间的爱、支持和鼓励对方。

1:有争吵,不交流,不支持,逃避责任。

2:经常争吵,完全不理对方,或夫妻关系濒于破裂。

③父母职能:仅评有子女者,指对子女的生活照顾,情感交流,共同活动,以及关心子女

的健康和成长。

　　1：对子女不关心或缺乏兴趣。

　　2：根本不负责任，或不得不由别人替他照顾孩子。

　　④社会性退缩：指主动回避和他人交往。

　　1：确有回避他人的情况，经说服仍可克服。

　　2：严重退缩，说服无效。

　　⑤家庭外的社会活动：指和其他家庭及社会的接触和活动，以及参加集体活动的情况。

　　1：不参加某些应该且可能参加的社会活动。

　　2：不参加任何社会活动。

　　⑥家庭内活动过少：指在家庭中不做事，也不与人说话的情况。

　　1：多数日子至少每天有2小时什么也不干。

　　2：几乎整天什么都不干。

　　⑦家庭职能：指日常家庭活动中应起的作用，如分担家务，参加家庭娱乐，讨论家庭事务等。

　　1：不履行家庭义务，较少参加家庭活动。

　　2：几乎不参加家庭活动，不理家人。

　　⑧个人生活自理：指保持个人身体、衣饰、住处的整洁，大小便习惯，进食等。

　　1：生活自理差。

　　2：生活不能自理，影响自己和他人。

　　⑨对外界的兴趣和关心：了解和关心单位、周围、当地和全国的重要消息和新闻。

　　1：不大关心。

　　2：完全不闻不问。

　　⑩责任心和计划性：关心本人及家庭成员的进步，努力完成任务，发展新的兴趣或计划。

　　1：对进步和未来不关心。

　　2：完全不关心进步和未来，没有主动心，对未来不考虑。

　　2）确定训练目标：根据评估结果，结合病患兴趣，在与病患监护人充分协商后，确定具体训练目标，如始动性行为矫正生活技能训练、学习技能训练、工作劳动技能训练等。注意训练操作目标具体，要可以衡量、可以达到、和其他目标具有相关性（意义），有完成的特定期限。

　　3）训练操作：行为矫正、情景模仿、示范指导、作业练习等。

　　4）实际运用：自然常态下的实际运用，给康复者完全独立地面对问题、处理和解决问题的机会。走出社区康复中心，走向居民，走向亲友，走向工作伙伴。设置问题让病人解决，或在生活中让病人运用所学到的技能与社会交往。

　　5）技能保持：在实际生活中反复实践，家属及社区精防护士经常检查督导。

　　（5）社区康复训练注意事项：训练形式不拘一格。根据训练计划，充分利用所在社区条件，灵活安排。如所在社区有残疾人福利工厂，那么与福利工厂联合进行职业康复训练，如所在社区以农村居民居多，则进行农活训练。

　　2. 严重精神障碍病人家庭照护指导

　　（1）同严重精神障碍病人的交流技巧

　　1）讲话要缓慢、平和、内容明确，如果要向病人提出问题，或者吩咐他做事，每次只能说一件事。一下子说好几件事,就会使病人无所适从。

2)讲话的态度要专注而亲切,即使病人看来注意力分散,也不要忽视他。

3)经常用语言和行动来表现你对病人的关爱,比如谈谈对童年生活的回忆,一个拥抱的动作等,特意创造一个比较温馨愉快的气氛。

4)不论病人在生活和工作中,有多么微小的进步,都要充分地加以鼓励,借此重建病人的自尊。尽量避免抱怨和责备。

5)对于病人明显脱离现实的想法,不要试图去说服他,更不要同他争辩或嘲笑他,这样做不仅于事无补,反而会招来麻烦。培养病人更多的兴趣和爱好,适当地为病人提供社交的机会,并鼓励他表达自己的喜怒哀乐。

6)在同病人充分协商的基础上,为病人制订一个生活日程表。

(2)严重精神障碍病人家庭安全管理:家属对精神障碍病人应该从以下几个方面做好安全护理。

1)病人居住的环境中不能有危险物品:在病人房间里不能有刀、剪、利器等危险品,病人的皮带应由家属保管,病人的洗脸毛巾尽量使用短的毛巾或方巾(避免自缢)。每周对病人的房间进行一次安全检查。家属要将危险品收藏好,不让病人轻易拿到,防止发生意外。

2)保管好精神药物:药物应由家属保管,每次服药后应检查患者是否服下,防止患者藏药后积到一起,一次性吞服,以达到自杀目的。

3)注意观察病情变化:家属应密切注意患者的病情变化,一旦发现患者有反常现象,要关心和安慰患者,稳定患者情绪,限制患者的活动范围。如果患者的妄想涉及周围亲朋好友,则他们应尽量避免与患者接触,防止受到患者伤害。

4)关心爱护患者:家属应以最大的同情心理解、关心、爱护患者,与患者建立友好的关系,经常与患者沟通,及时掌握患者的思想动态,并采取相应措施,把患者的危险行为消灭在萌芽状态。

(3)严重精神障碍患者居家服药护理:指导家属与患者正确服用药物这是病人获得康复的基础。社区对患者的访视,主要任务之一就是及时指导家属与病人合理服用药物。精神病人经过住院治疗病情稳定后出院,并不意味着病人已治愈。大多数病人仍须长期靠药物维持。

1)药物的保管:家属应妥善保管好药品,防止潮解失效并注意有效期,且药品不能全部交给患者,以防其一次性吞服,造成不良后果。

2)每次服药前由家属按医嘱准备好药物,注意核对药名、规格、剂量,然后看病人当面服下,并检查口腔及咽部,以防因药量不足达不到效果,切不可随意停药或换药,以保证病人的有效治疗和康复。

3)患者拒绝服药,是家属和社区医生最头疼的事情,对此,首先要了解患者拒服药的原因。有的患者是由于服药以后出现了副作用,感觉不舒服,影响了学习和工作而拒绝服药,对这样的患者,一方面要向患者解释这只是暂时的,不会对身体产生不良影响,另一方面要找医生酌情调整药物的剂量或品种,以减轻副作用;有的患者对长期服药嫌麻烦,可以要求医生是否换用长效针剂,不能更换的,要向患者讲明坚持服药的必要性;有的患者对病情复发的严重后果认识不足,存在侥幸心理,对这样的患者更要反复强调,再犯病的危害,有时可以用住院来吓唬一下患者;还有的患者是因为病情未痊愈,缺乏自知力,甚至是在幻觉妄想的支配下不吃药,此时只好连哄带骗,或者强行迫使患者服药。必要情况下,家属可以将药物研成粉末混合在食物中让病人吃下,待病人合作后,再改为患者口服服药,服后检查口腔,确保服药到口,否则达不到治疗目的。对不合作或有藏药行为的患者,服药后不能让患者立刻离开监护人的视线,防止患者把药扔掉或压在舌下又吐出。对于藏药行为特别严重的患者,可以在患者饭吃了一半后让其服药,然后将剩下的饭吃完,一般患者很难再将药藏在口腔。

4)家属要随时观察患者服药后的效果、有无不良反应,一旦发现及时与医生联系或直接到医院复诊。注意观察病人以下情况,并将患者的这些情况记录下来,复诊时告诉医生,便于医生及时调整药物。

①睡眠:大多数抗精神病药具有镇静作用,患者服药后的睡眠情况如何? 是入睡困难,还是早醒? 睡眠是否增多? 每天的睡眠时间? 白天、晚上各睡几个小时? 白天精力如何?

②饮食:患者是否食欲减退、恶心、呕吐?

③大便:患者几天排一次大便? 与服药前的排便规律有何不同? 大便是否干燥? 药物可能会引起患者便秘,特别是对于老年患者,用力排便会加重心脏负担,对于便秘需要及时处理。

④小便:患者服药后有无排尿困难、尿不尽感? 如果患者有尿意,却不能排尿,就要请医生处理。

⑤脉搏:患者是否经常感到心慌、胸闷? 如果在安静时脉搏也在 100 次/分以上,就需要服用降低心率的药物。一般每月要查一次心电图。另外,患者在突然坐起或突然站立时,是否感到头晕、眼前发黑(体位性低血压)? 请注意防止患者摔伤。

⑥口水:患者是否经常感到口干,总想喝水? 多数药物都会导致口干。但是氯氮平可导致口水增多,要注意患者枕头是否被口水弄湿?

⑦锥体外系症状:患者有无手抖,特别是吃饭手握筷子或写字握笔时? 站立时有无双腿发颤? 是否发作过斜颈、双眼上翻? 有无坐立不安,来回踱步? 有无面部、四肢的不自主运动(迟发性运动障碍)?

⑧情绪:患者有无莫名的情绪低落? 是否烦躁易怒?

⑨性功能:患者的性功能(性生活的间隔和持续时间)有何变化? 是亢进或减退? 女性患者的月经是否规律?

⑩体重和皮肤:体重增加或减轻? 皮肤有无皮疹? 色素沉着? 特别是暴露部位的皮肤,颜色有何变化? 氯丙嗪可引起皮肤色素沉着,这一点对年轻的女患者尤为重要。

(4)严重精神障碍患者日常生活照护

1)生活照顾

①饮食方面:饮食好坏不仅直接影响健康,而且也关系到患者治疗的实施。要做到生活有规律,定时进餐,保证足够的营养和热量,既要防止进食不足,又要防止吃得太多,有些抗精神病药物会引起患者食欲增强,加之活动减少,造成病人肥胖。

②睡眠方面:精神障碍患者的睡眠与病情有密切关系。首先要为患者创造良好的睡眠环境,安静,避免强光及噪声;合理安排休息时间,白天尽量参加一些力所能及的劳动,午休时间不要太长;睡前禁浓茶、咖啡及各种刺激性的食物,不要看恐怖的小说、电视等。每晚不少于 8~10 小时睡眠。

2)心理支持

①正确认识精神障碍:要正确做好心理支持,首先要正确认识精神障碍和躯体疾病一

样,是客观存在的,不要把患精神障碍当成是一种耻辱,是一件丢脸的事情,背上思想包袱,不敢去看医生而求助于神佛,失去早期治疗的机会。

②对患者进行心理安慰:精神障碍患者的家属不能嫌弃患者,与患者接触时态度要和蔼,以关怀的口吻与患者交谈,不要与患者争执,不要当患者的面过多地谈论其病情。病情稳定无攻击行为的患者最好与家人住在一起,不要独居或关锁,因为独居或关锁只能增加患者的精神压力,易使患者产生猜疑或嫉妒,甚至被害妄想,产生攻击行为或离家出走。与家人保持接触,既有利于病情观察,也有利于缓和病情。

③避免发病诱因:对有明显诱因的患者要避免诱发因素的再刺激,家庭成员多给精神病患者以温暖,做好邻居、朋友的解释工作,得到他们的理解同情,尽可能帮助患者解决生活、工作上的一些实际困难,解除其后顾之忧;分析患者在社会接触中存在的问题,重建社交能力,稳定其情绪,可减轻社会因素引起的各种精神压力,减少复发的诱因,有利于社会康复。而疏远或敌对则是对患者的劣性刺激。

3)鼓励参与家庭及社会活动:监护人要鼓励患者多参与活动,如家务劳动、亲友往来和文体活动,工作能力尚存者单位尽量让其参加工作,这些活动都能使患者保持价值感,促进患者精神康复,使其逐步接近常人;过分照顾或对患者置之不理只能挫伤其自尊心,不利于患者康复。

(5)严重精神障碍患者复发征兆及处理

①自知力动摇:自知力恢复是病情好转的标志之一,同样,自知力动摇也是复发的重要先兆。原先能自觉服药的患者,一旦又不承认自己有病,甚至拒绝服药,就要高度警惕疾病复发。

②睡眠障碍:睡眠是精神病的"晴雨表",病情缓解时,病人睡眠一般都好,倘若无故出现睡不好觉,或白天也过多地卧床不起,就需注意复发的可能。

③生活能力减退:病人的个人生活能力发生突然变化,如患者变得生活懒散,不讲个人卫生,也有的患者变得过度讲究,终日忙碌着打扮自己。

④工作或学习效率下降:工作能力下降,纪律松懈,不负责任,或者工作、学习时心不在焉,注意力很难集中,成绩和效率也大不如前。

⑤情绪、性格改变:易激惹、情绪不稳定或者情感淡漠;孤僻、不愿社交,或急躁冲动、蛮不讲理;或敏感多疑、心神不宁;有的患者可能变得多话,对人过于热情、慷慨。

⑥躯体不适:自主神经功能症状如头疼、头昏、无力、心慌、食欲不佳,但这些主诉常常变幻不定、模糊不清。

⑦出现原来发病时的异常表现:原有精神症状再现,但表现往往是片段性的,不像发病期那样典型、固定。

一旦出现以上某种情况,家属要及时与社区医生联系,给予必要的药物和心理干预,如加大药物剂量和应用辅助药物等,把复发控制在萌芽阶段。

第三节　社区精神病防治保健科护士自我防护

一、严重精神障碍病人暴力行为识别

家属、社区民警、社区精神卫生工作人员等需要经常与患者接触的人员,在经过一定训

练并具备了某些专业知识以后,可以识别患者是否表现出暴力等危险性倾向,但确切预测其危险行为何时何地发生仍然是十分困难的事情,通常可以采用以下评估技巧来预测患者的短期潜在暴力危险。

1. 观察外表与举止　与患者接触的最初几分钟通常就足以发现大量有关此人潜在暴力攻击的信息。必须留心观察患者的行为变化,这些变化可能就是加剧激越情绪或导致攻击行为的迹象。只有在与其接触的过程中尽早识别这些迹象,才有可能在其动手之前采取措施防范。有可能马上就要发生的暴力攻击通常具有以下征象。

(1)外表:①处于酒精或成瘾物质的作用影响之中或者中毒状态;②怪异的、蓬乱的、或肮脏的外表;③携带有凶器或可能用作凶器的物品。

(2)动作和姿势:①来回踱步、情绪激动、脚尖不停地点击地板、不能安静地坐下;②紧握双拳或下颌;③难以控制地运动;④敌意的面部表情伴以持久的目光接触;⑤与其交谈期间动作逐渐增多;⑥常常站起身或越走越近。

(3)情感反应:①愤怒、易激惹;②脾气急、焦虑、紧张;③忧伤、不安;④情绪不能自我控制。

(4)言语表现:①提高嗓门或讲话含混不清;②嘲讽、辱骂、诅咒或威胁性的言语内容。

(5)给人感受:恐惧、愤怒、焦虑、挫折、不安、试图回避。

2. 尽可能了解历史资料　掌握患者的其他信息也对判断和管理潜在危害行为具有重要意义。

(1)男性发生暴力攻击的比例较女性高 10 倍左右,青年男性高于中老年男性;而女性中,则是中年女性较年轻女性高。通常未婚者、工作和居住不稳定者、有儿童期被虐待的历史者也都较易发生暴力行为。

(2)是否有暴力或冲动行为史或犯罪记录,既往暴力行为史越严重则今后越可能有暴力行为。如果曾因伤害罪被判入狱,则其拘禁时间长短也是暴力行为严重性的一个指标。

(3)是否存在可能降低自控能力的其他因素,如是否患有精神或躯体疾病(尤其需要注意精神病性障碍、智力低下、人格障碍或器质性人格改变、额叶综合征或颞叶癫痫综合征等)。

3. 危险性评估分级　精神障碍患者根据其产生暴力的危险性可分为 6 级。

0 级:无符合以下 1~5 级中的任何行为。

1 级:口头威胁,喊叫,但没有打砸行为。

2 级:打砸行为,局限在家里,针对财物,能被劝说制止。

3 级:明显打砸行为,不分场合,针对财物,不能接受劝说而停止。

4 级:持续的打砸行为,不分场合,针对财物或人,不能接受劝说而停止(包括自伤、自杀)。

5 级:持械针对人的任何暴力行为,或者纵火、爆炸等行为,无论在家里还是公共场合。

二、严重精神障碍病人暴力行为应对技巧

1. 一般的安全技巧　在遇到有潜在危险行为的患者时,最要紧的就是要随时保证个人的安全。

(1)决不要麻痹大意:攻击爆发可在半秒内发生。因此有必要一直注意观察你认为可能有潜在危险倾向的精神障碍患者,但是要避免直接目光对视。不要走在此人的前头,并且要

站在其拳头触及的距离以外。

(2)让患者保持讲话：如果患者在滔滔不绝地说话，则注意不要随便打断其谈话。如果必须要打断的话，也应注意保持冷静和镇定，点到为止，不要啰唆。

(3)仔细发现愤怒的迹象：应密切注意前面提到的一些愤怒和暴力行为的迹象，如面孔变红、嗓门提高、瞪视或眯缝双目注视你以及身体肌肉紧张甚至颤抖等。

(4)不要逞英雄：除非是警察，否则不要试图靠自己一人去制服患者。无论在何处都应寻求他人帮助。暂时身边无人时，则宁可离患者稍远些，同时严密监视其一举一动。

(5)决不要试图解除有凶器的施暴者的武装。如果此人声称身上有凶器，应当相信他的话并马上离开。如果怀疑此人可能携带有武器，也应离开。

(6)如处于该患者的凶器威胁之下不能逃离，建议安静地等待；可能的话尝试得到帮助；尽量避免与攻击者格斗；采取一种被动和非威胁性的身体姿势（如双手摊开放于身体两侧，手心朝前，身体呈45°角度弯向攻击者，尽量减少目光接触）；做出屈服的姿态；准备好必要时能迅速地自我保护；遵照其指令行事，尽量不要使他心烦；可以讲一些必要的话，目的是使患者能不停地说话或专注于说话而非行动；如果患者开始安静下来，则要小心谨慎地选择时机建议其将武器放下。如果他不同意，不要企图抓住武器，宁可拖延时间直到帮助者到来；如果不能得到帮助，则用同情的口吻与其交谈，以便减少暴力攻击的危险。

(7)如果攻击开始了，要利用周围的物体和家具作为遮挡，一旦有机会，立即设法逃跑。需要强调的是，并没有一个一成不变的应对方式，社区精防护士应该运用专业经验选择最适合的行动计划。须牢记的要点是：不要与攻击者争论，不要单人与攻击者格斗。

2.干预和治疗措施　如果一种策略不管用或当时看来明显不适合，应继续下一步策略。重要的是要一直注意观察精神障碍患者的反应并采取相应的策略。

(1)注意个人空间和身体姿势：与有攻击倾向的人尽量减少目光接触，直接的目光接触是具有对抗性的；允许患者有足够的个人空间（有心理或精神障碍的人在激惹状态时需要的个人空间比一般人发怒时需要的空间更大）。如果患者处于紧张状态，则你的双手要能让他看得见，且最好摊开放在身体两侧、掌心面向患者，这样会令其相信你没有悄悄拿着武器。尽量保持开放的身体姿势（即不要交叉着双腿、不要双手臂抱在胸前，因为这种姿势象征着不愿意向他人公开自己的想法）。如果你是坐着的，在需要站起来说话或做事时，要站在患者侧面与之呈三角形的位置，这样可以显得不太对抗。如果患者是坐着的，你不要站着和他讲话，尤其不要站在离他很近的位置与其说话，这样会使你显得具有威胁性。朝患者面前移动可能让他感到是一种威胁，因此当攻击危险逐步增大时，应保持你们之间的距离。如一定要移动的话，应后退或移向一边。

(2)一般的接触技巧：同有暴力倾向的患者接触容易使人感到厌烦和挫折，因此，注意适当的技巧尤其重要。你应当：①保持对患者的尊重；②保持镇静和耐心；③用口头或身体语言表示出你随时随地愿意给予帮助；④说话应沉着、缓慢且清晰，但要用正常的语调和语音，提高声音将会增加对方的恐惧和敌意，还要避免所讲的话听起来带指责性和侮辱性；⑤如果暴力危险在增长，应减少目光接触；⑥尽量诚实地对待患者，不要承诺你无法保证的东西。

(3)提供支持性的反馈

1)对于那些激怒状态下，眼看将要出现暴力攻击行为的患者，支持性的反馈有助于消除正在产生的暴力威胁，所谓支持性的反馈，就是密切注意对方的非言语的线索并将你对这些线索的印象反馈给对方。

2）支持性的反馈技术应当从与患者开始接触面谈时就运用，甚至在其没有潜在暴力的时候也常常会有用。开放式的提问比单调的"是"或"否"的答案更能鼓励对方说出其思考的问题和要求。但是，有时这种方法也可能"惹火烧身"并更加激怒患者。如果发生这种反应，则要改用其他技术，如设置限制或加以约束等。

（4）努力为患者提供选择：如果患者感到他们不能控制其处境，攻击性就会增大。允许其做一些选择有助于减轻其不满。例如，可对患者说："我能理解你对你耳朵里听到的声音感到非常不安和激动。我可以送你去环境安静的医院休息几天。当然如果你不希望我用这种方式帮助你，那么你可以去找其他人帮助，或者你自己去医院咨询。选择权在你。你看怎么做？"

（5）设定限制：如果患者是在寻求你帮助的过程中出现情绪失控，则通过对特定的处境设定限制，你可以澄清自己的要求。许多施暴者都会努力试图不让自己变得具有攻击性，因此，设定清楚的限制实际就是向其表明了，你不会对攻击忍气吞声而且你将会帮助其保持安静。这种限制有助于减少患者对失控的焦虑。设定限制尤其在患者处于情绪激动中时更有效，因为这样就使得设定限制具有了合理性。有些患者常常会考验你设定的限制，在这种情况下通常有必要坚定地重申限制。如果你在设定限制时向其指出了违反限制的后果，而他还是没有遵守限制，那你就应照章办事。

（6）住院治疗：当患者的攻击行为是精神病性症状所致时，药物治疗是有效的。如果对方不同意治疗，并且处于行为紊乱或兴奋躁动状态，就应考虑强制性将其送入精神卫生专科医院治疗。当患者家人无法或者不愿意强制送患者去医院时，公安机关应当协助他们。如果患者的危险行为已经发生甚至造成了后果，则必须由公安机关强制送精神病专科医院治疗。

三、具有暴力危险病人的社区管理

对预测有潜在危险性的患者，进一步就是要加强管理与监测。在社区，首先要强调家属（或监护人）的责任。对于居委会相关人员和社区民警来说，要注意以下方面：

1. 对于存在"一定危险"的患者　应当与病案管理员和专科医院保持联系，不定期地和他们讨论平时在社区或家庭中观察到的情况，并共同对患者的暴力危险进行评估。要制订长期访视计划，重点监督其是否遵医嘱服药和去医院随访。有条件的社区可以开设"日托康复站"、"工疗站"等福利性质的社区康复机构，将这类患者集中起来开展康复治疗和加以看护管理。

2. 对于存在"明显危险"的患者　特别要注意掌握他们以前伤害自己或他人的感受、探询其是否有某一具体企图的妄想等。

四、严重精神障碍病人社区随访管理

社区严重精神障碍患者随访目的：为病患及照护者提供精神卫生、用药和家庭护理等信息；督导患者服药，防止复发；及时发现疾病复发或加重的征兆；给予相应处置或转诊，并进行紧急处理。

社区精神障碍患者进行分类干预：

1. 病情不稳定病人　若危险性分级为3~5级或精神症状明显、自知力缺乏、有严重药物不良反应或严重躯体疾病，对症处理后立即转诊至上级医院。对未能住院或转诊的患者，联系精神专科医师进行相应处理，并在居委会人员、民警的共同协助下，2周内随访并填写

严重精神障碍病人社区护理记录及随访表,(表11-1、表11-2)。

2. 病情基本稳定的病人　若危险怔为1~2级,或精神症状、自知力、社会功能状况至少有一方面较差,如病情不稳定,予相应处理后2周后随访,病情平稳的病人3个月随访1次。

3. 病情稳定的病人　危险性为0级的病人,3个月随访1次。

表 11-1　严重精神障碍病人社区护理记录首页

编号□□□□□□

随访日期	年　月　日				
主要精神症状	1幻觉　2猜疑　3交流困难　4喜怒无常　5兴奋话多　6悲观厌世　7焦虑 8自语自笑　9行为怪异　10睡眠障碍　11惊恐　12情感淡漠　13孤僻懒散 14工作学习效率下降　15生活自理困难　16不承认自己有病　17拒绝就诊和 服药　18其他				
躯体疾病					
目前服用药物	药物名称	早	中	晚	睡前
药物不良反应					
服药依从性	1自行坚持服药　2在家属监督下服药　3间断服药　4暗中投放　5拒绝服药				
社会功能情况	个人生活料理	1良好　2一般　3较差			
	家务劳动	1良好　2一般　3较差			
	生产劳动及工作	1良好　2一般　3较差			
	学习能力	1良好　2一般　3较差			
	社会人际交往	1良好　2一般　3较差			
家庭监护能力	1良好　2一般　3较差				
护理诊断	1. 自杀的危险/可能 2. 自伤的危险/可能 3. 冲动攻击的危险/可能 4. 受伤的危险 5. 出走的可能 6. 拒绝服药的可能 7. 生活自理缺陷 8. 睡眠形态紊乱 9. 语言沟通障碍 10. 其他				
家庭康复指导	1家庭物品管理　2生活技能培训　3精神症状知识宣教　4药物监护知识宣教 5寝室管理　6人际交往培训　7职业相关技能培训　8其他				
随访间隔时间:	护士签字:				

表 11-2　严重精神障碍病人随访服务记录表

姓名:　编号□□□-□□□□□

随访日期	年　月　日		
本次随访形式	1 门诊　2 家庭访视　3 电话		□
若失访,原因	1 外出打工　2 迁居他处　3 走失　4 连续 3 次未到访　5 其他		□
如死亡,日期和原因	死亡日期	年　月　日	
	死亡原因	1 躯体疾病 ①传染病和寄生虫②肿瘤③心脏病④脑血管⑤呼吸系统疾病⑥消化系统疾病⑦其他疾病⑧不详□ 2 自杀　3 他杀　4 意外　5 精神疾病相关并发症 6 其他□	
危险性评估	0(0 级)　1(1 级)　2(2 级)　3(3 级)　4(4 级)　5(5 级)		□
目前症状	1 幻觉　2 交流困难　3 猜疑　4 喜怒无常　5 行为怪异　6 兴奋话多　7 伤人毁物　8 悲观厌世　9 无故外走　10 自语自笑　11 孤僻懒散　12 其他 □/□/□/□/□/□/□/□/□/□/□		
自知力	1 自知力完全　2 自知力不全　3 自知力缺失□		
睡眠情况	1 良好　2 一般　3 较差□		
饮食情况	1 良好　2 一般　3 较差□		
社会功能情况	个人生活料理	1 良好　2 一般　3 较差□	
	家务劳动	1 良好　2 一般　3 较差□	
	生产劳动及工作	1 良好　2 一般　3 较差　9 此项不适用□	
	学习能力	1 良好　2 一般　3 较差□	
	社会人际交往	1 良好　2 一般　3 较差□	
危险性为	1 轻度滋事次　2 肇事次　3 肇祸次　4 其他危险行为次　5 自伤次　6 自杀未遂次　7 无□		
两次随访期间关锁情况	1 无关锁　2 关锁　3 关锁已解除□		
两次随访期间住院情况	0 未住院　1 目前正在住院　2 曾住院,现未住院 末次出院时间年月日□		
实验室检查	1 无　2 有□		
用药依从性反应	1 按医嘱规律用药　2 间断用药　3 不用药　4 医嘱无需用药□		
药物不良反应	1 无　2 有□		
治疗效果	1 痊愈　2 好转　3 无变化　4 加重　9 此项不适用□		
是否转诊	1 否　2 是 转诊原因: 转诊至机构及科室:		
用药情况	药物 1:	用法:每日(月)次	每次剂量　mg
	药物 2:	用法:每日(月)次	每次剂量　mg
	药物 3:	用法:每日(月)次	每次剂量　mg

续表

随访日期	年　月　日		
用药指导	药物1：	用法：每日（月）次	每次剂量　mg
	药物2：	用法：每日（月）次	每次剂量　mg
	药物3：	用法：每日（月）次	每次剂量　mg
康复措施	1生活劳动能力　2职业训练　3学习能力　4社会交往　5其他 □/□/□/□		
本次随访分类	1不稳定　2基本稳定　3稳定□		
下次随访日期	年　月　日	随访医生/护士签名	

（石　玮　边立立）

第十二章

社区护理技术

第一节　家庭常用护理技术

一、家庭快速血糖测定

糖尿病病人通过监测血糖波动,能很快地知道自己血糖随时的变化,为调整用药和饮食量、运动提供依据。血糖监测的基本形式是病人自我血糖监测,指导病人在家庭中掌握血糖仪的使用具有重要意义。

【案例1】

社区居民张大妈,女,64岁,1月前在三级医院住院诊断为2型糖尿病,出院后为方便监测血糖,儿子给购买了一台血糖仪,但张大妈和老伴都不会使用,儿子也没和老人居住在一起,二老来到就近某社区卫生服务站,请社区护士教他们使用血糖仪。作为一名社区护士该如何指导病人和家属(照顾者)掌握血糖仪快速测血糖的方法?从以下几个方面来做:

(一)评估病人和照顾者的学习能力和接受能力

社区护士在和两位老人的沟通中了解到,张大妈和他的老伴王大爷均是退休老干部,具有大专以上文化水平,平时就喜欢读书、看报,王大爷现年66岁,身体健康,可以承担照顾张大妈,故两位老人的学习能力和接受能力都没有问题。

(二)检查血糖仪

护士和家属一起来查看血糖仪,一定要购买正规厂家的血糖仪及配应的试纸,检查血糖仪的工作状态,试纸有效期,校正卡上代码与试纸上代码相符。

(三)进行具体操作指导

1. 评估病人手指末梢循环及皮肤情况,避开手指破损、瘢痕、硬结,流动水洗净双手。

2. 嘱病人测之前手臂下垂10秒,装好针刺笔,打开血糖仪,检查血糖仪及试纸代码是否相符。

3. 消毒用75%酒精消毒手指穿刺部位,待干后针刺出血,嘱不要用手挤压,自然流出血。

4. 将试纸插入血糖仪测试区向上,血糖仪屏幕闪出"一滴血"标志,将血液滴入试纸的测试区,一次滴满或吸满试纸,采血后干棉签按压,数秒后血糖仪屏幕显示的数值即为测得血糖值。记录日期、时间、血糖值。

5. 撤出试纸条后血糖仪自动关闭　护士一边讲一边操作演示,为张大妈做了一次随机血糖的测定,随后又让王大爷做一次模仿演示,把操作步骤记录在卡片上,便于提醒,同时卡片上留有社区卫生站电话,方便病人在家中有问题随时咨询。

（四）血糖仪使用的注意事项

1. 告知　病人和照顾者测血糖应在手指侧面采血,避免直接从指腹或指尖采血,应轮换采血手指和部位,减少这些高敏感、常用部位的损伤,防止继发感染并减轻痛觉。

2. 校正　认真阅读血糖仪说明书,按厂家使用要求定期进行校正,或由社区护士帮助校正。

3. 血糖仪不要频繁更换最好固定一种品牌,保证监测结果可比性。对结果有异议时应重复检测一次,必要时复查静脉生化血糖。

4. 测血糖　血糖仪检测结果出现"Hi"时,表示血糖太高,大于或等于 33.3mmol/L,出现"Low"时,表示血糖太低,小于或等于 0.6mmol/L,在家中先行紧急低血糖处理,迅速进食含糖食物,立即联系社区医生或去医疗机构就诊。

（五）血糖监测健康教育

1. 血糖检测后　不仅要记录血糖值,还要记录测血糖的日期、时间,以及与进餐关系是空腹还是餐后。早餐前血糖应是早晨 5~7 点,餐后 2 小时是指从吃第一口饭开始计时间。

2. 测血糖当日　进食种类、进食量、运动量大小、情绪波动、身体有无不适等都会对血糖值有影响。

3. 寒冷天气　有户外进入室内应将手保暖一会儿,平静下来再测血糖。

4. 血糖监测的频率

（1）血糖控制不良的和病情严重的每日监测 4~7 次,待到病情稳定血糖控制到目标时可每周监测 1~2 天。

（2）使用胰岛素治疗者开始每日至少测血糖 5 次,达到治疗目标后每日监测血糖 2~4 次。口服降糖药和生活方式干预的病人达标后每周监测血糖 2~4 次。

5. 不同时间段测血糖的意义

（1）空腹血糖反映夜间基础状态的血糖,凌晨血糖升高的情况及降糖药（远期）疗效的综合结果。

（2）午餐和晚餐前,睡觉前血糖反映降糖药的（远期）疗效。

（3）三餐后 2 小时血糖反映饮食控制效果和降糖药对餐后血糖的疗效,可用于筛查糖尿病,大于等于 11.1mmol/L 可诊断糖尿病。

（4）夜间血糖可监测夜间低血糖发生和降糖药（远期）疗效。

（5）随机血糖对医生用药、病人饮食、运动调整有指导作用。

6. 血糖监测　应灵活和个体化掌握,控制稳定的病人可以每天监测 1~2 次,每周监测 1~2 次也是可以的。血糖控制不稳定或调整用药的病人就要增加监测频率,病人主诉某时间段不适时,应随时监测血糖。

7. 学会识别低血糖的症状　有明显饥饿感、头晕、出冷汗、心跳加快、双手颤抖等,在家中或外出时身边携带几块糖或小点心,随时能进食。

（六）随访

社区护士在两天后电话联系王大爷,询问在家中血糖监测的情况,得知能较好地掌握血糖仪的使用,血糖控制稳定。

二、家庭胰岛素注射技术

目前我国糖尿病患者日益增加,注射胰岛素为治疗糖尿病的手段之一,家庭注射胰岛素是长期治疗糖尿病的一种重要方法,多有病人或照顾者来完成此项操作,因注射不当可能导致皮下硬结、感染等并发症的发生。因此,针对家庭自行注射胰岛素给予正确指导和健康教育非常重要。

【案例 2】

刘先生,65 岁,2 型糖尿病史 10 年,规律口服降糖药物,近半年血糖控制不理想,1 月前于三级医院开始加用胰岛素治疗,今天来社区卫生服务站请社区护士指导自己在家中注射胰岛素。那么社区护士就从以下几方面来为刘先生做指导。

(一)指导前评估

1. 了解　注射者是病人还是照顾者,再评估病人及照顾者依从性及认知能力。

2. 评估　病人及照顾者对糖尿病病情及相关知识的掌握情况,胰岛素使用的情况,了解使用何种类型胰岛素、用法及用量。

(二)胰岛素的注射方法指导

1. 注射前准备

(1)物品的准备:适合的胰岛素笔、型号合适的针头、75%的医用酒精及医用棉签、不同种类的胰岛素笔按照使用说明进行安装。

(2)先备饭菜再注射胰岛素一般应在餐前 30 分钟注射胰岛素,而且要保证 30 分钟后可以进食。所以最好的办法就是准备好饭菜之后,再打胰岛素,避免低血糖情况的发生。

(3)选择正确注射部位:腹部(脐周 5~10cm)、大腿外侧、上臂外侧和臀部外上侧,一般腹部吸收最快,臀部吸收最慢。不建议使用肌内注射,易导致低血糖。

(4)每次注射前检查注射部位,避开出现疼痛、皮肤硬结、出血、瘀斑、感染的部位。

(5)定期轮换注射部位:每天同一时间注射同一部位,每次注射点应与上次注射点至少相距 1cm。避免在一个月内重复使用同一注射点。如每天早晨注射的部位是腹部,就应该一直选择在腹部注射,不要随意更换到其他部位。每周按左右轮换注射部位,如大腿注射可以一周打左边,一周打右边。

2. 胰岛素的准备

(1)检查笔芯中剩余的胰岛素剂量,能否保证剩余胰岛素被充分混匀,必要时更换新笔芯。

(2)摇匀:不同种类胰岛素的注射方法也不同。如:速效胰岛素、短效胰岛素等均为澄清的药液,可以直接注射;如果使用混悬型胰岛素(如预混胰岛素 30R、50R 或中效胰岛素),使用前应上下颠倒摆动注射笔至少 10 次,充分混匀,直到药液成为均匀的白色混悬液为止,因混匀不充分会引起低血糖;使用胰岛素专用注射器抽取混悬型胰岛素,注射前应在手掌中轻轻滚动揉搓,勿用力过猛及上下摇动。

(3)选择及安装针头,安装针头时,保持针头和胰岛素笔在同一条直线上,安装针头并锁紧,调节剂量旋钮至 2U,针尖直立向上,按压注射键,直至针头溢出 1 滴胰岛素,排尽笔内空气,再调整至所需剂量刻度,最好由家属帮助再确认,以保证注射剂量的准确性。

3. 注射过程　注射前认真洗手,用 75%酒精消毒注射部位皮肤,待酒精挥发后,捏起注射部位皮肤,垂直或者倾斜 45°角进针,注射完毕后,慢慢松开捏起的皮肤,针头停留 10 秒以上,继续按住注射键,直至针头完全拔出,这样确保正确剂量注入,用棉签按压片刻,禁止按揉。对于老年人皮肤松弛,消瘦病人皮下组织薄,应捏起皮肤注射。使用的胰岛素笔针头较短,可以垂直进针注射。注射后患者应按时进餐,保证进餐量,防止低血糖的发生。

（三）胰岛素的家庭储存

胰岛素是一种精细的蛋白质分子,其保存对温度、光照情况等都有较为严格的要求。

1. 正在使用的胰岛素笔芯不建议冷藏保存,在一般室温下25℃保存4周。但不要放在电视上方、车内等可能变热的地方。已开封的瓶装胰岛素应放在2~8℃冰箱内,不得冷冻。未开封的瓶装胰岛素或胰岛素笔芯应冷藏在2~8℃的环境中,切勿冷冻。

2. 温度变化会影响胰岛素的效能,室温时胰岛素产品的稳定性更好,更易混匀,也使得胰岛素注射更加舒适。特殊情况时,如胰岛素注射液在经摇匀操作后仍不呈均匀的白色雾状,或出现块状物,或有呈霜冻状的白色固体颗粒粘在瓶底或瓶壁上,则不能使用。

3. 如果胰岛素超过标签上有效期、药液有结晶及颜色的改变,或暴露在低于0℃或高于30℃的温度,均可疑变质,应禁止使用。

4. 外出旅游时,应随身携带胰岛素,不可托运,避免胰岛素冷热及反复震荡。室外温度过高时,建议使用冷却袋。

（四）胰岛素使用注意事项

1. 胰岛素注射前　将注射用物准备齐全,并做好手部及注射部位的清洁。

2. 注射针头　须一次性使用,多次重复使用,易造成局部皮肤红肿、化脓等感染的现象,胰岛素笔的针头很细,重复使用后,会致针头变钝或出现倒钩,引起注射疼痛。重复使用易堵塞针头,影响注射剂量,发生断针危险,增加皮下硬结的发生率。

3. 运动　会加快胰岛素的吸收,导致低血糖的发生。如骑车或锻炼,不应注射在大腿部,运动时应将胰岛素注射在腹部,如打乒乓球,避免注射在上臂。

4. 使用过的针头或者注射器　不能随意乱扔,应丢弃在一个质地较厚、不透明、不易被刺破、专门盛放尖锐物的容器中,放在儿童不易触碰的地方,盖好盖,装满后送到社区卫生站统一回收。

5. 胰岛素使用期间　不能随意停用或增减胰岛素,须在医生的指导下调整剂量。外出进餐时,应随身携带,在进餐前注射,防止因等餐时间过长引起低血糖。

6. 自己注射胰岛素后　不要忘记或延误进餐,且注射后切忌做各种活动或家务,防止低血糖的发生。

7. 注射胰岛素期间　可每天监测血糖2~4次。

8. 外出旅游　备齐胰岛素、注射笔、酒精棉、糖果及糖尿病救治卡。

9. 掌握胰岛素治疗的不良反应　低血糖为常见的不良反应,当病人自觉有低血糖的症状,如烦躁不安、饥饿、心悸、颤抖、大汗淋漓等症状,应立即口服高糖饮料或食物。注射初期水肿,注射部位脂肪萎缩和皮下脂肪增生等不良反应。改变注射部位,热敷、按摩等理疗,可以逐渐恢复。

（五）随访

随后一周刘先生每次都来社区卫生站作胰岛素注射,社区护士反复示范具体操作,后几天由病人自己独立完成,而社区护士则在旁边指导提醒,对易出错的地方反复强调,直到病人熟练掌握。第二周病人自行在家注射,社区护士定期进行电话随访,了解病人胰岛素应用情况并随时进行指导。

三、家庭腹膜透析技术

腹膜透析简称腹透,是慢性肾衰竭病人最常用的替代性疗法之一。是利用人体自身腹腔内的腹膜的半透膜特性,将适量透析液灌入腹腔并停留一段时间,借助腹膜毛细血管内血液及腹腔内透析液中的溶质浓度梯度和渗透梯度进行水和溶质交换,以清除蓄积的代谢废物,纠正水、电解质、酸碱平衡紊乱,起到净化血液的治疗目的。这种治疗方式不需要特殊仪器和装置,病人或照顾者经过简单培训就可掌握操作方法,可以在家中完成。

腹膜透析有两大类:一种是连续性不卧床腹膜透析,也是目前我国大多数腹透病人的透析方式。另一种是自动化腹膜透析,是用腹膜透析机器来进行自动换液操作,适宜年轻腹透病人白天需上班或上学,晚上入睡时进行治疗。

腹膜透析既然可以在家中完成,那么基本操作要求和相关问题也是腹透病人和照顾者要掌握的。

(一)腹透环境要求

腹透操作需要的空间并不大,在家中有固定 3m² 的地方,光线充足,有一张桌子和悬挂腹透液的架子即可。房间要洁净干燥,操作时务必关上电扇、门窗和空调,防止灰尘飞扬,减少空气中细菌的流动。桌面用消毒液或 75% 酒精擦拭干净,地面最好也用消毒液每天擦拭一次,家中有宠物的要关闭起来,其他人也不要在房间内,尽量减少房间内人员走动。有条件的装个紫外线消毒灯每天消毒 1~2 次。

(二)腹透换液操作的流程

1. 加热腹透液　用干加热法,家中要备恒温箱,特殊情况下也可用微波炉加热,但设在低档加热,保证受热均匀,加热后检查腹透液袋有无渗漏,一般加热腹透液 37℃,注意加热时不能撕开或除去外袋,不能将透析液浸泡在热水中加热。

2. 备齐换液所需物品　2 个碘伏帽、2 个蓝夹子、快速手消液、干净盆、电子秤、剪刀、口罩。

3. 开始腹透换液操作　手消液充分洗手,戴好口罩。

(1)取出加温过腹透液查看在有效期内,挤压无渗漏和浑浊、浓度符合要求,撕开腹透液外包装袋,内外袋之间有少量湿气是正常现象。检查接口拉环、管路、绿色折头完好无损,包装密闭碘伏帽在有效期内。

(2)撕开腹透液引流袋和管路自然放好,蓝夹子夹住入液管路,折断腹透液袋的绿色折头,腹透液挂在架子上,引流袋放于低位。拉掉腹透液的外环,取出病人腹部短管,查看在关闭状态,拧开短管上的肝素帽,将外接短管与腹透液管路连接端口快速相连,拧紧。

(3)打开入液管蓝夹子,新鲜腹透液流入引流袋大约 5 秒完成排气,关闭蓝夹子,检查管路和引流袋有无渗漏。

(4)打开腹部外接短管开关,开始引流,20 分钟左右排空腹腔内留腹液,关闭外接短管开关。

(5)打开入液管路夹子,再次冲洗管路,关闭出液管路,打开外接短管开关,腹透液灌入腹腔,灌注结束关闭短管开关,夹闭入液管路。

(6)分离短管和腹透液连接端口,外接短管开口处拧上备好的肝素帽,旋紧,注意无菌操作,将外接短管放置妥当。称量透出废液并做好记录。

腹膜透析操作并不是太复杂,病人和家庭照顾者通过学习培训能很快掌握,但在腹透的过程中可能会出现各种各样的问题,虽然是偶发,但还是要知道如何预防。

(三)外出口处常规护理

导管和出口处护理是腹透常规中重要部分,减少出口处感染能避免腹膜炎发生,下面是外出口处常规护理。

1.**保持外出口清洁干燥**　按压外出口和皮下置管隧道有无疼痛,检查外出口处有无红、肿、痛和分泌物。换药前认真洗手、病人和照顾者均要戴口罩,先用无菌生理盐水擦洗外出口,待干后用碘伏溶液,以出口处为圆心,由里向外环形擦拭,避开导管,防止碘伏液流入外出口处。勿牵拉腹透管,用胶布妥善固定导管。外出口处覆盖无菌纱布。

2.**外出口愈合良好无感染时**　可以温水洗澡,可全身及外出口周围皮肤正常淋浴,淋浴后要进行外出口换药护理。

3.**外出口护理禁忌**　勿行盆浴,以免导管出口浸于水中。勿自行在导管口涂抹药膏。勿穿紧身衣服或裤腰按压导管出口上。出口处结痂勿强行去除。勿用酒精消毒导管出口。

(四)家庭腹透时常见问题和处理

1.**透析液灌入或引流速度减慢或困难**

(1)先检查所有管路开关是否打开,有无腹透管扭曲、打折或受压。询问大便情况,有无便秘。

(2)处理:变换身体位置,轻捏透析液袋,挂高腹透液位置,观察引流是否改善。排空膀胱。如有便秘,先用缓泻药,必要时灌肠。以上处理均不能解决,可能为纤维蛋白块阻塞或腹腔导管移位,需回医院处理。

2.**腹透常见并发症症状及预防**

(1)导管出口处感染:导管出口处皮肤发红、肿胀、按压疼痛或有脓性分泌物。

(2)腹膜炎:临床常最早表现为透析引流液浑浊,常为细菌侵入腹腔后 12~24 小时出现,也可伴有腹痛、发热等症状。

(3)预防:腹透换液过程中认真洗手,做好无菌操作,防止接触性污染,认真做好导管口换药护理。一旦发生,及时医院就诊。

(五)透析效果的判断和影响透析效果的因素

1.**透析效果判断**

(1)主观上自我感觉良好,精力充沛,食欲好、睡眠好,说明透析很可能是充分的,效果好。如自觉虚弱和疲乏、食欲差、恶心、眼睑及双脚水肿、皮肤瘙痒,可能透析效果不好,需就诊请医生调整透析处方。

(2)客观上要做常规血液检查,一般 2~3 月检查一次,包括血常规,血生化有肝、肾功能、血脂、血糖、电解质等和甲状旁腺激素。

(3)国际上公认的尿素清除指数(kt/v)和内生肌酐清除率(Ccr)测定也是评估透析效果的主要指标,一般半年测一次。

尿素清除指数标本留取方法:检测前一天排去清晨第一次尿液和夜间留腹的透析液,然后开始收集 24 小时所有的尿液和透析液,做好储存要求,测定当天早晨收集完最后一次尿液和夜间留腹的透析液,将 24 小时混匀后的尿液和腹透液各留取 10ml 做标本,送检,并到医院抽血化验。

(4)腹膜平衡实验(PET)是用来测定腹膜特性的,可以寻找超滤不足或腹透不充分的原因,为医生确定或调整腹透方案提供帮助。

检查要求:检查前一夜将腹透液留腹8~12小时,清晨到医院按检查要求做。

2. 影响透析效果的因素

(1)保证每次灌入腹腔的液体量。标准的透析液每袋容量为2L,如无特殊要求,应全部灌入腹腔,以增加代谢废物的清除。

(2)按要求保证换液次数和最佳的腹透液留腹时间。

(3)定期回医院复查,根据情况看医生是否调整透析处方。

(六)体内液体量判断

正常情况下,肾脏起到调节体液平衡的作用,但腹透病人要靠人为来控制。如何判断体内液体过多或过少?

1. 每天称体重,测量一次血压　记录下来比较,如果体重增加,并出现眼肿、脚肿、呼吸困难和血压高,说明体内液体过多。反之,体重下降,并出现头晕、口渴、血压下降,说明体内液体过少。

2. 体液过多时　应限制液体摄入。每日水分摄入量以每日尿量和超滤量加500ml来定,不单指饮水量,还要加所有食物中的水分,如奶昔、汤面、果汁、水果、含水分较多的蔬菜(如冬瓜)等。

3. 正确测体重方法　固定每天同一时间,排空大小便,称量灌入腹腔的腹透液和衣服重量,最后记录的是扣除腹透液和衣服重量后的体重,就能动态观察病人体重的变化。

(七)腹透病人健康指导

1. 饮食指导　腹透病人的肾脏功能已严重受损,科学的饮食和烹饪方法在提供足够营养,同时来保证机体正常的生理活动。

(1)控制每天食盐量在3.5g,相当于普通矿泉水一小瓶盖的量(含鸡精、味精、酱油、豆豉、黄酱等含盐调料)。日常做菜减盐的小窍门:①炒菜起锅前再放盐或酱油;②多凉拌少炖煮、红烧;③可以用醋、柠檬汁、花椒、大料、葱、姜等调料和香菜提味。

(2)首选低磷优质动物蛋白质食物,摄入量为1.2~1.3g/(kg·d),如瘦肉、鸡肉、鸭肉、牛奶、鸡蛋等,杜绝含磷量高的加工类食物,如火腿肠、方便面等。热量摄入为35kcal/(kg·d),限制甜食和脂肪摄入。

(3)保证每天应摄入25~35g膳食纤维,多吃全谷类和麦麸等富含膳食纤维的食物,适量的新鲜蔬菜和水果,要考虑水分含量。

(4)腹透病人应严格控制每天水的摄入,前面已说过如何计算每天水的摄入量,下面主要讲几个限水小窍门:①抛去每天食物中的水量,将每天可喝的水量固定在一个水杯,分次小口喝水;②在水中加入柠檬片或薄荷叶,在冰箱制成冰块解渴,也可用冰水漱口;③严格限制盐的摄入;④每天口服药物可以用汤或粥服用。

2. 腹透病人心理和运动指导

(1)良好的心理状态有助于疾病的恢复,对于腹透病人只要病情稳定,就应在腹透之余,积极融入正常生活,做力所能及的事情,培养自身的兴趣爱好,多和朋友、周围人接触,保持乐观、开朗、愉悦的心情。

(2)根据自身情况坚持适宜的运动,运动方式主要是有氧运动,如散步、打太极拳、做健身操等,建议每周3~4次,每次30分钟,也可逐渐延长时间,不超过1小时。有以下情况应停止运动:①血压不稳定时;②运动后有关节疼痛、胸口发闷、憋气、体温高;③自觉身体疲急,情绪太差生气时;④气候不好,过冷、过热、雾霾天。

3. 做好腹透居家日记记录　有病人或照顾者每天来记录血压、体重、尿量和透析次数、透析液浓度、灌入量、引流量和超滤量,对病情和透析方案调整是重要依据,要认真做好。家中要备有计量准确的量杯和电子秤,每次尿量要计数,汇总每天 24 小时尿量。电子秤来测量每次灌入量、引流量,算出超滤量。

第二节　急 救 技 术

一、心 肺 复 苏

心肺复苏术(cardiopulmonary resuscitation,CPR)是用于自主呼吸停止时的一种急救方法。通过徒手或机械装置使空气有节律地进入肺内,然后利用胸廓和肺组织的弹性回缩力使进入肺内的气体呼出,如此周而复始以代替自主呼吸。人工呼吸适用于窒息、煤气中毒、药物中毒、呼吸肌麻痹、溺水及触电等患者的急救。人工呼吸方法很多,有口对口吹气法、俯卧压背法、仰卧压胸法,但以口对口吹气式人工呼吸最为方便和有效。

人的心脏和大脑需要不断地供给氧气。如果中断供氧 3~4 分钟就会造成不可逆性损害。所以在某些意外事故中,如触电、溺水、脑血管和心血管意外,一旦发现心跳呼吸停止,首要的抢救措施就是迅速进行人工呼吸和胸外心脏按压,以保持有效通气和血液循环,保证重要脏器的氧气供应。现场急救人工呼吸可采用口对口(鼻)方法,或使用简易呼吸囊。在医院内抢救呼吸骤停患者还可使用结构更复杂、功能更完善的呼吸机。在常温下,人缺氧 4~6分钟就会引起死亡。必须争分夺秒地进行有效呼吸,以挽救其生命。

基础 CPR 是患者发生心脏骤停后抢救的基础,高质量的 CPR 是抢救生命的关键措施。相关内容详见第八章第二节,此处不再赘述。本项操作以《2015 美国心脏协会心肺复苏与心血管急救更新指南》为基础。指南推荐 CPR 应以团队形式施救,而不是以单人顺序施救,操作如下:

(一) 目的

对各种原因引起的呼吸、心搏骤停的病人进行抢救,保证重要脏器的血氧供应,尽快恢复心跳、呼吸。

(二) 操作流程

物品准备:心电监护仪、球囊面罩、氧气装置、急救药物、记录单等。

1. 评估

(1)判断现场环境安全

(2)判断意识:发现病人倒地,双手轻拍病人两肩问:"××,你怎么了?",确认病人无反应。呼叫医生叫旁人取急救仪器和物品,记录时间。

(3)检查呼吸、脉搏:观察病人胸廓起伏 5~10 秒(1001,1002,1003,1004,1005),病人无呼吸或仅有叹息样呼吸(在开放气道前提下,一看胸部有无起伏,二听有无呼吸音,三感觉有无气流溢出)。触摸大动脉无搏动(1 岁以上触摸颈动脉,1 岁以下触摸股动脉),示指和中指触及气管正中部(喉结部位)、旁开两指,近侧至胸锁乳突肌前缘凹陷处。检查脉搏不应超过 10 秒,以免延误抢救。

2. 心肺复苏步骤　心肺复苏流程见图 8-1。

(1)放置体位:仰卧于地面或硬板上或垫按压板,头颈躯干呈直线,双手放于躯干两侧,松解衣扣、领带及裤带等暴露胸部。

(2)胸外心脏按压(C):两乳头连线中点(胸骨中下 1/3),用左手掌根紧贴病人的胸部,两手重叠,左手五指翘起,双臂伸直,用上身力量用力按压 30 次(按压频率至少 100 次/分,按压深度至少 5cm)。

(3)打开气道(A):仰头抬颌法。头偏向一侧,清理口、鼻、咽、分泌物,若有立即清除,取下义齿。

(4)人工呼吸(B):应用简易呼吸器。人工呼吸前需保持气道通畅,吹气时间大于 1s,简易呼吸器连接氧气,调节氧气量 8~10L/min(有氧情况下),一手以"EC"法固定面罩于患者口鼻部,另一手挤压简易呼吸器,挤压气囊,使胸廓抬起,连续 2 次,通气频率 10~12 次/分,潮气量 400~600ml(1L 简易呼吸器挤压 1/2~2/3,2L 简易呼吸器挤压 1/3)。

(5)持续 2 分钟的高效 CPR:以心脏按压:人工呼吸=30:2 的比例进行,操作 5 个周期(心脏按压开始至送气结束)。

3. 判断复苏效果

(1)判断复苏是否有效,大动脉搏动是否恢复,是否恢复自主呼吸,判断时间在 8 秒以内。

(2)若未复苏成功,继续 CPR,尽早配合电除颤治疗。

电除颤:打开除颤仪开关,选择按钮置于"非同步",涂抹导电糊,选择能量(双向 200J),放置电极板,充电,电极板位置安放正确,"STERNVM"电极板上缘放于胸骨右侧第二肋间。"APEX"电极板上缘置于左腋中线第四肋间,电极板与皮肤紧密接触。充电时,口述"请旁人离开",电极板紧贴皮肤,双手同时按压电极手柄上的放电按钮。

(3)如呼吸心跳恢复正常,确定时间,进一步生命支持。

(4)安置病人舒适体位,注意保暖,观察患者意识状态、生命体征及尿量。

4. 整理用物洗手、记录(心肺复苏过程)

(三) 注意事项

1. 抢救的关键是高质量的 CPR。

2. 按压频率为 100~120 次/分。

3. 行胸外按压时,按压深度至少 5cm,应避免超过 6cm。

4. 按压通气比为 30:2,不中断按压给予通气,每 6 秒给一次通气,每分钟通气 10 次。

5. 按压后保证胸骨完全回弹,一次按压周期,按压与放松时间各为 50%。

6. 胸外按压时最大程度减少中断。

7. 避免过度通气。

8. 更换按压者时,每次更换应尽量在 5 秒内完成。

二、心电图机操作及急性心肌梗死、心室颤动的心电图判读

心脏在每个心动周期中,由起搏点、心房、心室相继兴奋,伴随着生物电的变化,通过心电描记器从体表引出多种形式的电位变化的图形(简称 ECG)。

心电图是心脏兴奋的发生、传播及恢复过程的客观指标。

（一）心电图操作流程

1. 评估

（1）环境安全，保护病人隐私，注意遮挡。

（2）解释操作目的及须知。

（3）安排体位，嘱病人放松、制动、平静呼吸。

2. 物品准备 棉球、导电糊或生理盐水、心电图机。

3. 操作步骤

（1）检查心电图机是否电源充足、性能良好，有无心电图纸，准备用物，将心电图机推至病人床旁。

（2）取下检查者身上佩戴的金属物，协助病人取平卧位，放松，保暖。暴露胸部及四肢。

（3）用导电糊或蘸有生理盐水的棉球擦拭心电电极贴放部位。

（4）肢体导联按红、黄、绿、黑顺序接右手、左手、左脚、右脚电极板，接触部位为左右手腕内侧 3 横指处，左右内踝上 3 横指处。

（5）胸导联

V_1 导联位于胸骨右缘第 4 肋间；

V_2 导联位于胸骨左缘第 4 肋间；

V_3 导联位于 V_2 与 V_4 中间位置；

V_4 导联位于左锁骨中线第 5 肋间；

V_5 导联位于左腋前线平 V_4；

V_6 导联位于左腋中线平 V_4。

必要时加做 $V_7 \sim V_9$ 导联和 $V_3R \sim V_5R$ 导联，$V_7 \sim V_9$ 导联分别位于 V_4 水平的左腋后线、左肩胛线、左脊旁线上，描记的图形反映心脏正后壁的电势；$V_3R \sim V_5R$ 导联分别位于右胸与 $V_3 \sim V_5$ 导联相对应的位置，描记的是心脏右壁的电势。

（6）打开电源开关，一般走纸速度为 25mm/s，定标准电压 10mm/mV。

（7）按检查键及抗干扰键，开走纸控制开关，转换导联开关至所需导联位置，每次切换导联后，必须等到基线稳定后再启动记录纸，每一导联描记 3~4 个完整的心动周期。

（8）描图完毕，于空格上标记导联、患者姓名、日期、时间。

4. 注意事项

（1）女性检查者应避免穿连衣裙。

（2）避免药物的影响，有些药物直接或间接影响心电图的结果，如：洋地奎尼西等。

（3）检查时尽量放松，以保证检查质量。

（4）检查在安静时进行，因肌肉活动都会产生生物电，当啼哭、深呼吸、四肢乱动时，都会影响心电图的结果。

（5）疑似心肌梗死需加做 $V_3R \sim V_5R$、$V_7 \sim V_9$ 导联，并在胸壁各导联部位用记号笔标记，使电极定位准确以便以后的动态比较。疑有右位心或有右心梗者，应加做$V_3R \sim V_5R$。

（二）急性心肌梗死的心电图判读

1. 定义 急性心肌梗死是冠状动脉急性、持续性缺血缺氧所引起的心肌坏死。临床上多有剧烈而持久的胸骨后疼痛，休息及硝酸酯类药物不能完全缓解，伴有血清心肌酶活性增高及进行性心电图变化，可并发心律失常、休克或心力衰竭，常可危及生命。

2. 临床表现　约半数以上的急性心肌梗死患者,在起病前 1~2 天或 1~2 周有前驱症状,最常见的是原有的心绞痛加重,发作时间延长,或对硝酸甘油效果变差;或继往无心绞痛者,突然出现长时间心绞痛。典型的心肌梗死症状包括:

(1)突然发作剧烈而持久的胸骨后或心前区压榨性疼痛,休息和含服硝酸甘油不能缓解,常伴有烦躁不安、出汗、恐惧或濒死感。

(2)少数患者无疼痛,一开始即表现为休克或急性心力衰竭。

(3)部分患者疼痛位于上腹部,可能误诊为胃穿孔、急性胰腺炎等急腹症;少数患者表现颈部、下颌、咽部及牙齿疼痛,易误诊。

(4)神志障碍,可见于高龄患者。

(5)全身症状,难以形容的不适、发热。

(6)胃肠道症状:表现恶心、呕吐、腹胀等,下壁心肌梗死患者更常见。

(7)心律失常:见于 75%~95% 患者,发生在起病的 1~2 周内,以 24 小时内多见,前壁心肌梗死易发生室性心律失常,下壁心肌梗死易发生心率减慢、房室传导阻滞。

(8)心力衰竭:主要是急性左心衰竭,在起病的最初几小时内易发生,也可在发病数日后发生,表现为呼吸困难、咳嗽、发绀、烦躁等症状。

(9)低血压、休克:急性心肌梗死时由于剧烈疼痛、恶心、呕吐、出汗、血容量不足、心律失常等可引起低血压,大面积心肌梗死(梗死面积大于 40%)时心排血量急剧减少,可引起心源性休克,收缩压<80mmHg,面色苍白,皮肤湿冷,烦躁不安或神志淡漠,心率增快,尿量减少(<20ml/h)。

3. 心肌梗死的心电图特点(表 12-1)

表 12-1　心肌梗死定位诊断表

心梗部位	导联改变	可能受累的冠状动脉
前间壁	$V_1 V_2 V_3$	左前降支近端、间隔支
前臂	$V_3 V_4 V_5$	左前降支及其分支
前侧壁	$V_5 V_6$	左前降支中部或左回旋支
高侧壁	I aVL	左回旋支
广泛前臂	$V_1 V_6$	左前降支近端
下壁	II III aVF	右冠脉、回旋支或前降支远端不常见
后壁	$V_7 V_8$	后降支

(1)近侧左前降支心梗:左前降支第一穿隔支近侧闭塞,心电图 V_1~V_6、I 及 aVL 导联均出现 ST 段抬高。由于希浦系统供血受到影响,会经常出现新发生的束支阻滞,其中以左前分支阻滞和右束支阻滞最多见,左束支阻滞、双分支阻滞或莫氏二型房室阻滞也均可出现。除非及时进行有效的再灌注治疗,否则患者可发生泵衰竭或心源性休克。

(2)中段左前降支心梗:左前降支第一穿隔支远侧、大对角支近侧闭塞,心电图 V_1~V_6、I 及 aVL 导联出现 ST 段抬高,无传导阻滞出现。心肌坏死局限于前侧段和前尖段,室间隔近侧不受损。如果发生心源性休克,可能是心肌原有损害或有心外原因如大出血等。泵衰竭可能发生,室壁瘤伴心尖部血栓形成也常见。

（3）远侧左前降支心梗：左前降支六对角支远侧闭塞，心电图仅 V_1~V_4 导联 ST 段抬高，不并发心源性休克，泵衰竭也很少发生，由于心尖室壁运动消失，可并发血栓形成。

（4）左前降支对角支闭塞心梗：左前降支对角支闭塞心梗也属于远侧左前降支心梗，仅 I、aVF、V_5 及 V_6 导联出现 ST 段抬高，很少出现严重并发症如泵衰竭和严重心律失常等。

（5）小面积下壁心梗：通常是右冠状动脉的远侧分支（后侧支、后降支）闭塞，也可能是左回旋支（左优势型）分支闭塞。仅 II、III 及 aVF 导联出现 ST 段抬高，并发症少见。

（6）中、大面积下壁心梗（后壁、侧壁及右室）：右冠状动脉近侧或左回旋支闭塞，心电图 II、III 及 aVF 导联出现 ST 段抬高，比外，还可出现以下 1 项或 3 项改变：①V_1、V_3R~V_4R 导联 ST 段抬高；②V_5 和 V_6 导联 ST 段抬高；③V_1 和 V_2 导联 R/S>1。由于大面积右室梗死，患者可出现心力衰竭（右心衰竭）和心源性休克，并经常出现心动过缓、莫氏一型房室阻滞。

4. 常见心肌梗死的心电图改变　见图 12-1~图 12-3。

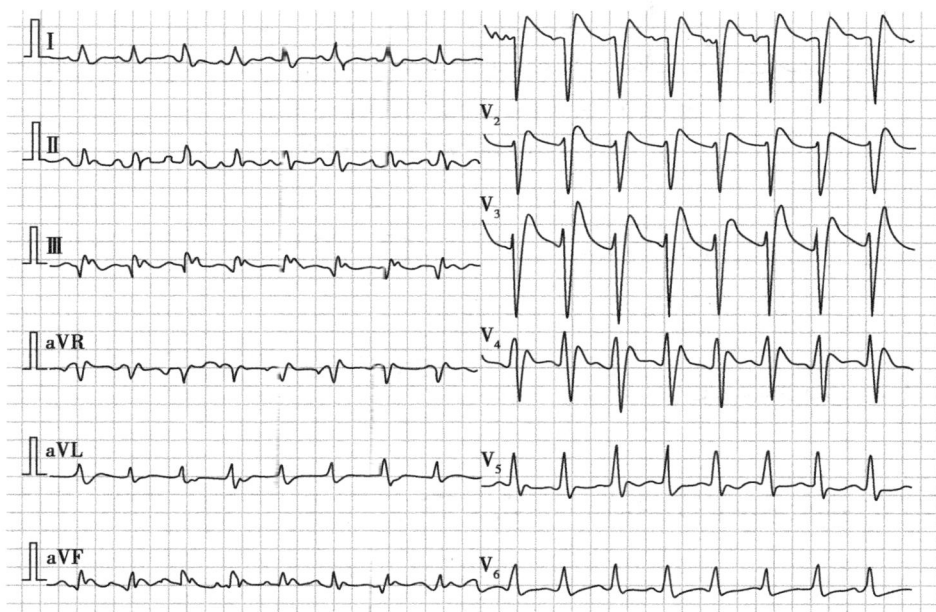

图 12-1　急性前壁心肌梗死患者发病 30 分钟后的心电图
J 波和 T 波融合为一个波，ST 段缺如

（三）心室颤动的心电图判读

1. 定义　心室颤动是严重的异位心律，心室丧失有效的整体收缩能力，而是被各部心肌快而不协调的颤动所代替。心室颤动是心脏静止前的心电图征象，由于心脏出现多灶性心电兴奋，致使射血功能完全失去。抢救关键是电除颤及药物治疗。

2. 临床表现
（1）意识丧失、抽搐。
（2）面色苍白或青紫，脉搏消失，心音听不到，血压为零。
（3）如不及时抢救，随之呼吸、心跳停止。

3. 心室颤动的心电图特征

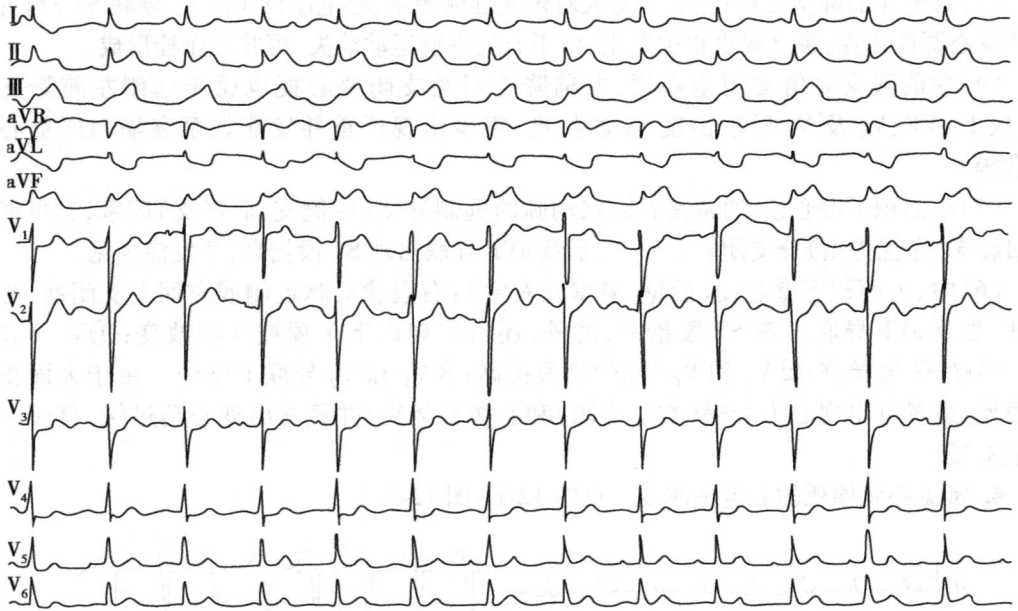

图 12-2 急性下壁心肌梗死患者的心电图

下壁导联 ST 段呈弓背向下型抬高

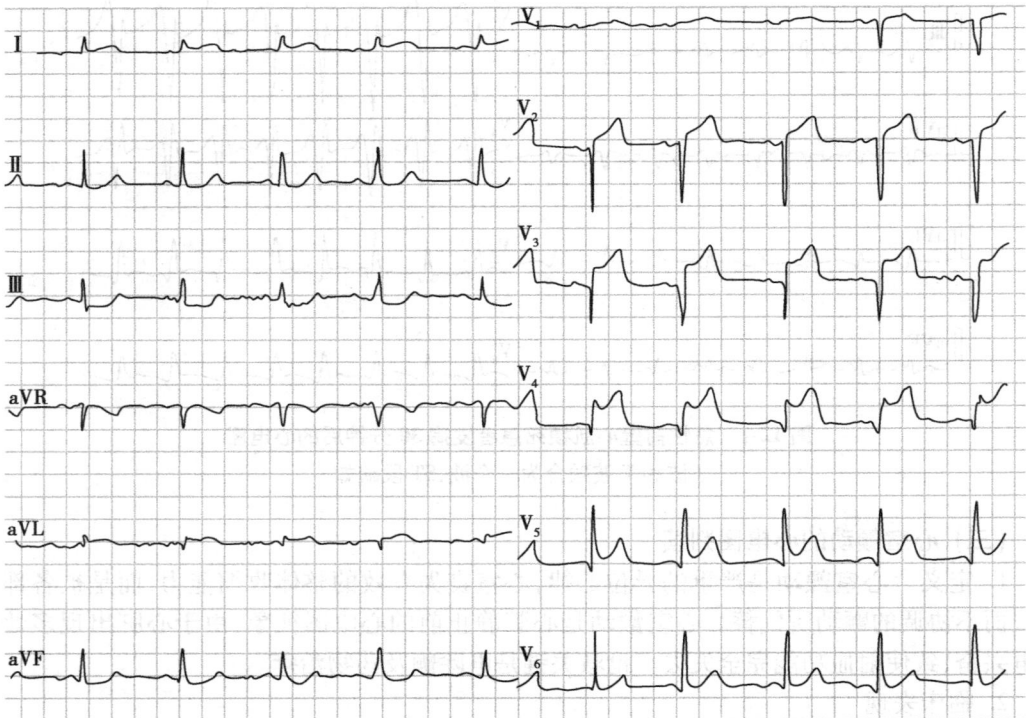

图 12-3 为急性前壁心肌梗死患者的心电图

V$_4$ 和 V$_5$ 导联 ST 段呈弓背向下型抬高

（1）QRS-T 波消失,呈大小不等、形态不同的心室颤动波。常由室扑转变而来,波伏大于 0.5mv 称粗波形心室颤动,小于 0.5mv 称为细波形心室颤动。

（2）f～f 之间无等电位线。

（3）频率在 250 次/分以上,频率大于 100 次/分者称为快速型心室颤动,频率小于 100 次/分者称为慢速型心室颤动。

（4）如夹有心室扑动称为不纯性心室颤动。

4. 常见心室颤动的心电图改变　见图 12-4、图 12-5。

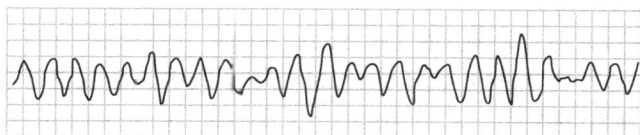

图 12-4　心室颤动

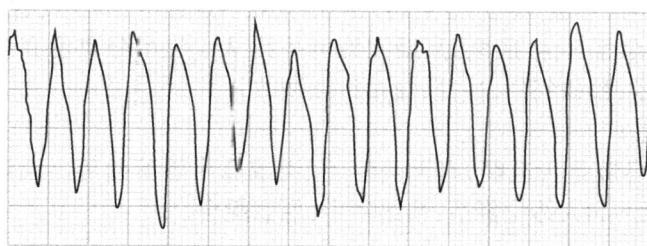

图 12-5　心室颤动

三、吸　　氧

氧气疗法是通过给氧纠正各种原因造成的缺氧状态,提高动脉血氧分压(PaO_2)和动脉血氧饱和度(SaO_2),增加动脉血氧含量,促进组织的新陈代谢,维持机体生命活动。

（一）缺氧分类

1. 低张性缺氧　见于慢性阻塞性肺部疾病、先天性心脏病等。

2. 血液性缺氧　常见于贫血、一氧化碳中毒、高铁血红蛋白症等。

3. 循环性缺氧　常见于休克、心力衰竭等。

4. 组织性缺氧　常见于氰化物中毒、大量放射线照射等。

（二）缺氧程度判断

除临床表现外,缺氧程度主要依据 PaO_2 和 SaO_2 来判断。

1. 轻度低氧血症　$PaO_2>50mmHg$,$SaO_2>80\%$,无发绀,一般不需要氧疗。如有呼吸困难,可给予低流量低浓度(氧流量 1～2L/min)氧气。

2. 中度低氧血症　PaO_2 30～50mmHg,SaO_2 60%～80%,有发绀、呼吸困难,需氧疗。

3. 重度低氧血症　PaO_2 30mmHg,$SaO_2<60\%$,显著发绀、呼吸极度困难、出现三凹征,是氧疗的绝对适应证。

（三）供氧装置

1. 氧气筒及氧气表装置

（1）氧气筒筒内可耐高压达 14.7KPa（150kg/cm²）的氧，容纳氧气 6000L。氧浓度与流量关系：吸氧浓度（%）= 21+4×氧流量（L/min）

（2）氧气表的组成：压力表、减压器、流量表、湿化瓶、安全阀。

1）压力表：可测知氧气筒内的压力，以 MPa（kg/cm²）表示。

2）减压器：是一种弹簧自动减压装置，将氧气筒内的压力减至 2～3kg/cm²（0.2～0.3MPa），使流量平稳，保证安全。

3）流量表：用来测量每分钟氧气的流出量，流量表内有浮标，从浮标上端平面所指的刻度，可知每分钟氧气的流出量。

4）湿化瓶：内装 1/3 或 1/2 冷开水。

5）安全阀：作用是当氧流量过大、压力过高时，安全阀内部活塞自行上推，过多的氧气由四周小孔流出来，以确保安全。

2. 管道氧气装置（中心供氧装置）　医院氧气集中由供应站负责供给，供应站有总开关控制，各用氧单位配氧气表，打开流量表即可使用。

3. 氧气枕　常用于家庭氧疗、危重病人的抢救或转运途中，以枕代替氧气装置。

4. 制氧机　在常温下，接通电源，瞬间即可连续从空气中分离出高浓度、无尘、无菌的医用氧气。浓度稳定，操作简便、快捷，流量可以调节。

（四）操作流程

1. 评估　病人鼻腔是否通畅，有无炎症、息肉或鼻中隔偏曲等。温度适宜，光线充足，环境安静，远离火源。病人体位舒适，情绪稳定，愿意配合。

2. 物品准备

（1）供氧装置：氧气管道、氧气筒（需配氧气表、湿化瓶、连接管）、氧气枕、制氧机。

（2）单（或双）鼻塞，用氧记录单、笔。

（3）其他：冷蒸馏水、胶布、清水、棉签、手电筒、弯盘、别针、扳手、快速手消液。

3. 操作步骤　以氧气筒吸氧为例。

（1）装表：将氧气筒置于氧气架上，将氧气表与氧气筒连接。打开总开关，使少量气体从气门处流出，随即迅速关上。将氧气表稍后倾，置于氧气筒气门上，用手初步旋紧，再用扳手拧紧，使氧气表直立于氧气筒旁。接湿化瓶，检查氧气流出是否通畅，有无漏气，关紧流量开关，推至病人床旁待用。装表法可简单归纳为一吹（尘）、二上（表）、三紧（拧紧）、四查（检查）。

（2）连接湿化瓶：湿化瓶内注入适量冷开水，以湿化瓶上水位线为准，将湿化瓶与供氧装置连接。

（3）体位：协助病人取舒适体位。

（4）清洁鼻腔：用棉签蘸清水清洁两侧鼻腔。

（5）连接：将鼻导管尾端连接在湿化瓶上，打开流量表开关。

（6）调节氧流量：轻度缺氧 1～2L/min，中度缺氧 2～4L/min，重度缺氧 4～6L/min，小儿 1～2L/min。先调节好流量，后插管，避免开错开关，大量氧气进入呼吸道。

（7）插入鼻塞：将鼻塞塞入鼻前庭内给氧。

（8）固定：根据情况调整松紧度。

（9）整理用物：记录给氧时间、氧流量、病人反应。

（10）停止用氧：先取下鼻塞，再关闭氧气筒总开关，放出余气后，关流量表开关。安置病人,体位舒适。若有胶布痕迹用松节油、再用乙醇、最后干棉签擦拭。记录停止用氧时间及效果。湿化瓶等定期消毒更换。

4. 注意事项

（1）保持呼吸道通畅,注意气道湿化。

（2）用氧前,检查氧气装置有无漏气,是否通畅,无打折、分泌物堵塞或扭曲。

（3）严格遵守操作流程,注意用氧安全,防火、防油、防热、防震。氧气瓶搬运时要避免倾倒或撞击。氧气筒应放于阴凉处,周围严禁烟火及易燃品,距明火至少 5m,距暖气 1m,以防引起燃烧或爆炸。氧气表及螺旋口勿上油,不用带油的手装卸。

（4）吸氧时先调节好氧流量再与患者连接,停氧时先取下鼻导管或面罩,再关闭氧流量表。

（5）注意观察缺氧症状是否改善。

（6）急性肺水肿病人可用 20%~30%乙醇做湿化液。

（7）氧气筒内氧勿用尽,压力表至少要保留 0.5MPa(5kg/cm^2)。

（8）对未用完或已用尽的氧气筒,分别悬挂"满"或"空"的标志。

（五）常见氧疗副作用

氧疗时,要严密监测。当氧浓度高于 60%、持续时间超过 24 小时,可能出现氧疗副作用。

1. 氧中毒　特点是肺实质的病变。

（1）主要症状:胸骨下不适、疼痛、灼热感,继而出现呼吸增快、恶心、呕吐、烦躁、干咳。

（2）预防措施:避免长时间、高浓度氧疗,经常做血气分析,动态观察氧疗的治疗效果。

2. 肺不张　吸入高浓度氧气后,肺泡内气体被大量置换,一旦支气管有阻塞时,其所属肺泡内的氧气被肺循环血液迅速吸收,引起吸入性肺不张。

（1）主要症状:烦躁、呼吸心跳增快、血压上升、呼吸困难、发绀、昏迷。

（2）预防措施:多做深呼吸,多咳嗽,经常变换卧位、姿势,防止分泌物阻塞。

3. 呼吸道分泌物　干燥氧气是一种干燥气体,吸入后可导致呼吸道黏膜干燥。

（1）主要症状:呼吸道分泌物黏稠,不易咳出,且有损纤毛运动。

（2）预防措施:氧气吸入前一定要先湿化再吸入,减轻刺激。

4. 呼吸抑制　见于Ⅱ型呼吸衰竭(PaO$_2$ 降低、PaCO$_2$ 升高)者。

（1）主要症状:呼吸抑制。

（2）预防措施:对Ⅱ型呼吸衰竭病人应给予低浓度、低流量(1~2L/min)吸氧。

5. 晶状体后纤维组织增生　以早产儿多见,可出现不可逆的失明。应严格控制氧浓度和吸氧时间。

第三节　中医适宜技术

一、拔　　罐

（一）拔罐的定义

拔罐是以罐为工具,利用燃火等方法排除罐内空气,造成负压,使之吸附于腧穴和所拔部位的体表,使局部皮肤充血、淤血,从而达到治病目的的方法。

　　历经数千年的发展,随着拔罐疗法的推广,罐具的发展也近成熟。中国的罐具经历角制罐、陶土罐、竹罐、陶瓷罐、金属罐、玻璃罐、新型罐等发展过程。其吸拔方法也由传统的吸吮法、水吸法、火吸法发展为现在的真空抽气法。拔罐法古称角法,或称吸筒疗法,起初主要是外科治疗疮疡时,用来吸拔脓血。因其简便易行,患者无痛苦,拔罐法的适应范围不断扩大,现在得到了广泛运用。

　　1. 拔罐的作用和适应范围　　拔罐法具有通经活络、行气活血、消肿止痛、祛风散寒逐湿等作用,其适应范围较为广泛,一般多用于感受风寒湿所致的痹证、痛证、软组织损伤,某些内科病证如感冒、咳嗽、哮喘、胃痛、呕吐、腹泻、腹痛、消化不良,以及某些外科病证。

　　2. 禁忌证　　高热所致的头痛、抽搐、痉挛;皮肤过敏或皮损处;肌肉瘦削或骨骼凹凸不平、多毛发及大血管处;孕妇腰骶及腹部。

　　(二)操作方法

　　罐的种类有多种,现在一般采用玻璃罐。排除罐内空气的方法很多,以闪火法最为常用,即用止血钳或镊子夹住酒精棉球,点燃后在罐内绕一圈后抽出,迅速将罐扣在应拔的部位上。

　　拔罐后,一般留罐 10~15 分钟,待所拔部位皮肤充血、淤血呈紫红色时即可取下。取罐时一手扶住罐身,另一手手指按压罐口的皮肤,使空气进入罐内,火罐即可松脱,切不可硬行上提或旋转提拔。

　　1. 走罐　　又称推罐,可选用口径较大的罐,罐口要平滑,先在罐口或欲拔罐部位涂一些凡士林油膏等润滑剂,再将罐拔住,然后用右手握住罐子,上下往返推移,至所拔皮肤潮红、充血,甚或淤血时,将罐起下。此法主要适用于面积较大、肌肉丰厚的部位,如腰背、大腿、臀部等。

　　2. 闪罐　　此法是将罐拔住后,又立即取下,再迅速拔住,如此反复多次地拔住起下,起下再拔,直至皮肤潮红。多用于局部皮肤麻木、疼痛或功能减退等病证,尤其适用于不宜留罐的患者,如小儿、年轻女性的面部。

　　3. 留针拔罐　　此法是将针刺和拔罐相结合应用的一种方法。即先行针刺,待得气后留针,再以毫针为中心点,将火罐拔上,留置 10~15 分钟,然后起罐起针。

　　4. 刺血拔罐　　此法又称作刺络拔罐。即在应拔罐部位的皮肤消毒后,用三棱针点刺出血或用皮肤针叩刺,然后将火罐吸拔于点刺的部位上,促进出血,以加强刺血治疗的作用。多用于治疗丹毒、扭伤、乳腺炎等。

　　(三)起罐方法

　　起罐时,一般先用一手夹住火罐,另一手拇指或示指从罐口旁边按压一下,使气体进入罐内,即可将罐取下。若罐吸附过强时,切不可用力猛拔,以免擦伤皮肤。

　　(四)拔罐注意事项

　　1. 体位　　拔罐时要选择肌肉较为丰满的部位和适当的体位,骨骼凹凸不平,有毛发的部位不宜拔罐。

　　2. 面积　　拔罐时要根据所拔部位的面积大小选择大小适宜的罐。操作时动作要利落,避免空气进入罐内,影响罐的吸附力。罐吸附皮肤后,将罐上提试一下,若吸附不紧,应起下重拔。

　　3. 注意切勿灼伤或烫伤皮肤　　若因烫伤或留罐时间太长而皮肤起水泡时,小泡无需处理,可敷创可贴或消毒纱布,防止擦破即可。水泡较大时,用消毒针将水泡刺穿放出液体,再用消毒纱布包敷,以防感染。

4. 皮肤过敏、溃疡、水肿以及大血管分布的部位　不宜拔罐。高热抽搐患者和孕妇的腹部、腰骶部位,亦不宜拔罐。

二、捏　脊

用拇指桡侧缘顶住皮肤,食、中指前按,三指同时用力提拿皮肤,双手交替捻动向前或示指屈曲,用示指中节桡侧顶住皮肤,拇指前按,两指同时用力提拿皮肤,双手交替捻动向前。

(一) 主治

发热、惊风、夜啼、疳积、腹泻、呕吐、腹泻、便秘等。

(二) 操作方法

双手中指、无名指、小指握成空拳状,手心朝上,示指半屈,拇指伸直并对准示指的前半段,各指要自然。施术时应从儿童尾椎下的长强穴开始(由于长强穴不宜取穴,实际操作时可从尾骨下开始),术者用双手的示指与拇指合作,在示指向前轻推患儿皮肤的基础上与拇指一起将儿童的皮肤捏拿起来,然后沿着督脉,自下而上,左右两手交替合作,按照推、捏、捻、放的先后顺序,自尾椎下的长强穴向上捏拿至脊背上端的大椎穴,这样捏一遍,如此捏六遍,在第五遍捏拿儿童脊背时,在患儿督脉两旁的脏腑俞穴处,用双手的拇指与示指合作分别将脏腑腧穴的皮肤,用较重的力量在捏拿的基础上,提拉一下。捏拿第六遍结束后,用双手的拇指指腹在患儿腰部的肾俞穴处,在原处揉动的动作中,用拇指适当的向下施以一定的压力,揉按结合。

(三) 注意事项

1. 位置　背脊正中旁开1寸,大椎至尾骨末端处。

2. 操作　捏起皮肤多少及提拿用力大小要适当,切不可拧转。捏得太紧,不易向前捻动推进,捏少了则不易提起皮肤,捻动向前时,需作直线前进,不可歪斜。

三、刮　痧　技　术

(一) 定义

刮痧疗法是指运用光滑的硬物器具或手指,在人体表面特定部位,反复进行刮、挤、揪、捏、刺等物理刺激,造成皮肤表面瘀点、斑或点状出血,刺激皮部及络脉,改善机体气血运行状态,激发人体自身的抗病能力,从而达到防病治病目的的一种疗法。

(二) 刮痧的作用

刮痧疗法具有解表祛邪、醒脑开窍、疏经通络、活血化瘀、行气止痛、清热祛毒、运脾和胃、化浊除湿等功效,起到改善循环,排毒解毒、促进新陈代谢,增强机体免疫的作用。

(三) 刮痧器具和润滑剂

古代和民间多用硬币、汤勺、蚌壳、瓷碗、八棱麻、棉纱线或头发团等作为刮痧的工具,将麻油、水、酒作为润滑剂。现代则有兼具药效的特质刮痧板和润滑剂。前者多由水牛角或玉制成,后者有活血润肤脂和刮痧活血剂等,作为专用医疗器具。

(四) 选穴原则

刮痧的选穴原则,与针灸选穴的原则大致相同,即病灶局部选穴、循经远处选穴,以及针对某病症有特异作用的辩证对症选穴,因此凡是针灸治疗的处方,可作为刮痧选穴的参考。但是,刮痧疗法比较强调刮拭颈部大椎穴周围,背部督脉、夹脊、有背俞的膀胱经这三条线。治疗脏腑病时,应注意选用临近的夹脊、背俞穴。

（五）刮痧部位

头部、背部、颈项部、胸部、四肢均可采用刮痧疗法,其中乳房部位禁止使用刮痧疗法。

（六）操作流程

1. 刮痧前准备

（1）物品准备:刮痧工具、刮痧润肤介质、乙醇溶液、棉球、治疗盘,冬季要备毛毯等保暖用品。

（2）治疗环境准备:治疗室通风换气,保持室温相对稳定在20℃左右。

（3）术者准备:修剪指甲、穿工作服、戴口罩、清洁双手、核对医嘱,向患者解释刮痧操作步骤。

（4）患者准备:取合适体位,暴露刮痧治疗部位。

2. 刮痧操作方法

（1）根据患者所患疾病的情况,选择合适体位并确定治疗部位,尽量暴露,用毛巾擦洗干净后用75%酒精擦拭消毒。

（2）右手持拿刮痧工具,灵活、平衡地利用腕力、臂力进行刮拭。刮具的钝缘与皮肤之间的角度以45°为宜,不可成推、削之势。刮拭面长度为5寸左右,可分段刮拭。

（3）治疗疾病的刮痧,一般需要蘸取刮痧润滑剂,一边刮拭,一边蘸抹。保健刮痧和头部刮治可不用润滑剂,也可隔布刮拭,以患者能耐受为宜。

（4）用力均匀、适中,由轻渐重,不可忽轻忽重。若患者皮肤痛觉敏感时,应刮轻些,多刮几次。以皮下出现微紫红或黑色痧点、斑块为度。初次刮痧不必一味强求出痧。

（5）刮痧的次序一般按由上至下、由内至外的原则,如先颈部、再脊柱、然后两肋、最后四肢的顺序。

（6）刮痧时要顺一个方向刮,不要来回刮,刮完一处再刮一处。

（7）刮痧的时间与疗程,应根据不同疾病的性质及病人体质状况等因素灵活掌握。一般每个部位刮20~30次左右,以患者能耐受和出痧为度。每次刮治时间以20~25分钟为宜。初次治疗,时间不宜过长、手法不宜过重。第二次治疗一般间隔5~7天或痧消退后再施治。刮痧治疗无需严格规定疗程,一般急性病治疗2次,慢性病治疗4次。若刮治2个疗程仍无效者,应做进一步检查或改用其他治疗方法。

3. 刮痧注意事项

（1）刮痧时注意保暖,刮痧后避免刮痧部位受风寒。

（2）刮痧工具使用前仔细检查边缘是否光滑,使用后清洁、消毒、擦干。

（3）刮痧力度适中,避免给患者带来过强的不适感。

（4）明确患者属于刮痧适用范围再行刮痧。

（5）刮痧过程中,密切观察患者病情,如出现胸闷、面色苍白、冷汗不止等明显不适症状,立即停止刮痧,给予对症处理。

（6）注意两次刮痧之间的间隔,应以痧痕消退为准,不宜过频。

（7）有出血倾向的疾病、传染病不用刮痧疗法。

（8）皮肤破损、肿瘤部位及不明原因的肿块处,局部禁刮。

（9）孕妇下腹部禁刮。

（10）手术瘢痕应在 2 个月后方可行局部刮痧。

（11）糖尿病患者皮肤易感染且难愈合，慎用此法。

四、穴位敷贴技术

（一）定义

穴位敷贴，或称贴敷疗法，是指在选定的穴位上敷贴一种药物或复方药物，通过药物经皮吸收和穴位刺激的共同作用治疗疾病的一种外治方法。

（二）贴敷时间

根据疾病种类、药物特性以及身体状况而确定贴敷时间。一般情况下老年、儿童、病轻、体质偏虚者贴敷时间宜短，出现皮肤过敏如瘙痒、疼痛者应即刻取下。

1. 刺激小的药物每次贴敷 4~8 小时，可每隔 1~3 天贴治一次。

2. 刺激性大的药物，如蒜泥、白芥子等，应视患者的反应和发泡程度确定贴敷时间，约数分钟至数小时不等（多在 1~3 小时）；如需再贴敷，应待局部皮肤基本恢复正常后再敷药，或改用其他有效腧穴交替贴敷。

3. 敷脐疗法每次贴敷的时间可以在 3~24 小时，隔日 1 次，所选药物不应为刺激性大及发泡之品。

4. 冬病夏治腧穴贴敷从每年夏日的初伏到末伏，一般每 7~10 天贴 1 次，每次贴 3~6 小时，连续三年为一疗程。

（三）贴敷方法

1. 贴法　将已制好的药物直接贴压于穴位，然后外裹胶布粘贴；或先将药物置于胶布粘面正中，再对准腧穴进行粘贴。巴布剂、硬膏剂可直接将巴布剂或是硬膏中心对准穴位贴牢即可。适用于膏药、巴布剂、丸剂、饼剂、磁片的腧穴贴敷。

2. 敷法　将已制备好的药物，直接敷在穴位上，外复塑料薄膜，并以纱布、医用胶布固定即可。适用于散剂、糊剂、泥剂、浸膏剂的腧穴贴敷。对胶布过敏者，可选用低过敏胶带或用绷带固定贴敷药物。

（四）注意事项

1. 敷药前应洗澡，衣着宜凉爽，避免过多出汗；治疗期间如有不适需及时就医，外敷时感到局部灼热痛痒难忍，可以随时揭去药膏。如出现痒、热、微痛等感觉或皮肤有色素沉着，属正常反应。

2. 贴敷期间饮食要清淡，避免烟酒、海味、少食辛辣刺激食品、冰冻食品、豆类及豆制品、黏滞性食物及温热易发食物（如羊肉、狗肉、鸡肉、鱼、黄鳝、螃蟹、虾等）。

3. 贴敷当天避免贪凉，不要过度吹电风扇和在过冷的空调房中停留，更要避免空调冷风直接吹到贴敷部位，以利于药物吸收。否则，体内阴寒发不出去，可能影响治疗效果。

4. 注意室内通风，注意防暑。适当活动，但不要做剧烈运动。

五、耳穴贴压技术

耳穴贴压是在耳穴表面贴敷压丸以替代埋针的一种简易疗法。此法技能持续刺激穴位，又安全无痛，目前广泛应用于临床。

压丸所选材料较多，可就地取材，如王不留行籽、油菜籽、小米、绿豆、白芥子，以及磁珠等。临床现多用王不留行籽,因其表面光滑,大小和硬度适宜。王不留行籽用沸水烫洗 2 分钟,晒干装瓶备用。

方法:将王不留行籽贴在 0.6cm×0.6cm 的胶布中央,用镊子夹住胶布,贴敷在选用的耳穴上。每日自行按压 3~5 次,每次每穴按压 30~60 秒,3~7 日更换一次,双耳交替。刺激强度视患者情况而定,一般儿童、孕妇、年老体弱、神经衰弱者用轻刺激法,急性疼痛性病症用强刺激法。

第四节　其　　他

一、伤 口 护 理

伤口是物理、机械和热力等外界因素造成的人体活组织的缺损。

（一）伤口分类

1. 按伤口愈合时间分类

(1)急性伤口:突然形成且愈合较快的伤口,通常为 I 期愈合。如择期手术切口、浅表皮肤外伤、Ⅱ 期压疮伤口等。

(2)慢性伤口:愈合过程大于 8 周。如 Ⅲ 期、Ⅳ 期压疮,静脉性下肢溃疡、动脉性下肢溃疡、术后伤口裂开、糖尿病足、开放性损伤及脓肿切开引流伤口等。

2. 按皮肤损伤深度分类

(1)浅层皮肤损伤:皮肤损伤只伤及表皮或深入到部分真皮,没有伤及皮下组织。

(2)深层皮肤损伤:皮肤损伤深入至皮下组织、筋膜、肌及骨。

3. 按受伤原因分类

(1)物理损伤:受打击和长期受压等物理因素所致的伤口。

(2)电源损伤:电传导所致神经、肌、血管及骨等伤口。

(3)辐射线损伤:太阳强照射的紫外线伤和放射性物质泄露所致的伤口。

(4)化学损伤:特殊的化学物品接触皮肤、皮下组织所致的损伤。常见于抗肿瘤化疗药物外渗,强酸、强碱等。

(5)温度损伤:接触过冷或过热的物质或环境,所致的冻伤或烧伤。

(6)血管性病变损伤:动、静脉不同原因引起的血管功能不全所致溃疡。

(7)常见静脉性溃疡、动脉性溃疡、神经性溃疡。

4. 按伤口颜色分类

(1)红色伤口:伤口有健康血流的肉芽组织,创面干净或正在愈合当中的伤口。

(2)黄色伤口:伤口内有黄色分泌物和坏死组织。

(3)黑色伤口:伤口内有坏死组织,可出现软或硬的结痂。

(4)混合颜色伤口:伤口内混有部分健康的及不健康的坏死或结痂组织。

5. 按伤口内细菌存在分类

(1)清洁伤口:无菌手术切口。清洁伤口虽不是绝对无菌,但细菌很少。

(2)创口经缝合后,一般不会发生感染,能 I 期复合。

(3)污染伤口:开放性损伤的创口内,已被细菌污染,但未发生感染。

(4)感染伤口:损伤后时间较长,伤口内已有细菌繁殖,引起感染和化脓,包括缝合后继发感染的伤口,有炎性分泌物。

（二）伤口换药技术

伤口换药过程不是一种简单的机械动作,而是一种观察病情,治疗疾病的过程。要动手、动脑、责任心并重。在换药时既要看伤口,又要问病情,以科学的方法加以验证,才是伤口换药的全过程。对伤口的不同时期,不同创面采取相应的换药措施,继而加快伤口愈合。

1. 换药目的

（1）清除伤口及周围皮肤的脓、血、分泌物等,促进伤口愈合。

（2）更换无菌敷料,保持伤口清洁。

（3）评估伤口愈合程度,预防感染。

2. 操作流程

（1）评估:观察伤口周围有无发红、渗出液、异味等现象,判断有无感染。评估渗出液的性质,是脓性还是血性,渗出液颜色及量。

（2）物品准备:无菌换药包1个（内有治疗碗、弯盘、镊子、止血钳、棉球若干、纱布）,生理盐水、碘伏、胶布、汽油、棉棍、治疗巾。

（3）操作步骤

清洁伤口换药:①洗手;②携用物至病人身旁,向病人解释目的及换药过程;③打开换药包,整理换药所需物品;④协助病人采取舒适的姿势,适当露出伤口,将治疗巾垫在伤口下,注意隐私,保暖;⑤松开胶布,一手自边缘揭去上层敷料,反置于弯盘中,用止血钳揭去覆盖在伤口的方纱于弯盘内;⑥若方纱粘在伤口上,以生理盐水沾湿后再取下。观察伤口情况;⑦用棉棍蘸汽油轻轻拭净伤口周围的胶布痕迹,观察病人反应,避免撕破皮肤,使病人受到感染;⑧观察伤口大小、渗出液颜色、量、气味等;⑨用镊子夹生理盐水棉球,从中央由内而外环状清洗伤口,直至拭净为止,再以干棉球或纱布拭净,1个消毒棉球只能擦拭1次;⑩用碘伏棉球由内向外环状消毒周围皮肤2遍,消毒范围距伤口边缘2cm以上;⑪以伤口大小用镊子夹取合适的纱布覆盖于伤口上,必要时再覆盖敷料,纱布应覆盖伤口周围5cm,不能再移动,以免将污物带入伤口内;⑫胶布固定,方向与伤口肌肉走向垂直;⑬撤去弯盘及治疗巾,协助病人整理衣物;⑭将所有换药用物包好,带回社区中心处理;⑮洗手,记录病人伤口及全身情况。

感染伤口换药:①同清洁换药步骤①~⑧;②碘伏消毒伤口周围皮肤顺序均由外向内方向,以镊子夹取无菌生理盐水棉球由外向内环状清洗伤口;③余同清洁换药步骤。

3. 注意事项

（1）准确评估伤口,选择适当敷料。

（2）定期对伤口进行观察、测量和记录。

（3）严格无菌操作,避免交叉感染,减少伤口暴露时间。

（4）根据伤口渗出情况确定伤口换药频率。

（5）伤口清洗一般选用生理盐水或对人体组织没有毒性的消毒液。

（6）如有多处伤口需换药,应先换清洁伤口,后换感染伤口;先换简单伤口,后换复杂伤口;先换一般感染伤口,后换特殊感染伤口;清洁伤口换药时,应从伤口中间向外消毒;感染伤口换药时,应从伤口外向中间消毒;有引流管时,先清洁伤口,再清洁引流管。

（7）特殊感染伤口病人伤口换药时,应采取单人或分组隔离,工作人员需穿隔离衣,器械双泡双蒸。

（8）换药过程密切观察病情，如有异常立即报告医生。

（三）压疮护理

压疮是身体局部组织长期受压，血液循环障碍，局部组织缺血、缺氧，营养缺乏而引起的组织破损和坏死。压疮可造成从表皮到皮下组织、肌、甚至骨的破坏，严重者可继发感染，引起败血症而导致病人死亡。对于高危人群要做到早预防、早发现、早治疗。

1. 压疮的原因

（1）压力因素：压疮可由垂直压力引起，也可由摩擦力和剪切力引起，通常是 2~3 种力联合作用所致。

（2）营养状况：营养不良是导致压疮发生的内因。全身营养障碍，营养摄入不足，皮下脂肪减少，肌萎缩，一旦受压，受压处缺乏肌和脂肪组织的保护，容易引起血液循环障碍，出现压疮。

（3）潮湿：皮肤经常受到潮湿及排泄物刺激，使皮肤抵抗力降低，易破损。

（4）排泄物刺激。

（5）年龄：老年人皮肤干燥，缺乏弹性，皮下脂肪萎缩、变薄，皮肤易损性增加。

（6）认知功能损害：是压疮的一个重要的危险因素。意识不清者比半清醒者发生压疮的危险性显著增高。大脑警觉水平变化，脑血管病史及老年痴呆均是压疮的危险因素。

（7）感觉丧失：感觉丧失的患者感受不到过度压迫的疼痛刺激，从而不会自动变换体位或者要求变换体位，易引起身体局部皮肤的过度长期受压。

（8）吸烟：吸烟量与压疮的发生率及严重程度成正相关。

2. 压疮好发部位　压疮好发于受压和缺乏脂肪组织保护、无肌包裹或肌层较薄的骨隆突处。

（1）仰卧位枕骨粗隆、肩胛部、肘、脊椎体隆突处、骶尾部、足跟。

（2）侧卧位耳部、肩峰、肘部、髋部、膝关节内外侧、内外踝。

（3）俯卧位耳、颊部、肩部、乳房、男性生殖器、髂嵴、膝部、脚趾。

（4）坐位坐骨结节。

3. 发生压疮的高危人群　瘫痪病人、昏迷病人、便、尿失禁病人、使用支架或石膏的病人、麻痹病人（下肢麻痹、四肢麻痹、半身麻痹等）、营养不良病人、身体衰弱者、疼痛病人、老年人、发热病人、肥胖者、服用镇静剂者。

4. 压疮的分期及护理措施

（1）Ⅰ期：皮肤完整，局部皮肤（通常在骨突部位）颜色变红，压之不褪色。Ⅰ期压疮与邻近组织相比，局部可有疼痛、坚硬、变热等症状。

护理措施：此期皮肤的完整性未破坏，为可逆性改变，如及时祛除致病原因，加强护理措施，增加翻身次数，避免局部过度受压，可阻止压疮的发展。如受压组织继续缺氧，会促使病情加重。

（2）Ⅱ期：真皮层部分破损，表现为水肿或者干燥的浅表溃疡，没有坏死组织或轻肿；有的表现为有粉红色创口基部的表浅伤口或一个完整的或者破裂的浆液性水泡。

护理措施：此期应保护皮肤，避免感染。

（3）Ⅲ期：全层皮肤损伤，皮下脂肪组织暴露，但未见骨骼、肌腱或肌肉；可能存在坏死组织潜行。因解剖部位不同，深浅表现也不同：鼻梁、耳廓、枕部和踝部等皮下组织薄，可表现为浅溃疡;而皮下脂肪厚的部位可形成比较深的溃疡。

护理措施:清创,促进愈合。参考换药技术。

(4)Ⅳ期:全层皮肤损毁,深及骨骼、肌腱或肌肉;在创面上可存在坏死组织或结痂,通常有潜行和窦道;可累及肌肉及反肤支持性结构(如筋膜、肌腱或关节囊),可见暴露的骨头或肌腱;可发生骨髓炎。

护理措施:清洁创面,祛腐生新,促进愈合。也可采用清热解毒、活血化瘀、去腐生肌收敛的中草药治疗。如创面有感染时,按外科换药法给予相应处理。

(5)Ⅴ期:疑似深部组织损伤压疮:在压力和(或)剪切力的作用下,皮下组织受损,局部皮肤完整但色泽发生改变,如紫色或紫红色,或出现充血的水疱;可有组织疼痛、硬块、黏糊状的渗出、潮湿、发热或变冷。厚壁水疱覆盖下的组织损伤可能更重,可进一步发展,形成薄的结痂覆盖,可掩盖损伤程度,容易误认为是创面愈合现象。

(6)Ⅵ期:难以分期压疮:全层皮肤损毁,溃疡基部覆盖着坏死组织(黄色、棕色、灰色、绿色或褐色)以及(或)创面上存在结痂(棕色、褐色或黑色)。只有去除足够多的坏死组织和结痂,暴露伤口底部,才能评估压疮深度,判断分期;但结痂部位稳固时(即干燥、黏附、完整、无红斑或波动感),不应去除。

5. 压疮的预防　消除发生的原因,做到勤翻身、勤擦洗、勤按摩、勤整理、勤更换。

(1)减少对组织的压力经常翻身,翻身后用软枕架空骨突处,支持身体空隙处。可使用气垫床褥、水褥等。

(2)避免摩擦力和剪切力协助病人翻身,更换床单、衣服时,要抬起病人的身体,避免拖、拉、拽等形成摩擦力而损伤皮肤。使用便盆时应协助病人抬高臀部,不可硬塞、硬拉,可在便盆上垫软垫或布垫,不可使用掉瓷或有破损的便器。半卧位的病人防止身体下滑。

(3)保护病人的皮肤病人皮肤和床单的清洁干燥是预防压疮的重要措施。

(4)增进病人的营养如病情许可应给予高蛋白、高热量、高维生素膳食,保证正氮平衡,促进创面愈合。

(5)感觉障碍的患者避免使用热水袋或冰袋,防止烫伤或冻伤。

(6)受压部位在解除压力 30 分钟后,压红不消退者,缩短变换体位时间,禁止按摩压红部位皮肤。

(7)正确使用压疮预防器具,不宜使用橡胶圈状物、烤灯。

二、婴幼儿抚触

(一) 定义

抚触是经过科学的指导,在婴儿出生后的最佳时机,通过对婴儿皮肤进行有序的、有手法技巧的抚摸,让大量温和良好的刺激通过皮肤感受器传导中枢神经系统,产生生理效应的操作方法,是一种对婴儿健康最有益的自然的医疗技术。

(二) 目的

1. 抚触有利于婴幼儿的生长发育　抚触能通过人体体表的触觉感受器官压力感受器沿着脊髓传至大脑,由大脑发出信息,兴奋迷走神经,从而使机体胃肠蠕动增加,胃肠道内分泌激素活力增加,促进婴幼儿营养物质的消化吸收,使头围、身长、体重增长明显加速。

2. 抚触能够改善婴幼儿睡眠。

3. 抚触能减弱应激反应,提高机体免疫力,增强婴幼儿抗病能力,促进疾病儿童的康复。

4. 促进母婴情感交流。

（三）操作流程

1. 评估

（1）抚触最佳时段:在两次喂奶之间,婴幼儿情绪稳定,不哭闹、身体无不适。

（2）最佳时间:婴幼儿注意力不能长时间集中,所以每个抚摸动作不能重复太多,先从5分钟开始,然后延长到15~20分钟。切忌在婴幼儿过饱、过饿、过疲劳的情况下抚触,以免对抚触产生反感情绪。

2. 抚触准备

（1）环境准备:室温保持28~30℃,湿度保持50%~60%。冬天需有暖气或加电暖气。

（2）物品准备:润肤油、衣服、大毛巾、小毛巾、尿不湿。

（3）抚触者准备:仪表符合规范要求。取下戒指、手镯等有可能伤害到婴幼儿肌肤的饰物。剪短指甲;为婴幼儿选择无刺激的润肤油或橄榄油;用温水净手,并涂上润肤油或橄榄油。

（4）婴幼儿准备:充分地准备可使婴幼儿舒适、愉快。一般应选择婴幼儿较安静、不累、不饿、清醒状态下,喂奶前30~60分钟或喂奶后90分钟。抚触时间安排在沐浴后、午睡、就寝前,先从5分钟开始,适应后每次15分钟,每天2~3次。

3. 操作步骤

（1）将婴幼儿放置柔软平台上,双手勿离开婴幼儿。褪去婴幼儿衣物,处理脐部及尿不湿,有大便者擦拭干净。

（2）按头、胸、腹部、上肢、下肢、背部、臀部的顺序,每个部位动作重复4~6次,动作连贯,力度适中。

（3）头面部:两拇指指腹从眉间向两侧推;两拇指从下颌部中央向两侧以上滑行,让上下唇形成微笑状;两手掌面从前额发际向上、后滑动,并止于两耳后的乳突处轻轻按压一下。

（4）胸部:双手分别从胸部外下方（两侧肋下缘）向对侧上方交叉推进,至两侧肩部,在胸部划一个大的交叉,避开婴幼儿的乳头。

（5）腹部:按顺指针方向按摩,依次从婴幼儿的右下腹至上腹向左下腹移动,呈顺时针方向画半圆,避开脐部。

（6）四肢:双手交替抓住婴幼儿一侧上肢从上臂至手腕轻轻滑行,在滑行过程中从近端向远端分段挤捏,对侧及双下肢做法相同。

（7）手部:将婴幼儿双手下垂,用一只手捏住其胳膊,从上臂到手腕轻轻挤捏,然后用手指按摩手腕。另一只手方法相同。双手夹住小手臂,上下搓滚,并轻掂婴幼儿的手腕和小手,在确保手部不受伤的前提下,用拇指从手掌心按摩至手指。

（8）足部:一只手托住婴幼儿脚后跟,另一种手四指聚拢在脚背,用大拇指指腹轻揉脚底,从脚尖抚摸至脚跟。

（9）背部:以脊椎为中分线,双手分别平行放在脊柱两侧,向相反方向重复移动双手,从背部上端开始逐步向下渐至臀部;最后由头部沿脊椎摸至骶部、臀部。

（四）注意事项

1. 抚触前做好环境及物品准备。

2. 防止婴幼儿受凉。

3. 抚触者双手应涂抹适量润肤油，防止过多进入婴幼儿眼中。

4. 抚触动作有节律、连贯、力度适中，并与婴幼儿进行言语和情感的沟通。

5. 脐痂未脱落时腹部不要进行抚触，等脐痂脱落后再行抚触。

6. 观察婴幼儿的行为反应，如有异常停止操作。

（王永利　申鹏云　范杰莹）

第十三章

社区护理教学与科研

社区护理教学是护理教学的重要组成部分,是为了培养在社区中从事社区护理工作的人才。在推动社区护理学教育和学科建设,探索社区护理人才的有效途径,加强社区护理人才培养,对促进社区卫生服务的发展具有重要的意义。因此设计合理的社区护理教育模式,提高社区护理教学的质量是十分必要的。

第一节 社区护理教学的特点及主要内容

探讨社区护理教学的特点,首先应该更加深刻的理解社区护理特点。社区护理具有以下几方面的特点:①预防保健为主,社区护理的服务宗旨是提高社区人群的健康水平,以预防疾病,促进健康为主要工作目标,相对医院护理工作而言,社区护理服务更侧重于积极主动的预防,通过运用公共卫生及护理的专业理论、技术和方法,促进社区健康,减少社区人群的发病率。②强调群体健康,以社区整体人群为服务对象,以家庭及社区为基本的服务单位,在工作时人际间复杂性更强。③社区护理工作范围的分散性及服务的长期性,社区护理的服务对象居住相对比较分散,使得社区护士的工作范围更广,对交通的便利性提出了一定要求。另外,社区中的慢性病人、残疾人、老年人等特定服务对象对护理的需求具有长期性。④提供的是综合性服务,社区护理的面很广、有一定难度,需要护理人员有高水平、全面的知识和技能。⑤可及性护理服务,具有就近性、方便性、主动性,以满足社区人群的健康需求。⑥要求护士具有较高的工作的自主性与独立性,社区护士与医院护士相比具有较高的独立性,需要具有一定的认识问题、分析问题和解决问题的能力。⑦多学科、团队的协作,为了实现健康社区的目标,社区护士除了需与医疗、保健人员密切配合外,还要与社区的行政、福利、教育、厂矿、机关等各种机构的人员合作,才能完成工作。

一、社区护理教学的特点

(一)教学内容以预防为主线,涉及多学科综合知识和理论

社区卫生服务是以社区居民为对象的初级医疗保健服务,是为居民提供第一线的、最基本的初级医疗保健服务。社区人群包括健康的、亚健康的以及处于疾病不同时期的人群,服务内容不仅涉及疾病的治疗、康复,还涉及预防和促进健康的相关内容。实际上在社区工作的护理人员很多情况下遇到的都是涉及多学科的问题,如会涉及内、外、妇、儿及老年病学、康复医学、精神病学、社区慢性疾病的预防与管理、社区传染病预防与控制、社区营养卫生指

导、居民计划生育指导、生殖健康指导等多学科或跨学科的内容,居民需要卫生保健人员能为其提供综合性的卫生保健服务。因此社区护理无论是课堂教学还是实践教学往往是把以往所学的知识进行横向联系,面对一个患者(服务对象)会提出多个不同领域和层次的健康相关问题。

(二)教学的环境多样化、相对复杂

社区的环境与医院的环境有很大差别,不单纯只是涉及社区卫生中心(站)的环境,护理人员会去服务对象的家中进行访视,会去其所在的社区街道,会去社区的各种设施中,会去学校、商店、工厂等等多种不同的环境。在这些情况下,使得社区教学的环境呈现出多样性和相对复杂性。在不同环境下的教学内容、实施的方法以及教师的教学技巧也有所不同。虽然在社区的环境中发生的问题也许没有医院那么紧急,但是,这种多样的环境要求社区护士能够相对独立地解决各种问题,因此社区的教学环境更有利于培养学生独立分析问题、处理问题的能力。

二、社区护理教学的主要内容

现代教育学理论主张理论-实践一体化原则,而不是先理论后实践的传统教学模式。目前,在我国社区卫生服务机构从事社区护理工作的大多是有多年专科护理工作经历的护士。在社区护理教学内容上应结合受教育群体的年龄层次、教育及工作背景来确定。

(一)课堂教学内容

在社区护理的课堂教学与其他的医学、护理课程一样,主要完成对基本知识和基本理论的学习。由于社区护理教学所面对的教学对象不同,教学的内容的设置也有所差异。如在校的学生由于是第一次接触社区护理,对社区护理的概念、工作内容、工作方法都不了解,但他们大多数在学校已经完成了前期的内外妇儿等课程的学习;另有一部分学员可能来自社区实际场所,属于在职进修,对社区工作的实践情况比较熟悉,但对社区护理的新理念及理论知识相对薄弱,这两类学员的课程设置依据不同的培养目标应该有所不同。

(二)实践教学内容

实践教学主要目的是完成整个教学计划的实际操作部分,它有两方面的作用,一是课堂教学的延伸,课堂的知识在实践中加以验证、强化和应用;另一方面是在实践中学习新的知识和技能。护理学是一门应用性的学科,因此必须经过实践教学才能完成整个教学目标,培养学生解决实际问题、评判性思维、综合分析等能力。

第二节　社区护理课堂教学和实践教学设计

一、社区护理课堂教学(以讲授法为例)

讲授是指教师运用语言向学生系统而连贯地传授科学文化知识的方法。讲授法是广泛应用于各种教育系统的主要教学方法。

(一)授课计划(教案)

授课计划(表13-1)的内容,通常包括:

1. 课程名称,讲授题目,学生背景、人数,授课的地点、时间、教师及课程负责人等基本资料。

2. 学习目标。

3. 学习内容。

4. 教学活动计划（教学方法、课堂教学的评价方式、提问的内容及备注）。

表 13-1　授课计划（教案）设计的范例

课程负责人：		授课教师：		学生专业、年级：	
授课题目：					
课程类型：					
授课日期：					
	时间：			地点：	
听课人数：		教育水平：		过去的经验：	
学习目标：					
内容安排：					
教学方法：					
评价方式：					
参考资料：					
思考题：					
备注：					

（二）备课过程

授课计划定好以后，教师还需要花费相当多的时间进行课前准备。教师除了考虑影响授课计划的因素外，还需要复习教学大纲，钻研教材，并按要求有目的地参阅相关参考文献、资料。复习大纲可以强化教学目标，围绕目标着手组织教学内容。结合教学内容选择有效的教学方法/技巧，以确保突出重点、讲透难点，合理安排进度，落实教学目标。教材是课堂教学的基本依据，教师对教材的内容要达到深刻理解、完全消化、运用自如的程度，才能在课堂上脱稿"讲"而不是"念"讲稿。同时，教材内容具有时间性，有的内容会出现与学科的实际发展不匹配的情况，所以，教师在课前查阅相关资料，课上补充新进展的做法显得格外重要。

（三）讲授过程

周密的计划是讲授过程中一个重要的部分。但一份详尽的计划并不意味着就能很好地进行讲授。讲授者在讲授过程中还需要多方面的能力，例如语言的表达技巧、思维的清晰性、讲授内容的趣味性、演讲者的热情和自信等等。语言表达是指教师在讲授或其他形式的教学活动中的讲话方式，这些讲话方式又可细分为一些模式，最常见的有陈述事实、将资料进行定义和分类、提问和回答问题、作解释、对比知识、评估材料等。讲授的目的是与听众交流信息，其主要媒介就是讲授者的声音。一些新的护士教师一想到自己要面对许多听众，担心自己知识不够用，或是忘记要讲的内容、缺乏自信而显得紧张。即使一位讲授者在某种领域的知识水平远比听众高的情况下，同样有可能会使他在面对众多听众时感到无助。然而，对一个新的教师而言,重要的是他要坚信自己有能力面对学生站在讲台上,这种能力来自于他多年的临床实践。

附:以社区老年人的保健和护理为例的课堂授课计划(教案)

课程负责人:××教授　授课教师:××　学生专业、年级:本 07

授课题目:社区老年人的保健和护理
课程类型:理论课　　　　时间:2 学时　　　地点:5 教
授课日期:2010-3-19
听课人数:36　　　　教育水平:本科　　　过去的经验:无

学习目标:

(1)说出老年期生理变化的特点

(2)描述老年期的发展任务

(3)描述职业、家庭在老年期的重要性

(4)为老年期的服务对象制定疾病预防及保健措施

内容安排:讲授 80 分钟,讨论 20 分钟

(1)概述;特点;我国老龄化的特征(10 分钟)

(2)老年保健:老年人健康标准(15 分钟)

(3)老年人常见问题:联合国老年政策原则;重点人群;老年保健原则;老年保健的基本任务(30 分钟)

(4)老年人保健措施(25 分钟)

教学方法:讲授法、小组讨论

评价方式:完成一份书面作业,2500 字,附参考文献

参考资料:

李明子 .《社区护理》. 北京大学医学出版社

李春玉 .《社区护理实践指南》. 中国协和医科大学出版社

赵秋利 .《社区护理学》. 人民卫生出版社

思考题:以社区、家庭中真实健康老年人为案例,讨论常见健康问题及其应对措施

备注:

二、社区护理实践教学设计

(一)实践教学课程设计

根据学生教学大纲中目标要求,完成实践教学课程的设计,和实践教学大纲。例如:社区实践课程我们根据学生的特点可以设计为 4 个模块,模块 1:社区、家庭评估。模块 2:社区人群的保健和护理。模块 3:社区慢性病管理。模块 4:社区健康教育。当然你也可以依据不同的学生设计更多的内容。

(二)评估指标体系

评估指标体系包括教学条件、教学状态和教学效果等方面,根据每一个方面设计具体的评价指标。如社区护理评估、家庭评估的表格,社区健康教育教案格式,慢性病管理流程,慢性病分级管理随访表格等。

（三）社区护理实践教学师资

按照教学需要和大纲的要求，组建社区护理实践教学师资队伍，建立基地师资队伍评估标准，对教学基地的师资队伍人员结构、人员条件、工作职责提出明确要求，并按照大纲的要求对社区护理实践教学师资进行培训。

（四）社区实践教学实施

根据教学课程设计的要求对每一部分的内容进行具体安排。下面举一个简单实例，以"社区特殊人群的护理"这一题目设计实践课程内容。

附：授课计划设计的范例

课程负责人：××教授　　带教教师：××　　学生专业、年级：本 07

授课题目：社区特殊人群的护理

课程类型：实践（见习）课	时间：3 学时	地点：社区教学基地（社区中心、站）

授课日期：2010-5-19

见习人数：36	教育水平：本科	过去的经验：无

学习目标：
(1) 说出所服务的老年人的特点
(2) 描述服务对象的主要健康问题
(3) 为服务对象制订健康保健计划

内容安排：学生在所在社区卫生服务机构进行社区特殊人群护理实践
(1) 实习前讨论（15 分钟）
(2) 在门诊或居家访问服务对象，收集资料（100 分钟）
(3) 报告分享、讨论各个服务对象的问题（30 分钟）

教学方法：实践、讨论
评价方式：为服务对象制订 1 份健康计划，完善健康档案，2500 字

三、社区护理教学方法及其应用

（一）讲授法

教师运用语言向学生系统而连贯地传授科学文化知识的方法。广泛应用于各种教育系统，最大的优点是能用较短的时间传递较丰富的知识，容量大，效率高。

（二）经验教学法（图 13-1）

学习那些从经验中获得的结果和知识，其实质是通过"做"进行学习，而不是通过听别人讲述或者自己阅读来学习知识。经验学习法的最大特点是学生的积极参与。在经验学习中，以学生为中心，他们通过积极参与实践，包括与真实病人及其他人员的互动或角色扮演和模拟等方法，从真正参加的实践中获得直接经验，这是其他学习方法所不能达到的效果。

（三）小组教学法

一个教学小组的功能就是强调以学生为中心。为达到交流思想和感情的目的，应使学

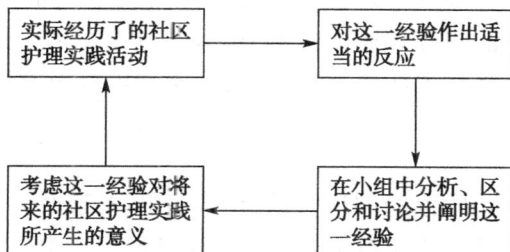

图 13-1　护理的经验学习过程

生有机会同其他组员进行面对面的相互作用,促使他们接受其他人观点的挑战;最终目标是要开阔学生们的知识领域。

（四）案例分析法

案例分析是对一个社区案例(个人、家庭、社区)涉及的健康问题进行全面的阐述、分析和研究,它比制订一个护理计划更深入、更具体。在采用案例分析方法进行教学时,教师把案例的基本情况的摘要交给学生,这些内容为学生的护理实践提供了真实材料。学生根据资料制订出他们认为恰当的护理计划,然后再与真正实施的护理措施进行比较和讨论。

（五）专题报告及研讨会

专题报告及研讨会是指对于临床护理发展的新概念、新理论、新方法、新技术等进行专题讲座和研讨,以期引入新知识,拓宽学生的眼界,开阔学生思路,提高学生能力。专题报告与研讨会的主要特点是新颖,学生可以得到许多前沿的专业知识,并可以对临床的实习进行评判性分析,为自己以后的工作或学习提供参考。在组织专题报告或讨论会时,要注意激发实习学生的热情,促进大家的积极参与和思考。对于研讨中不能做出结论的内容,要鼓励学生的创新意识,并保证可以再次研讨等。

第三节　社区护理教学实践

一、大学护理本科生实习

某大学 4 年级护理本科生共 40 人(以下简称实习学生)将在社区卫生服务中心(以下简称中心)及社区卫生服务站(以下简称站)实习 4 周。社区实践安排如下:

1. 分组　将实习学生分为 8 组,每组 4 人。

2. 时间　每组在中心实习 1 周,在站里实习 3 周。

3. 内容与方法　分为 6 个模块。

(1)建立居民健康档案流程与应用:每日上午 8~10 点,带教老师带领实习学生在不同岗位开展实习,根据日常门诊、化验检查、健康体检、家庭随访、社区重点人群管理等实际情况,指导实习学生对已有健康档案的数据做相应的补充与更新,为未建档社区居民建立健康档案。建立居民健康档案包括居民个人健康档案和家庭健康档案。其中个人健康档案应包含个人基本资料、健康行为资料、临床资料和健康体检信息。如为国家基本卫生项目要求的重点人群,如 0~36 个月儿童、孕产妇、老年人、慢性病人和重症精神病人,应进行重点人群健康管理记录。家庭健康档案包括家庭住址、电话、人数及家庭其他成员信息,以绘图的方式画出家系图,反映出家庭结构和各家庭成员关系、健康状况等,为进一步评价家庭生活周期、家庭的基本功能以及家庭主要健康问题等综合评价打好基础。在此过程中要充分利用人际交流与沟通技巧,灵活与服务对象沟通,获取基本资料。

(2)家庭访视、家庭康复、家庭护理活动:所有要进入家庭的护理活动,带教老师要做好四个方面准备:第一是准备访视对象,请求被访家庭接受实习学生的护理活动,包括家庭评估、治疗护理、健康指导、对照顾者的技能指导、心理疏导、护理措施评价等目的,征得同意之后,预约访视时间。第二是帮助、提示学生准备家访素材,包括向实习学生介绍被访家庭及家庭成员的情况,调出电子健康档案供实习学生查阅,了解被访家庭及家庭成员的一般资料、就医就诊情况,要求学生写出访视问题,以免现场因为紧张忘了要了解的问题,并根据被访家庭情况及访视对象情况,安排实习学生自行准备访视用品,带教老师检查用品是否适当;事先让学生练习一下自我介绍,根据被访家庭特点讲解家访时沟通交流的方法与注意事项,例如礼貌、微笑、自我介绍的内容、如何观察家庭环境和考察家庭关系等,制造良好的访视气氛,达到获取资料的目的。第三是在家访过程中,带教老师要配合实习学生与被访家庭成员沟通,补充实习学生的家访过程中的不足点,监督控制访视进程;第四是回到社区卫生机构后,师生要针对当日的家访活动过程共同讨论、评价、总结。

(3)个人及家庭护理评估:带教老师事先根据实习大纲要求预约评估对象,讲解社区护理评估是在实地访谈的基础上完成的,告知实习学生社区护理评估应该包含的主要内容,例如基本信息、家庭信息、个人健康信息、心理、身体状态评估等,要求实习学生查阅资料并做相应准备,写出访谈大纲;带教老师和实习学生专门安排时间讨论家庭访谈程序,并结合社区实践讲解与社区居民沟通交流的方法与注意事项;带教老师根据社区慢性病病人的疾病种类、本人及家庭成员合作态度、经济条件等选择访视对象、预约时间,事先向家庭说明将带实习学生探访家庭并与被访家庭的病人及家庭成员座谈;调出该家庭的电子档案供实习学生查阅,尽可能先了解该家庭的基本资料;实际家庭访谈时带教老师与实习学生共同就社区护理评估的不同内容用不同的方式询问,努力创造轻松愉快的访谈气氛,诱导被访家庭积极参与访谈,以获得真实资料;访谈结束后由实习学生写出社区个人家庭护理评估报告后,与带教老师共同讨论、反复修改。

(4)健康教育活动:要求实习学生全程参与健康教育组织管理活动。从安排授课内容、地点、时间,到撰写授课通知、张贴通知、签到、咨询、回答提问、反馈评价等,带教老师将健康教育的每个环节的实际操作过程、方法、可能产生的问题、注意事项等都详细给实习学生讲解;告知实习学生应根据不同地区的不同特点,建立规范的社区健康教育网络,例如病人俱乐部渠道、居委会主任渠道和社区卫生机构慢性病管理渠道等,以便组织、联系社区健康教育的目标人群;做好授课准备,与实习学生共同设计健康教育流程,确定健康教育的形式,由实习学生根据授课内容撰写授课讲义、制作 PPT、模拟授课,带教老师提出意见、反复修改;实际授课时,实习学生主讲,带教老师在旁辅助、补充、调整授课进程,保持现场气氛轻松活跃;力求实习学生正确传递健康信息、正确回答咨询问题、社区居民学习到需要的知识。

(5)社区居委会、社区工作站及功能社区的走访、沟通和联系:带教老师一方面事先与居委会、社区工作站、功能社区的领导联系,告知将带领实习学生走访,请对方为实习学生安排2小时见习,以了解社区居委会、社区工作站、功能社区的工作内容;另一方面向实习学生介绍社区卫生服务与社区居委会、社区工作站、功能社区的关系、既往互相协作的事例、以期实习学生重视双方互相协作的意义、方法;带领实习学生走访辖区居委会、社区工作站、功能社区,与相关人员座谈、介绍实习学生,与居委会主任座谈并请相关人员向实习学生介绍居委会、社区工作站、功能社区的工作内容。

(6)妇女保健、儿童保健、专染病信息报告与传染病预防控制:每周二、四上午,带教老师安排1名实习学生到预防保健门诊,见习孕产妇登记建册、儿童免疫接种、传染病信息报告及家庭访视传染病预防控制。

二、大学护理专科生实习

某大学专科3年级护生及在职业余大学专科学生共20人(以下简称实习学生)将在社区卫生服务中心(以下简称中心)及社区卫生服务站(以下简称站)实习4周。社区实践安排如下:

1. 分组　将实习学生每2人一组分组。

2. 时间　每组在中心实习1周,在站里实习3周。

3. 内容与方法　分为6个模块

(1)建立居民健康档案流程与应用:每日下午安排实习学生在全科门诊见习,并根据日常门诊、化验检查、健康体检、家庭随访、社区重点人群管理等实际情况,指导实习学生对已有健康档案的数据做相应的补充与更新。学习社区卫生诊断,了解所在社区站的人口学背景下对社区不同人群的健康干预计划和干预措施。

(2)家庭访视、家庭康复、家庭护理活动:由带教老师与被访家庭预约时间,并根据被访家庭情况及访视对象情况准备用品、开展护理活动,包括家庭评估、治疗护理、健康指导、对照顾者的技能指导、心理疏导、护理措施评价。实习护士随同老师家访、观摩老师家访过程,听取老师评价。

(3)个人及家庭护理评估:由带教老师根据社区慢性病病人的疾病种类、本人及家庭成员合作态度、经济条件等选择家庭做个人和家庭评估,实习护士随同、观摩;带教老师写出社区个人家庭护理评估报告后,给实习护士讲解,供实习护士分析学习。

(4)健康宣传和健康教育活动:带教老师准备宣传内容、黑板、粉笔等素材,由实习学生自行设计、书写黑板报版面,放在社区显著位置,供社区居民学习。

带教老师安排授课地点、时间、张贴课程通知、联系课程目标人群、撰写授课讲义、PPT、授课;实习护士协助带教老师准备桌椅、多媒体,为听课居民签到、发放、收集反馈问卷、旁听老师授课、协助老师回答咨询问题。

(5)社区居委会、社区工作站及功能社区的走访、沟通和联系:实习护士全程随同带教老师走访辖区居委会、社区工作站,旁听带教老师与居委会主任座谈、联系、安排双方协作事宜。

(6)妇女保健、儿童保健、传染病信息报告与传染病预防控制:每周二、四上午9~11点带教老师安排1名实习学生到预防保健门诊,见习孕产妇登记建册、儿童免疫接种、传染病信息报告及家庭访视传染病预防控制。

第四节　社区护理理论与实践教学评价

一、社区护理教学评价的意义

社区教学活动是按照一定的程序、规律、要求对学生施以影响,因而运用科学的方法对教学的内容、过程以及结果进行评价是十分必要的。

评价被广泛运用于行为科学和教学中,构成问题解决、护理程序、质量保证以及课程设置等许多循环过程中的最后一个环节。评价的意思是"评出某件东西的价值",而"价值"又与"重要性"是同义词,因此,评价就是一个通过详细的鉴定研究,弄清某样东西的价值或某件事物的意义的过程。教学评价具有以下几方面的功能:①导向功能,通过评价目标、指标体系的引导,可以为学校指明办学方向,为教师和学生指明教与学的奋斗目标;②调节功能:运用反馈原理,通过评价及时获得教学结果、教学过程的信息,以便及时强化、及时调节、及时矫正;③激励功能:评价可以使被评价者看到自己的成绩和不足,找到或发现成功与失败的原因,激发人们责任感和进取心,改进工作,发扬优点;④鉴别功能:主要指对教学运行的状态及其效果做出比较准确的描述和判断。

教学评价是依据一定的教学目标,运用科学手段,对教学活动过程及其效果进行价值判断,从而为教学决策提供依据的全过程。在开始进行评价以前,我们必须明确以下几个基本问题:①教学评价的对象,明确对象是制订任何评价方案的前提,对象可以是教学过程中的任何一部分要素,如教师、学生、教学环境、课程设置等,也可以是教学体制。②教学评价的目的,如果目的是为了"选拔适合于进入本科护理教学过程学习的护士",属于一种总结性评价,通过价值判断确定该护士是否符合进入本科阶段学习的要求,通过考察、衡量,也可以鉴别该护士在进入本科前教学活动中的得失、改进情况,以及不同背景教学的区别,此时评价的作用在于"判断";如果评价的主要目的是为了"创造一个适合在职护士学习的本科护理教学",此时为过程性评价,需要在教学活动进程中不断反馈矫正系统,它的作用在于"改进"。现代教学评价强调发挥评价的改进、激励、鉴别和导向功能,因此评价最重要目的不再是"证明",而是"改进"。③教学评价的标准,是对评价对象进行价值判断的尺度和衡量的标准,教学评价标准系统是教学理论联系教学实践的中间环节,教学评价有助于教学理论与教学实践的统一。④教学评价的手段是必须运用科学的评价技术和工具。

因此,教学评价的主要功能和根本意义,不仅在于鉴定和选择,也不仅在于对学生进行警戒与鞭策,而在于根据一定的教学目标和标准通过系统地搜集教学过程的主要信息,准确地了解实际情况,进行科学分析,对教学水平、教学质量做出评价,为改进教学工作、开展教学改革和改善教学管理提供依据。

二、教学评价的种类

评价的方式多种多样,但是我们所设计的评价内容、评价方式和方法都应该紧紧扣住教育评价的目的。教育评价是一项系统化的工程,在设计的过程中,要求设计者首先要明确评价的目的、评价的对象,评价工具结构合理、指标体系符合教育目标的要求,收集信息的方法得当,资料的分类、整理清晰,方便于最终对照标准进行评价。在社区护理学教学中,常用的评价方法包括观察法、笔试试卷、书面作业、口头报告以及操作考试等。根据护理教育基本目的,在对护理专业学生的临床能力进行评价时,就应考虑到称职的整体性。通过客观观察和主观判断相结合的过程,公正评价学生的临床能力。对学生临床能力的评价可采用形成性评价与总结性评价相结合;试卷评价与实际操作评价相结合;正式评价与非正式评价相结合等多种形式。

(一)正式评价/非正式评价

正式评价即运用科学的方法和工具进行测试来获得资料,并对不同的资料进行整理、分类,再经统计学处理和比较分析,这一过程就是正式评价。例如当前教育部制定的普通高等学校教育评价体系、日常教学中的期末考试、标准化考试以及临床结业考核等,均是正式评价;正式评估的另一特点就是评估获得的资料被法定机构认可的。相反,非正式评价则是个人的、主观的评价,它可以是从对学生每天行为的观察、从学生的练习以及非正式的接触或交谈中逐渐获得资料的过程。虽然非正式评价是个人的、主观的,但是有时通过非正式评价获得的资料又是非常真实,它可以作为正式评价必要的补充。

(二)定量评价/定性评价

定量评价是指采用定量计算方法,对评价的内容进行数量化的过程。而定性评价是使用描述性语言对评价对象"质"的特征、程度、状态和性质等非量化的资料进行收集、整理和分析的过程。例如,试卷测试后的成绩用百分制记录,收集的学生学习资料是定量资料;对于某一门课程考核标准采用"及格"或"不及格"就是定性评估,或者是对学生态度的评估往往也是一种定性评估,例如:新生入学后,评估她们对护理专业的认识。

(三)诊断性评价/形成性评价/总结性评价

根据评价的目的不同,可将评价分为诊断性评价、形成性评价、总结性评价。诊断性评价是指在一项教育活动开始之前所做的评价,其目的是确定被评价对象的状态水平、存在问题等,即确定问题;形成性评价是在教育活动运行过程中随时进行评价,其目的是为了改进,即随时了解动态的教学过程,反馈信息,以便及时强化、及时调整,使教学活动在不断地监控中不断完善,以便顺利达到预期目标。例如在一门课的讲授过程中随时进行评估,可以了解学生对课程的掌握情况,了解课程的设置是否合理,并据此对教学进行必要的改进,形成性评价主要强调的是不断改进。总结性评价则是在教育过程某一阶段终结时,为对其总体状态和阶段效果进行的评价,其主要作用是进行阶段性总结,总结性评价强调结果,为今后改进提供依据。一般在课程结束后采用期终考试的形式,用以了解学生是否已经达到了教学大纲所规定的目标。

(四)外部评价/内部评价

根据评估过程中主体、客体关系可将评估分为外部评估,又称他人评估和内部评估又称自我评估。例如:对学生评估时,按照传统习惯,教师是评估学生的关键人物,我们常常以教师为中心对学生的各个方面进行评估,评估的最终结果更多地考虑教师的意见和见解,这时教师对学生的评估就可可归结为外部评估,随着人们对以"学生为中心"的学习和教学过程的重视,学生已成为教学的主体,在对学生的评估中就越来越多地包括了学生本人对自己的评估,这部分信息就是内部评估。

三、社区护理实践教学评价

（一）社区护理实践教学评价的层次

评估内容的设计主要应依据教学大纲的要求,内容涉及认知领域、情感领域和精神运动领域。具体包括:

1. 认知领域 评估学生知识的掌握程度,根据 Bloom 的认知层次,可以通过试卷、病历分析、口头报告、演讲方式,分别从知识、理解、应用、分析、综合、评价的层次收集学生掌握知识的情况。在评价学生认知过程中,通常采用带教老师对学生的评价,以带教老师为中心对学生的各个方面进行评估,评估的最终结果更多地考虑教师的意见和见解。随着教学对以"学生为中心"的学习和教学过程的重视,学生已成为教学的主体,在对学生的评估中就越来越多地包括了学生本人对自己的评估,也就是说,从学生对社区实习过程中的案例书写、沟通交往等实践活动,认识到自己学习的水平和程度。

2. 情感领域 评估收集学生在临床学习中的信念、敬业精神、学习态度、团结协作、仪表、对待患者的态度等方面的信息。

在实际教学评价中,带教老师通常是从对学生每天在社区的实习情形的观察、从学生的操作练习、与社区居民的沟通过程,以及交谈中逐渐获得对学生的主观认识评价,而带教老师的教学能力、授课内容、教学方法、实践教学方式,带教老师和学生对教材的不同理解和认识,甚至带教时间的长短,都会对评价结果产生偏倚。

3. 行为领域 在社区卫生服务领域,护理行为不仅仅是指临床操作技能,还包括很多技能,如社区评估、人际沟通与交流、健康教育、家庭访视、慢性病的干预、残障人士的康复指导、家庭医生服务团队合作等大量社区护理专业技能。这些技能是需要长时间的临床实践逐渐获得的,对于实习学生来说,只能通过少量的技术操作,获得带教老师的评价。

（二）开展三方教学评价

由于我国社区护理的开展还处于初始阶段,社区护理人才的培养变得尤为重要。社区护理的发展需要一大批结构合理、业务素质优良、适应社区卫生的服务需要的社区护理师资队伍,在社会需求和国家政策的激励下,很多护理院校开设了社区护理课程,由于社区护理是一项应用性很强的工作,需要实用性人才,完全脱离实际的教材无法培养出能满足市场需要的人才。

1. 学生评价 学生对社区护理实习课程的目标、教学内容、教学方法等进行评价,包括带教老师对家庭访视、案例书写任务、健康教育等教学的形式方法、教学的态度、对问题的解答,对于自己的实习收获等,通过和带教老师的合作,完成的家庭护理案例的满意度等,评价社区实习。在既往的带教过程中,鼓励学生学会在社区中与不同人群交往,在案例分析时查阅资料、分工协作,有利于提高学习能力。带教老师将书本知识与临床实践相结合,启发学生的评判性思维并在社区实践时得到了应用,学生常常会有成就感。但也有学生在实践学习后的反馈中提出,很多社区护理程序流于形式,起不到实质作用,难以完成实习目标。

2. 教师评价 社区带教老师是双师型教师,既是专职护理师,又兼职带教老师,有丰富临床护理经验和社区护理实践经验。带教教师形成临床、社区与教学的互补优势,为培养学生实践应用能力创造了良好的条件。

社区带教老师都很注重培养学生的实践能力、自主能力、独立工作能力,所以在临床带教时,都注重提升学生将社区护理理论应用到实践的能力,例如,学生在做健康教育或家访过程中,当护理对象提出一些疑问时,学生往往难以用通俗易懂的语言与其交谈,缺乏与社区中不同特点的对象进行交流的经验。由于学生对社区护理的学习兴趣较浓,积极性高,求知欲强,带教老师会鼓励学生在社区健康教育的时候制作精美的健康教育黑板报,利用学生动手能力强的特点,鼓励学生积极参与慢性病管理、信息录入,鼓励不善言谈的学生多与社区居民沟通,在操作前后指导学生各种操作细节,从中得出对学生的评价和教学目标、教学方法的评价和总结。充分调动学生的学习积极性和参与热情,同时使理论教学与实际的联系更加紧密,以着重培养学生的实践能力和临床思维能力。

3. 社区评价　无论是本科还是专科学生,大多数学生的理论知识扎实,积极好问,主动学习积极性高,具有一定的资料收集、健康教育、慢性病指导、家庭访视的能力。同时,大多数社区居民也欢迎学生的社区实习,认为从学生那里可以获得帮助,甚至是年轻人的朝气、微笑和善意。

(三)常用的临床能力评估方法——观察法

社区护理实践能力属于一种实际工作能力,常用的方法有观察法、书面作业、口头报告、模拟考试等。对学生社区实际工作通过观察法来获取信息资料,可以采用检查表(表 13-2)或等级评分表(表 13-3)来指导观察。

表 13-2　家庭评估教学过程检查表

项目		达到的程度		
		达标	部分达标	未达标
1. 家庭评估前准备				
2. 家庭访视计划				
3. 家庭资料	家庭基本资料			
	家庭结构			
	家庭环境			
	家庭功能			
	家庭应对能力			
	家庭所处发展阶段			
	家庭成员健康相关资料			
4. 家庭评估时沟通的流畅程度				
5. 家庭评估时的态度				
6. 合理安排家庭评估时间的能力				

在学生实际进行社区护理实践时,可以根据教学的实际过程设计表 13-2 这种类似的表格,通过观察对学生完成这一过程的情况进行判断。

另外也可以设计某一项具体的操作对学生的行为进行判断,如进行家庭换药的操作。具体范例见表 13-3。

表 13-3 外科换药评分表范例

评估内容	应得分数值					
	1	2	3	4	5	6
洗手	☐	☐	☐	☐	☐	☐
用物准备	☐	☐	☐	☐	☐	☐
与患者建立融洽的关系	☐	☐	☐	☐	☐	☐
患者准备,向患者解释操作步骤	☐	☐	☐	☐	☐	☐
取下旧敷料	☐	☐	☐	☐	☐	☐
观察伤口情况	☐	☐	☐	☐	☐	☐
按原则更换新敷料	☐	☐	☐	☐	☐	☐
整理好患者的衣物和床单位	☐	☐	☐	☐	☐	☐
处理用物	☐	☐	☐	☐	☐	☐
记录	☐	☐	☐	☐	☐	☐

第五节 社区护理科研

一、选 题

(一)选题来源

1. 旨趣 随着科学研究越来越注重研究者本人的兴趣所在,研究旨趣越来越多被提到了选题的考虑范围内。为了让自己的研究具有长期的可持续性,从而聚焦研究方向,积累研究成果,建议社区护士在选题过程中首先考虑以下几个问题:

(1)我对什么感兴趣?

(2)我个人是如何看待护理工作的?

(3)我更愿意看临床护理的症状管理,护理关系,还是社区中的影响因素,家庭资源?

(4)我个人的性格、学科背景、理论视角更适合做哪类的研究?

为什么会把个人的研究兴趣放在选题来源的重要位置,因为,兴趣是最好的老师。只有从事做自己感兴趣的科学研究,才能够真正投入其中,不觉得枯燥劳累,也更容易体验到科研的乐趣。

2. 临床现象 护理是一门实践性的服务学科,科学研究的原始动力和最终目标都是为了改善临床,提高服务质量。因此,真正的选题在考虑了个人兴趣之后,还应该对感兴趣的领域进行深入细致的考察,从临床现象或者临床问题中,寻找科学问题,然后根据科研的设计,解决问题,应用到临床。所以,临床工作是一片沃土,是发现科研选题的好去处。从哪里入手呢,我们不妨在日常的护理工作中考虑以下几个问题:

(1)实际工作中有哪些需要改善的地方,或者出了什么事儿? 比如我们看到某些社区慢性病患者健康教育做得并不好,尤其是一些糖尿病患者的血糖控制不稳定。这是一个需要关注的临床现象。

（2）这个现象是什么原因？我们观察和询问了一些患者后，发现患者的饮食出现了一些问题，他们并没有按照医生的饮食处方来执行饮食方案。

（3）这个原因是什么情况？这是社区糖尿病患者健康饮食依从性的问题。社区工作人员曾经采取了多项措施，包括健康教育、小组活动等，都没有提高这部分患者的依从性。

（4）有哪个知识点没有被解决？干预方法没有起到切实效果的原因是因为我们并没有针对在社区环境中生活的糖尿病患者健康饮食依从性的影响因素进行干预。而影响因素我们并不知道。所以，设计的干预方案也就效果有限。

（5）是不是护理范畴的知识？健康，人，环境，护理是护理学的基本概念。而社区环境下慢性患者健康行为的影响因素肯定是护理学科的研究范畴。

（6）目前的文献进展如何？经过初步的文献查阅，发现针对糖尿病饮食的依从性的影响因素多是调查个人因素或者医院因素，并没有考虑到家庭或者社区因素。关于个人因素也基本上从个人的人口学特征、知识水平等方面入手，没有考虑影响行为的心理因素。因此，我们的研究问题并没有被完全回答，我们可以进行这个课题的研究。

（二）选题的基本原则

1. 先进性

（1）前人或他人未研究过的，填补某一领域的空白。

（2）前人或他人对某一课题虽作过研究，但现在提出新问题、新理论，对前人的研究有所发展或补充。

（3）国外已有报道，尚需结合我国实情进行创新性研究、验证，从而引进新的医学科学原理或技术，填补国内此领域的空白。

（4）将别人已完成、已发表但尚未推广应用的科技成果，通过自己的应用和设计，促使成果的实用化，并取得重大的社会效益和经济利益。

2. 科学性

（1）选题时应有一定的事实根据和科学的理论依据。

（2）了解有关研究题目的历史和现状。

（3）确定课题有无科学依据，能否切实回答和解决有关的护理问题。

3. 实用性

（1）研究课题要有一定的实用价值。

（2）强调和重视解决护理实践中的实际问题，减轻患者痛苦，促进人类健康。

（3）正确看待理论与实践、基础与应用、远期效果与近期效果、理论研究与总结经验的辩证关系。

4. 可行性

（1）正确评价研究者的知识结构和水平、研究能力、思维能力及个人素质。

（2）正确评价客观条件是否具备，包括研究手段、经费支持、研究时间、研究对象来源、伦理问题、协作条件等。

（三）社区护理选题精选

通过对近五年（2012—2017）国内知名护理院校的硕士研究生有关社区护理的科研选题、近三年（2014—2017）刊登在《中华护理杂志》上有关社区护理发表的文章进行分析，发现以下主题相关内容比较丰富和集中。

1. 关注健康行为的依从性

[1]孙萍.护理干预对社区原发性高血压患者自我功效和依从行为影响的研究[D].中国协和医科大学,2006.

[2]林蓓蕾.社区脑卒中患者功能锻炼依从性现状及影响因素分析[D].郑州大学,2012.

2. 关于创新性的慢病干预模式

[1]王欣国.老年2型糖尿病患者"两位一体"社区护理模式及效果的研究[D].第二军医大学,2013.

[2]马楠楠.基于"三维质量结构"模式的社区产后家庭访视护理质量评价指标体系的构建与应用研究[D].宁夏医科大学,2016.

[3]杨海芩,王萍,侯文秀等.医院-社区-家庭三元联动延续护理平台的设计及应用[J].中华护理杂志,2016,51(9):1133-1137.

[4]王丽,常利杰,吴浩等.医护绑定式团队中社区护士对慢性病管理的作用[J].中华护理杂志,2015,50(6):743-747.

[5]董婷,刘素珍,李继平等.社区护士主导的团队对高血压患者的管理及效果评价[J].中华护理杂志,2017,52(6):680-685.

3. 关注新的卫生政策与社区居民的护理需求

[1]闫贵明.居民社区护理需求影响因素及社区卫生政策发展研究——基于天津市社区护理需求的调查[D].天津大学,2012.

[2]陈俊羽.基于老年人需求的社区日间照料中心养老服务内容及其影响因素的研究[D].南京中医药大学,2016.

4. 关于家庭照顾者的照顾体验

[1]梅永霞.怀旧疗法对社区老年脑卒中患者配偶照顾感受的影响[D].郑州大学,2014.

[2]郭园丽,刘延锦.社区脑卒中主要照顾者家庭功能与其抑郁情绪的相关性研究[J].中华护理杂志,2015,50(3):349-353.

5. 社区中的整体护理

[1]游书秋.家庭访视护理对社区老年糖尿病患者自我效能的影响[D].宁夏医科大学,2014.

[2]郭婷.社区老年慢性疼痛患者社会支持、自我效能与生活质量的关系研究[D].天津医科大学,2014.

6. 社区特殊工作方式

刘甜,刘杏,李胜玲等.基于跨理论模型的社区家庭访视护理对老年高血压患者服药遵从行为的影响[J].中华护理杂志,2016,51(5):629-634.

7. 连续性护理与养护一体

[1]卢雯,陈丽萍.高龄骨折患者出院后医院与社区护理有效衔接的效果评价[J].中华护理杂志,2015,50(3):280-283.

[2]刘金玲,沈勤,季聪华等.杭州市家庭型医养护一体化服务内容的研究[J].中华护理杂志,2017,52(3):359-364.

[3]金逸,施雁,龚美芳等.以慢性病患者为中心的延续性护理模式的实施与效果[J].中华护理杂志,2015,50(11):1388-1391.

二、文献检索与文献综述

当我们选好一个自己感兴趣,并且来源于临床实际的题目之后,首先要做的工作就是文献查阅,并且对文献进行管理和总结。如果能在查找和阅读文献的基础上完成文献综述,是非常有意义的。文献综述也称研究综述,是指在全面掌握、分析某一学术问题(或研究领域)相关文献的基础上,对该学术问题(或研究领域)在一定时期内已有研究成果、存在问题进行分析、归纳、整理和评述而形成的论文。

(一) 撰写文献综述的目的

1. 为选题奠定依据 科学研究本质上是一种创新活动,创新是对现有研究不足的弥补或突破。任何研究课题的确立,都要充分考虑到现有的研究基础、存在的问题和不足、研究的趋势以及在现有研究的基础上继续深入的可能性。研究者通过撰写综述,对不同研究视角、方法,不同研究设计,特别是不同观点进行分析、比较、批判与反思,可以深入了解各种研究的思路、优点和不足,在掌握研究现状的基础上寻找论文选题的切入点和突破点,使自己的研究真正地"站在巨人的肩膀上",同时也可以避免重复选题而导致的选题不新颖等问题。

2. 了解最新的研究前沿 阅读文献综述是跟踪和吸收国内外学术思想和研究的最新成就,了解科学研究前沿动向并获得新情报信息的有效途径,同时有助于我们掌握国内外最新的理论、手段和研究方法。重复的研究综述可以帮助研究者找到论文深入研究的新方法,而且可以为科学地论证自己的观点提供丰富的、有说服力的事实和数据资料,使研究结论建立在可靠的材料基础上。

(二) 文献检索与管理

文献检索和阅读,是文献综述的重要途径,没有阅读大量的文献,综述的工作就无从谈起。以下介绍文献下载的途径,文献查阅的方法和文献管理的软件,从而为文献阅读和综述提供一些科学、便利的方法。

1. 文献下载的途径

(1)高校图书馆:知网、万方、维普等国内学术资源数据库,目前各大高校都已经普遍购买,包括博士/硕士学位论文、期刊数据资源等。尤其是硕博士论文,其中有详细的研究背景的介绍、研究工具的选用,值得深入学习。

(2)中国国家图书馆:登录中国国家图书馆官方网站,注册登录成功后进行身份信息认证,认证通过后就可以查看相关资源了,该方法的缺点是数据资源小于知网等数据库资源。网址:http://www.nlc.cn/。

(3)国家科技图书文献中心:国家科技图书文献中心(NSTL)是根据国务院领导的批示于 2000 年 6 月 12 日组建的一个虚拟的科技文献信息服务机构,成员单位包括中国科学院文献情报中心、工程技术图书馆(中国科学技术信息研究所、机械工业信息研究院、冶金工业信息标准研究院、中国化工信息中心)、中国农业科学院图书馆、中国医学科学院图书馆。可以免费检索到大量的医学文献。网址:http://www.nstl.gov.cn/。

(4)考克兰图书馆:(The Cochrane Library)是 the Cochrane Collaboration 的主要产品,目前由著名的 John Wiley & Sons 国际出版社出版。考克兰图书馆汇集了关于医疗保健治疗和干预有效性的研究。它是循证医学的黄金标准,并且提供有关最新医疗的最客观信息。包括了 6 个高质量、独立证据数据库和 1 个介绍 the Cochrane Collaboration 的数据库。考克兰图书馆是查阅最新研究进展以及临床证据的可靠来源。网址：http://www.cochraneli-brary.com/。

2. 文献检索的方法查找文献的方法　往往与文献检索的课题、性质和所检索的文献类型有关。包括按照时间顺序检索的倒查法,顺查法,抽查法,包括按照期刊检索,按照作者检索,按照文献类型检索。本教材给大家介绍最常用的相对准确的查找文献按照内容检索法。

(1)分析课题、制订检索策略:首先要了解课题的目的、意义,明确课题的主题和研究要点以及主要特征,然后根据课题研究的特点和检索要求制订检索策略。检索策略制订包括检索提问、检索方法选择、检索工具选择以及检索范围(专业、时间、语种、文献类型)的限定等,其中最关键的是确定检索标识,如关键词、主题词、分类号、作者、作者单位等。由检索标识按布尔逻辑关系组成检索提问表达式。

(2)利用检索工具查找文献线索:根据课题检索的需要,选择相关的检索工具,然后用已构成的检索提问,按照相应的检索途径查找有关的索引,再根据索引指示的地址在文献部分或题录部分查得相应的文献线索,如题目、内容摘要、作者及作者单位、文献出处等。

(3)根据文献出处索取原始文献:一般情况,数据库的电子期刊是可以直接下载的。如果是古籍、论著等材料,首先对文献出处要进行文献类型辨识、缩写要还原原名称,然后再按文献出处的全称查找相应的馆藏目录并收藏单位,再索借或复制原文。

3. 文献管理的软件　如果长期深入地从事科学研究,大量的文献阅读过程中需要有一个较好的软件管理工作,现在介绍两种工具,供参考。如果有需要,社区科研人员登录其官方网站,下载软件并且教程,从而减少在论文撰写过程中文献检索所出现的错误和浪费的时间。

(1)NoteExpress:NoteExpress 是一款专业级别的文献检索与管理系统,其核心功能涵盖"知识采集,管理,应用,挖掘"的知识管理的所有环节,是学术研究,知识管理的协助工具。NoteExpress 具备文献信息检索与下载功能,可以用来管理参考文献的题录,以附件方式管理参考文献全文或者任何格式的文件,文档。数据挖掘的功能可以帮助用户快速了解某研究方向的最新进展,各方观点等。除了管理以上显性的知识外,类似日记,科研心得,论文草稿等瞬间产生的隐性知识也可以通过 NoteExpress 的笔记功能记录,并且可以与参考文献的题录联系起来。在编辑器(比如 MS Word)中 NoteExpress 可以按照各种期刊杂志的要求自动完成参考文献引用的格式化,精准的引用可以增加论文被采用的概率。与笔记以及附件功能的结合,全文检索,数据挖掘等,使该软件可以作为强大的个人知识管理系统。

(2)EndNote:EndNote 支持国际期刊的参考文献格式有 3776 种,写作模板几百种,涵盖各个领域的杂志。您可以方便地使用这些格式和模板,如果您准备写 SCI 稿件,更有必要采用此软件。它的功能包括在线搜索文献:直接从网络搜索相关文献并导入到 Endnote 的文献库内;建立文献库和图片库:收藏,管理和搜索个人文献和图片、表格;定制文稿:直接在 Word 中格式化引文和图形,利用文稿模板直接书写合乎杂志社要求的文章;引文编排:可以自动帮助我们编辑参考文献的格式。官网:http://www.endnote.com/。

（三）文献综述过程中的注意事项

1. 不新不全　遗漏重要观点文献综述的要求在于查新查全,有些研究者由于资料搜集范围或方法不当,未能将有代表性的资料完全纳入研究的范围,或仅仅根据自己的喜好选择材料。其结果便是不能系统全面地把握研究现状,或片面理解他人研究结果,从而盲目地认为某问题或领域尚未被研究,使得自己的研究变成一种重复性的劳动。因此,在撰写综述前一定要全面搜集资料。

2. 简单罗列　"综"而不"述"撰写综述必须深入阅读现有文献,充分理解已有的研究观点,并用合理的逻辑(或是时间顺序,或是观点的内存逻辑、相似程度等)将它们准确地表述出来。如果综述仅仅是将前人的观点罗列出来而未进行系统分类、归纳和提炼,那么内容就会十分杂乱,缺乏内在的逻辑。这样不利于理清已有研究结果之间的关系,难以认清某问题研究的发展脉络、深入程度、存在的问题等,更不必说走到问题研究的前沿了。

三、科 研 设 计

课题正式实施之前,应制订出科学完善的科研设计方案。科研设计是指导整个实验过程的重要依据,是达到研究目的的一项重要保证。在正确的科研设计指导下,可使实验误差减少到最低限度,取得更多的数据资料,保证实验结果的可靠性。研究方法或其实验设计,就是针对题意并遵循科研三原则(重复、对照、随机化),对科研三要素(对象、因素、效应)进行合理安排的一个过程。

（一）科研设计的要素

医学科研设计包括三个基本组成部分,即研究因素、研究对象和研究效应。

1. 研究因素　一般是自外界强加给研究对象的一些因素,包括:

(1)生物因素:细菌、病毒、寄生虫等。

(2)物理因素:温度、紫外线、手术方式(某些术式与预后的关系)等。

(3)化学因素:药物疗效、毒物、营养物等。

(4)研究对象本身具有的特性:性别、年龄、心理、遗传、不良行为等。如研究社区诊断中某病男女病死率的差别,则性别是研究因素;研究某社区不同年龄妇女乳腺癌的患病情况,则年龄是研究因素。

研究因素通常分为单因素和多因素。单因素研究是每次临床研究只观察一个研究因素的效应。单因素一个水平的优点是目的明确、单一,相对来说容易操作、执行,其研究条件容易控制。缺点是能说明的问题少,研究的效率低。多因素研究一般是在一次临床试验中同时观察多种因素的效应,如果多因素中每个因素又具备不同的水平,则称之为多因素多水平设计。

2. 研究对象　研究设计时要充分考虑研究对象的可靠性和代表性。研究对象的可靠性,是指所选中的每一个研究对象确实是要加以研究的疾病的一位患者。研究对象的代表性,是指所选中的研究对象的症状、体征和具体的预后因素均可反映该病的真实情况。研究对象的选择要有明确的研究时间、研究场所、研究对象的来源、入组方法、纳入排除标准。

研究对象数量的多少,在临床科研设计时应明确,也就是确定应得出有显著性差异结果的样本量。确定样本量时应考虑如下问题。

（1）研究因素效率高,样本量(研究组+对照组)可少些,反之样本量必须多些。若研究组与对照组差值大,样本量可少些,反之样本量必须多些。

（2）科研设计要求,精确度越高,样本量就要越多,反之样本量可以少些。

（3）如果设计时要求出现的假阳性错误(治疗无效判断为有效)的概率高,样本量须多些,反之样本量可少些。

（4）假阳性错误(α)水平由设计者自行确定,通常取 $\alpha=0.05$ 或 $\alpha=0.01$。

（5）临床研究设计要求出现的假阴性错误(治疗有效判断其无效)的概率亦由设计者自行确定,假阴性错误(β)通常取 $\beta=0.2$、$\beta=0.1$ 或 $\beta=0.05$。$1-\beta$ 为把握度,即有 80%、90%、95%的把握度。把握度定得高,样本量则须多些,反之样本量可少些。样本量的确定方法通常采用查表法或计算法。

3. 研究效应与观察指标　临床研究中,观察指标的选择对研究因素在研究对象上体现出的效应有直接影响,因此在临床研究设计中应重视指标的选择问题。主要有以下几点:

（1）指标的关联性:即所选用的观察指标与本次科研的目的有本质上的联系,并能确切地反映出研究因素的效应。

（2）指标的客观性:即能客观的记录,不易受主观因素影响的指标。如:心电图、血管造影、超声检查等。我们把靠研究对象回答和(或)研究人员自行判断,而不能客观记录的指标,称之为主观指标。如:疼痛等。当然,一些客观指标有时也受到人为影响,应提高有关技术水平,由两位专人进行判断或评定。

（3）指标的准确性:即指标的真实性,研究结果与相应测定事物真实情况符合或接近的程度。

（4）指标的精确性:即指标的可靠性,反复测量一种相对稳定现象时,所获得结果彼此接近或符合的程度。

（5）指标的灵敏性:即能如实反映研究对象体内出现微量效应变化的指标。

（6）指标的特异性:即易于揭示研究问题的本质又不易被其他因素所干扰,多个非特异指标也不能替代的指标。

（二）科研设计的注意事项

1. 人力、物力、财力和时间　满足设计要求申请书上计划的科研条件,在实际科研环境中均能一一兑现。例如,检测某种物质需要一种昂贵的仪器设备,而本课题组已经拥有或可以借到或可以请他人代为检测;若国内没有一个单位拥有这种仪器且暂时也进口不到,则属于"空头支票",不具备完成科研课题的基本条件。

2. 试验设计的"三要素"　均符合专业和统计学要求。比如,拟使用某种动物制造一种用于试验的动物模型,但这种动物很特殊,根据目前的条件尚无法获得,这就属于三要素中的"受试对象"不符合设计要求。

3. 重要的研究因素和观察指标　没有遗漏,并做了合理安排。研究因素和观察指标属于三要素中的两个重要因素,再一次特别提出来,是为了强调其重要性。因为在很多科研课题的设计中,研究者常将某些重要的试验因素和观测指标遗漏掉了,导致科研结果回答不了需要回答的问题,甚至很容易得出错误的结论。

4. 重要的非试验因素　都得到了很有效的控制。很多科研课题经不起时间和实践的检验,问题的症结就在于重要的非试验因素未得到有效的控制,他们"影响"了试验结果,从而得出了具有偏倚的结论,甚至是错误的结论。

5. 研究过程中可能出现的各种情况　都已考虑在内,并有相应的对策这一点也是至关重要的。比如,在新药临床试验研究中,若中途退出的受试者人数较多,可能会导致整个临床试验前功尽弃,一旦发现可能出现较高比例的受试者退出临床试验,应预先想好对策,尽可能降低退出比例;再比如,某些受试者的某些测定指标的数值明显偏高或偏低,应事先对此种可能的异常现象有所警惕,必要时,应对所有受试者进行多次重复观测,用每位受试者的平均值取代其测定指标的数值,以降低个别受试者在个别时间点上出现难以处理的异常值。要知道,有时极少数异常值可能会颠覆整个研究结论。

6. 规范操作　对操作方法、试验数据的收集、整理、分析等均有一套明确的规定和方法。

四、论 文 撰 写

一篇学术论文根据论文类型不同,可以分为文献综述、个案报道、研究反思和论著。本教材重点介绍论著的写作方法。一般说来,论著的写作包括以下几个部分。

(一)研究背景与立题依据

这一部分回顾的是选题的过程,一般包括以下内容:

1. 大的立题背景　比如提及社区中的慢性病,我们可以提及慢性病的发生率、致死率、致残率等,从而阐明这一个疾病相关的社区护理的重要性。

2. 现实的临床问题　如前所述,科研问题一定要反映和解决临床问题。所以,我们需要在立题中阐明现在的临床问题是什么。比如为什么慢性病的致死致残率高,我们发现的临床问题是健康饮食的依从性不好,导致患者的血脂血压血糖控制不好。

3. 国内外的研究进展　如果是学位论文,这部分需要有一个翔实的综述。如果是期刊论文,那么这部分主要写目前在这个领域都有哪些研究,取得了什么成效,而同时又有哪些问题没有被解决。

4. 本研究的研究目的　基于上述的描述,提出本研究的研究问题或研究目的。

(二)对象与方法(以随机对照临床试验为例)

1. 研究对象　主要包括研究对象的选取过程:时间、地点、选择研究对象的方法、纳入和排除标准。如果干预性研究需要将研究对象分组,那么还需要如实说明分组方法。写明随机分组的方法时,作者需要讲清楚是使用哪种随机方法,数字表法还是信封法,或者是其他方法? 如何对研究对象进行编号的?

2. 干预方法　详细说明干预方法的内容、起止时间、执行标准和评价标准。一个好的研究论文所呈现的干预方法一定具有可操作性、可重复性。比如如果我们采用一种新社区干预的方法来管理社区慢性患者群。我们需要写清楚:谁来管(干预组干预人员的资质要求,纳入和排除标准),什么时间管(周期、频率、每次时长),在什么地方管(线上还是线下,活动场所有什么要求?)、管什么(管理的具体内容,翔实、具体,不能是一些原则),管到什么程度(评价标准),如何使不同人得到的管理是一样的(标准化)。除此之外,除了干预组的详细表述之外,对照组也应该描述他们得到了什么服务。最后,要强调的是伦理学问题,很多时候随着基本卫生服务的普及,已经不能再存在空白对照了。而且所有纳入到研究中的参与者都有知情同意的权利。

3. 资料收集　主要描述测量指标、测量工具、资料收集的方法和时间节点。测量指标是研究的三要素,而恰当的测量工具更是测量观察指标的重要内容。在研究论文中,我们需要描述测量工具的来源、测量变量、条目数、内部结构(是否分不同的维度)、计分方法、评价标准和信效度。此外,我们还需要关注收集资料过程中如何保障资料的真实可靠,比如完整性的检查、偏倚的处理、不同文化程度的研究对象的答题方法等。

4. 统计学方法　一般会描述数据录入、数据核查和数据分析的方法和过程。而具体的统计学分析方法,要依照研究目的、观察指标的数据类型等具体情况具体分析。

(三)结果

结果是一篇论文的成果呈现。在描述结果的时候,一定要做到以下几点:

1. 如实　研究结果的真实可靠是最低标准,所以,即使是看似不完美的阴性结果,只要研究设计是严谨的、研究结果是真实的,也是值得被尊重和被发表的。

2. 完整　既包括重要指标的研究结果,也包括研究对象的一般资料。既包括统计量,也包括原始数据。

3. 规范　一般说来,先描述统计学方法,然后描述该统计学方法下的结果。此外,结果除了可以用数据来表示之外,还可以用图、表等方式。

(四)讨论与结论

讨论和结论包括以下内容:

1. 本研究最重要的研究结果是什么(如果有多项研究结果,则可以分小标题逐一讨论)。

2. 这个研究结果在说明什么?

3. 分析本研究结果发生的原因是什么?

4. 本研究结果与国内外的同类研究之间的异同是什么? 原因如何?

5. 本研究结果对临床问题的解决带来什么启发,可以采取什么新的措施?

如果逐条讨论完毕后,还可以如实描述本研究存在的局限性,今后的研究方向等等。

(五)参考文献

参考文献一般使用预期投稿期刊要求的参考文献格式。如果在书写过程中使用了文献管理软件,也可以选择目标杂志,主动输出相应的格式。

五、护理质性研究

质性研究是一种理解、解释和呈现世界的方式,是尝试认识未知世界的一种产物,它所重视的是研究者通过与被研究者之间的互动,对研究现象的洞察和发现。陈向明将质性研究定义为"是以研究者本人作为研究工具,在自然情境下采用多种资料收集方法对社会现象进行整体性探究,使用归纳法分析资料和形成理论,通过与研究对象互动,对其行为和意义建构获得解释性理解的一种活动"。护理学尤其是社区护理学是关于人的身心健康的科学,而且,近年来研究者越来越多的重视各种护理现象和过程的深入探讨。因此,越来越多的质性研究进入到社区护理领域,探讨社区护理学科发展的规律。质性研究包罗万象,如果想娴熟的掌握这种方法论,需要系统的学习和不断的练习应用。本文仅以科普的形式,简单介绍护理质性研究的特点和在论文写作中的注意事项。

(一)质性研究的基本特点

基德尔和法恩区分了广义的质性研究和狭义的质性研究。广义的质性研究指的是开放的、归纳式的研究方法论,关注理论生成和探索;而狭义指的是把非数字型的资料收集方法纳入到假设-演绎的研究设计中。比如在问卷中设置一个开放式问题,然后使用内容分析。本研究采用的是广义的质性研究,侧重于在开放的环境中收集资料,旨在理论的生成。陈向明总结到质性研究具有以下一些主要特点。

1. 自然主义的探究传统　强调研究情境的自然性,研究者与被研究者之间有直接接触,在当时当地当面的接触和交往,还要求研究者注重社会现象的整体性和相关性,对所发生的事情进行整体的、关联的考察。

2. 对意义的"解释性理解"强调　研究者本身对自己的"前设"和"偏见"进行时刻的反思,不仅要了解研究对象的思想、情感、价值观和知觉规则,而且还了解是如何获得对方的意义的,自己的哪些因素在影响着互动和解释。

3. 研究是一个演化发展的过程　因为基于自然的情境,所以质性研究也是一个不断发展变化的过程,从选题的逐步聚焦,到收集资料的不断丰富,再到分析资料过程的构建与解构,质性研究不可能"一次定终身",研究过程本身就决定了研究结果,因此,需要对研究过程中的全过程,进行细致的反思和报道。

4. 使用归纳法　资料呈现的方式侧重于"深描",资料分析的方式侧重于自下而上,透过缜密的细节表现呈现被研究者的兴趣、价值观和动机。

5. 重视研究关系　由于注重解释性理解,所以,质性研究对研究关系非常重视。只有建立平等、开放、尊重的研究关系,才能够尽可能如实的探讨研究对象的观念和情感。此外,基于对研究关系的重视,因此,对于一些敏感性问题的伦理考虑,也相当的重视。

(二)质性研究常用的研究范式

Creswell 选择了五种研究范式进行详细介绍:叙事研究、现象学研究、扎根理论、民族志研究和个案研究,并对这五种研究进行了对比说明,见表 13-4。

表 13-4　质性研究常用的研究范式

	叙事研究	现象学研究	扎根理论	民族志研究	个案研究
关注焦点	探究个体的生活	理解经验的本质	在实地中,在资料中发展理论	描述或者解释一个文化共同体	深入描述一个或者几个个案
最适合什么样的研究问题	讲述个体经验的故事	描述现象的本质	从参与者的观点中发展理论	描述和解释文化群体的模式	对某个个案或者某几个个案深刻的理解
学科背景	人文学科	哲学,心理学,教育学	社会学	人类学和社会学	心理学、政治学、法律、医学
分析单元	研究一个或者多个个体	研究多个个体共享的经验	研究一个包括多个人的过程、行动和互动	研究共享一个文化的群体	研究一个事件、一个项目、一个活动,涉及一个或多个人

续表

	叙事研究	现象学研究	扎根理论	民族志研究	个案研究
数据收集	主要是访谈,或者资料	主要是访谈、资料、观察也可以	主要是访谈(20~60人)	主要是观察和访谈	多种方法:访谈、观察和资料
数据分析策略	分析故事,重述故事	找一些重要的表述,意义单元,结构性描述,描述本质	开放性编码,主轴编码,选择性编码	描述文化共同体,找这个团体的主题	描述个案及个案的主题,做跨个案间的比较
报告撰写	发展出个案的生命故事	描述经验的本质	生成理论	描述文化共同体如何工作	对一个或者多个个案详细分析

在护理领域中,经常采用的研究范式是现象学和扎根理论。

1. 现象学研究　现象学研究法的基本概念:现象学研究法(phenomenological approach)是一种观察特定的现象,分析该现象中的内在成分和外在成分,把其中的要素(essence)提炼出来,并探讨各要素之间及各要素与周围情景之间的关系的一种质性研究方法。由此可见,现象学研究主要是针对某种护理现象,探究经验或者体验的内涵。侧重于对经验本质的描述,现象学的研究又分为描述现象学和解释现象学。Husserl 的方法是试图描述呈现的经历而不加解释目的,是描绘真实世界。Heidegger 采用的是解释现象学的方法,对理解解释现象更感兴趣,是通过解释来理解现象的。

2. 扎根理论(grounded theory,GT)　是在一系列系统而又灵活的准则基础上,收集和分析质性资料,并扎根在资料中建构理论。这些准则包括编码、不断比较、备忘录以及开放性的视角等,它们为分析提供了一套基本原则和启发性工具,而非工具性的规则。由此可见,扎根理论的主要宗旨是从经验资料的基础上建立理论。研究者在研究开始之前一般没有理论假设,直接从实际观察入手,从原始资料中归纳出经验概括,然后上升到系统的理论。这是一种从下往上建立实质理论的方法,即在系统性收集资料的基础上寻找反映事物现象本质的核心概念,然后通过这些概念之间的联系建构相关的理论。

(三) 护理质性研究论文写作中的注意事项

近年来,护理质性研究论文的发表日益增多,遗憾的是,大部分论文还是以量性研究的写作模式,而缺乏与质性研究特征性相适应的论文写作,从而让读者无法得知,质性研究的现场情境如何?研究者如何?从而缺乏对质性研究结果的认同和共鸣。本文试图从质性研究的特征出发,强调在质性研究论文写作中,应该特别注意表述的地方。

1. 描述研究者和研究对象的特征

(1)研究对象的特征描述:在质性研究中,通常采用立意取样的方法选择研究对象,采用内容分析或者逐级编码的方法,进行归纳性的资料分析,从而探讨现象背后的本质或者建构某一个理论框架,在结果表达的时候,往往会引用一些研究对象的描述来证实某一个概念或者范畴。为了能够让读者更好地理解引言,往往会标注研究对象的编号。因此,编号所代表的一定是独特的、具有个性的社会学特征的个体。所以,在描述研究对象的时候,尽量避免使用均数标准差之类的群体特征的描述方法,而采用逐个研究对象的具体的特征的描述。

(2)描述研究者的特征:在质性研究中研究者是最重要的工具。尽管我们总是强调要清理研究者对研究问题既有的观点和看法,但是,"开放的思想不等于没有思想",所以,研究者自身的理论视角、知识背景、生活经历、性格特征等都可能会影响到研究的开展与研究对象的互动,从而影响研究结果。因此,每一个质性研究都带有研究者明显的个人烙印,除非我们无视研究者的想象力和创造力。正是基于此,研究者需要对自己的身份始终保持觉察和反思,以看到其特征对研究效度的影响。在质性研究论文中,也应该描述研究者自身的性别、年龄、生活经历、性格特征、研究经验、教育背景等各种特征,从而让读者理解到是一个"活生生"而且'独特"的研究者,进行了这项研究,得到了研究的结果。

2. 对研究关系和研究伦理进行描述 在量性研究中,因为研究情境都是设置好的,所以,我们在描述伦理的时候,大多数强调研究已经通过了某个组织(尤其是高校或者医院)伦理委员会的审批,研究开始前,详细解释研究的目的、过程,对研究过程可能存在的风险与收益,并与研究对象签署书面的知情同意书以及全程保密原则。然而因为质性研究是在自然情境下开展的,这种自然的情境,可能会是灵活的变化的,给研究者带来各种不同方面的影响的,因此,仅仅是一纸伦理的批件或者一页知情同意书,并不能完全保护我们的研究对象不受到研究的伤害。所以,在质性研究中,研究伦理的问题,要包括了研究者与研究对象在互动的过程中,可能会给研究对象带来的影响的考量和反思。在本研究中,研究者时刻保持觉察,思考自己的观察、访谈、在访谈中的提问等,会影响到研究对象对培训的认知,对生活的理解。所以,也处处保持警惕,尽量以建立平等、开放、真实、纯粹的研究关系。例如我们在对遭遇过重大疾病或者重大生活事件的研究对象进行访谈的时候,是否考量过我们的访谈,可能会让他们再一次回到"事件之中",从而给受访者带来情感上的负面影响? 这是研究伦理的部分,只有想到了这种影响,才能够去想办法尽量避免。

3. 注重描述资料分析的真实过程 细读了近年来发表的护理质性研究的论文,会发现关于资料分析的描述大都千篇一律,或者是内容分析的七个步骤,或者是三级编码。没有任何特点特征,也没有具体的说明,逐级编码分别是如何做的。其实,这样的描述不符合质性研究的特征。质性研究资料分析的过程,是一个独特的研究者和研究资料互动的过程。在这个过程中,有独特的理论视角(我们站在哪一个学科方向里看待研究问题),有独特的分析方法,更有独特的分析过程。研究者在分析资料的过程中,是如何进行不断比较的,在编码的过程中,是否凝练了本土概念……这些问题,都应该在资料分析方法里面,进行展示。

4. 描述反思和备忘录 约瑟夫认为"不写备忘录就像得了老年痴呆症,有些重要的思想在需要的时候不一定能想得起来"。所以备忘录是收集资料的一种很重要的方法。备忘录指的是除了真正的田野笔记、转录或编码以外的,研究者撰写的任何有关研究的材料,它不仅包括访谈时的感想、分析资料的方法和过程等,还包括研究者对于方法论问题、伦理问题、感受和行为反应或者其他任何问题的反思。

撰写备忘录是一个自由书写的过程，更是研究者与研究对象，与研究过程互动的过程，记录研究者针对研究历程的反思、发现、质疑、困惑、比较等。这个撰写过程，犹如另外一个指导者时时刻刻在身边，用提醒和评判的眼光，重新阅读、评价、调整、修订自己的研究过程，有助于随时发现逻辑上的纠缠、情感上的困顿，从而为理论抽样、分析资料、建构模型和撰写论文提供了翔实的真切的实时的督促和修补。

以扎根理论为例，备忘录会形成扎根理论的核心，它提供了一个关于研究和分析过程的记录。撰写备忘录，本身就可以追随不断出现的新的观点和问题，从而推动研究工作的不断向前发展。此外，当用批判的眼光回头再看前期的备忘录时，就会发现其中的缝隙和漏洞，从而把研究中的结果发展到更加抽样的分析水平。早期备忘录一般是记录研究者在数据中所看到的情况，从而来探究和填充你的质性代码，引导和聚焦进一步的数据搜集。高级备忘录，一般都是用研究者的问题对数据进行跟踪和分类，描述编码过程中的类属是如何出现和变化的，发现那些观点支持研究中的类属，进行不断的比较。

总之，质性研究是具有自己独特的本体论、认识论的一种方法论，这种研究方法在护理学的研究中应用越来越广泛，在研究论文的陈述中，一定要遵循质性研究的基本特征，表达质性研究的基本规律，才能够使研究结果更具有解释力，从而促进作者和读者在视域上的融合、情感上的共鸣。

（丁　兰　岳　鹏）

参 考 文 献

［1］杜雪平,席彪.全科医生基层实践.北京:人民卫生出版社,2013.

［2］Gareth R.Bridgette C,Jamie L.Relationship between self-efficacy and physical activity among patients with type 2 diabetes.Behavior Med,2009,32:270-277.

［3］Tracie CC,Scott L,Ahluwalia S.Self-efficacy is associated with 4.walking ability in persons with diabetes.Vascular Medicine,2010,15(3):189-195.

［4］An H C,Jan C F,Lue B H.Self-efficacy affects blood sugar control among adolescents with type 1 diabetes mellitus.Formors MedAssoc,2010,109(7):503-510.

［5］Harvey JN,Lawson VL.The importance of health belief models indetermining self-care behavior in diabetes.Diabetic Medicine,2009,26:5-13.

［6］陈红,王春霞,吕明伟.应用健康信念模式提高糖尿病治疗依从性.中国现代医生,2008,46(28):132-133.

［7］周小香,彭宝营,杨小英,等.桑代克的学习理论在临床健康教育中的应用.河北医药,2013,35(4):619-620.

［8］武佩佩,强万敏.乳腺癌病人术后性健康教育的研究现状.护理研究,2017,31(9):1036-1037.

［9］刘芳,高岚,霍春暖,等.神经重症疾病患者并发医院获得性肺炎的护理防控操作规范探讨.中国护理管理,2014,14(7):748-751.

［10］威利格.心理学质性研究导论.北京:人民邮电出版社,2013.

［11］张先庚.社区护理学.北京:人民卫生出版社,2012.

［12］李继坪.社区护理.北京:人民卫生出版社,2000.

［13］沈渔邨.精神病学.第5版.北京:人民卫生出版社,2009.

［14］国务院医改办.关于推进家庭医生签约服务的指导意见(国医改办发〔2016〕1号).2016-5-25.

［15］庞星火,卢莉.北京市预防接种工作技术规范.北京:科学出版社,2014.

［16］国务院办公厅.关于推进医疗卫生与养老服务相结合指导意见的通知(国办发〔2015〕84号).2015-11-18.

［17］杜雪平,吴永浩,王和天.全科医学科诊疗常规.北京:中国医药科技出版社,2013.

［18］杨宝峰.药理学.第8版.北京:人民卫生出版社,2015.

［19］高燕.社区儿科医生医患沟通技巧.中国社区医师(医学专业),2010,12(24):243.

[20] 朱兰英,张惠珍,朱艺成,等.非语言沟通技巧在社区护理工作中的应用.齐鲁护理杂志,2009,15(8):82.

[21] 梁震宇.社区人际关系与沟通技巧(3)——语词性沟通.中国全科医学,2004,7(16):1194-1195.

[22] 张宝香.社区护患沟通技巧.中国社区医师(医学专业),2010,12(10):172-173.

[23] 赵美环.社区护理沟通技巧探讨.中国现代医生,2010,48(18):62-63.

[24] 乐孝霞.社区护士与患者沟通的技巧.中外健康文摘,2009,6(31):31-33.

[25] 李小寒.浅谈非语言护理沟通技巧.实用护理杂志,2000,16(5):58-59.

[26] 郝伟,于欣.精神病学.第7版.北京:人民卫生出版社,2016.

[27] 庞星火,卢莉.北京市预防接种工作技术规范.北京:科学出版社,2014.

[28] 刘湘云,陈荣华,赵正言.儿童保健学.南京:江苏科学技术出版社,2011.

[29] 封志纯,陈新民.图解儿童病学.北京:军事医学科学出版社,2011.

[30] 秦怀金,陈博文.国家基本公共卫生服务技术规范.北京:人民卫生出版社,2012.

[31] 谢幸,苟文丽.妇产科学.第8版.北京:人民卫生出版社,2014.

[32] 王临虹,赵更力,魏丽惠,等.子宫颈癌综合防控指南.北京:人民卫生出版社,2017.

[33] 何仲,吴丽萍.妇产科护理学.北京:中国协和医科大学出版社,2014.

[34] 郭爱敏,周兰姝.成人护理学.北京:人民卫生出版社,2015.

[35] 杜雪平,王永利.全科医学案例解析.北京:人民卫生出版社,2015.

[36] 胡雁.质性研究.护士进修杂志.2006,21(9):773-775.

[37] 中国血压测量工作组.中国血压测量指南.中华高血压杂志,2011,19(12):1101-1115.

[38] 李春玉.社区护理学.北京:人民卫生出版社,2012.

[39] 胡良平,关雪.科研课题的研究设计与统计分析如何正确把握试验设计的三要素.中华脑血管病杂志(电子版),2010,04(4):308-315.

[40] 胡良平,胡纯严.科研课题的研究设计与统计分析科研设计中常犯的错误.中华脑血管病杂志(电子版),2010,4(3):219-225.

[41] 胡良平.科研课题的研究设计与统计分析科研设计指导思想与主要内容.中华脑血管病杂志(电子版),2010,4(1):59-65.

[42] 约瑟夫·A·马科斯威尔.质的研究设计:一种互动的取向.朱光明译.重庆:重庆大学出版社,2007.

[43] 周学萍,刘均娥,岳鹏,等.扎根理论资料分析方法在烧伤患者心理弹性研究过程中的应用.中国护理管理,2014(10):1040-1044.

[44] 凯西·卡麦兹.建构扎根理论:质性研究实践指南.边国英译.重庆:重庆大学出版社,2009.

[45] 李峥.护理研究中的质性研究.中华护理杂志.2002,37(4):318-319.

[46] 杜成芬,肖敏.院前急救护理.武汉:华中科技大学出版社,2017.

[47] 陈燕启,李小刚.急危重症"三基"理论与实践.北京:人民卫生出版社,2017.

[48] 杨建芬.急救护理技术.北京:人民军医出版社,2015.

[49] 刘家良,贾堂宏.新编院前急救教程.济南:山东科学技术出版社,2016.

[50] 邱淑珍.临终关怀护理学.北京:中国中医药出版社,2017.

[51] 宋岳涛,刘运湖.临终关怀与舒缓治疗.北京:中国协和医科大学出版社,2014.

[52] 严隽陶.推拿学.第 2 版.北京:中国中医药出版社,2003.

[53] 杨绍基,任红.传染病学.第 7 版.北京:人民卫生出版社,2007.

索　引